中医科普专著

学《内经》话养生

主编 任毅 刘薇薇 谢晓梅

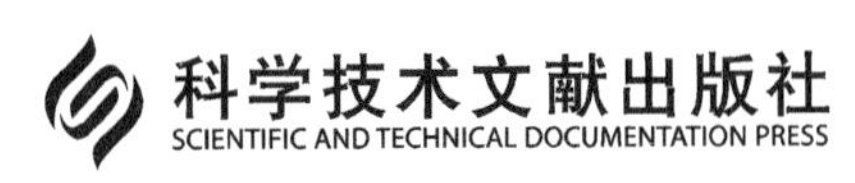

科学技术文献出版社
SCIENTIFIC AND TECHNICAL DOCUMENTATION PRESS
·北京·

图书在版编目（CIP）数据

学《内经》，话养生 / 任毅，刘薇薇，谢晓梅主编. 北京：科学技术文献出版社，2025. 3. -- ISBN 978-7-5235-2091-8

Ⅰ. R221

中国国家版本馆 CIP 数据核字第 2024J03D86 号

学《内经》，话养生

策划编辑：薛士兵　　责任编辑：郭　蓉　　责任校对：张永霞　　责任出版：张志平

出　版　者　科学技术文献出版社
地　　　址　北京市复兴路15号　邮编 100038
编　务　部　(010) 58882938，58882087（传真）
发　行　部　(010) 58882868，58882870（传真）
邮　购　部　(010) 58882873
官方网址　www.stdp.com.cn
发　行　者　科学技术文献出版社发行　全国各地新华书店经销
印　刷　者　北京虎彩文化传播有限公司
版　　　次　2025 年 3 月第 1 版　2025 年 3 月第 1 次印刷
开　　　本　710 × 1000　1/16
字　　　数　402千
印　　　张　25
书　　　号　ISBN 978-7-5235-2091-8
定　　　价　88.00元

编 委 会

主　审　方邦江

主　编　任　毅　刘薇薇　谢晓梅

副主编　杜　磊　吴婷婷　王　春

编　委　（按姓氏笔画排序）

王　洁　王成虎　龙注钢　米　虹　杨　彤

何东泽　陈　勇　陈照龙　南瑞雪　钟骏慧

祝晓迎　祝海毅　姚秋菊　唐小亚　涂雅丹

曹　晋　梁元强　解　娟　谭　涛　魏丹丹

王　序

“人命至重，有贵千金”是唐代名医孙思邈的一句名言，说的是我们每个人都应该珍重爱惜自己的生命，都应该珍重爱惜他人生命。实际上，不单单是在唐代，在中华民族发展历史的各个时期，我们都非常重视人的生命，这是中华民族的传统美德。

《黄帝内经》（简称《内经》）是中华民族五千年文明中优秀历史文化的精华之一，是一部专门讲授卫生保健、防病治病的专书。此书集中了古代先哲们生命医学的智慧、实践经验和理论方法，在历朝历代无不被奉为中医药学的经典，其养生保健的原则性规定和技术方法亦常常被历代名家奉为圭臬。

实践表明，这些看似古老朴素的理论和经验，用之得当，于己于人不仅能未病先防，已病亦可巧治；少病或不病，使人保持精力充沛，保持健康，乃至长寿！至今仍值得我们大家学习和研究。

当今时代，绝对贫困消除，小康社会全面建成。人们追求更舒心、更健康、更长寿的生活目标，愿享受这幸福安逸的生活！因此，寻求更加简便捷效的单方或技巧，如通过在工作间歇饮杯茶、伸伸懒腰、活动活动肩颈、揉揉疲劳的眼睛等来缓解疲劳，让好日子过得更舒心，让好身体更健康，让属于自己的生命活得更长久，就变成了整个社会大众的共同需要。

重庆市中医院中医经典科任毅主任，是国家青年岐黄学者、中西医结合主任医师、医学博士，带领其医疗教学团队的专家们，于临床医疗工作的辛苦之外，进一步发掘整理经典学说的奥秘和技术方法，参汇古今，融合中西，发扬光大，编著《学〈内经〉，话养生》一书以应时人之需，良可叹矣！

本书以个人及社会生活、思想观念、日常起居各个环节为切入点，通俗解读经典学说的含义，在语言上浅显易懂，在道理上深入浅出，在具体技术方法上简便廉验，能很好地适应普通大众学习古代养生保健的需求。

《学〈内经〉，话养生》一书内容丰富，具有科学性和趣味性。从宇宙自然到人体生命，从健康知识到保健方法，从生活起居到养生理念，从饮食卫生到经络按跷，从精神情志调理到导引体操。如何调平阴阳、和顺气机、顺应自然，达到健康长寿，皆可从中觅览学习而受益矣！

这是传承发扬中医药学经典理论所开辟的创新性成果。

乐为之序。

全国名中医 王豪刚

2023年5月21日

周　序

中医学源远流长，博大精深，浓缩着几千年中国人民的健康养生观念和实践经验，是中国人民和中华民族智慧的重要体现。中医承载着中国古代人民同疾病做斗争的经验和理论知识，是在古代朴素的唯物论和自发的辩证法思想指导下，通过长期医疗实践逐步形成并发展成的医学理论体系，为中华民族几千年来的繁衍和健康做出了巨大贡献。习近平总书记指出“中医药学凝聚着深邃的哲学智慧和中华民族几千年的健康养生理念及其实践经验，是中国古代科学的瑰宝，也是打开中华文明宝库的钥匙”。党的十八大以来，党中央把维护人民健康摆在更加突出的位置，“人民健康是民族昌盛和国家富强的重要标志。没有全民健康，就没有全面小康”。党的二十大报告中提出“促进中医药传承创新发展”，中医药工作者一定要把中医药这一祖先留给我们的宝贵财富继承好、发展好、利用好，在建设健康中国、实现中国梦的伟大征程中谱写新的篇章。

中医经典著作《内经》奠定了中医的理论基础，充实了对人体生理、病理、诊断及治疗的认识基础，是中国影响极大的一部医学著作，被称为医之始祖。养生之道也是《内经》的重要内容，蕴含了数千年来圣贤的养生之道。所谓“养生”，养，即调养、保养、补养之意；生，即生命、生存、生长之意。即通过对身体的保养，颐养生命、增强体质、预防疾病，从而达到延年益寿的目的。中医基础理论认为万物皆是阴阳，万物皆有阴阳，阴阳是天地之道，有四时阴阳养生，春夏养阳、秋冬养阴的原则。饮食起居和衣食住行也必须与季节、时辰相适应。《内经》从道家观念指出应认识自然，顺应自然，因时因地制宜。从中医学的五行学说揭示人与自然的联系，人体脏腑之间的联系，以及疾病的发生、传变、转归、预后和治疗。五行学说道出四季之划分，即春为木，养生应当以疏泄为主，当“广步于庭”，避免抑郁。夏为火、土，“火”通夏天之气，主升，主炎热，当“无厌于日”；土性敦厚平稳，代“长夏”之意，夏季多湿，当“食苦以燥之”。秋为金，重存储，宜收获，应学会“收敛神气”，宁心安神。冬为水，此时阳气伏藏，阴气大盛，应学会“藏起来”，防寒保暖，“若伏若匿”。《素问·举痛论》曰：“怒则气上，喜则气缓，悲则气消，恐则气下……惊则气乱……思则气结。”古人认为喜、怒、忧、思、悲、恐、惊，是七种正常的情绪反应，但七种情志激动过度，就可能导致阴阳失调、气机逆乱而引发各种疾病，即“怒伤肝、喜伤心、思伤脾、忧伤肺、恐伤肾”，都说明了情志的过度偏激对人体的气血、脏腑均有一定的损害。《内经》传递的中心思想包含了让人保持一种平常心对待世间的万事万物，学会调整情志、调节七情、清除杂念、保持平和、学会与万物共生的态度，这样不仅不会引起疾病，还可以调养精神，保持身心健康。

健康和养生，始终是人类永恒的话题。伴随时代的发展及人类文明的进步，关于养生的理论与观念也在不断更新。不同的国家和民族，有利于身体健康养生的方式、方法、目的也不尽相同，但只有在了解人体对客观与主观的真实需求后才能找到最科学、最正确、最合理的养生方法，达到真正意义的养生目的——“问渠那得清如许，为有源头活水来”，国家青年岐黄学者任毅主任及其团队立足经典中医理论，用通俗易懂的语言和栩栩如生的图片解读《内经》中晦涩难懂的养生理论，并结合实践运用于工作和生活，实属难能可贵。本书以《内经》的主旨思想和养生原则为开篇，然后分为时节养生、地域环境养生、情志心法养生、饮食养生、运动养生、体质养生和经络养生，详细阐述养生的具体方法和技术，较全地覆盖了中医养生的各个方面。全书内容丰富，重点突出，提纲挈领，释义清晰，全方位地解读了《内经》的养生重要理念，通过故事分享、案例分析、场景应用等导入，为读者提供经典名著的生活场景应用，总结古人养生思想和经验，具有较大实用性及可读性。欣然为序。

重庆中医药学院党委书记、校长

2023 年 6 月 25 日

前　言

健康长寿，是人类长久以来的梦想。早在2000多年前，中国大地上就已经形成了较为系统的养生理论，这在中医学的奠基之作——《内经》中即有充分的体现。《内经》是记录我国先秦时期养生的医学经典，充满了健康的智慧，其中涉及大量的自然健康理念，具有深厚的文化底蕴，亦是中国传统文化的精华，是打开生命密码的钥匙。《内经》将人置于天体运动、气候变迁、社会环境、生存条件中来观察，把自然界与社会的各种因素考虑在内，形成了完整、系统且独特的养生理念，并将天、地、人作为一个整体，注重人的生活习惯、思想情绪及外部环境对健康的影响。

《内经》是中国人的长寿真经，是世世代代的炎黄子孙寻求健康养生、祛病之道的宝藏。我们应该珍视这座养生智慧的宝藏，读懂老祖宗留给我们关于养生的启示，并将之运用到现代日常养生中去。当今社会，我们中的许多人通常难享天年，难享无疾而终，靠着医师用最好的药物，身体的疾病仍是此起彼伏，归根结底，现代人的生活方式出了问题！冬天在暖气房里吃冷饮，夏天守着空调冻得发抖，熬夜……致使我们阳气不足，脾胃虚弱，抵抗力低下，最终患上各式各样的疾病。《内经》中有一条至关重要的养生原则是“法于阴阳，和于术数”。所谓“法于阴阳”，就是按照自然界的阴阳变化规律而起居生活（如日出而作，日落而息）；所谓“和于术数”，简单说就是根据五行生克、六爻变化来调整、平衡自身的阴阳气血和形、气、神，做到形神俱足，诸事圆满，生命完全处于稳定健康的状态。

《内经》指出“喜怒不节则伤脏”，说明情志不加节制会损伤脏腑功能。《内经》在情志上强调“百病生于气也。怒则气上，喜则气缓，悲则气消，恐则气下，寒则气收，炅则气泄，惊则气乱，劳则气耗，思则气结”“恬淡虚无，真气从之；精神内守，病安从来”。七情属人体正常生理现象，有益于身心健康，但七情太过也会导致疾病。在各类精神疾病高发的现代，认识到七情对身心健康的影响，掌握古人调摄情志的方法，非常重要。《灵枢·天年》曰：“以母为基，以父为楯。”人类有不同的体质，每个人应根据不同体质进行养生。《内经》中提出了养生应“因人施养”，人体体质可分为平和体质、气虚体质、阴虚体质、阳虚体质、痰湿体质、湿热体质、血瘀体质、气郁体质、特禀体质九种，人与人有体质的不同，不同体质有各自的特点，易患不同的疾病，因而应根据不同的体质特点采用相应的养生方法和措施，这样才能达到防病延年的目的。

《内经》中关于养生的方法涉及生活中衣食住行等方方面面。以阴阳为纲，强调“生之本，本于阴阳”“阴阳者，天地之道也，万物之纲纪，变化之父母，生杀之本始，神明之府也”“人生有形，不离阴阳”；在穿衣上强调“虚邪贼风，避之有时”；在饮食上强调“五味入胃，各归所喜，故酸先入肝，苦先入心，甘先入脾，辛先入肺，咸先入肾，久而增气，物化之常也。气增而久，夭之由也”“肥者令人内热，甘者令人中满”；在居住方面强调“起居有常，不妄作劳，故能形与神俱，而尽终其天年，度百岁乃去”；在日常活动上强调“久视伤血，久卧伤气，久坐伤肉，久立伤骨，久行伤筋，是谓五劳所伤”；食养之道，起居有常。《内经》中提出“居处依天道”“饮食遵地道”，这也反映着“天人相应”的养生思想，人的起居应该顺应天地运转的自然规律，天亮就起床，让人体自身的阳气与天地的阳气一起升发。天黑了就应该睡觉，这样才能使阳气潜藏起来，以阴养阳。平时吃东西要遵照节气规律去吃，尽量吃应季食物，“不时不食”，不合时令的食物不吃，这才是正确的饮食观念。而现代人的暴食暴饮、吃反季果蔬、熬夜等生活方式也常常成为疾病的根源，要避免各类疾病，不妨按照这本《学〈内经〉，话养生》中的食养之道、起居之道去调整自己的饮食和生活方式。

《内经》教给人们调理脏腑、养足气血、畅通经络的智慧，书中讲求的是人的生命是掌握在自己手里的，健康长寿都需要靠自求才能够实现，这就是《内经》养生的要义所在。如何自求，书中的“治未病”思想正是这一问题的最好答案，“治未病”思想在《内经》成书年代的确是一个非常超前的养生理念，本书通过对《内经》养生理念的解读，告诉大家要“未雨绸缪”，提前把该做的事情做好，在没有生病之前就要懂得养生，才能养护好自己的身体。结合当今中国人的生活习惯，本书介绍了大量具有可操作性的中医养生实用方法，以帮助读者切实掌握不同体质养生法、时节养生法、四季养生法、经络养生法、情志养生法、饮食养生法、运动养生法等。《内经》是中医史上最伟大的著作之一，但其文字古奥，为使读者深入领会到《内经》的养生智慧，传播传统文化，掌握各种养生方法和原则，全书采用图文并茂的形式，通俗易懂，一目了然，便于理解和运用。我们衷心希望更多的读者能通过这本书，参悟《内经》中的养生智慧，也希望更多的人能灵活运用其中的养生方法，实现健康长寿。

重庆中医药学院党委书记、校长周建军和全国名中医王毅刚老师在本书的编写过程中给予审阅和指导，提出了宝贵意见并赐写序言，在此衷心致谢！鉴于本团队成员还比较年轻，受认知水平及实践经验所限，此书所述偏颇之处，敬请各位读者朋友不吝赐教，以便修订提高。

2024 年 7 月

目　　录

第一章　《内经》是一本什么书

《黄帝内经》（简称《内经》）是中医学的四大经典著作之一，目前认为其是由中国历代医家共同编辑而成，并非一家之言。本书论述了自然、生物、心理、社会等多个方面的内容，成功地构建了一种相对完整的医学模式。

《内经》的基本哲学思想继承于道家的思想，换言之，要想深入理解《内经》的理论，应当结合道家的思想体系来看待。

第一节　认识自然

所谓认识自然，就是古代人们如何看待自然界的发生、发展与变化，以及其对自然界一个总的看法、观点。对于自然，以老子为代表人物（图1-1-1）的道家认为，万事万物的发生发展都存在其客观规律，事情的发生发展都不是随意的、无规律的。他们认为世界上最根本的客观规律就是“道”，就是那句很著名的话：“道生一，一生二，二生三，三生万物。”世间万物都遵循“道”这一基本法则。

“道”这一基本法则，对中国古代的科学技术具有重要影响，包括我们伟大的中医学也吸收了其中的精华。如《内经》部分篇章以道家“气”概括宇宙的根本，指导着中医学的发展。

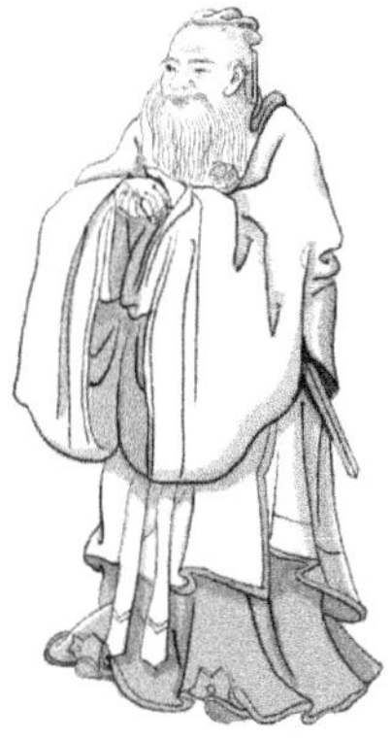

图1-1-1　道家代表人物：老子

一、《内经》的哲学基础

“道”，通俗地说其实就是促使事物发生、发展的内在规律。“人法地，地法天，天法道，道法自然”，遵循着“道”，才有了后面的天、地、人，而“道”则是自然存在的，不是外力所强加上去的。

“道”进一步延伸至生命科学领域，从而有了其他的哲学认识。比如延伸出了“精、气”的概念，以及“阴阳学说”“五行学说”等，为促进中医药发展提供了强大的理论支持。上述的理论都认为，人体的生、长、壮、老、已是一个客观规律，并不是随意发生的。这个过程是可以用“精、气”，或者用“阴阳”，或者用“五行”，或者联合多种哲学方式来归纳。

比如《灵枢·本神》说“两精相搏谓之神”，就说明了人的出生不是随机的，不是石头里面蹦出来的，而是明确的由父母双方的生殖之精结合成胎，再通过十月怀胎才能出生。

平常生病需要去医院看病，有时候致病原因并不是那么容易就能发现的，而对于活生生的一个人体，总不能动不动就切开观察。于是，中医学诊断疾病有一条原则叫作“见微知著”，说的就是要通过对患者目前表现在外的、医师可以观察到的症状和体征来观察和分析，以此来把握疾病的本质所在，并去探究此次致病的原因。这也说明了疾病的发生发展是有规律可循的，不是随意而为的。

二、《内经》的哲学观念

（一）天人一体，生气通天

翻阅《内经》，有一个很明显的特征，就是人与天、地是一个整体，人与万物之间都是存在联系的，不能绝对地分开。

现实中很多例子都证明了这个观点。例如，在40年前，一些科学家认为人类可以自己建立一个独立的生态系统，于是建立了一个小型的生物圈，里面包含了许多当时认为是必需的元素，如五大生态系统：热带雨林、草原、海洋、沙漠及沼泽地；也包括了很多种类的动物，小至昆虫类，大至一些大型的哺乳动物，合计4000余种；更细致地包括了各种植物及真菌、细菌等，看上去是应有尽有。实验共招募了8位科学家，原本预计在这个生态环境中，能够做到自给自足，科学家们可以长期生活下去。然而令人意想不到的是，这个具备了各种高科技且合理配伍的生态圈，却在短短的两年内就崩溃。其失败的原因还是多方面的，既包括了科学家本身的原因，又包括了生态方面的原因，如科学家们并不能种植出足够的食物以自给自足；也出现了氧气含量的持续下降，使得此次实验不得不中止。由此，我们也可以看到，我们本身与我们生存的地球是一体的，是不可分割的，天地自然是一个全息的整体（图1-1-2）。而这个结论，早在《内经》中就可见一斑。由此，也给我们以启示，我们的养生行为也应该顺应着这些自然的规律，“逆天行事”或与自然割裂的养生方法并不可行。

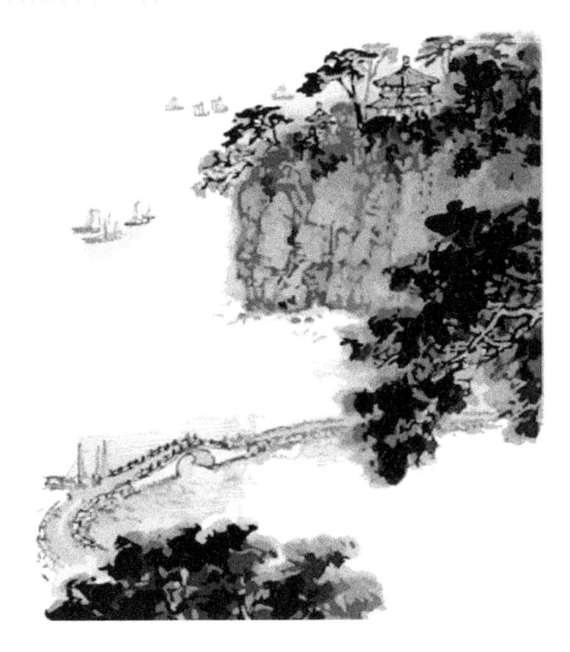

图 1–1–2 天地自然全息图

（二）阴阳五行，形神合一

《内经》云：“阴阳者，天地之道也，万物之纲纪，变化之父母，生杀之本始，神明之府也。”明代医家张介宾曾云“乃知天地之道，以阴阳二气而造化万物；人生之理，以阴阳二气而长养百骸”，说的是人也好，天地也好，都是由阴阳二气的相互运动而生成。《内经》曰：“阳气者，若天与日，失其所，则折寿而不彰，故天运当以日光明。是故阳因而上，卫外者也。”这些经典条文就提示我们，具体分析一个人的生、长、壮、老、已也可以通过阴阳的运动来进行。

比如，大家都知道人在小的时候，往往十分活泼，因为《内经》的阴阳学说认为，阳主动、阴主静，儿童的阳气十分充足，所以儿童喜好活动，而且观察儿童的眼睛，往往可以发现眼中饱含神采，这些都是因为儿童的阳气充足而表现出来的特点（图 1–1–3）。

人到中年，很多人已经没有了小时候的活泼气息，当然一方面与经历过

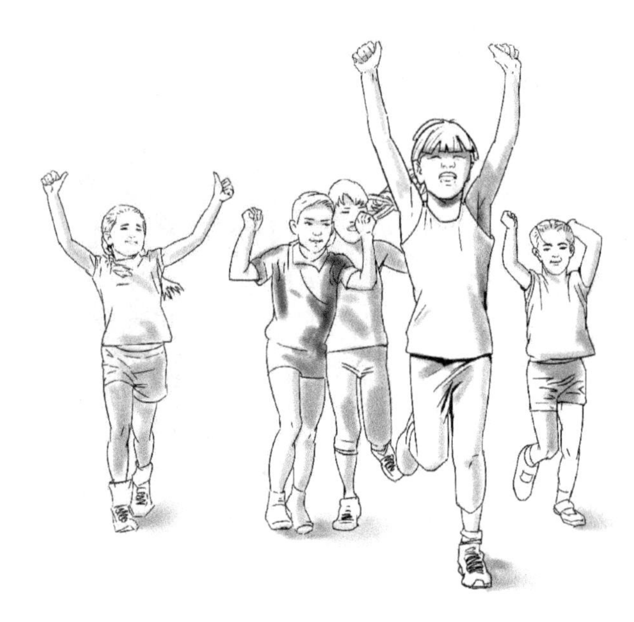

图 1-1-3　活泼儿童

社会的洗礼相关；更为重要的是，中年人的阳气已经没有了儿童时期的盛状，已经逐渐转衰了，不能继续支持热烈、活泼的生活方式了。伴随着阳气衰的往往是阴气盛，阴气盛又往往提示了体质在逐渐衰弱、抗病邪能力大幅下降，于是从中年开始，高血压、糖尿病等慢性病逐渐多见，这就是阳气减弱、保护身体功能变差所致。人到老年，阳气已经很弱了，抵抗病邪的能力更差，所以在医院见到就诊的大多是老年人。同时，因为主司运动的阳气太弱了，所以很多老年人活动能力都比较弱，经常是坐在家里，或坐着坐着就睡着了，或稍微活动一下就气促等（图 1-1-4）。

《素问·宝命全形论》云："人生有形，不离阴阳。天地合气，别为九野，分为四时，月有小大，日有短长，万物并至，不可胜量……木得金而伐，火得水而灭，土得木而达，金得火而缺，水得土而绝。万物尽然，不可胜竭。"阴阳学说与五行学说是《内经》中详尽描述的哲学理论。

五行学说实际上是在总结了阴阳学说的经验后，将其进一步具体呈现为天地、日月、四时、二十四节等自然运行规则与生命之间的紧密关联，进一步表现出人体的生、长、壮、老、已与自然天地、四时等客观规则密切相关。

如同阳主动、阴主静，五行中的任何一行也有其所主。春季万物复苏，

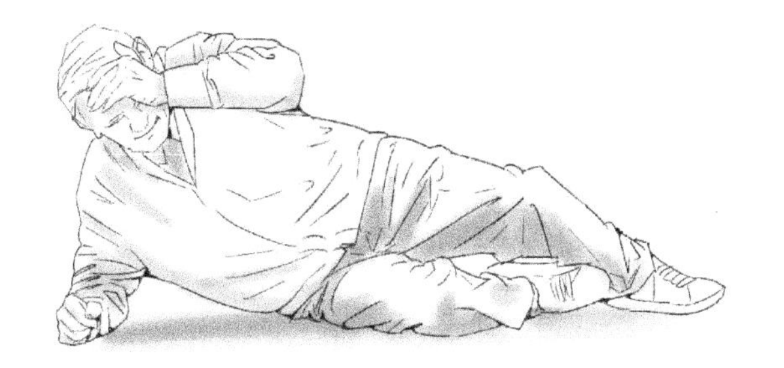

图 1-1-4 衰弱老人

伴随着冰雪的消融，农民播种的种子继而生根发芽，冬天枯萎的树木又重新长出翠绿的枝叶，一大批经历过冬眠的动物也逐渐恢复了往日的活力，重新出来进行觅食等日常活动。林林总总的现象都提示了这是生机勃勃的季节，五行之木主气的疏泄，需要注意的是，五行之木并不是指具体的树木，而是代表了气在春季时节的疏泄运动。这也提示了在春季的养生应当以疏泄为主，避免抑郁。

随后到了夏季，天气渐趋炎热，万物虽然在生长，但是长势多表现在地面上的枝叶，而在地下的根生长是减慢的，因为阳气从地下不断往地面升发。受到强大阳气的影响，动物和人类的活动都更加活跃，整个自然界一派欣欣向荣的景象。因为阳主动、主向上等特性，古人便以“火”通夏天之气，主升、主炎热。

在夏秋之际，有一个季节叫作长夏。在这个时候，暑热尚未完全散去，又往往是阴雨天气，闷热潮湿。在这个时候万物生长速度进一步减缓，若为结果的植物，此时正在为果实成熟做最后的努力。由此推知，此时是阴阳之气的运动都相对平稳，没有十分活跃的生机，也没有过度的肃杀之象。众所周知，我们的主食如水稻、小麦等，都是通过土地种植而来，换言之，土地养活着我们，古人认为土性敦厚平稳，于是便用“土”来指代长夏之气。

长夏过后到了秋季，秋季凉爽干燥，也是收获的季节。收获之后草木枝叶枯萎，古人常将枯萎的植物进行堆积或焚烧，内含的营养又随之进入了地下，为来年的种植储存了营养。总的来说，秋季是一个收获、收敛的季节。五行之中，金的质量较大，具有向下、收敛的特征，所以以“金”通秋季之气。同样，这个金，并不是指代黄金的意思。如上所言，古人认为善于养生者到了秋季就要学会收敛神气。秋季过后将会是冬季，相当比例的动物存在冬眠的行为。为了能度过寒冬，它们往往也在此时尽可能地储存能量，以便进入冬眠状态后生命可以维持。

冬季严寒，万物闭藏，种子不发，动物冬眠。此时阳气伏藏，阴气大盛，所以万物的活力都是比较弱的（图 1-1-5）。因此古人认为冬季应当学会藏。由于水性向下，故以“水”应冬季之候。

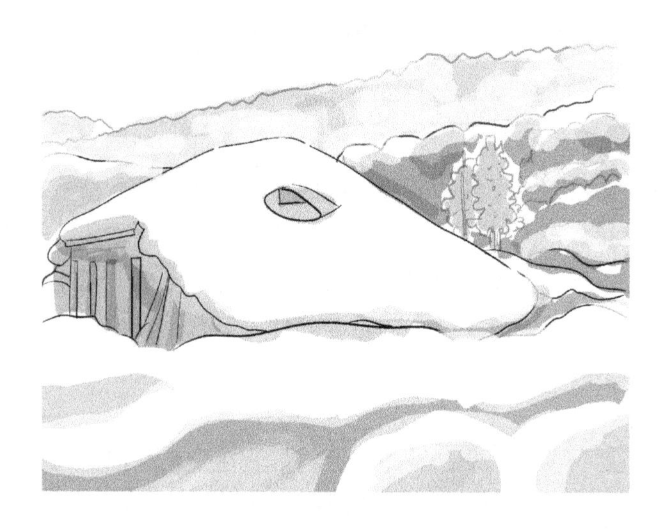

图 1-1-5　天寒地冻、闭门不出

如上所述，在漫长的岁月中，生命都经历着上述的变动，每年的变化是如此，人生的生、长、壮、老、已也是如此。古人善于养生者会根据不同的季节选择不同的养生方法。

三、《内经》的宇宙观念

要明白《内经》中的宇宙观念，我们首先了解一下宇宙的内涵。战国著作《尸子》曰：“天地四方曰宇，往古来今曰宙。”其中“宇”指代的是空间，“宙”指代的是时间。我们知道，空间与时间在某种意义上来说是无限的，在古籍中，记载的“宇宙”一词实际上其要表达的含义是无限广延的时空及其所包含的万事万物。

（一）宇宙观的基本观点

《素问·天元纪大论》曰：“太虚寥廓，肇基化元，万物资始，五运终天，布气真灵，总统坤元，九星悬朗，七曜周旋，曰阴曰阳，曰柔曰刚，幽显既位，寒暑弛张，生生化化，品物咸章。”这是《内经》对于宇宙的基本观点：天空是十分的辽阔，而产生这个广阔空间的根源就是“气”，或更准确地称为“太虚元气”。气一方面化生了万物，同时又因其不断运动从而使得万事万物产生了变化。如天地之气不断运动、相互作用，形成了四季；同时又施布于万物，所以在天上有日月星辰的照耀，在地面上有地气万物的生长。气的运动结合了阴阳的运动，从而有了寒暑往来、日夜交替。综合起来出现了生化不息、万物繁荣的景象。

（二）宇宙的演变

宇宙是由“太虚元气”演变而来。宇宙演化的第一步是太虚元气分化为阴阳二气，再分化为三阴三阳六气。通过六气之间相互运动，由此而产生宇宙万物的生成演化。所谓“太极生两仪，两仪生四象”，一般来说阴阳再分应当分为四类，然而在《内经》的体系中却分为六类，其中具备了对自然深刻地观察、总结与认识。

《素问·至真要大论》曰：“阴阳之三也，何谓？岐伯曰：气有多少，异用也。”《素问·天元纪大论》曰：“阴阳之气，各有多少，故曰三阴三阳也。”就是根据阴阳之气的多少来进行区分三阴三阳。

最初从昼夜更替认识到一天之中阴阳不是绝对性的加减，而是有规律的变动。《素问·金匮真言论》曰：“平旦至日中，天之阳，阳中之阳也；日中至黄昏，天之阳，阳中之阴也；合夜至鸡鸣，天之阴，阴中之阴也；鸡鸣至平旦，天之阴，阴中之阳也。”《素问·生气通天论》曰：“故阳气者，一日而主外，平旦人气生，日中而阳气隆，日西而阳气已虚，气门乃闭。是故暮而收拒，无扰筋骨，无见雾露，反此三时，形乃困薄。”昼夜交替，是阴阳二者不断彼此消长的结果。“平旦”也就是早上，从日出开始，人的阳气渐旺而阴气逐渐衰减；“日中”也就是中午时分，大家都知道一天之中阳光最强烈的时候就是中午，大地上得到太阳的能量最多，尤其是在夏季，大家在中午都更喜欢避开暑热，等到下午再工作，因为中午时分阳气太盛了；而“日夕”就是临近太阳下山这么一段时间，这段时间阳光转弱，往往气温比中午要回落，对比夜间气温又是比较温暖的，因为这个阶段是阳气尚存但较中午为弱，阴气渐长但较阴气最盛的“夜半”为弱，所以较为怡人。根据太阳在天空中的位置，古人发明了“日晷”来计时。从白天的阴阳运动来看，大致上可以包括3个阶段，阳气从弱到强再到弱，阴气从强到弱再逐渐增强，这几个阶段以阳气为主导，《内经》中称之为少阳、阳明、太阳。到夜间，阴阳二者也是动态变化的，此处不再赘述，这3个阶段，《内经》称之为厥阴、少阴、太阴。

对于三阴三阳的排序目前来说并没有一个定论，按照众多医家不同的分类方法存在不同的排序。现就从最原始的概念来初步进行排序。我们知道最初三阴三阳是根据阴阳的多少来进行区分的，《素问·阴阳类论》曰："所谓三阳者，太阳为经……所谓二阳者，阳明也……一阳者，少阳也。"可知三阳阳气由小到大的排序目前认为少阳→阳明→太阳；而对于三阴的排序，现大多认同"厥阴为一阴，少阴为二阴，太阴为三阴"，所以三阴阴气由小到大的排序是厥阴→少阴→太阴。但是并无定论，尚存在一定的讨论空间。《素问·至真要大论》载有"厥阴司天，其化以风；少阴司天，其化以热；太阴司天，其化以湿；少阳司天，其化以火；阳明司天，其化以燥；太阳司天，其化以寒"的论述，这是按照厥阴、少阴、太阴、少阳、阳明、太阳的顺序排列的三阴三阳次序，这条条文也大致认同了这个排序方式。上面的讨论，主旨就是太虚元气若进行划分则可分为三阴三阳，三阴三阳所蕴含的阴阳之气又各有大小。

宇宙演化的第二阶段是太虚元气通过其化为三阴三阳进而演化出有实体的形象。《素问·阴阳应象大论》曰："阳化气，阴成形""积阳为天，积阴为地"，说明了天地形气的演化。天是在上方的，是清阳上升积累而成；地是在下方的，是浊阴下积而成。人位于天地之间，接受着天地之间的涵养。

宇宙演化的最终阶段是灭亡。现代科学认为，我们生活的宇宙源于大爆炸，而目前的天文学研究则发现，宇宙中很多地方发生着超新星爆发，通俗地说就是恒星发生了爆炸，出现了死亡，这是恒星的灭亡。《素问·六微旨大论》曰："出入废则神机化灭，升降息则气立孤危……故器者，生化之宇，器散则分之，生化息矣。"当天地万物通过气的运动形成以后，仍然依赖于气的不断运动才能继续存在，但是当气停止运动而再次分开的时候，万物又重新回归到了气的本质。也就是说，我们所观察到的一切有形的物体，都有从生长到灭亡的过程。

（三）宇宙天地的相互作用

《内经》中十分重视天地之间的相互作用，《素问·六微旨大论》曰：

“天气下降，气流于地，地气上升，气腾于天。故高下相召，升降相因，而变作矣。”这句话就很直白地说明了天地的运动是相互的，二者均不可独立存在。其用朴素的唯物观讲述了这样一个概念：我们知道天会下雨，气亦会像下雨那样从天向地面运动；我们也知道在地面上的水过一段时间后就会消失不见了，这是蒸发；同样的，我们也可以知道地上的气也能向天上运动，二者形成相互运动的关系。上下运动相互响应，二者互为因果，就以上述的水为例，通过这么一个运动过程，尽管还是水，但是已经发生了变化。以此类推，天地间的万物也会有相似的运动，从而发生变化。

《素问·天元纪大论》云：“神在天为风，在地为木……在天为寒，在地为水，故在天为气，在地成形。”由此我们可以得知，天地之间的一切现象都是相关的。天有阴阳，地也有阴阳，天地之间的阴阳必须相互作用，才能化生万物。比如说木行在天是风的表现，而在地的木行是与风相通的……又如水行，在天上表现为寒的特征，在地上的水行与寒也是相通的。所以五行在天表现为无形的气，而在地则表现为有具体形态的物质，这种形气互相感召，才出现了万物的变化。

四、《内经》的时空观念

（一）时空的起源

上面谈到，《内经》认为“宇宙”源于“太虚元气”，“宇宙”的概念包括了空间与时间两个部分，空间与时间似乎是不可区分的两个概念。“宇宙”从“太虚元气”发展为“阴阳二气”再演化为“三阴三阳”的离合有序运动，此时才出现我们所说的有意义的物质，可能也是从此时才出现时空的概念。因为一般认为，有形的物质未曾出现之时，也就无所谓时空的概念。

（二）时空的标度

我们常能听说“天干地支”的说法，比如在日历上面看到乙酉年、壬寅年等。可能有人会觉得这些称呼有点迷信，但事实上，这些都是古代就出现的纪年方法，是十分科学的。

简单地说，十天干包括甲、乙、丙、丁、戊、己、庚、辛、壬、癸；十二地支包括子、丑、寅、卯、辰、巳、午、未、申、酉、戌、亥。而十天干与十二地支是相互配对来进行纪年的，如甲子年、乙丑年等。但是，其中十天干的奇数只能配对十二地支的奇数，而不能奇数配对偶数，也就是说属于奇数的十天干甲可以配对同属奇数的十二地支的子、寅、辰等，但是不能配对丑、卯、巳等。反之，十天干的偶数也只能配对十二地支的偶数。

《素问·天元纪大论》曰："天以六为节，地以五为制，周天气者，六期为一备。终地纪者，五岁为一周。君火以明，相火以位。"这句话说的是天以六气为节，地以五行为制。也就是说天气的变动以六年为一个循环，地气的转换以五年为一周期，每一年的天气都要配对一种地气而主导当年的运气。

（三）整体恒动的时空观

《内经》将干支与阴阳五行相结合，把时空因素纳入它的物质理论体系，具有两方面的意义。其一，从时空变化角度，深入探讨形气运动的周期性规律，五运六气的推演正是在此基础上建立起来的。其二，把阴阳五行的理论和规律，全面引进了时空领域，启发我们以物质理论认识时空的本质，分析其运动规律。而这一点，恰恰是被医学史所忽视的。现从此二点出发，对《内经》时空观做一分析。五行代表着五类处于互相转化、互相制约过程中的物质，五运代表整体系统内五类顺序变化的运动状态，三阴三阳代表着气的有序结构，它们各有自己所属的时间和空间方位。以五行而言，位分五方，时分五态；以六气而言，位分五方六位，时分六态。如在主运系统内，木类物质处于升发状态的运动，东方阳气始生之位，天地万物萌芽之时，此四者是密切结合在一起的。同样，三阴三阳诸气，也均有其相应的开阖枢动态，相应的阴阳消长之时。随着物质种类的演化，其相应的运动状态、时空特性也会发生相应的演化。

五、《内经》的气候观念

（一）论四时、八节、二十四节气

一年四季的节气变更，对于老百姓的生产活动来说显得尤为重要。于是古代便有了四时、八节、二十四节气。《内经》对此有着详细的论述。

所谓"四时"，即春、夏、秋、冬四季。《素问·上古天真论》曰："其次有贤人者，法则天地，象似日月，辨列星辰，逆从阴阳，分别四时，将从上古合同于道。”说的是古代的贤人，能够做到顺应四季及其他自然环境变化，能长生度过百年岁月后离去。每逢炎热夏季，很多医院或诊所都打出标语“春夏养阳，秋冬养阴”来吸引群众去做三伏贴等养生治疗，其实这个标语也是出自《内经》的《素问·四气调神大论》。这个春夏秋冬也即现代所谓的四季。

所谓“八节”，《内经》中也称为“八正”，也有篇章称为“八纪”。《素问·阴阳应象大论》记载：“天有八纪”，指的是二分（春分、秋分）、二至（夏至、冬至）、四立（立春、立夏、立秋、立冬）。上面记载的 8 个节气，对应现代的自然科学来说，就是太阳在黄道上的 8 个不同位置，地球随着这 8 个位置的不同而产生四季的差异（图 1-1-6）。

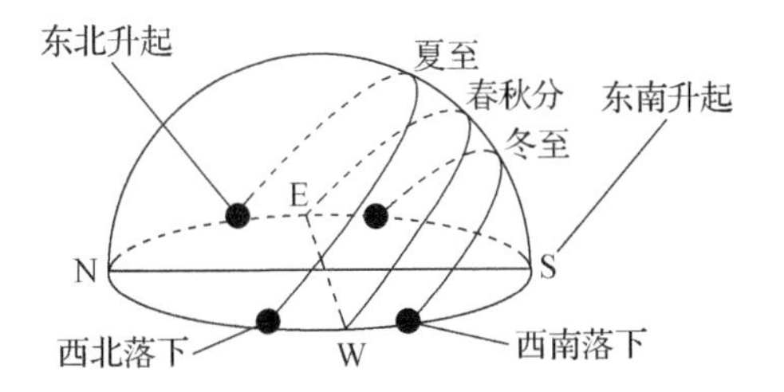

注：N 为北；E 为东；S 为南；W 为西。

图 1-1-6 太阳在不同季节的运行轨迹

再说二十四节气，《素问·六节藏象论》记载“五日谓之候，三候谓之气，六气谓之时，四时谓之岁”，也就是五天称作一候，三候是十五天，就是一个节气（一年分为二十四节气）。二十四节气实际上是把黄道分成二十四段，每段在黄经十五度有一个分点，太阳每运动到一个分点上，就表示到了一个节气。《素问·六微旨大论》载“因天之序，盛衰之时，移光定位，正立而待之”，又有《素问·六节藏象论》载“立端于始，表正于中”，提示了古人用长度为九寸的黄钟律管测影以定节气的方法，是我国古代劳动人民的伟大创造。

（二）论四季变化之正常与异常

从上面可知，四季的变化是一个周期性的表现，也蕴含着《内经》中阴阳学说的理论。《灵枢·论疾诊尺》中“四时之变，寒暑之胜，重阴必阳，重阳必阴”，说的是四时的变化、寒暑的往来，是阴阳消长的结果。当阴气到了极点则转为阳气，反之亦然。

《内经》将一年分为“六步”，每步各占四个节气，认为每步都有相应的气（风、寒、暑、湿、燥、火六气）与之配合，这就是所谓的“六步六气”。若有其中一个时令到了，相应的气也应该随之出现，如《素问·四气调神大论》曰：“春三月，此谓发陈。天地俱生，万物以荣”“夏三月，此谓蕃秀。天地气交，万物华实”“秋三月，此谓容平。天气以急，地气以明”“冬三月，此为闭藏。水冰地坼”等。春天是升发的季节，草木开始生长，从冬季的一派萧条逐渐萌芽，万物从寒冬中开始复苏。到了夏季，天气最热，一年之中到了阳气最为强盛的时候，天地万物从春天的复苏然后快速地生长到此时都已经十分茂盛了。秋季是收获的季节，大部分的植物到了这个时候都开始收获，也意味着大多数的植物在这个阶段已经长到了极点，就算继续下去恐怕也不会有很大的进展了。民间有“秋风起”这一说法，秋风与夏季的风还是有很大区别的，秋风往往有些急躁，所以养生就应该避开秋风。至于冬季，天寒地冷的环境中，万物又重新回到了寂静，生长缓慢，部分动物在此时也进入冬眠，万物都没有了夏季时候的活跃。

如果相应的气候应至而不至，或不应至而至，都是反常的现象。对于这些反常的现象，不应该经常出现，而一旦出现了又会有较为明显的体现。《素问·六微旨大论》曰：“寒湿相遘，燥热相临，风火相值”“气有胜复，胜复之作，有德有化，有用有变”，就是说当寒湿、燥热、风火相遇时，将会相互斗争，因为其中有主动的抑制作用，也有被动的反抗作用，所以出现各种变化。气的这种胜复作用，即克制与反克制作用。气是阴阳的矛盾统一体，阴阳是气内在的矛盾要素。气的克制与反克制作用，亦即阴阳的矛盾运动，是“变化之父母，生杀之本始”（《素问·阴阳应象大论》）。气本身的相互作用，是推动生命活动的根本动力。

（三）论大气运动

《素问·阴阳应象大论》曰：“阳化气，阴成形。”又曰：“清阳为天，浊阴为地。”充分表现了自然界中的气是不断运动的。限于科学水平，《内经》对大气的运动原理及表现形式描述得较为简略。《素问·六微旨大论》有“气之升降，天地之更用也”“升已而降，降者谓天；降已而升，升者谓地。天气下降，气流于地；地气上升，气腾于天。故高下相召，升降相因，而变作矣”的记载，认为大气的运动形式主要是气流的上升、下沉运动，其中又包括了天上与地面的相互作用，而且上升与下降是相互关联的，不能独立存在。《内经》还进一步认为大气的变化处于永恒的运动之中，故《素问·六微旨大论》云：“故非出入，则无以生长壮老已；非升降，则无以生长化收藏。”唯有不断运动，世间万物才能有所发展，才能出现生、长、壮、老、已，也才能出现生长化收藏。

《内经》中阴阳学说认为，阴阳是相互抑制的。虽然运动是永恒的，但不是随意的、无止境、无条件的。《素问·气交变大论》云：“夫五运之政，犹权衡也，高者抑之，下者举之……”就是说自然界具有一种调节机制，犹如权衡之器，太过的加以抑制，不及的给予加强，旧的平衡破坏了，又建立新的相对平衡，这是生长化收藏的道理，也是气候变化应有的规律，如果失去这些规律，天地之气不升不降，就会闭塞不通了。

六、《内经》的地理观念

（一）地区不同，水土存在差异

《素问·异法方宜论》曰：“东方之域，天地之所始生也。鱼盐之地，海滨傍水……西方者，金玉之域，沙石之处，天地之所收引也……北方者，天地所闭藏之域也……南方者，天地所长养，阳之所盛处也。其地下，水土弱，雾露之所聚也……中央者，其地平以湿，天地所以生万物也众……”说的是东方属木而像春，为天地始生之气。东方地区，气候温和，好像四季中春天那样不太冷也不太热；其地临海近水，盛产鱼盐。西方地处高原而多山，盛产金玉，地多沙石，气候燥而多风，风力劲急好似四季中的秋气，具有肃杀收引的气象。北方地势较高，气候严寒，冰天雪地的环境，好似四季中冬天的闭藏气象。南方气候炎热，好似四季中夏天的阳盛而万物繁荣的气象；其地势低下，水土弱而多湿，热落湿气上升，则多雾露。中央地区为平原，气候温暖，地势平坦多湿，为当时政治经济中心，人口密集，经济繁荣，这种气象好似天地生万物一样。可知《内经》中已发现了在不同的地理环境下，无论是自然环境，还是水产、矿产资源等分布均有着不同。而这些不同对于人类的生活、健康、疾病均有着极大的影响。

《素问·阴阳应象大论》又指出：“东方生风……南方生热……中央生湿……西方生燥……北方生寒”，说明了由于地区方域、地势高下之异，因此有不同的水土性质、气候类型。这些认识虽然很粗略，但它不仅近似现代的地理、气候区划思想，而且地势地貌、地质土壤、水质水温、气象要素等与人类健康的关系，已成为现代医学地理学研究的课题。

《素问·五常政大论》还指出：南北高下之地，之所以有寒热温凉的气候差异，主要是“阴阳之气，高下之理，太少之异也”的缘故。因为“东南方，阳也，阳者其精降于下，故右热而左温。西北方，阴也，阴者其精奉于上，故左寒而右凉。是以地有高下，气有温凉，高者气寒，下者气热”。这科学地运用古代朴素的辩证法思想——阴阳学说，解释了地域不同、气候亦异的自然现象。

（二）地区不同，人们生活习惯不同

人们的生活习惯、体质差异，与地理环境密切相关。《素问·异法方宜论》指出：东方之人食鱼而嗜咸，皆黑色疏理；西方之人不衣而褐荐，华食而脂肥；北方之人乐野处而乳食；南方之人嗜酸而食胕，皆致理而赤色；中央之人食杂而不劳。说明人们生活在不同的地理环境条件下，受着不同的水土性质、气候类型、生活条件的影响，有着不同的生活习惯，在生理上则形成了某些特殊的体质。

在实际生活中，久居南方或北方的人，一旦南北易居，初则多不适应新的地理环境，与久居当地的人们相较，有过于怕寒或怕热的现象。更有易地而居，不服水土而病者。《素问·五常政大论》说：“一州之气，生化寿夭不同，其故何也？岐伯曰：高下之理，地势使然也……高者其气寿，下者其气夭。”西北地高气寒，元气不易耗散，所以长寿；东南地低气热，元气容易发散，所以多夭。尽管目前尚没有确切的证据说明南方人的寿命短于北方人，但毫无疑问的是，二者必然存在差别。

（三）地区不同，易患疾病亦不同

不同的地域，有不同的疾病，这一点已被大量现代医学临床实践所证明。《素问·异法方宜论》说：“东方之人易患痈疡，西方之人其病生于内，北方之人脏寒生满病，南方之人易病挛痹，中央之人易病痿厥寒热。”上述所言各方之多发病虽未必尽然，但说明了地区方域不同，确实易于发生某些地方性疾病。如明末清初著名医家吴又可在《温疫论》指出：“西北高厚之地，风高气燥，湿证稀有；南方卑湿之地，更遇久雨淋漓，时有感湿者”，也说明了这一点。

《素问·五常政大论》曰:“适寒凉者胀之,温热者疮。”说的是人们若至气候温热之域,则易受热邪而发生疮疡;若至气候寒冷之域,则易受寒邪而发生胀病。

《吕氏春秋》则认为,不同地区的不同水质,被人们长期饮用后,可以影响人们的健康,并且易患某些疾病,从而指出:“轻水所,多秃与瘿人;重水所,多尰与躄人;甘水所,多好与美人;辛水所,多疽与痤人;苦水所,多尪与伛人”。这些疾病的发生,可能与水中所含矿物质的种类及其含量的多寡相关。

现代医学研究发现,不少疾病与地理环境有关。某些疾病与病区微量元素缺乏有关,如地方性甲状腺肿与病区缺碘有关,克山病与病区缺硒有关;某些疾病与病区营养物质缺乏有关,如维生素 B_1 缺乏病多见于以大米为主食的地区,烟酸缺乏症则多见于以玉米为主食的地区;某些疾病与病区环境条件有关,如某些微生物、寄生虫在某些特殊的环境条件下易于繁殖和传播疾病,故在某些地区可以流行某些疾病,如森林脑炎之疫区仅限于森林地区,流行性出血热则大多分布于湖泊、河湾、沼泽和易受淹涝的地区,血吸虫病流行于长江两岸及其以南的地区,包虫病则多见于西北畜牧地区等。

第二节 认识生命

一、生命源于自然

《素问·至真要大论》云“天地合气,六节分而万物化生矣”,说的是人类的生命和自然界的所有事物都一样,都是由天地的阴阳二气交感合和而形成的。通俗来说,之所以有人的生命的出现,那就是因为存在着天地的阴阳二气之间的“气交”。

“气交”一词看着比较陌生,《素问·六微旨大论》曰:“何谓气交?岐伯曰:上下之位,气交之中,人之居也。”我们知道,阴阳二气、天地之气等都不是固定不动的,而是在永远运动。如同太极图一样,阴阳二气是可以相互转化的,并不是阳永远是阳,阴永远是阴。同样的原理,天气也会下降、地气也会上升,我们人类禀受着天气与地气的相互运动,从而产生了生命。

二、生命源于两精相搏

《内经》是中医学的基础理论，对于指导中医临床实践具有重大的作用。所以《内经》除了论述基本的哲学原理以外，实践性的指导亦不可少。《灵枢·决气》也说“两神相搏，合而成形，常先身生，是谓精”，由此可见，新生命的产生必须是由男女之精相交媾结合才能出现。

《灵枢·经脉》曰：“人始生，先成精，精成而脑髓生，骨为干，脉为营，筋为刚，肉为墙，皮肤坚而毛发长。”精是生命构成的最基本要素，在父母双方之精融合之后，才能逐渐化生形体、孕育生命。也就是说，形体中的各个部位都是由最初的两精融合慢慢化生而来。从现代医学的角度来说，人体都是从最初的受精卵慢慢发育而成，身体任何的组织成分无一不是从此逐渐发育来的，这就是生命的根本所在。

三、生命的基本要素

《灵枢·本脏》曰：“人之血气精神者，所以奉生而周于性命者也。”这句话提示我们，生命可以维持，依赖的是人身的精、气、神。若三者充足，则生命活跃；若其中之一不足，必然会影响其余二者，从而对人的生命存在一定的影响。精、气、神是生命的基本要素，关于三者具体的含义将会在后续篇章中详尽论述。

四、生命运动的基本形式

《素问·六微旨大论》曰：“升降出入，无器不有……器散则分之，生化息矣。”任何生命都依赖于气的运动，而在《内经》中，气是一种活力极强的物质。气的运动形式主要包括升降出入四种，若气的运动停止了，生命也到了终结的时候。《素问·阴阳应象大论》曰：“清阳出上窍，浊阴出下窍；清阳发腠理，浊阴走五脏；清阳实四肢，浊阴归六腑。”这句话就说明了气的正常运动形式：清气当往头上走，浊气则要往下走。若清气上行受阻，则患者可能出现头晕、头重等不适的表现；同样的，若浊气不能往下行，秽浊的东西反而往上走，则可能出现恶心、呕吐等症状。

五、生命进程的基本规律

人的一生都要经历“生、长、壮、老、已”。《内经》中有相关条文论述这个过程是如何进行的。《素问·上古天真论》曾曰“女子七岁，肾气盛，齿更发长……七七，任脉虚，太冲脉衰少，天癸竭，地道不通，故形坏而无子也”“丈夫八岁，肾气实，发长齿更……八八……则齿发去”，这一段条文都在讲述女性或男性正常生、长、壮、老、已的过程。其中，女性以七年为一阶段，男性以八年为一阶段，他们的生理状态会发生何种改变说得十分清楚。其描述的生理病理变化与现代医学研究也颇为相近。在《内经》中论述这个过程，主要是从五脏气血盛衰的角度。随着年龄的增长，人体的气血必然逐渐衰弱，各种生理功能也逐渐变差，从而一步步走向衰老，走向死亡。

女性在七岁的时候肾气开始充盛，中医认为骨头的好坏跟肾气的充盛与否密切相关，牙齿是骨的一部分，所以肾气盛的时候，则乳齿脱落而生恒齿。需要注意的是，中医学的肾与现代医学的肾脏是不同的，不能对等。中医认为发是血之余，而血是肾精所化，所以肾气盛了，则头发也同时生长，表现出来明显不同于婴幼儿时期的头发质量。在十四岁的时候天癸至，任脉也通了，太冲脉也盛了，所以月经开始有规律地来潮。然后等到各项生理条件均已成熟，即可怀孕生子。女性到了二十一岁的时候，肾气的充盈已到了成年人的正常状态。在这个时期所有的牙齿都已经发育完全。女性到了二十八岁的时候，气血、筋骨等各个方面都已经发育至最好的阶段，所以在这个时期，是女性身体最为强壮的时候。随后到了三十五岁，肾气逐渐由盛向衰弱转变。在此阶段阳明脉逐渐衰弱，面部皮肤等开始憔悴，头发也开始脱落。到了四十二岁的时候，面部已经十分憔悴了，头发也开始有点变白了。四十九岁以后任脉和冲脉都已衰退，月经从此时也逐渐停止，伴随着形体的衰老，以后再也不能受孕了。

男性在八岁的时候肾气已经充实，所以头发在快速生长且有光泽，恒牙在此阶段也开始生长。至十六岁时，肾气进一步旺盛，天癸至，此时男性可以产生精子，若与女性交合，则具备生育后代的可能。男性到了二十四岁的时候，肾气更盛，到达了成年人的水平，此时男性筋骨坚强，牙齿也已长齐。到了三十二岁的时候，全身的发育情况均已到达极点，身体最是强壮的时候。到了四十岁，肾气开始由盛而衰，慢慢开始有头发脱落、牙齿松动、没有光泽的变化。到了四十八岁的时候，肾气就更衰弱了，出现面部憔悴、头发变白等衰老的体征。在五十六岁以后，伴随着肾气的衰退，根据五行学说中肾水生肝木，肝受到的濡养进一步减少，必然也逐渐出现衰弱。肝肾二脏均已不足，身体各脏腑也就都慢慢衰老。在六十四岁以后，精气衰弱的程度更盛了，所以牙齿、头发等都一并脱落了。

《内经》以七和八为数来描述女性与男性生命的进程，但是需要注意的是，这里的七和八并不是绝对的七年与八年，其中必然存在少许的差异，不能以孤立的看法来判断。另外一点需要注意的是，中医学的肝、肾都不同于现代医学肝脏、肾脏的内涵。

第三节　认识人体

一、人体之精

（一）精的含义

在《内经》里面有一种哲学理论称“精气学说”，大致上这个学说认为精气是万物的根本，通过分析精气的内涵及其相关的运动规律，进而阐释宇宙万物形成的本源及其发生发展。当然，这里面也包括了人体的形成及相关疾病的发生发展。

当“精”的概念被运用于医学后，主要指构成人体各组织器官的基本物质，包括血、津、液等，是构成人体和维持生命活动的物质基础。《素问·金匮真言论》曰“夫精者，身之本也”，也就是说，精气的存在，是人体生命存在的根本。结合现代医学的认识，所谓的精气，可能一方面包括了器官、组织、细胞、RNA、DNA 等确切见得到的物质；另一方面也包括了不容易衡量的如人体的活动能力、精神状态等多方面的特征。

人体精气的存在是以精神、形神、体用统一为前提的，当神离去之时，人体精气便也不复存在，所留下的虽仍可称为构成万物的精气，但已非人体之精气，如《素问·生气通天论》所说：“阴阳离决，精气乃绝”，《灵枢·天年》所说：“百岁，五脏皆虚，神气皆去，形骸独居而终矣”。

（二）精的分类

人体精气的种类在《内经》中较多，其中主要有先天之精、后天之精、生殖之精、脏腑之精等。

1. 按先天之精与后天之精分类

《灵枢·本神》曰“故生之来谓之精”，这句话描述的是先天之精，它禀受于父母，是与生俱来的精，也是构成人体的最原始物质。

人体一方面依赖于先天之精的涵养，同时也依赖于后天水谷之精微以充养脏腑，维持正常的生命活动，使机体不断发育、成长。从现实来看，胎儿无须另外进食来维持生命，但是出生后，就必须通过各种方式来获取食物从而维持生命，进食、消化、吸收这些食物的过程，就能生成精气来维系生命，这也就是所谓的后天水谷之精，精气生成后则贮藏于五脏并濡养全身。

总而言之，精气若从来源区分，大致可分为先天之精和后天之精，二者虽然来源不同，但是又密切相关，相互依存、相互为用，共同促进生命活动的正常进行。

2. 按生殖之精与脏腑之精分类

精按功能来区分有生殖之精及脏腑之精。生殖之精是藏于肾中的一种具有生殖作用的物质；脏腑之精是脏腑功能活动的物质基础，脏腑之精是由肾所藏的精进一步输布于各脏腑而化生的，也就是说，脏腑之精化生于肾精。这也说明了，若肾精虚衰不足，则脏腑之精也往往存在不足，表现出各脏腑功能的下降。

我们知道，身体中各个脏腑的生理功能都是不同的，由此可知各种脏腑之精存在差异，并不完全相同。当每个脏腑需要发挥其独特的生理功能的时候，相应的脏腑之精就输布于周身。

（三）精的功用

1. 精为生殖、发育之本

精是构成人体的基本物质，也是人体生命活动的物质基础，上面已经进行初步的探讨。

2. 精可抵抗外邪

五行学说认为，肺主皮毛，也就说肺的功能活动包括濡养皮毛，并且防止病邪通过皮肤等直接接触外界环境的部位侵犯机体。肺要发挥其生理作用，必须要有相应的脏腑之精作为物质基础，只有脏腑之精充足，肺的生理功能才能得到充分的发挥。若相应的脏腑之精虚衰，则肺的功能不足，外在的邪气就能通过皮肤等部位侵犯人体，就会导致疾病的发生。《素问·金匮真言论》云："藏于精者，春不病温。"说的也是脏腑之精充足，预防功能良好，则不易患病。

3. 精与脑髓、神志活动有关

《灵枢·海论》说："脑为髓之海。"中医认为，肾主藏精，精能生髓，髓通于脑，脑为髓海。脑髓的充盈情况与肢体、耳目及神志活动的正常程度有关。《素问·脉要精微论》说："头者，精明之府，头倾视深，精神将夺矣。"精若充足，四肢活动能力、听力、视力、神志活动都十分正常；随着年龄的增长，精逐渐不足，人的四肢活动能力、听力、视力都在变差，到了老年，不少人出现了认知障碍等疾病。以上都充分描述了精的作用。

4. 精能化血

精是化生血液的基本物质之一。脏腑之精融入血液中，则化为血。如上所言，肾中所藏之精可以化为不同的脏腑之精。肝藏血，若肾精入肝则可化为血。可知先天之精、后天之精若充盛，则肾精充盛，其化为脏腑之精的功能同样充盛，化血功能亦为充盛。

发为血之余，若精充盛，则血液足，血液足则头发自然光亮有色泽；反之，若精不足，不能化生足够的血，不能濡养头发，头发自然干枯、易断、易脱落等，即人到老年头发往往色白、干枯无光泽、量少，与此关系密切。

二、人体之气

（一）气的分类

1. 以天地人分类

天地之气，即自然界之气；人气即人身内之气。《灵枢·岁露论》云："人与天地相参也，与日月相应也。"由此认识到人与自然界的关系，故将天地四时之气与人气相对应来论述。

所谓天地之气，即"风、寒、暑、湿、燥、火"六气，或分称四时之气等。《素问·阴阳应象大论》云："清阳为天，浊阴为地。地气上为云，天气下为雨，雨出地气，云出天气。"《素问·六微旨大论》云："天气始于甲，地气始于子。""天气下降，气流于地；地气上升，气腾于天。"一年之中，春夏秋冬四时之气不同，十二个月之气也各有所异，《灵枢·顺气一日分为四时》云："四时之气……春生，夏长，秋收，冬藏，是气之常也……以一日分为四时，朝则为春，日中为夏，日入为秋，夜半为冬。"

《素问·四气调神大论》指出养生之道应顺应四时之气，所谓“春气之应，养生之道也”“夏气之应，养长之道也”“秋气之应，养收之道也”“冬气之应，养藏之道也”。

《素问·诊要经终论》云：“正月二月，天气始方，地气始发，人气在肝。三月四月，天气正方，地气定发，人气在脾。五月六月，天气盛，地气高，人气在头。七月八月，阴气始杀，人气在肺。九月十月，阴气始冰，地气始闭，人气在心。十一月十二月，冰复，地气合，人气在肾。”

天地四时之气相交，是产生、哺育包括人类在内的一切生命之源。《素问·至真要大论》云：“天地合气，六节分而万物化生矣。”《素问·阴阳应象大论》云：“天气通于肺，地气通于嗌，风气通于肝，雷气通于心，谷气通于脾，雨气通于肾。”指出天的轻清之气通于肺，地的水谷之气通于嗌，风木之气通于肝，雷火之气通于心，溪谷之气通于脾，雨水之气通于肾。这段话讲的是人气顺应天气之气乃为正确的养生之道。

2. 以邪正分类

天地四时之气及人身之气，其调顺者皆称正气，其逆乱者均谓邪气，邪与正亦相对而称之。自然界之气，即风寒暑湿燥火，若其与四季相应，则为正常气候变化，有规律可循者，即为正气。

人身之气，亦可分为邪气和正气两类。凡禀受于先天、取源于后天而能构成形体、保持生命正常生长发育的一切生理之气，如神气、精气、血气、呼吸之气、脏腑之气、经脉之气、形体之气等，均可统称之为正气。其中，神、精、气在《内经》中虽均可称气，但又有其独立的性质与作用，故可将精、气、神三者并列对待。人身之正气，既与自然界致人生病的邪气是相对的称呼，又是与体内的邪气相对的称呼。而所谓邪气，则是对一切与正气相抵触、相对立失常之气的总称，又可称为病气。《素问·举痛论》云：“百病生于气也。”《内经》中以气言病机病证者甚多，如《素问·奇病论》云：“所谓五有余者，五病之气有余也；二不足者，亦病气之不足也。”又有积气（《素问·缪刺论》等）、厥气（《素问·调经论》等）、暴气（《灵枢·九针十二原》等）、陈气（《素问·奇病论》）、痹气（《灵枢·官针》）、痈气（《素问·病能论》）、肥气（《灵枢·邪气脏腑病形》）、逆气（《素问·阴阳应象大论》）等；还有气上、气下、气耗、气消、气结、气散、气衰、气盛、气虚、气实、气收、气泄、气乱、气悍、气滑、气涩、气满、气竭、气缓、气并、气多、气少、气伤、气动、气积、气浮、气脱等。凡气的失调皆可致病，虽非都是直接致病因素，但总属病气，故亦归于邪气之类。此外，“失气”在生理病理中皆可见到。

正气与邪气相互对立，故正气盛者，邪气不易引起疾病；邪气盛者，正气必衰。正如《素问・刺法论》所云“正气存内，邪不可干”，《素问・评热病论》所云“邪之所凑，其气必虚”，《素问・通评虚实论》所云“邪气盛则实，精气夺则虚”等，皆是邪与正相互对立之论。

3. 以部位分类

（1）脏腑分类

《内经》论脏腑之气颇详，如《素问・五脏别论》云：“五味入口，藏于胃，以养五脏气……是以五脏六腑之气味，皆出于胃，变见于气口。”《灵枢・邪气脏腑病形》云：“余闻五脏六腑之气，荥输所入为合，令何道从入，入安连过。”分言五脏六腑之气生理病理者，如《灵枢・脉度》云：“肺气通于鼻”“心气通于舌”“肝气通于目”“脾气通于口”“肾气通于耳”；《素问・玉机真脏论》云：“因而喜，大虚则肾气乘矣，怒则肝气乘矣，悲则肺气乘矣，恐则脾气乘矣，忧则心气乘矣”；《素问・四气调神大论》谓：“逆春气则少阳不生，肝气内变；逆夏气则太阳不长，心气内洞；逆秋气则太阴不收，肺气焦满；逆冬气则少阴不藏，肾气独沉”；《素问・玉机真脏论》云：“五脏者……必因于胃气”；《素问・生气通天论》云：“味过于苦，脾气不濡，胃气乃厚”；《素问・大奇论》云：“脉至如横格，是胆气予不足也……脉至如丸滑不直手，不直手者按之不可得也，是大肠气予不足也……脉至如华者……是小肠气予不足也”；《素问・通评虚实论》云：“胞气不足，治在经俞”；《素问・疟论》云：“瘅疟者……中气实而不外泄”；《灵枢・平人绝谷》云：“上焦泄气，出其精微，慓悍滑疾”等。又五脏之真气，虽含于脉中，但在正常情况下不能见到，一旦胃气败，后天绝，则脏真之气现于脉中。此脏真之气，亦可分属于五脏之气中。

（2）经络与腧穴分类

经络虽隶属于脏腑，但又有其相对的独立性。人身有正经十二条、奇经八条，络为经之分枝，网络周身。《内经》中常将经与脉并称，如《灵枢・经脉》称肺手太阴之脉，亦即手太阴经等。经络气血各有多少之别，疾病证候亦有虚实之异，《灵枢・经水》详论“十二经之多血少气，与其少血多气……各调其经气”。《素问・气府论》则列举足太阳、足少阳、足阳明、手太阳、手阳明、手少阳、足少阴、足厥阴、手少阴、督、任、冲、阴跷、阳跷、手太阴、足太阴诸经之“脉气所发者，凡三百六十五穴”。《灵枢·经脉》及《素问·诊要经终论》等，详论了十二经气绝的病机与病证，《灵枢·经脉》谓：“手太阴气绝则皮毛焦……手少阴气绝则脉不通……足太阴气厥则脉不荣其口唇……足少阴气绝则骨枯……”经与络有别，其病既可见同实、皆虚，亦可见此实彼虚，如《素问·通评虚实论》：“络气不足，经气有余者，脉口热而尺寒也。”

十二经之经气，亦可称为真气，如《素问·离合真邪论》云：“真气者，经气也。”《灵枢·官能》在论针刺补法时谓：“盖其外门，真气乃存。用针之要，无忘其神。”《素问·八正神明论》云：“泻必用方……其气乃行焉。”王冰注云：“泻邪气出，则真气流行矣。”腧穴乃气血游行出入之所，为经气流注出入之门，故又称气穴、气门、节气，如《素问·气穴论》云“气穴三百六十五，以应一岁”，《灵枢·九针十二原》云“三百六十五节气味”。《灵枢·官能》曰：“补虚泻实，上下气门，明通于四海。”有气较集中之处，名“气街”，如《灵枢·卫气》云：“请言气街，胸气有街，腹气有街，头气有街，胫气有街。”

（3）形体分类

形体上中下、表里内外、头身四肢、筋骨脉肌皮各部，均有其气，且形与气亦相对而言。如《素问·至真要大论》云：“身半以上，其气三矣，天之分也，天气主之；身半以下，其气三矣，地之分也，地气主之，以名命气，以气命处，而言其病。半，所谓天枢也。”《灵枢·百病始生》云：“风雨则伤上，清湿则伤下。三部之气，所伤异类。”此三部纵分则为上、中、下三部之气；横分则为表、里、半表半里三部之气。《灵枢·口问》专论上中下三气之病，谓：“上气不足，脑为之不满，耳为之苦鸣，头为之苦倾，目为之眩；中气不足，溲便为之变，肠为之苦鸣；下气不足，则乃为痿厥心悗。”

形体之气，又如《素问·三部九候论》所云：“中部之候……地以候胸中之气……上部以何候之……天以候头角之气，地以候口齿之气，人以候耳目之气。”

筋骨脉肌皮五者虽分由五脏所主，但亦各有其气，如《素问·平人气象论》谓：“春……肝藏筋膜之气”“夏……心藏血脉之气”“长夏……脾藏肌肉之气”“秋……藏真高于肺，以行荣卫阴阳”“冬……肾藏骨髓之气”。《灵枢·官针》谓：“半刺……取皮气”。其中脉气，《内经》中虽常统言经脉之气，但此处之“脉”系指“壅遏营气，令无所避”（《灵枢·决气》），以及“脉者，血之府也”（《素问·脉要精微论》）之脉，与十二经脉各属不同脏腑者不同。此脉气，在《内经》中多指动脉搏动之气，如《素问·玉机真脏论》所谓：春脉如弦，“其气来软弱”；夏脉如钩，“其气来盛去衰”；秋脉如浮，“其气来轻虚以浮，来急去散”；冬脉如营，“其气来沉以搏”。《素问·脉要精微论》所谓：“按之至骨，脉气少者，腰脊痛而身有痹也”，皆言脉气的正常与反常之象。

（二）气的特性

1. 气无时不有

《内经》所载，气在时间方面的表现是连贯而不间断的，以五运六气学说而论，即以六十年为周期，大到二百六十年，三万六千年，以至无限大的时间，小到六十年内每一年各有不同的主气、客气，上半年由司天之气所主，下半年由在泉之气所主；每年之气又可分为六步，即初之气、二之气、三之气（司天）、四之气、五之气、终之气（在泉）；又每五日为一候、三候为一个节气，即一年中含有二十四个节气。

一年中以四季（五季）分时，即春之气、夏之气、长夏之气、秋之气、冬之气；每年十二个月，各个月份之气亦不相同，如前引《素问·诊要经终论》：“正月二月，天气始方，地气始发，人气在肝……”日分十干，其气各异，如《素问·脏气法时论》以甲乙日应春之气，丙丁日应夏之气，戊己日应长夏之气，庚辛日应秋之气，壬癸日应冬之气；同理，一日之中亦与四时之气相通，如《灵枢·顺气一日分为四时》谓：“朝则为春，日中为夏，日入为秋，夜半为冬”等；昼夜分为十二时辰，寅卯时为春生木之气，巳午时为夏长火之气，申酉时为秋收金之气，亥子时为冬藏水之气，辰戌丑未四时为长夏湿土之气等；一日分为百刻，卫气、营气因时刻而行，于《灵枢·营气》《灵枢·五十营》《灵枢·卫气行》诸篇均有明确记载；营卫之气因时而行的依据，正是各时刻之气不同，当其时而有其气，后世亦从中发展出子午流注针法等因时治疗技术。

2. 气无处不在

气充斥于宇宙万物之中，大而无外，小而无内，无处不在。《内经》以天气、地气概括了宇宙之气：地球为大气所包举，《素问·五运行大论》谓“地为人之下……大气举之也”。天体运行充满着气，《素问·五运行大论》

引《太始天元册》文，详论五天之气的部位云“丹天之气，经于牛女戊分；黅天之气，经于心尾己分；苍天之气，经于危室柳鬼；素天之气，经于亢氐昴毕；玄天之气，经于张翼娄胃”。日月五星之“七曜”，亦各有其气在；风寒暑湿燥火为天之常气，其逆乱则为邪气。雨露从天而降，实为地气所出，浮云在于天际，乃是地气上升所致，故《素问·阴阳应象大论》云“地气上为云，天气下为雨；雨出地气，云出天气”；东西南北，地势高下，其气各不相同，东南方地势低而阳气偏盛，西北方地势高其阴气偏盛，《素问·五常政大论》谓“高者其气寿，下者其气夭，地之小大异也，小者小异，大者大异”；风雨雷电、山川湖海、草木鱼虫、飞禽走兽，以至于人类，一切客观存在的事物，莫不有气存在其间，《素问·阴阳应象大论》云“天气通于肺，地气通于嗌，风气通于肝，雷气通于心，谷气通于脾，雨气通于肾。六经为川，肠胃为海，九窍为水注之气”；即使一块碎石、一段枯草，亦有其特定之气，故《素问·腹中论》云“芳草之气美，石药之气悍，二者其气急疾坚劲”。

天气下降，地气上承，天地气交而化生万物，人在气交之中而生存。《灵枢·本神》云：“天之在我者德也，地之在我者气也。”天德，系指暑寒六气、雨露日月，以及人类须臾不可或缺的清气（吸入之气）等；地气系指水火阴阳、饮食营养等，故《素问·宝命全形论》云：“人以天地之气生，四时之法成……天地合气，命之曰人。”《内经》对人体生命虽有不同的概括方法，但确可用一个“气”字加以总括。《素问·调经论》云：“人之所有者，血与气耳。”而血亦可称之为气，如《灵枢·决气》谓：“人有精气津液血脉，余意以为一气耳。”人身无处不存在着气，如前所述，头身四肢胸腹之气、筋骨脉肌皮之气、五脏六腑之气、经脉之气、宗气、营气、卫气、阴气、阳气、呼吸之气，外至指（趾）甲毛发，内至骨髓，无处不充斥着气。

3. 气运动不息

气虽有聚有散，但总以运动不息、流行不止为基本特性。就自然界天地之气而言，一年四季三百六十五日，气行无一刻稍停，《素问·天元纪大论》云：“五气运行，各终期日……太虚寥廓，肇基化元，万物资始，五运终天，布气真灵，总统坤元，九星悬朗，七曜周旋，曰阴曰阳，曰柔曰刚，幽显既位，寒暑弛张，生生化化，品物咸章。”木火土金水五行之气，历一年之三百六十五日，每日之气各异而循环往复，日月五星周旋不止，布散天地之气，才能有四时阴阳的变化，产生出无穷的有情有识之高等生物，亦产生出无穷的无情无识之低等生物。天地之气运行，规律性最为明显且不变更，正如《素问·六节藏象论》所说："天度者，所以制日月之行也；气数者，所以纪化生之用也。天为阳，地为阴；日为阳，月为阴；行有分纪，周有道理，日行一度，月行十三度而有奇焉，故大小月三百六十五日而成岁，积气余而盈闰矣……五日谓之候，三候谓之气，六气谓之时，四时谓之岁，而各从其主治焉。五运相袭，而皆治之，终期之日，周而复始，时立气布，如环无端，候亦同法。""苍天之气，不得无常也。气之不袭是谓非常，非常则变矣。"这里明确指出天地之气运行的规律性，同时也指出某些"非常"。其实，气之失常，本身亦存有其特殊的规律，五运六气学说正是讨论在正常规律的基础上其失常的规律。人们只有既掌握其正常规律，又掌握其失常时的规律，才能很好地适应与利用它。

人身之气的运行及其规律，也是十分明显的。例如，五脏各有其气，各脏之气既有其独特的运行规律，又相互之间协调一致，构成五脏气机运行的统一规律。如《素问·刺禁论》云："肝生于左，肺藏于右，心部于表，肾治于里，脾为之使，胃为之市。"即是重点论述五脏之气的各自特点及其相互关系的。又如宗气，其聚散与运行规律是积于胸中，出于喉咙，以贯心脉，而行呼吸；血气之行，如《灵枢·痈疽》所论"血和则孙脉先满溢，乃注于络脉，皆盈乃注于经脉，阴阳已张，因息乃行。行有经纪，周有道理，与天合同，不得休止"；营气、卫气运行之规律，昼行于阳，夜行于阴，日夜五十度，已如前述；水谷精微之气，在体内的化生及输布过程，《素问·经脉别论》亦有详论。总之，《内经》所载气之种类虽多，但无一不是按着其各自特有的规律不停地运动着。

4. 无形有征

气与形相对而言，气本无形，但气聚则形成，气败则形坏，故气为阳，形为阴；气之阴阳多少，决定着形的性质。《素问·六节藏象论》云"气合而有形，因变以正名"，即言气聚成形，依气之阴阳多少不同的变化，而正定诸形体之名称。《素问·五常政大论》云"气始而生化，气散而有形，气布而蕃育，气终而象变，其致一也"，此之"气散"为流散于物中之意，非散失之意，正如王冰所注："始，谓发动。散，谓流散于物中。布，谓布化于结成之形。终，谓终极于收藏之用也。故始动而生化，流散而有形，布化而成结，终极而万象变也。"

气虽无形而难见，但却有象可征，上文之生化、有形、蕃育、象变，即是气始、气散、气布、气终之征。生、长、化、收、藏之象可见，亦即春、夏、长夏、秋、冬各季气之征可察者；寒、暑、燥、湿、风、火六气，或其淫胜之为邪，人们亦可以体察；人体呼吸之气，可以从其疾徐、粗缓等征象观之，即如《灵枢·天年》所谓“呼吸微徐，气以度行”是其常，《灵枢·海论》之“气海有余，则气满胸中，悗息面赤；气海不足，则少气不足以言”是其变；五脏之气可从多方面表现出来，面色是其中之一，《素问·脉要精微论》云：“夫精明五色者，气之华也。”脉象可以测知脏腑乃至周身之气的各种改变，如《素问·平人气象论》云：“平人之常气禀于胃，胃者平人之常气也，人无胃气曰逆，逆者死。春胃微弦曰平，弦多胃少曰肝病，但弦无胃曰死……”《素问·脉要精微论》云：“夫脉者，血之府也，长则气治，短则气病，数则烦心，大则病进。上盛则气高，下盛则气胀，代则气衰，细则气少。”总之，诸气之存在，无论其正常、失常皆有征象可察，这些征象正是诸气的性质、作用及其变化的反映。人们观察的方法与途径，则往往需从有形之体以知无形之气。

三、人体之神

“神”，在《内经》中记载甚多，由于其所处章句文意不同，后世对“神”的解释也有多种。但细究其各种含义可概括为以下三种。

1. 神指自然界事物的运动变化及其规律

神，最初属于中国古代哲学的范畴。《说文解字》曰：“神，天神引出万物者也。”徐灏曰：“天地生万物，物之有主者曰神。”因此，神的本义是指世间万物的运动变化及这些运动变化所呈现的规律性。而事物运动变化的规律又常常是精深博奥、变化无穷、难以胜数的，因此《易经》曰：“阴阳不测谓之神。”

因为《内经》理论与先秦哲学的同源性，以及人与天地统一的观点，所以，一方面《内经》根据自身的理论需要延伸了神的含义；另一方面又部分地保留了神的本义。如《素问·气交变大论》曰：“天地之动静，神明为之纪，阴阳之往复，寒暑彰其兆。”明确指出“神明”是自然界运动变化的规律，此处的“神”即体现了它的本义。同时，《内经》认为事物的规律是呈现于自然界各种不同的事物及不同的征象中的，故《素问·天元纪大论》曰：“夫变化之为用也，在天为玄……玄生神。神在天为风，在地为木；在天为热，在地为火；在天为湿，在地为土；在天为燥，在地为金；在天为寒，在地为水。故在天为气，在地成形，形气相感，而化生万物矣。”天之风、寒、暑、湿、燥、火六气，地之金、木、水、火、土五行，以及六气与五行交互作用化生的万物，都是神的作用和体现。而神的产生又是以阴阳二气为基础的。《素问·阴阳应象大论》曰：“阴阳者，天地之道也，万物之纲纪，变化之父母，生杀之本始，神明之府也。”阴阳的对立统一是自然界万物生长化收藏等运动的内在动力，是“神明”存在的前提，这也体现了《内经》有关神的理论的唯物观。

2. 人体生命现象的总概括

《内经》把所有具有生命活动的物体均看作是神的一种体现，《素问·六微旨大论》曰：“出入废则神机化灭，升降息则气立孤危。”认为凡具有呼吸、饮食、排泄等生命活动者，神便寓于其中，同样，人体的生命活动也是神的一种。《内经》中，神在这方面的含义又分为以下几种。

（1）具有生命力的人

《灵枢·本神》曰：“故生之来谓之精，两精相搏谓之神。”在推求神的本源时，把禀受父母之精形成的人体直接称为神。《灵枢·天年》曰：“何者为神……血气已和，荣卫已通，五脏已成，神气舍心，魂魄毕具，乃成为人。”则直接用一个健康人生理状态的描述来解答对神的提问。因此，《素问·五常政大论》言：“根于中者，命曰神机。”

（2）人体某些组织的生理功能

由于人体生命与内部的脏腑、经络、气血等密切相关，脏腑、经络功能的盛衰及气血的虚实，直接影响着生命之神。因此，《内经》又常常把人体的某些脏气、经气及血气直接称为神，这就又构成了“神”的另一含义。如《素问·调经论》曰：“神有余则笑不休，神不足则悲……志有余则腹胀飧泄，不足则厥。”神、志指的是心气、肾气；《灵枢·九针十二原》曰：“粗守形，上守神。”又言：“所言节者，神气之所游行出入也，非皮肉筋骨也。”所讲“神气”，则是指经气；《素问·八正神明论》曰：“血气者，人之神，不可不谨养。”将血气称为神，强调的是血与神的密切关系；而《素问·生气通天论》言：“因于寒，欲如运枢，起居如惊，神气乃浮。”将正气称为神气，则是在上述观点的基础上形成的。因为人体脏腑经络的功能活动及气血的运行，不仅有维持人体生命活动的作用，还可御邪内侵、抗邪外出，故可总称为正气。正如《素问·刺法论》所言“神移失守，虽在其体，然不致死，或有邪干，故令夭寿”，其中的神即是相对邪气而言的正气。

（3）内脏精气显露于外的征象

人体内脏精气的盛衰，必然会通过经络气血反映到体表，使目之神色、形之神态、面部五色及语言、思维发生相应的变化，即有诸于内必形诸于外，而这种显露于外的征象便包含有神气。如《灵枢·大惑论》曰：“目者，五脏六腑之精也，营卫魂魄所常营也，神气之所生也。”《灵枢·忧恚无言》云：“横骨者，神气所使，主发舌者也。”内脏精气充盛，脏腑功能正常，则表现为意识清晰、思维敏捷、双目有光、面色红润、语言流畅、形态端正，则为有神；反之，则是失神。因而，神的含义之中又包括神采在内。《素问·刺法论》所言“神失位，使神采之不圆”，便谈到了神与神采的关系。

综上所述，所谓神，包括人体生理活动与心理活动两方面，亦即后世所说的广义之神。

（4）人的精神活动

包括意识、思维、情志、灵感等。《内经》中，神最典型的含义是指人的精神意识思维活动，即后世所说的狭义之神。《素问·灵兰秘典论》曰：“心者，君主之官也，神明出焉。”神，均是指人的精神意识活动而言。关于神的这一含义所包括的具体内容，《灵枢·本神》做了详细的论述，结合其他篇论，可分为以下几方面。

1）人的思维活动

《灵枢·本神》曰：“所以任物者谓之心，心有所忆谓之意，意之所存谓之志，因志而存变谓之思，因思而远慕谓之虑，因虑而处物谓之智。”作为研究神的专篇文章，对人的“心、意、志、思、虑、智”这一思维活动过程做了具体描述，并认为这些思维活动均是在“任物之心”的基础上产生的，均统之于“心”，是心所主神的一个重要含义。从现代心理学角度来看，这些思维活动主要指感知、记忆、思考、想象和判断等认知过程，属于逻辑思维的范畴。而《素问·八正神明论》载：“请言神。神乎神，耳不闻，目明心开而志先，慧然独悟，口弗能言，俱视独见，适若昏，昭然独明，若风吹云，故曰神。”其中的“神”，一般多释为“灵感”，实际上则是指人的直觉思维或创造性思维，也是人思维活动的一种。

2）人的感觉、意识等

《灵枢·本神》曰：“随神往来者谓之魂，并精而出入者谓之魄。”在提出神、意、志概念的同时论述了魂、魄的分类，同时又言："肝藏血，血舍魂……脾藏营，营舍意……心藏脉，脉舍神……肺藏气，气舍魄……肾藏精，精舍志。"将神、魂、魄、意、志分别藏于五脏，因而后世将此五者合称为五神。五神虽分属于五脏，但亦总统于心。正如张介宾《类经》所说"人身之神，惟心所主"，又曰："心者，君主之官，神明出焉……此即吾身之元神也。外如魂魄、意志五神五志之类，孰非元所化而统乎于一心？"因此，魂魄意志亦归属于心神的范畴。关于五神的具体含义，张介宾对神、魂、魄有详细注释，他在《类经》中说："盖神之为德，如光明爽朗、聪慧灵通之类皆是也。魂之为言，如梦寐恍惚、变幻游行之境皆是也……魄之为用，能动能作，痛痒由之而觉也。"因此，神、魂、魄具有智慧、潜意识、人本能的感觉和动作等多方面的含义。《灵枢·周痹》曰："痛则神归之，神归之则热。"《灵枢·行针》曰："重阳之人，其神易动。"其所言之神，均是指人的感觉和意识，属"魂魄"的内容。《素问·诊要经终论》曰："秋刺皮肤循理，上下同法，神变而止。"其所言之神，一般多释为针刺感应，认为是神的一种特殊含义，其实，是对魄的一种随机解释。而意与志，除是思维过程的一部分外，亦是指人的高级精神调节系统，它对人体的其他精神、生理活动具有控制和调节作用，如《灵枢·本脏》曰："志意者，所以御精神，收魂魄，适寒温，和喜怒者也。"因此，意、志相当于后世所说的理智、理性等精神活动。

3）人的情志活动

《内经》就人的情志活动，记载了喜、怒、忧、思、悲、恐、惊七种。《素问·阴阳应象大论》曰："人有五脏化五气，以生喜怒悲忧恐。"又言："脾在志为思。"《素问·宣明五气》曰："并于肺则悲。"后世将这七种情志活动称为七情。七情变化亦是人精神活动的一种，属于神的范畴。《灵枢·本神》在论神时，对各种原因导致的情志病变均做了详细论述，如"肝藏血，血舍魂，肝气虚则恐，实则怒……心藏脉，脉舍神，心气虚则悲，实则笑不休"。同时，《内经》所论许多神志病变，不仅病因在于七情所伤，而且症状亦表现为七情变化，如《灵枢·本神》曰："心怵惕思虑则伤神，神伤则恐惧自失……脾愁忧而不解则伤意，意伤则悗乱……肝悲哀动中则伤魂，魂伤则狂忘不精，不精则不正……肺喜乐无极则伤魄，魄伤则狂，狂者意不存人……肾盛怒而不止则伤志，志伤则喜忘其前言。"另外，《素问·举痛论》曰："惊则心无所倚，神无所归，虑无所定。"《灵枢·邪气脏腑病形》亦言："愁忧恐惧则伤心。"这均是基于神包括人的情志活动而言。

3. 神的功用

神更偏向于功能性的体现，神并不能独立存在，必须依赖于形体，即所谓"形与神俱"。"形与神俱"见于《素问·上古天真论》，原文云："上古之人，其知道者，法于阴阳，和于术数，食饮有节，起居有常，不妄作劳，故能形与神俱，而尽终其天年，度百岁乃去。"形神相俱，既是古人衡量各种养生法度的标准，又是尽终天年的前提，可以说是生命现象存在的基本特征。因此，形与神相俱不仅构成《内经》有关神的理论的重要内容，亦贯穿《内经》其他理论之中。

（1）形与神俱的生理体现

形神相俱阐述的是在人体生命活动中形与神的密切关系，即人的精神活动与人的精、气、血、脏腑、肢体的不可分离性，这种密切关系在生理方面体现在神由形而生。

（2）神由形而生

《内经》论神的产生时，谓其由有形之精所化，即先天之精及后天水谷之精的共同作用。先天者，如《灵枢·本神》曰："故生之来谓之精，两精相搏谓之神。"从广义的角度阐述了生命之神的生成，源自父母的生殖之精。神由先天父母之精产生后，更有赖于后天水谷之精及其所化生的气血津液的充养方能生存。《素问·六节藏象论》曰："天食人以五气，地食人以五味。五气入鼻，藏于心肺，上使五色修明，音声能彰；五味入口，藏于肠胃，味有所藏，以养五气，气和而生，津液相成，神乃自生。"此阐述了饮食五味对神的滋养作用。

《灵枢·平人绝谷》亦言："胃满则肠虚，肠满则胃虚，更虚更满，故气得上下，五脏安定，血脉和利，精神乃居，故神者，水谷之精气也。"血为水谷精气所化，亦是神存在的物质基础。《素问·八正神明论》曰："故养神者，必知形之肥瘦，荣卫血气之盛衰。血气者，人之神，不可不谨养。"可见，水谷之精气及精、血、津、液皆对神的化生具有重要作用。

（3）神依于形而存

人体的神无形无质，它不能先于形体或离开形体而独立存在。《荀子·天论》曰："天职既立，天功既成，形具而神生。"指出只有具备了人的形体结构之后，才能产生精神活动。《灵枢·天年》曰："血气已和，荣卫已通，五脏已成，神气舍心，魂魄毕具，乃成为人。”同样认为先有形而后才有神，神要依附于形体而存在。

（4）神为形之主

神由形所化，反过来又作用于形，对人体生命具有主导作用。《内经》在这方面的论述较多，如《素问·五常政大论》曰“根于中者，命曰神机，神去则机息。”《灵枢·天年》曰：“百岁，五脏皆虚，神气皆去，形骸独居而终矣。”指出神的存在是生命活动的前提。后世医家亦有许多类似论述，如张介宾《类经》曰：“虽神由精气而生，然所以统驭精气而为运用之主者，则又在吾心之神。”刘完素《素问病机气宜保命集》曰：“神者生之制也。”神对人体的这种主宰作用，还包括神能协调人体脏腑组织的生理功能、抵御外邪等。

（5）形与神俱的病理关联

由于形与神在生理上关系密切，因此，二者在病理上亦相互影响，这种影响主要表现在形病则神病、神病则形亦病。《灵枢·本神》曰：“心，怵惕思虑者则伤神，神伤则恐惧自失，破䐃脱肉……脾，愁忧而不解则伤意，意伤则悗乱，四肢不举……肝，悲哀动中则伤魂，魂伤则狂妄不精，不精则不正，当人阴缩而挛筋，两胁骨不举……肺，喜乐无极则伤魄，魄伤则狂，狂者意不存人，皮革焦……肾，盛怒而不止则伤志，志伤则喜忘其前言，腰脊不可以俯仰屈伸。”七情过度首先伤人五神，神伤则形亦伤，因此，在神病的同时出现相应的形体病变，如“破䐃脱肉”“四肢不举”等。同时《内经》记载了许多情志因素所致的病证，如大厥、薄厥、噎膈、崩漏、痿证等，多是由伤神而致伤形的病证。此外，《素问·宣明五气》所载“精气并于心则喜，并于肺则悲，并于肝则忧，并于脾则畏，并于肾则恐”，《素问·脏气法时论》所言“肝病者，两胁下痛引少腹，令人善怒……善恐，如人将捕之”，则阐述了由五脏之形病导致的神志病，是形与神俱在病理上相互关联的体现。综上所述，人体的形神之间存在着辩证统一的关系，神由形生，形由神立，形神相依，相辅相成，而气为形神之间的纽带。人体生命活动的正常进行，是形神关系的和谐统一，而人体的病理变化则是形神关系失调的表现。

第四节 寿夭观念

长寿是大多数人的共同愿望，长生不老更是许多文学作品中所追求的。然而，《内经》对于生死的追求并不是“长生不老”，而是健健康康地尽享天年，“度百岁乃去”。《内经》继承了道家思想，深刻认识到，所有的生命都会迎来死亡，这是不以人的意志为转移的自然规律。在《内经》的观念里面，自然衰老最终死亡的称为“寿”，若因故未能到达天年就死亡的称为“夭”。这就是中医的寿夭观念。

《内经》有关寿夭的理论非常丰富，主要包括3个方面：①中医认为人的寿夭与遗传因素相关，某些遗传因素是直接可以通过外在表现来发现并影响其寿夭状况的，如现代医学中某些遗传性疾病在患者外表即可体现，他们的寿命往往受到极大的影响；②寿夭与人们自身的脏腑、经络、气血状态密切相关；③人们的寿夭情况不是一成不变的，也会受到地域、饮食、精神、外在干预等多种综合因素的影响而发生改变。

总而言之，人的寿命长短，同时受到内在因素与外在因素的影响。

一、内因影响寿夭

（1）判断形气而定寿夭

首先，我们要了解形气的概念到底是什么，才能进一步讨论这个话题。众所周知，评估一个人的身体状态，一方面要评估结构是否正常；另一方面也要评估这些结构相应的功能是否正常。比如评估听力，一般来说，医师不仅要评估耳朵的外形是否正常，还会使用诸如音叉等器具来辅助判断听力是否正常。那么我们可以认为，对外在结构的判断就是所谓的“形”；对于听力的判断就是所谓的“气”。《内经》对用形气的判断来定寿夭具有一定的认识。

《灵枢·寿夭刚柔》曰：“形与气相任则寿，不相任则夭。皮与肉相裹则寿；不相裹则夭。血气经络，胜形则寿，不胜形则夭。”这句话就很详尽地说了如何通过外形与内在的功能来判断一个人是否能够长寿：①外形与内在精气情况相对应的多是长寿的人，若某些人外形十分强壮，但是内在精气却是虚衰不足的，那么他并不能支撑着这个外形，这就不是长寿的表现。近期常有报道说某健身教练、某体育教练因过度锻炼引发猝死，可能就与此相关，尽管他们外形强壮，但是内在精气消耗过度以至于引发事故。为了避免这类事故，也许长期高强度锻炼的人群可以参照《内经》的观念进行运动前评估。②皮肤与肌肉相匹配的多是长寿的人。我们可以观察，大多健康的高龄老人皮肤不会过于松弛，肌肉也不会过于瘦削，他们尽管高龄，但是仍可维持一定的运动、生活自理能力，这与皮肤、肌肉的功能密不可分。这里面既包括了皮肤、肌肉在形态这方面的因素，又包括了皮肤、肌肉的功能状态，也就是开头所谓的“形气”；反之，皮肤与肌肉状况不相称者多易夭折，如在病房常可见到，不论年龄大小，临终的患者往往是皮肤松弛、毫无弹性，肌肉瘦削甚至不能活动，这类形气均虚衰的人群预后自然极差。③内在的血气经络充沛，就算外形并不是那么的强壮，这类人也都会是长寿的人（图 1-4-1）；若内在精气血都是不足的，那么不长寿也就很容易理解了。

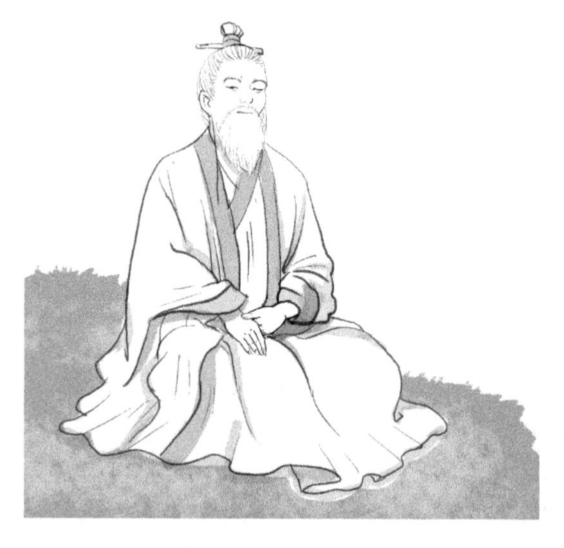

图 1-4-1　长寿老人打坐

（2）视体质而定寿夭

《内经》曰：“先立五形金木水火土，别其五色，异其五形之人，而二十五人具矣。”《内经》中尝试将人的体质与五行、五音相结合来讨论。这句话说的意思是先要分辨出一个人的体质是从属于金、木、水、火、土具体哪一行，然后再进一步分辨五色的不同，二者相结合，共能分出 25 种体质的人的形态。所谓的五音指的是宫、商、角、徵、羽，其与五行一一对应。

《灵枢 · 阴阳二十五人》曰：“火形之人……不寿暴死。”这句话描述了属火形之人往往不能享受天年而出现暴死。但是火形之人结合火属五音中徵音的特点又包含以下几种类型：上徵、质徵、少徵、右徵、质判。每一种类型也会有不同的体质特点，如属于质徵一类的人，其性格特点是见识肤浅；属于少徵一类的人，其性格特点是多疑诈；属于右徵一类的人，其性格特点是勇于探索、不甘于落后；属于质判一类的人，其性格特点是乐观愉快，没有忧愁。但是在大类上，他们都是属于火形之人，恐难以尽享天年。

其余木形之人、土形之人、金形之人、水形之人，各有其相应的体质特点。木形之人结合五音中角音进行进一步的分类；土形之人则结合五音中的宫音来分类；金形之人则结合五音中的商音来分类；水形之人则结合五音中的羽音来分类。因为篇幅原因不再赘述。

总而言之，通过体质来定寿夭，还是要先区分出一个人所从属的体质。

（3）脏腑阴阳、气血状态定寿夭

《素问·生气通天论》曰："阳气者，若天与日，失其所，则折寿而不彰。"人有阳气如同自然界有了太阳一样重要。我们知道，若没有了太阳，那么整个自然界将会崩溃。同样的道理，如果人的阳气受到了损伤，那么轻则感到各种不适，重则失去生命。《素问·生气通天论》曰："阳气者，烦劳则张，精绝，辟积于夏，使人煎厥。目盲不可以视，耳闭不可以听，溃溃乎若坏都，汩汩乎不可止。"也就是说，阳气一旦过于发散，不能在外保护我们的机体和我们内在的精气神，精气神受到了损伤则可能出现眼盲、耳聋等严重后果，并且这些严重后果并不一定是可逆的。

阳气尽管重要，但也不是越强越好，《素问·生气通天论》曰："阳气者，大怒则形气绝，而血菀于上，使人薄厥。"这就是在某些情况下，阳气怒而上冲，引发血液上冲、经络不通等，人的神志受到影响，从而出现晕厥等严重情况。总的来说，阳气很重要，但是也需要适度与有序的运动才是最合适的状态。

上面很多篇章都论述了阴阳是一对相互依存的概念，没有孤立存在的阳，也没有孤立存在的阴，唯有阴阳二者协调存在才是最好的状态。《素问·生气通天论》曰："阴者，藏精而起亟也；阳者，卫外而为固也。阴不胜其阳，则脉流薄疾，并乃狂。阳不胜其阴，则五脏气争，九窍不通。"所谓阴，指的是储存于体内的阴精；所谓阳，是保卫人体外面的阳气。若阳气在外有所行动，如在抵抗外来的邪气侵袭，内在的阴精必然马上做出反应，维续外在阳气的活动。那么，如果内在阴气不足而阳气有余，就是所谓

“阴不胜阳”的局面，阳热内扰会使得血脉流动过速；又如某人本来阳气已盛，同时又再次遭受外来的阳邪，两种阳气可能发生相互融合，那么阳气更盛即可测知。我们知道，阳主动，在阳气十分强盛的状态下，就会出现狂病，影响患者的生理状态，可能出现一些阳热相关的病理状态，严重的可以发生精神障碍，甚至死亡等不良后果。假若阴气有余而阳气不足，就会形成“阳不胜阴”的局面，因为阴精存在于体内的五脏，阴精强盛，其间不可避免就会出现互相争扰，经络血脉会受到影响，从而出现九窍不通的症状。

综上所述，脏腑的阴阳、气血充盛与否与人体的健康情况是密切相关的。唯有阴阳、气血协调才能使得健康常驻。唯有健康，才能论述如何长寿。

（4）恬惔延寿说

《素问·阴阳应象大论》曰：“是以圣人为无为之事，乐恬惔之能，从欲快志于虚无之守，故寿命无穷，与天地终。”这说的是，擅长养生而且真的长寿的人，都不做无益于养生的事情，以保持恬惔虚无的情绪为乐，对于拥有清静的心境感到满足，只有这样做，才能活到天年，最终自然死亡。总而言之，保持平静的心态，减少内心的纷扰，维持平静的情绪，对于延长寿命具有积极的意义（图 1-4-2）。那么，相反的做法又会怎么样呢？《素问·上古天真论》曰：“以欲竭其精，以耗散其真，不知持满，不时御神，务快其心，逆于生乐，起居无节，故半百而衰也。”这就是说，如果人的欲望太多，不遵循养生的做法，那么往往不能尽享天年，较早死亡。

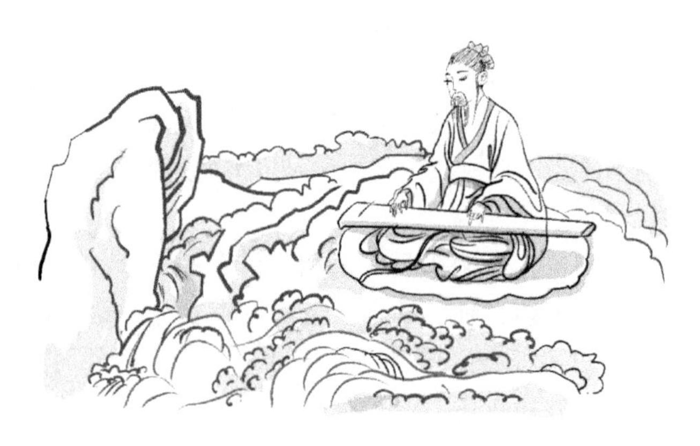

图 1-4-2　怡然自得、抚琴听松

二、外因影响寿夭

（1）地域影响寿夭

《素问·五常政大论》提出了地域与寿夭相关的假说，认为东南方属阳，阳者，其精降于下；西北方属阴，阴者，其精奉于上。谓“阴精所奉其人寿；阳精所降其人夭”。提出由于地理和气候的不同，使得生活在西北方与东南方的人寿命有差异。此篇观点在“认识自然”部分已有论及。

（2）感邪影响寿夭

《内经》在很多篇章都提出了“感邪致夭”的理论，认为寿命的长短既与先天体质、脏腑功能等内因有关，又与感邪伤正息息相关。《灵枢·天年》曰：“数中风寒，血气虚，脉不通，真邪相攻，乱而相引，故中寿而尽也。”指出反复感受外邪是“中寿而尽”的原因。《素问·刺法论》则指出，对于“神移失守”的危重病证，虽病重而未必尽死，但感受邪气则必致夭寿，谓“神移失守，虽在其体，然不致死，或有邪干，故令夭寿”。上述两篇均认为感受邪气是造成早夭的原因。《灵枢·寿夭刚柔》曰：“墙基卑，高不及其地者，不满三十而死；其有因加疾者，不及二十而死也。”指出对于先天不足、原本寿命不长的体弱者，如感受邪气，则会使其寿命更短，其“有因加疾”之“因”可以是内伤，也可以是外感。

第二章　养生的原则和方法

“养生？不是吧？你20岁出头就已经开始养生了吗？现在可是我们年轻人应该放飞自我、要风度不要温度、追求“爽劲”的时候，养什么生呀？”

“那是你不了解养生的好处，不了解我们的身体有多需要我们年轻时候的储备。”

“养生谁还不会呀！‘保温杯里泡枸杞’都是老生常谈了，没什么意思。

那你理解得也太肤浅了，你应该听听我们中医学界的百科全书《内经》的养生理念，绝对令人耳目一新！”

“《内经》我当然知道啊！它是我国中医学界的经典之作，里边包含了疾病诊疗、天文历法等多方面的知识，反正就是一本很难的书，至于它囊括的养生知识，我好像不知道有哪些。”

“《内经》主要强调天人合一、整体观念的养生理念，同时提出固本培元、强健体魄、预防疾病、‘正气存内，邪不可干’的内外因决定论，奠定了《内经》养生理念在预防领域的重要地位。中医学中的养生主要是顺应自然界的变化发展，在人类的实践活动中寻找规律，达到生命个体的物质与精神、身体与心理的内外养护。古人在养生方面一般有两个基本观点，即‘天人相应’的整体观与‘正气存内，邪不可干’的预防观。其实，总结起来就是法于阴阳的基本原则，和于术数的中间法则，恬惔虚无的理想状态，饮食有节、起居有常的生活状态。”

“这都是什么呀？养生就养生，养生与饮食、起居有关我还能理解，但是跟‘天人合一、阴阳、邪风’这些东西有什么关系呢？”

第一节　法于阴阳

一、什么是“法于阴阳”

《素问·上古天真论》曰：“上古之人，其知道者，法于阴阳，和于术数。”

“阴阳”被认为是中医理论的基石，在中医人眼中，万物皆是阴阳，万物皆有阴阳。阴阳虽然是一对非常抽象的概念，但阴阳理论贯穿着中医学的各个方面，阴阳反映着客观事物的对立与统一，在临床诊疗、养生等方面有着非常广泛的用途。“阴阳”这个词对我们来说一直都是一个既熟悉又陌生，又带点神秘色彩的词汇，那如何通俗地去理解它呢？

“阴阳”是非常抽象、无法触摸的，但这也不是完全无法理解，因为阴阳是无处不在、密不可分的。

那阴阳无处不在体现在哪里呢？任何事物都有相互对立的两个方面，都可以用阴阳来代表，任何事物的存在既对立又统一，阴阳的相互制约、相互促进存在于一切事物的矛盾与变化之中。现实生活中阴阳的本质表现在方方面面，有人说没有阴阳就没有天地；没有阴阳就没有四季；没有阴阳就没有寒暖；没有阴阳就没有雌雄；没有阴阳就没有黑白；没有阴阳就没有矛盾。那么，在日常生活中怎么简单区分阴阳呢？就比如在自然界中“天为阳，地为阴”“日为阳，月为阴”“火为阳，水为阴”；在社会生活中“君为阳，臣为阴”“夫为阳，妻为阴”；在方位中“前为阳，后为阴”“上为阳，下为阴”“山南水北为阳，山北水南为阴”。其实，这些都可以看作是相互对立的两种能量，可以说它们是“正负、前后、上下、左右”这样的关系，既相互制约，又彼此依存（图 2-1-1）。

“法于阴阳”作为中医养生理论的基本原则，有着极其重要的地位。法即法度，法于阴阳即合乎阴阳的法度。可以理解成按照阴阳的变化规律、顺应自然的变化规律安排自己的生活，遵循自然界阴阳消长与阴阳互根、相互变化的自然法则来协调人体的生命活动，使人与自然界相互和谐统一，保持人体内外与自然界的阴阳平衡，达到养生保健与防病治病的目的。

二、阴阳变化规律

1. 阴阳交感互藏

《周易》有曰“天地感而万物化生”，《素问·天元纪大论》有曰“阴阳相错，由变而生”，说明阴阳交感是万物生存和发展的根源，是天地万物化生的基础，是事物和现象发展变化的动力。阴阳两种不同的属性不断地摩擦，发生交互作用，则万物化生。《周易·系辞下》说：“天地氤氲，万物化醇；男女构精，万物化生。”阴阳交感是生命产生的基本条件，是阴阳二

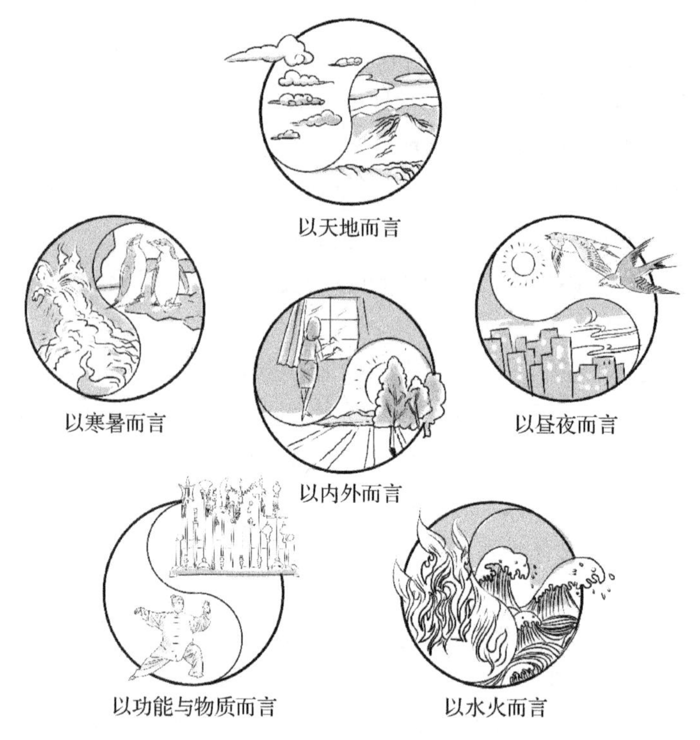

图 2-1-1　日月、水火、天地等体现阴阳属性的事物

气在运动过程中相遇而又处于一种最和谐的状态。阴阳互藏，是指相互对立的阴阳双方中的任何一方都包含着另一方，即阴中有阳，阳中有阴，最简单明了的就是人们最熟悉的太极图，在这个图中白色代表阳，黑色代表阴。

2. 阴阳对立统一

中医学阴阳学说认为世界是一个物质性的整体，在自然界中的任何事物都包含着阴和阳相互对立的两个方面，而对立的双方又是相互统一的。阴阳的对立统一运动，是自然界一切事物发生、发展、变化及消亡的根本原因，正是因为阴阳彼此对立、相互依存的这种关系，才有了所谓的天地、日月和男女。阴和阳，既可以表示相互对立的事物，又可用来分析一个事物内部所存在着的相互对立的两个方面。一般来说，属阳的事物都具有运动的、明亮的、上升的、外向的特性；而属阴的事物都具有静止的、晦暗的、下降的、内向的特性。例如，以天地而言，天气轻清为阳，地气重浊为阴；以水火而言，水性寒而润下属阴，火性热而炎上属阳。任何事物都可以用阴阳的属性来划分，但不是所有阴阳属性的划分都是有意义的，必须是针对相互关联的一对事物，或是一个事物的两个方面，这种划分才有实际意义。如果对两个根本没有相关性的事物或对不是统一体的两个对立方面划分其阴阳属性，就没有什么实际的意义。

3. 阴阳互根互用

阴阳互根是指一切事物或现象中相互对立的阴阳两个方面，具有相互依存、互为根本的关系。即阴阳当中任何一方都不能脱离另一方而独立存在，每一方都以对立的另一方的存在作为自己存在的前提和条件。所以说“阳根于阴，阴根于阳”“阳生于阴，阴生于阳”“孤阴不生，独阳不长”。也就是说没有阳就不会有阴的存在，没有寒就没有热，没有上就无所谓下是一样的道理。阴阳互用，是指阴阳双方具有相互资生、促进和助长的关系。如《素问·阴阳应象大论》有“阴在内，阳之守也；阳在外，阴之使也”“无阴则阳无以化，无阳则阴无以生”“阳生阴长，阳杀阴藏”的论述，如果由于一些原因，阴和阳之间的互根关系遭到破坏，就会导致“阴阳离决，精气乃绝”。运用阴阳互根互用关系，广泛地阐释自然界的气候变化和人体的生命活动。例如，春夏季节不仅阳气生而渐旺，阴气也会随着增长，所以天气虽热但雨水也会相应地增多；秋冬季节阳气衰而渐少，阴气也会随之减少潜藏，天气虽然寒冷但是降水量也会随之减少。正是因为如此，自然界气候才能维持相对的稳定，即《素问·阴阳应象大论》所谓“阳生阴长，阳杀阴藏”。就构成人体和维持人体生命活动基本物质的精与气而言，精有形而属阴，气无形而属阳。精能化气，精是气的化生本源；气能生精，气的运动促使精的产生；气还能摄精，使精藏于脏腑之中而不妄泄。精与气之间存在着相互资生和相互促进的关系，如兴奋与抑制两种功能，既是相互制约的，又是相互为用的。人与自然界相统一，白天人体阳气随自然界的阴阳变化而旺盛，兴奋功能占主导地位，但须以夜晚充足的睡眠为前提；夜晚人体阳气衰少而阴气渐盛，抑制功能占主导地位，但须以白天的充分兴奋为条件，就像长期失眠的人“昼不精，夜不瞑”就是因阴阳双方相互为用关系失调而致。

4. 阴阳消长

阴阳双方不是静止不动的，而是互相制约、互相斗争的，即处于“阴消阳长、阳消阴长”的不断变化过程中。四时气候变迁，寒暑往来，就反映了阴阳消长的过程。就季节变化而言，由夏至秋，气候由热变凉，是一个阳消阴长的过程；由冬至春，气候由寒变暖，是一个阴消阳长的过程。就人体而言，功能活动的产生，必然消耗营养物质，这个过程也可以看作是阳长阴消的过程，功能活动属阳，消耗的营养物质属阴，营养物质的化生利用又必然要消耗一定的能量，这就是反映阳消阴长的过程。这种一定范围的消长是正常的，如果一方消的太过，就会发生疾病。阴阳消长过程超过一定范畴，我们最熟知的就是“倒春寒、秋老虎”。春季天气应该越来越热，因为在阴消阳长的过程中阴气占了上风，所以在原本应该升温的春天，出现了一段时间的寒冷天气，秋老虎也是同样的道理。

5. 阴阳转化

阴阳转化是指相互对立的阴阳双方，在一定条件下可各自向其对立面转化。此种转化，一般是指事物或现象总体属性的改变，即属阳者在一定条件下可转变为属阴，属阴者在一定条件下也可转变为属阳。阴阳转化是阴阳双方运动变化的又一基本形式，一般在阴阳的消长变化发展到一定程度时发生。阴阳双方为什么能发生转化？事物和现象阴阳属性改变的内在根据和外在条件是什么？

“物极必反”这个词就很好地阐释了这一点，也就是说事物或现象的运动变化发展到了极点，即阴阳双方的消长变化发展到一定程度，其阴阳属性就会发生转化。如《素问·阴阳应象大论》所说“重阴必阳，重阳必阴”。其实，事物和现象的阴阳属性是相比较而言的。说此事物或现象属阴，是说此事物或现象中的阴性成分占了较大的比例，并不是说它只含阴性成分而不含阳性成分；同理，说此事物或现象的阴阳属性为阳，也不是说其只含阳性成分而不含阴性成分。阴中含阳，阴才有向阳转化的可能性；阳中藏阴，阳才有向阴转化的可能性。阴中含阳，其阴性成分才能逐渐或突然转化为阳性成分而表现为阴消阳长。当此阴性事物或现象在其内部的阴阳消长与转化中，其阴性成分仍然占较大的比例时，此事物或现象的阴阳属性仍属阴；但若在其内部的阴阳消长与转化中，其阳性成分多于阴性成分而成为该事物或现象的主导成分，该事物或现象则改属阳性。此即所谓“阴转化为阳”。反之则“阳转化为阴”，因此阴阳的互藏互寓是事物或现象的阴阳属性转化的内在根据，而阴阳的消长运动及与此相伴的阴阳转化，是促使事物或现象总体阴阳属性转化的必要条件。

三、阴阳之道与养生

1. 何为阴阳之道

《内经》："阴阳者，天地之道也，万物之纲纪，变化之父母，生杀之本始，神明之府也。""阴阳是天地之道"，简单地说，这意味着太阳和地球的运动产生阴阳，这是阴阳的根源。地球围绕太阳公转和地球自转产生了一年中的冷暖交替和一天中的昼夜变化。"阴阳是万物的指导原则"，"万物"实际上指的是世间万物，"纲纪"是指世界上所有的事物都处于阴阳的规则和约束之下。"阴阳是变化之父母"，"变化"有两层含义，即"变"与"化"，同性质转变谓之"变"，异性质转变谓之"化"。这句话是要告诉世界，世界上的一切都在变化，都是由"阴阳道"驱动的。"阴阳是生死之本"，阴阳交替运行的力量、阴阳的运动，产生了生命；阴阳的运动不协调，导致了疾病；阴阳离绝，于是死亡；生死的力量，始于阴阳。

2. 何为养生

"养生"的现代意义是指按照人类生命过程的规律进行积极的身心维护。养生实质上有 3 个层面：第 1 个层面指人们遵循生命健康法则通过适度运动维持身体功能健康；第 2 个层面是指通过锻炼、豁达、实践和提高自身素质，从而达到修身养性的目的；第 3 个层面是指遵循天地四时法则，以适当的饮食滋补和调理身体，达到疾病前期治疗和延缓的目的。

3. 阴阳之道与养生关系

简单理解就是通过遵循自然界阴阳变化的法则来协调人体的生命活动，使人与自然界达到相互和谐统一，保持人体内外与自然界的阴阳平衡，达到养生保健与防病治病的目的（图 2–1–2）。

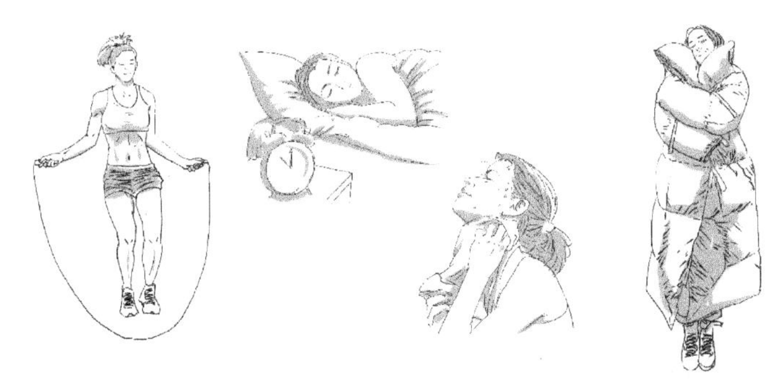

图 2–1–2　顺应自然养生，如白天活动、夜晚睡眠、夏季出汗、冬季穿棉袄

第二节　和于术数

《素问·上古天真论》曰：“余闻上古之人，春秋皆度百岁，而动作不衰；今时之人，年半百而动作皆衰者，时世异耶？人将失之耶？岐伯对曰：上古之人，其知道者，法于阴阳，和于术数，饮食有节，起居有常，不妄作劳。”阴阳是天地之常道，术数乃“保生之大论”；古人云效法天地之阴阳，协和四时之术数则能寿享天年，无疾而终。所以“法于阴阳”被认为是养生理论的基本原则，而“和于术数”被认为是养生理论的中间法则。

一、什么是“和于术数”

这里的“术”是法则、方法，大多数情况下指的是运用导引、按跷、吐纳等措施来调摄精神、锻炼身体以修身养性。“数”是对天地运动变化规律的认知和把握。“和”是指适中，恰到好处。一个人要想身体健康，要想长寿，最重要还是“和”，与大自然和、与社会和、与他人和，与自身和（自己的形体与精神和）。“和于术数”这就是说，生命的阴阳运动节律一定与宇宙天地的运动变化规律相一致，使自己形体和心神的健全和充盈，达到天人合一。

1. 导引法

导引，意为“导气令和，引体令柔”，使“气”更平和，使“体”更柔软，是为了呵护自我健康的养生方法，已经有数千年的历史了。导引术，有两重含义：一是导气，即调整呼吸、意念和形体，使气息在全身顺畅流转；二是引体，即通过四肢躯干的动作，使得关节结构端正、筋膜柔软且富有弹性。简单来说，导引术的作用是使人体骨正筋柔、气血以流，是呼吸运动、肢体运动、意念活动相结合的养生健身方法，由意念引导动作，配合呼吸，由上而下或由下而上地运气。

2. 按跷法

按跷（或作“按蹻”），唐代王冰将“按跷”分别注解为“按，按抑皮肉；跷，谓举捷手足”，由此可见“按跷”是一种手足并用的治疗技术。在这里我们不妨把它简单理解成“按摩”（《内经》中两者含义是不完全相同的，但两者都是以导引为内涵），即充分地利用经络系统中的经脉、经别、经筋、皮部这些多层次的立体网络功能与主治，调节刺激以治疗人体疾病。

3. 吐纳法

吐纳指通过呼出浊气、吸进清气，伴随发音来调整身体各部功能的锻炼方法。做法为先把气呼净，腹部自然放松，然后吸气使肺部开张，再慢慢把气呼出去，以此来加强吐纳的过程，关键是为了换气。此方法对解除疲劳、清新头脑有较明显的作用，对五脏偏颇之调整作用亦较明显，对调整经络也有一定作用。

二、养生小妙招

随着我国经济不断地发展，人们的工作节奏也越来越快，亚健康成为目前人类健康的大敌。孩子们从小被家长老师们催促着多写作业，兴趣爱好少之又少，不爱上体育课，为了升学不停地熬夜背书；青年人宅在家里、办公室里，喜欢暴饮暴食来缓解压力。近几年，随着科技的发展，社交网络、游戏让人们生活和娱乐方式发生了很大变化，以前的娱乐主要以“动”为主，如打篮球、踢足球、滑冰等，都有益于身体健康，但现在的人大多以“静”为主，上网、玩游戏、看电视，一坐就是好几个小时；生活节奏变快，居住环境改善，能坐车绝不走路，这都极大减少了人们的活动时间，身体得不到锻炼，肉体一旦颓废，整个人就容易“丧”。

大多数人可能都有这样的经历：去医院听听医师怎么说，但往往医师只会告诉我们多运动、清淡饮食等粗略的答案，至于运动的种类、强度、时间等细节问题往往没有时间回答。那就来听听我们是怎么遵循《内经》的养生原则来养生的。

1. 运动法

俗话说，“生命在于运动”。前贤有云：“流水不腐、户枢不蠹。”药王孙思邈认为，运动能使“百病除行，补益延年，眼明轻健，不复疲乏”。但是运动要有度，过度运动会耗散我们身体的阳气，反而不利于健康。所以，运动的最好时节是夏天，夏天阳气在外，毛孔打开，做些汗出淋漓的运动也不要紧。那有哪些具体的做法呢？

（1）散步

散步与中医学中的“天人合一说”及现代科学的“生命振荡说”“有氧运动”等理论有着不解之缘。散步是最简单、最经济、最有效、最适合人类防治疾病、健身养生的好方法，也是最为人们熟知的运动方式。但是，人们只是更多地把它当成茶余饭后休闲的一种随意活动，并没有重视它在养生、预防、治疗、康复等方面的作用。

散步的具体方式方法：①对于患冠心病、高血压、脑出血后遗症、呼吸系统疾病的老年人来说，每分钟走60～90步，每次20～30分钟，每天1～2次为宜；②对于大部分老年人（大多数患有慢性关节炎），散步时需昂首挺胸、阔步向前，每分钟走90～120步，每次30～40分钟，每天1～2次为宜；③老年人饭后缓步徐行，每次5～10分钟，可以舒通筋骨、平气血，有益于调节情绪、醒脑养神、增强记忆力、强健体格、延年益寿；④对于肠胃不好、经常便秘、易腹泻的人群来说，可以在散步的时候手掌旋转按摩腹部，每走1步按摩1周，正反方向交替进行，每分钟40～60步，每次5～10分钟，还可以在散步时双手叉腰，两膝挺直，先向后退、再向前走各100步，如此反复多遍，以不觉疲劳为宜。

注意事项：散步时不可以大汗淋漓，微微出汗即可，选择路况必须要保证无安全隐患，建议选择公园、人行道等安全地点，最好是自己熟悉的环境，当然也可以邀约自己的伙伴；最好选择平路和爬坡相结合，以平路多为宜。特别提醒，减肥的人群可以在清晨进行45分钟的散步锻炼，以微微出汗为宜。

（2）广播体操

广播体操是一种徒手操，只要有一定的空间就可以开展，跟随广播或者口令节奏就可以进行锻炼。很多人可能并不知道广播体操有什么作用，其实每一节动作都有一定的作用，如扩胸运动不仅可以锻炼胸部、背部和肩胛部的肌肉，对矫正姿势（轻度的驼背、窄胸等）也有好处。因此，每做完一套广播体操，能使身体各部分的关节、肌肉、韧带都得到锻炼，增加了氧气的需求，加快了呼吸、脉搏和血液循环，从而促进人体的新陈代谢、提高各器官的功能。在上学的时候，广播体操一般会在10：00左右进行，这个时间段属于中医学所说的巳时，是人一天之中气血最旺盛的时候，人体气血运行在此时进入高峰，脑力和体力运行也最为旺盛，是学习和工作的最佳时间，同样也是大脑和身体最容易受累的时间段，所以需要一段轻松又健康的运动来缓解一下。下面就让我们具体来了解一下吧。

广播体操的作用：①广播体操动作简单易学，长期保持可以培养人正确的身体姿势，可以让人拥有强健的体格、发达的肌肉、优美的体态；②在工作和学习之余，可以使大脑在得到充分休息的同时让肌肉得以放松，缓解因紧张而出现的大脑疲劳；③提高心肺功能，促进血液循环，使氧气能充足地供给身体各部分，从而增强各器官的功能，消除一天的学习、生活、工作带来的紧张，有利于睡眠。

注意事项：在做操时要体现出自己的精、气、神，注意力集中，全身放松，调匀呼吸，享受轻快的音乐。当然广播体操种类的选择可以随意，可以选择自己喜欢的，也可以选择自己擅长的。主要推荐给年轻人使用。

（3）五禽戏、八段锦

五禽戏发源于亳州，是东汉医学家华佗继承古代导引养生术，依据中医学阴阳五行、藏象、经络、气血运行规律，观察禽兽活动姿态，用虎、鹿、猿、熊、鸟等动物形象、动作创编的一套养生健身功法。华佗五禽戏，五种动作各有特点和侧重，但又是一个整体，如能坚持综合练习，就能起到调养精神、调养气血、补益脏腑、通经活络等作用，对高血压、冠心病、神经衰弱等慢性疾病，均有较好的治疗和康复作用。

八段锦是我国古老的导引术中流传最广、对导引术发展影响最大的一种，其来自少林《易筋经》，分立功、坐功两部分。八段锦气贯丹田的深长呼吸，可使心率减慢，降低心肌氧消耗量。由于加强了全身血液循环而降低了心脏负荷，有利于维护心脏功能。在打八段锦时要求身正，含胸沉气，使呼吸深长，以增加肺活量。八段锦采用的呼吸方法可增加肺的换气功能，有利于氧气和二氧化碳的交换，不受场地限制，随时随地可以做，简单易学，老少皆宜，尤其是患慢性阻塞性肺疾病、慢性支气管炎等呼吸系统疾病的人最适宜，快快学起来吧！

五禽戏、八段锦的注意事项：①环境很重要，尽量选择风景秀丽、空气清新的运动场所，清晨最佳，配合吐纳，平心静气；②衣着宽松，一方面是防止紧身衣物限制自身的行动；另一方面紧身衣物不利于气血的流通；③中老年人、患有各种基础疾病的人一定要根据自己的身体状况量力而行；④运动时汗出涔涔，此时阳气自内向外透出，带动汗液排泄，阳浮于外而内阳偏虚，因此不能马上喝冷饮，否则易导致排汗不畅，甚至反引邪内入；⑤诸多运动中以散步最为方便，此法老少咸宜。运动一定要适量，亦需选择适合于自己的运动方式，对于这两者的具体方法，可以去各个网站视频下载学习。

2. 按摩法

按摩法源自按跷，与导引等术的作用一样，虽不能使人长生，但确实有除病延年的效果。从现代医学的角度来看，按摩可使毛细血管扩张，使静脉血液回流加快，提高各组织间氧气的利用率，促进营养物质的吸收和废物的排泄，加强肌肉纤维活动能力，帮助淋巴运行，从而使全身经络疏通、气血调和、阴阳平衡，达到扶正祛邪、除病延年的目的。

《内经》中描述疾病的发生与经络不通相关，所以可以用按蹻法，揉摩而散其瘀结之肿。按蹻法刺激穴位产生酸麻胀痛之感，带动自身免疫系统而散瘀结，揉摩法放松肌肉筋骨，疏通经络而活气血。因此，平时无病时，可常按穴位来保健，下面给大家推荐几个保健要穴。

（1）揉关元

位置：关元位于人体前正中线上，脐下 3 寸处。简便取穴：肚脐下 4 横指处即是此穴。关元乃阴中之阳穴，交会足三阴经和任脉，联系命门真阳调动全身之阳气，又是三焦元气之起源，是以按之可补下焦元气以助运化水液与气机。

操作方法：可以双手交叉重叠置于关元上，稍加压力，然后交叉之手快速地、小幅度地上下推动。操作不分时间地点，随时可做。注意不可以过度用力，按揉时只要局部有酸胀感即可。每次持续 20 分钟左右即可。

作用：假如能每天坚持按摩关元，可以补益肾气，温通经脉，理气和血，补虚益损，壮一身之元气，且此穴对于当今女性月经不通、宫寒腹痛、久而不孕、遗尿及男性遗精早泄等都有一定的调理医治作用。

（2）按气海

位置：气海是任脉穴位名称，位于腹正中线脐下 1.5 寸。取穴时，可采用仰卧的姿势，该穴位于人体的下腹部，将连接肚脐与耻骨上方的直线分为 10 等分，肚脐 3/10 的位置，即为此穴。气海为气之海，气功里常有气沉丹田，即引气于气海，激发并蒸动气化，通任脉，推动全身气血通畅。

操作手法：先用右掌心紧贴气海，轻柔缓慢地按顺时针方向分小圈、中圈、大圈，按摩 100 ~ 200 次；稍作调息后，再用左掌心紧贴气海，按逆时针方向，如前法按摩 100 ~ 200 次，以产生热感为宜，每天 1 ~ 3 次。

作用：培补元气，补肾固精，补气升阳。这种方式不仅可以防治湿热，对于阳气不足、生气乏源或后天劳损、大病初愈的人也最为适宜。

（3）揉命门

位置：命门在腰部第 2 腰椎棘突下的凹陷中，与腹部脐中（神阙）相对。命门在督脉之上，且两旁有肾俞相依，督脉是“阳脉之海”，肾阳之阳多从命门而来，是以按揉命门以温肾阳、培元固本。

操作手法：右手或左手握拳，以示指掌指关节突起部（拳尖）置于命门上，先顺时针方向压揉 9 次，再逆时针方向压揉 9 次，如此重复操作 36 次。意守命门。每天 3 ~5 次。

作用：每天按揉此穴，具有温肾阳、利腰脊等作用。所以患虚损腰痛、遗尿、泄泻、遗精、阳痿、早泄、赤白带下、月经不调的人群应该多做。

（4）按中脘

位置：中脘位于人体上腹部前正中线上，当脐中上 4 寸，胸骨下端和肚脐连接线中点即为此穴。中脘乃胃之募、腑之会，是肺经之起始，且任脉与手太阳、手少阳和足阳明皆交会于中脘，按揉之可疏通四经之气机，补养后天之胃气。

操作手法：用右手拇指指腹着力，手肘发力，在中脘上施加一定的力量，然后使拇指由上而下地做平行运动。拇指滑动的速度要慢，来回 60 下为 1 个周期，1 次做 5 个周期，滑动过程中用力要均匀，力度以能耐受为度。

作用：每天按揉中脘有健脾和胃、补中益气之功，适用于各种胃腑疾病。所以，对于消化不良、胃口不佳、胃胀等人群来说非常适宜。

3. 六字诀吐纳法

春嘘明目夏呵心，秋呬冬吹肺肾宁。
四季常呼脾化食，三焦嘻出热难停。
发宜常梳气宜敛，齿宜数叩津宜咽。
子欲不死修昆仑，双手摩擦常在面。

——唐・孙思邈（图 2-2-1）

六字诀是我国古代流传下来的一种养生方法，为吐纳法。它的最大特点就是强化人体内部的组织功能，通过呼吸导引，充分诱发和调动脏腑的潜在能力来抵抗疾病的侵袭，防止人随着年龄的增长而出现过早衰老。历代文献对此有不少论述，战国的《吕氏春秋》中就有关于用导引呼吸治病的论述。《庄子》说："吹呴呼吸，吐故纳新，熊经鸟申，为寿而已矣。"何谓六种气，一吹、二呼、三嘻、四呵、五嘘、六呬。此六种息皆于唇口中，操作方便，转侧而坐，绵微而用。颂曰：心配属呵肾属吹，脾呼肺呬圣皆知，肝脏热来嘘字治，三焦壅处但言嘻。传至唐代名医孙思邈，按五行相生之顺序，配合四时之季节，编写了"卫生歌"，奠定了六字诀治病之基础。

（1）"嘘"字法

"嘘"字法：两唇微合，呼气时念嘘字，配合足大趾轻轻点地，两手自小腹前缓缓抬起，手背相对，经胁肋至与肩平，两臂如鸟张翼向上、向左右

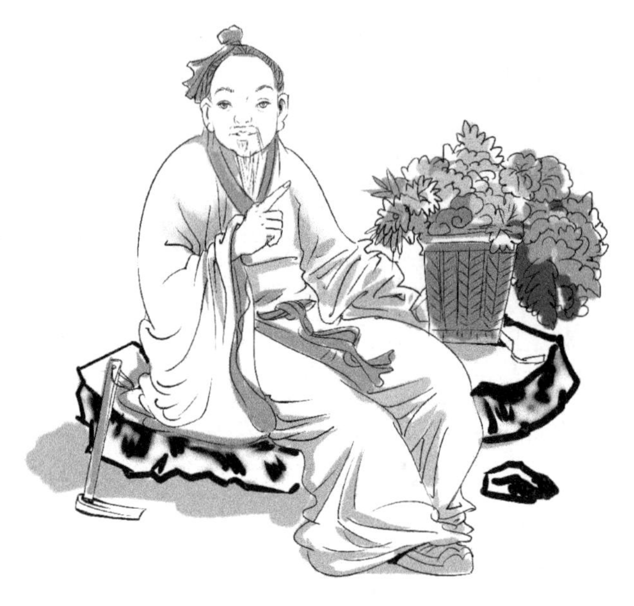

图 2-2-1 药王孙思邈

分开，手心斜向上。两眼返观内照，随呼气之势尽力瞪圆。呼气尽吸气时，屈臂两手经面前、胸腹前缓缓下落，垂于体侧。再做第 2 次吐字。6 次为 1 遍，做 1 次调息。

作用：开口发声的呼气法，口形呈圆形，有张力，属阳，有升发和温热作用，在导引按跷的补泻中属泻法。音调高亢而圆利，能透过患者的皮部、络脉、经脉直至脏腑。“嘘”声入经络，震脏腑，阻断病邪传变，劫引病邪，强制病邪脱离宿主。经常胸胁胀闷、食欲不振、两目干涩、头目眩晕的人群可以试试。

（2）“呵”字法

“呵”字法：口半张，舌顶下齿，舌面下压，呼气念呵字，足大趾轻轻点地，配合两手掌心向里由小腹前抬起，经体前至胸部两乳中间位置向外翻掌，上托至眼部。呼气尽吸气时，翻转手心向面，经面前、胸腹缓缓下落，垂于体侧，再行第 2 次吐字。6 次为 1 遍，做 1 次调息。

作用：“呵”字法对于经常心悸、失眠、健忘、胸闷、盗汗、口舌糜烂、舌强语言謇涩等人群适宜，所以患高血压、冠心病的人赶紧学起来吧！

（3）“呼”字法

“呼”字法：两臂自身侧高举过头，两掌心相对，同时吸气，并默念

“吸”字；呼气念呼字，足大趾轻轻点地；拧腰向左，两手自小腹前抬起，手心向上提，至脐部翻转手心向上，左手外旋上托至头顶，左掌背面对着左软肋处；两手内旋下按至小腹，同时撮口缓缓延长呼气，并默念“呼”字。拧腰身体转正，两臂自身侧高举过头，两掌心相对，呼气尽吸气时，默念“吸”字；拧腰向右，两手左臂内旋变为掌心向里，从面前下落轻置于小腹，同时右臂回旋变掌心向里上穿，右掌背面对着右软肋处，同时撮口缓缓呼气，并默念“呼”字。两手在胸前相交，左手在外右手在里，两手内旋下按至腹前自然下垂于体侧。稍事休息，第2次呼字功。左右手交替共做6次为1遍。

作用：“呼”字法对脾虚所致的腹泻、腹胀、肌肉萎缩、消化不良、食欲不振、月经病、四肢疲乏均有一定的作用。

（4）“呬”字法

“呬”字法：开口张腭叩齿，双唇微微向后收，舌微顶下齿后，将舌尖置于两齿缝中，口出音，由牙齿向外发音。两手由身侧小腹前向上提，过腹渐转两手掌心斜朝上，抬至两乳高度时，两臂外旋翻转手心向外成立掌指尖至喉部，然后左右展臂宽胸推掌，置于额前1～2拳的距离。呼气时发“呬”音，同时足大趾轻轻点地。呼气尽随吸气之势两臂自然下落。重复6次。

作用：感冒、发热咳嗽、背痛怕冷、呼吸急促而气短、尿频而量少者，皆可以“呬”字法来调养。

（5）“吹”字法

“吹”字法：呼气读吹字，足五趾抓地，足心空起，两臂自体侧提起，绕长强、肾俞向前划弧并经体前抬至锁骨平，两臂撑圆如抱球，两手指尖相对。身体下蹲，两臂随之下落，呼气尽时两手落于膝盖上部。随吸气之势慢慢站起，两臂自然下落垂于身体两侧。共做6次，调息。

作用：“吹字法”也是开口发声的呼气法，口形成扁平状。它松弛，柔性，属阴，有收敛和清凉作用，能渗入皮部、络脉、经脉并直达脏腑。“吹”声入经络，濡养脏腑，调和气血、阴阳。腰腿无力、目涩健忘、潮热盗汗、头晕耳鸣、男性遗精或性功能差、女性梦交或子宫虚寒、牙动摇、发脱落者，可以试着调养一下。

（6）“嘻”字法

“嘻”字法：呼气念嘻字，足四趾、五趾点地。两手自体侧抬起如捧物状，过腹至两乳平，两臂外旋翻转手心向外，并向头部托举，两手心转向上，指尖相对。吸气时五指分开，由头部循身体两侧缓缓落下并以意引气至足四趾端。重复6次，调息。

作用：长期用“嘻”字法，对于患有眩晕、耳鸣、咽喉痛、胸腹胀闷、小便不利等症状者有一定的好处。

注：练习前先进行5分钟放松活动，自然站位或平坐，微低头，身体放松，最好是在9：00—11：00巳时足太阴脾经当令和15：00—17：00申时足太阳膀胱经当令时来练习。

“法于阴阳”侧重于天地之自然，“和于术数”则侧重于人与社会。一方面是调和人与社会之间的关系，达到顺应社会变化规律、实现个人平衡发展的状态；另一方面则为调整个人身体之平衡，顺应个体发展，体现自身之平和的状态。个体要顺应自然界的变化规律而生活，适应自然界的变化而制定符合个人体质特点的养生方案。

第三节　食饮有节

《内经》开宗明义，首论养生长寿，认为有人其所以能“度百岁而动作不衰”，是由于“其知道者，法于阴阳，和于术数，食饮有节”，强调饮食有节对健康长寿的重要性。在《内经》饮食养生的论述中，都贯穿着“食饮有节”这一重要原则。《内经》认为食物虽对人体很重要，但不节制，反而会导致疾病的产生。《灵枢·玉版》云：“病之生时，有喜怒不测，饮食不节。”《灵枢·小针解》亦云：“饮食不节，而病生于肠胃。”

饮食以养形体。人体的阴阳气血，有赖于饮食调养，水谷精微靠脾胃的生化作用，化生为营、卫、气、血、津液，并输送于周身百脉及各脏腑组织而发挥其营养作用，维持机体生命活动。所以我们在进行饮食养生的时候，首先要固护的是自己的脾胃，其次是如何吃？吃什么？

一、什么是食饮有节

食饮有节，是指饮食要有节制，不能随心所欲，要讲究吃的科学和方法。《内经》说：“饮食自倍，肠胃乃伤。”这句话的意思是说饮食要适量，不能吃太多也不能吃太少，要饥饱适中。《博物志》说：“所食逾多，心逾塞，年逾损焉。”过食会增加心脑血管疾病的患病率，影响自己的寿命。《东谷赘言》中更明确指出饮食过量对人的具体危害：“多食之人有五患，一者大便数，二者小便数，三者扰睡眠，四者身重不堪修养，五者多患食不消化。”人体对饮食的消化、吸收、输布、贮存，主要靠脾胃来完成，若饮食过度，超过了脾胃的正常运化食物量，就会产生许多疾病。有些人片面认为吃得越少越好，强迫自己挨饿，结果身体得不到足够的营养，反而虚弱不堪。正确的方法是“量腹节所受”，即根据自己平时的饭量来决定每餐该吃多少。“凡食之道，无饥无饱，是之谓五脏之葆”，这无饥无饱，就是进食适量的原则。只有这样，才不致因饥饱而伤及五脏。

二、现代人的饮食状态

我国作为一个农业大国，饮食习惯一直以碳水为主，古代是农耕社会，吃得多消耗也多，现代劳作方式和之前大不一样，但是国人还沿袭之前的饮食方式。大家都认为现代人发胖是因为脂肪摄入过多，但其实是因为碳水化合物摄入过多。如果蔬菜、水果和蛋白质摄入过少，身体需要的营养素就会匮乏，长此以往机体会呈现一种病态。身体是很向往糖分的，但是摄入过多就会堆积在体内而发胖。商家为了迎合大众口味，在各种食物里加入糖分，感觉一天没吃太多，其实“偷偷”地摄入了很多糖分，加之现在人们生活节奏快、压力大，经常熬夜加班，所以经常会吃夜宵，而夜宵多以油腻食物、碳水为主。

健康与多方面因素有关，饮食无疑是最重要的一个因素。《内经》开篇即讲“食饮有节”。节，原意是竹节的意思，可引申为调节、节制、节奏、节令、节气、季节、礼节、节约、气节等。说了这么多，那么食饮到底有几节呢？我们要如何做呢？

三、食饮有节的具体方法

（1）合理搭配、调节饮食

《内经》提到“人以水谷为本”“五谷为养，五果为助，五畜为益，五菜为充，气味合而服之”，明确指出食谱要广，合理搭配，以平衡饮食。大家都知道药物有寒、热、温、凉四性，酸、苦、甘、辛、咸五味，其实食物也有四性五味，饮食配合得宜，则阴阳调，有利于营养形体。现在人吃谷物太少，吃含皮谷物就更少。植物有灵性，为了繁育下一代，它把最好的营养输送给了种子，以全成分谷物为主食，补养的是人的正气清气。

说完了食，就来聊一聊饮吧。水是生命之源，最好的饮料就是白开水，现在很多人喜欢瓶装的矿泉水和直饮水，但脾胃本来就不好的人一定要注意，还是要以白开水为主。饮品里如果含糖高、热量高，喝多了容易肥胖，饮品里也容易含多种食物添加剂，所以均以适量为度，适可而止。

（2）饮食节律

吃饭要有规律，形成良好的饮食习惯。人有昼兴夜寐的规律，所以要早吃好、午吃饱、晚吃少，晚饭少要配合早睡早起、不熬夜，晚饭不能晚于19：00点；每次吃饭前都要洗手，用浓茶漱口（是不是想起了林妹妹进贾府时的场景了呢），这既能清除口里的油腻，又能滋润肠胃；不要吃过烫的食物，吃饭过程要细嚼慢咽（一口面包嚼八十下才咽下的做法也是大可不必哦），用津液送下，不要狼吞虎咽；一次吃饭不要吃很多种菜，因为食物品种太杂，属性相克，或破坏食物的营养结构，吃饭常改变花色品种这是对的，一次吃饭进食很多种饭菜却是错的，这不利于养生保健。

（3）饮食节忌

饮食节忌指的是饮食要忌口，孔子在《论语·乡党》中说："食不厌精，脍不厌细。食饐（饐）而餲，鱼馁而肉败，不食；色恶，不食；臭恶，不食；失饪，不食；不时，不食；割不正，不食；不得其酱，不食。肉虽多，不使胜食气。唯酒无量，不及乱。沽酒市脯，不食。不撤姜食，不多食。"华佗还针对当时喜食生鱼片的习惯提出批评，认为吃生鱼片多了，会使体内长寄生虫。所以，对身体不需要的、对病情有害的、不清洁卫生的食物都要禁忌。对于患者的饮食则更应注意忌口，如有肝病不要吃辛辣食物，辛伤肝（每一次酗酒对肝的损害相当于一场肝炎，长期酗酒也相当于慢性自杀）；心病变，不要吃咸味太重的食物，咸伤心；肾病变，不要吃甜食，甜伤肾；脾不好，不要吃酸味食物，酸伤脾；肺病变，不要吃苦的食物，苦伤肺。

（4）时节饮食

由于现代科技的发展，人们的餐桌上出现了越来越多反季节的蔬菜瓜果，那么，这种现象到底是好是坏呢？现在人认为反季节的蔬菜与日常的蔬菜的好处都是一样的，是没有区别的，因为两者都是富含维生素的，但是中医可不这么认为。《内经》中说"司岁备物"，这句话的意思是说要遵循大自然的阴阳气化采备药物、食物，这样的药物、食物得天地之精气，气味淳厚，营养价值高。按照阴阳气化理论，植物生长都有一定的生长周期，违背自然生长规律的菜，违背了春生、夏长、秋收、冬藏的寒热消长规律，会导致寒热不调，气味混乱。所以，要尽量吃阳光下自然生长的时令食物，吃应季菜，春叶、夏瓜、秋果、冬根（图 2-3-1）。比如西瓜、绿豆都是清热降暑之品，暑天吃了对人很有裨益，冬天吃了可能伤人肠胃。夏天天热，大自然给我们身体比冬天更多的热量，需要的饮食量就应该减少，而很多人仍在以各种理由加强营养，伤害着自己的健康却全然不知不顾。

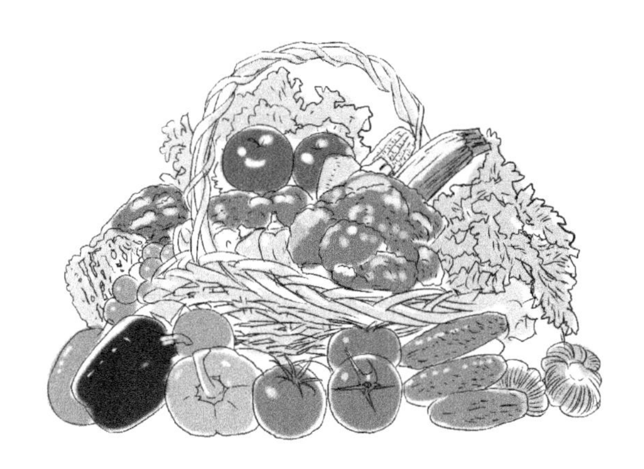

图 2-3-1　常见的时令蔬菜瓜果

说了这么多，你学会如何调节自己的食谱及饮食习惯了吗？

古人云：食不语。吃饭的时候要宁心静气，仔细品尝食物的味道。食物是受天地日月之精华而成的，是上天赋予人类的礼物，要感恩和尊敬天地赐予我们食物生长的环境及食物本身，感恩和尊敬辛勤的农民种植食物，感恩和尊敬食物给我们带来美味和营养，感恩和尊敬自己的消化系统消化食物、吸收营养等。还要特别感恩和尊敬亲自精选食材、下厨动手做饭的家人。

第四节　起居有常

《内经》认为人与自然是不可分割的统一整体，人与自然息息相通。因此，只有维持人与自然界的协调统一，才能养生防病。《素问·四气调神大论》曰："所以圣人春夏养阳，秋冬养阴，以从其根，故与万物浮沉于生长之门。逆其根，则伐其本，坏其真矣。"说明养生学家必须顺应时令、因势利导调养生息，也指出如果违反了正常的时间节律，就会损害人体健康。

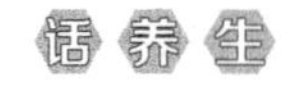

一、四时养生

《灵枢·顺气一日分为四时》云："以一日分为四时，朝则为春，日中为夏，日入为秋，夜半为冬。"《素问·生气通天论》云："故阳气者，一日而主外，平旦人气生，日中而阳气隆，日西而阳气已虚，气门乃闭。是故暮而收拒，无扰筋骨，无见雾露。"阐明一天之中的变化与四时气候变化的规律是完全一致的。

因此，早晨与日中注意养阳，多参加户外活动与身体锻炼，舒展筋骨，流通气血。傍晚与夜半，阳气开始潜藏，卫外能力减弱，要注意防寒保暖，减少活动，避免风寒和雾露之气的侵袭，夜间要有充足睡眠。

二、四季养生

《素问·四气调神大论》首先揭示了天地间时序变迁、阴阳消长的规律，人随季节变化，产生春生、夏长、长夏化、秋收、冬藏的生理功能和病理变化，因此，人的生活、起居等应做到"春夏养阳，秋冬养阴"，春夏养生气、长气以适应自然界阳气渐生而旺的规律，秋冬养收气、藏气以适应自然界阴气渐生而旺的规律。那让我们来看一看《内经》是怎么说四季养生的。

（1）春季养生法

《素问·四气调神大论》说："春三月，此谓发陈。天地俱生，万物以荣，夜卧早起，广步于庭，被发缓形，以使志生，生而勿杀，予而勿夺，赏而勿罚，此春气之应，养生之道也。逆之则伤肝，夏为寒变，奉长者少。"这句话中的"发陈"一方面可以理解成从陈旧当中重新升发出来；另一方面的理解就是"陈"当陈布、疏布讲，把东西陈列、摆列出来，叫发陈，可以当发生而布展。这两种理解都通，一种是从陈旧当中而升发，一种是发生而布展，像小苗生出来一样，从地里拱出来叫生，小苗舒展开来叫展，那么这是生气的总称。也就是说春天的三个月，阳气上升，发育万物，推陈出新，所以叫作"发陈"。

在冬季里，因为紫外线及阳光照射不足，机体内缺少足够的维生素 D，使得机体的免疫力和工作能力降低了许多。进入春季，气温升高，皮肤毛孔舒展，供血量增多，而供给大脑的氧相应减少，大脑工作受到影响。按照《内经》的说法，在春天的时候要克服精神不好的状态，首先要把握好生活节奏，人应该入夜即睡，早点起床；大地回春，万物复苏的时节，应多走出户外活动，披散开头发，穿着宽松舒适的衣服在庭院中散步，让精神得到调摄，胸怀意志得以舒发，心情愉快，精神也就好了（图 2-4-1）。天地自然焕发生机，万物欣欣向荣。顺应春天的生机而不去掠杀生灵，要让万物自由运转，多行鼓励和赞赏，少打击和惩罚。

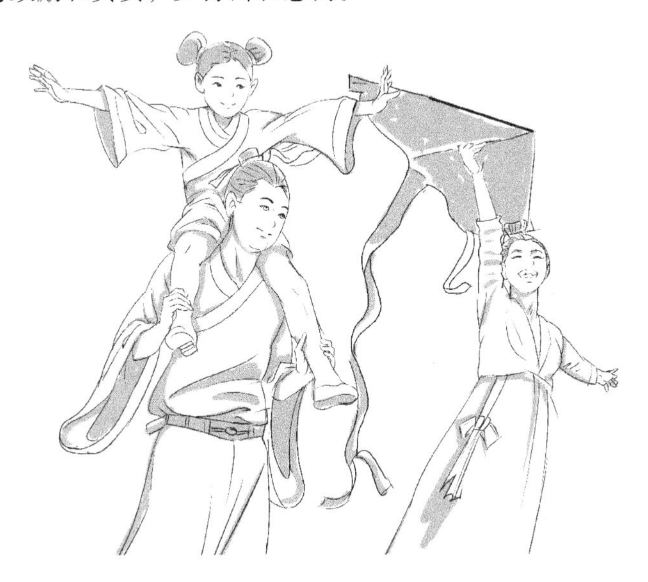

图 2-4-1 踏青、放风筝

（2）夏季养生法

《素问·四气调神大论》说："夏三月，此谓蕃秀，天地气交，万物华实，夜卧早起，无厌于日，使志无怒，使华英成秀，使气得泄，若所爱在外，此夏气之应，养长之道也。逆之则伤心，秋为痎疟，奉收者少，冬至重病。"按我国习惯，夏季从立夏开始，经小满、芒种、夏至、小暑、大暑共六个节气，到立秋前一天为止。夏季，骄阳普照，是万物繁盛秀美的季节，所以叫作"蕃秀"。

天气下降，地气上升，天地之气交感，在这一季节里，天地之气已经完全交会，阴阳交和，雨水充沛，草木茂盛，万物开始开花结果。人生活在天地之间，应当遵循夏季的自然规律。在夏季，最让人无法忍受的就是天气炎热和刺耳的蝉鸣，但其实我们应该明白这种环境条件才应该是夏天所具备的，所以，我们应该去顺应它、享受它，而不是躲在空调屋里贪凉而损伤自己的阳气。人应当晚睡早起，不要对白天漫长、气候炎热感到厌倦，要使情绪平和不躁，使体内的阳气自然得到升散，就像把愉快的心情表现于外一样（图2-4-2）。出去走一走，仔细看一看满眼的绿色和吐蕊的繁花，还有那些勤劳的蜜蜂和忙碌而自在的蚂蚁在做些什么，会心一笑，伸个懒腰，大喊一声“我是快乐的!”顺应自然，保持心情愉悦，夏天的果实才会更加香甜，才会迎来五谷丰登的秋天。

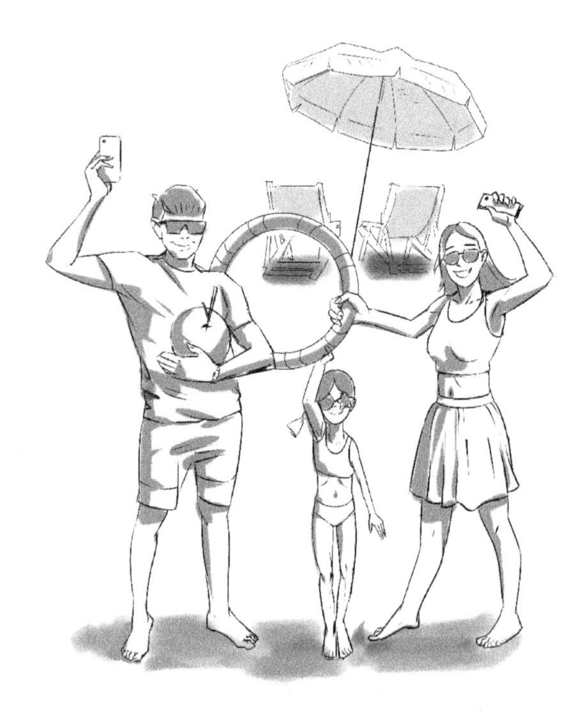

图2-4-2　夏季外出游玩

（3）秋季养生法

《素问·四气调神大论》说：“秋三月，此谓容平。天气以急，地气以明，早卧早起，与鸡俱兴，使志安宁，以缓秋刑，收敛神气，使秋气平，无外其志，使肺气清，此秋气之应，养收之道也。逆之则伤肺，冬为飧泄，奉藏者少。”“容”，指容貌、形态，亦有从容的含义。“平”，平定、安定的意思。“容平”，指的是秋季的物候特征，是说自然界万物经过春天的升发，夏天的长养，到了秋天已趋成熟，形态平定，处于一种丰硕、从容的安定景象。也指平时注意养生的人，在秋天就非常从容、平和。而平时不注意养生的人，看到秋叶飘落，自己没有收成、没有结果的状态就会悲伤、忧愁。

按节气秋季从立秋开始至立冬的前一天为止，包括立秋、处暑、白露、秋分、寒露、霜降六个节气。自然界阳气渐收，阴气渐长，天气转凉，秋风劲急，气候干燥，万物色变。秋季自然界和人体的阳气从夏季的由向外疏泄趋向于向内收藏，人们的起居作息应做到“早卧早起，与鸡俱兴”。早卧，以顺应阳气的收藏、阴精的内蓄，以养“收”气；早起，以顺应阳气的疏泄，使肺气得以舒展。为了保养肺的秋收之气，在秋季要适当延长睡眠时间，与春夏季节之早起相较而言，宜稍稍迟点起床。违逆则会伤及肺脏，冬季还会发生泄泻。秋三月是万物成熟、收获的季节，从夏热至秋凉，人们应注意避免肃杀之气对人体产生不良的影响，而饮食调理在秋季养生中则具有举足轻重的作用。

我国自古就有“春捂秋冻，不生杂病”的养生习俗。“秋冻”是指秋天到来后，气温有所下降，但是不要过早穿上棉衣。因为过早保暖，机体对寒冷没有一个适应过程，使人体对寒冷的调节能力下降，真正到了严寒时节就容易患病。秋冻不仅能提高人体在冬天的御寒能力，同时还可避免多穿衣服产生的身热汗出、汗液蒸发、阴津耗伤、阳气外泄，也符合秋季阴精内蓄、阳气内收的养生要求。秋冻并不是说秋季一味地不增加厚衣服，一般当户外早晚气温降低到 10 ℃左右时，就应该结束“秋冻”了，否则不但不能预防疾病，还容易惹病上身。

（4）冬季养生法

《素问·四气调神大论》说：“冬三月，此谓闭藏。水冰地坼，无扰乎阳，早卧晚起，必待日光，使志若伏若匿，若有私意，若已有得，去寒就温，无泄皮肤，使气亟夺，此冬气之应，养藏之道也。逆之则伤肾，春为痿厥，奉生者少。”冬天草木凋落，昆虫藏入泥土不吃不动，万物生机闭歇，阳气内藏，所以叫“闭藏”。

冬三月，水寒冰冻，大地龟裂，不要轻易扰动阳气。应该早睡晚起，一定要等待阳光升起再起床，就是为了适应养藏。落到实际的问题上，意思就是说睡觉就相当于收藏，工作劳动相当于释放，如果是“夜猫子”习惯晚上工作、白天睡觉，这就不相应了，就阴阳颠倒了，这个对身体肯定不利。年轻的时候也许不会有太明显的感觉，到老了就会有感受。睡觉本身就是一种很好的藏的状态，冬三月要强调养藏，让自己的神志藏伏于内，安然自得，就好像青春期的少男少女，突然有一天心里有了一个只有自己知道不能告诉任何人的秘密。“无扰乎阳”指的就是冬三月阳气已经在闭藏了，不要再打扰它。就像我们晚上睡觉的时候要关闭门窗，相当于启动一个“请勿打扰”的按钮。睡着了，再被打扰醒，会是什么滋味呢？还有就是要避开寒冷，靠近温暖的地方，不要让皮肤开泄，不能让阳气不断地被寒气夺走。这是与冬天闭藏之气相适应，是保养人体闭藏功能的方法。违背这个原则去生活和劳作，就会伤及肾气，肾水生肝木，肾水不足，提供给春天肝木之气的条件就不充足，在春天的时候生长之气不足，容易发生四肢不温、痿软无力的疾病。

人在生理上存在着不同层次的节律性，不同的时令季节、月份，有着不同的天气特点，以及不同的季节病、传染病。若能顺应四季气候特点和昼夜阴阳变化规律而养生，使人的生物钟与自然界同步运转，就会增强人的体质，提高人的适应能力、抗病能力。这样不仅可以延年益寿，而且还可以预防疾病，有助于许多慢性疾病的早日康复。

第五节　外避邪风

《素问・上古天真论》原文言：“夫上古圣人之教下也，皆谓之虚邪贼风，避之有时，恬惔虚无，真气从之，精神内守，病安从来。”虚邪贼风即我们所说的邪风，指自然界中的六淫、戾气等外感病邪，可在正虚时伤人，亦可在正盛时侵人。在《素问・上古天真论》中有这样一种说法：“虚邪贼风，避之有时”，对养生具有现实意义。邪风是那些导致人体产生疾病的外界因素，它们往往是在正气虚弱时侵袭人体。而且，邪气侵袭人体，就像盗贼偷窃一样悄无声息。那么，我们要如何规避它呢？大体来说也就只有6点，主要防的是风、寒、暑、湿、燥、火。

要知道如何防范，首先就要知道每一种邪气在什么时节最为猖狂、最容易侵入人体。

1. 防风邪

风邪在大寒、立春、雨水、惊蛰时节最为强盛，尤其是大寒之后。那么，防风邪有哪些方法呢？

（1）调理脾胃

要防止风邪进入我们体内，首先要做的就是保护好自己的脾胃，因为脾胃是后天之本，脾胃受损，人体正气就会虚弱，邪气也就容易进入人体了。

例如，不要过食肥甘厚味之物，秋冬季节可多吃萝卜、白菜等清热、理气的食物。萝卜味甘、辛，性平、微寒，具有清热生津、凉血止血、下气宽中、消食化滞、开胃健脾、顺气化痰等功效，能增强机体的免疫功能，提高抗病能力，有较高的食疗价值。

（2）保护头面

《内经》说“风为百病之长”，特别容易攻击人体阳气聚集的部位，“头为诸阳之会”，所以要保护好自己的头面，天冷的时候戴帽子是很有必要的！

（3）运动后避风

风邪最能通过侵犯体表使毛孔大开而进入人体，所以在运动出汗后要尽量避免吹风。

注意：虽然风邪在大寒、立春、雨水、惊蛰时节最为强盛，但并不代表其他时间的风邪不伤人哦！

2. 防火邪

火邪在春分、清明、谷雨、立夏时节最为强盛，有心的人会发现在这段时间，脸上的痘痘都比平时要活跃一些，而且特别容易上火，这是为什么呢？其实道理很简单，在这四个时节，天地阳气上升，正是人体火气最旺的时候。要怎么去预防呢？可以适当饮用一些夏季清凉饮品（图 2–5–1），以下给大家推荐几种常见的饮品。

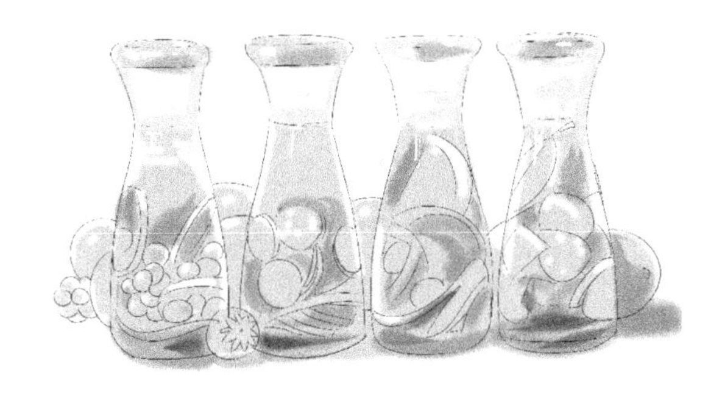

图 2–5–1　夏季清凉饮品

1）清甜可口绿豆汤：准备绿豆和水，比例最好为绿豆：水 =1：8（可根据口味加减），先将绿豆用冷水浸泡 3 ~ 4 小时，水开后下锅，小火慢炖，直至略显浓稠，保证沙水不分离，色还绿。绿豆味甘，性凉，入心、胃经。

具有清热解毒、消暑除烦、止渴健胃、利水消肿之功效。

2）各类茶品供你选：茶叶有不同的种类，其性能和功效各异，对人体的保健养生也有不同的作用，一年四季饮茶应根据茶饮的性能和功效，随季节的变化而选择不同品种的茶叶。那么在火邪最盛的春夏之交应该选择什么呢？春夏之交，饮茶有利散发冬天积在体内的寒邪，促进人体阳气的升发。

菊花山楂茶：菊花应为甘菊（以苏杭一带的大白菊或小白菊为最佳），每次用3克左右，加入酸甜可口山楂果1枚，泡茶饮用，每日3次。不仅可以清热泻火、清肝明目，还可以助消化，当然经常胃痛反酸的人群要小心饮用！

玫瑰荷叶茶：玫瑰花、荷叶各3克左右，泡茶饮用，不限次数。《本草纲目》认为荷叶能解毒敛疮，是降脂、清热、静心益色、驻颜轻身的良药；玫瑰花香气具浓，能美容养颜、通经活络、调和肝脾、理气和胃。对于情绪不好、容易长痘的人最合适了！

注意：要保持清淡饮食，不要贪食麻辣烫、水煮鱼等含有辛辣调味品的食物，如果你体内的“火”比较大，还应对症选用些中成药（在医师专业的指导下用药）。

3. 避暑湿邪

暑邪和湿邪在小满、芒种、夏至、小暑时节最为强盛，之所以要把两者合起来讲，是因为“暑多夹湿”，两者往往会“同流合污”。天气炎热的时候，您会看到柏油马路上冒着热气，这就是暑气。暑湿一旦伤人就会出现高热、面色红赤、眼睛红肿、心中烦乱、脉象洪大等症状。

夏季虽然炎热，但冷饮、凉茶还是少吃为好，所以金银花、菊花等饮品已经不适合了。话不多说，让我们看看这个时节我们应该怎么做呢？

1）不要贪凉：“三伏天”是一年中气温最高且潮湿、闷热的日子，人们毛孔开张，腠理疏松，所以不要在午休和纳凉之时，过于避热趋凉。例如，夜间露宿室外，坐卧于阴寒潮湿之地，阳台上乘凉时间过长，运动劳作后立即用冷水浇头冲身或立即快速饮进大量冷开水或冰镇饮料，睡眠时空调温度太低等。夏季炎热，再加上现在生活条件越来越好了，为了缓解炎热的状态，人们往往会采取喝冰饮、吹空调等各种方式，殊不知这些方式都会伤及我们的脾阳，所以我们经常会出现食欲低下、拉肚子等症状。

2）好吃好喝：可以食用以下粥类，饮用以下茶饮。

生姜茶：取生姜3～5片，用沸水沏开即可。能抵抗空调病。在空调房时间太长很容易受寒，加上一直不出汗，会使人头痛、头闷、恶心，还会出现食欲低下等症状。

注意：生姜茶一定要趁热喝，因为“空调病”是肺胃受寒导致的，一定要喝热姜茶才能驱散体内的寒气，帮助身体出汗，有效排毒。

藿香茶：藿香、佩兰各6克，切碎，加茶叶6克，用沸水冲泡10分钟代茶饮。有祛暑、化湿和中的功效，适用于流感及轻度中暑患者，是夏季防暑佳饮。

薏苡仁扁豆粥：薏苡仁50克，扁豆50克，陈皮3克，粳米100克，分早晚两次食用。能健脾益胃，清暑止渴。

鲜荷莲藕红豆粥：鲜荷叶5克，藕30克，红豆适量，糯米半杯，清水、冰糖适量。鲜荷叶洗净，藕去皮洗净后切小块，红豆、糯米洗净后用水浸泡1小时。放入清水、红豆，大火煮开后转小火，熬煮40分钟。将鲜荷叶、糯米和藕块放入红豆水中，开锅后转小火煮40分钟即可，粥晾温后放入冰糖。能清暑利湿，升阳发散，祛瘀止血。

生姜粥：生姜20克，大米100克，葱白2段。将生姜、葱白择净，切细备用，大米淘净，放入锅中，加清水适量煮粥，待熟时调入葱白、姜末等，煮沸即成，每日1~2剂，连续3~5天。可以发汗解表，温胃止呕，温肺止咳，适用于风寒感冒、胃寒呕吐、肺寒咳嗽等。

4. 避湿邪

湿邪在大暑、立秋、处暑、白露时节最为强盛。湿属于阴邪，特别伤人体的阳气。而人一旦受湿，经脉的运行速度就慢了，消化吸收的功能也弱了，大便也不清爽了。湿邪趋下，体内湿气重了，下肢就会浮肿，女性也容易出现像妇科炎症、带下一类的问题。湿邪是医师和患者最讨厌的邪气，所以我们要通过各种方法阻断它的入侵和产生。

（1）再懒也要动起来

体内湿气重的人大多数都是饮食油腻、缺乏运动的人。这些人常常会感觉身体沉重、四肢无力而不愿活动，但越是不爱运动，体内淤积的湿气就越多，久而久之，必然会导致湿气攻入脾，引发一系列的病证。运动可以缓解压力，促进身体器官运作，加速湿气排出体外。如前面所提到的散步、广播体操、五禽戏、八段锦等，简单有效，有助于活化气血循环，增加水分代谢。

（2）饮食清淡适量

肠胃系统关系到营养及水分代谢，最好的方式就是适量、均衡饮食。

酒、牛奶、肥甘厚味等油腻食物不易消化，容易造成肠胃闷胀、发炎。甜食、油炸品会让身体产生过氧化物，加重炎症反应。生冷食物、冰品或凉性蔬果，会让肠胃消化吸收功能减弱，不宜经常食用，如生菜、沙拉、西瓜、大白菜、苦瓜等，最好在烹调时加入葱、姜，降低蔬菜的寒凉性质。

茯苓薏米姜茶：茯苓 15～20 克，薏米 20 克，生姜 3 片。茯苓、薏米用清水略洗一洗，放一碗半水，浸泡 30 分钟。加入生姜，点火，煮开后，转小火煎煮 30 分钟，水差不多只有一碗时，关火，趁热喝。第 2 次喝的时候，继续加一碗水，煮开后煎 20 分钟。还可以再喝一次，继续加水，煎 20 分钟。茯苓不但去湿还健脾胃，再加上暖胃的姜，很适合胃不好、胃寒的人饮用。

健脾茶：茯苓 5 克，陈皮 2 克，芡实 5 克。茯苓、陈皮、芡实洗净，放入保温杯中，在杯中冲入热水，等待 5 分钟即可饮用。可以健脾利湿，化痰减肥，燥湿祛脂。

（3）避环境的湿气

我们人体内产生湿气，除了自身代谢的问题以外，很大一部分和环境有关。经常在潮湿、阴冷的环境中，就容易导致湿气入侵体内。日常生活中应注意下列事项：不要直接睡地板，地板湿气重，容易入侵体内，造成四肢酸痛；潮湿下雨天减少外出；不要穿潮湿未干的衣服，不要盖潮湿的被子，洗完澡后要充分擦干身体，吹干头发；房间内的湿气如果很重，建议多开窗透气，如果外界湿气也很重，还可以打开风扇、空调，借助这些电器保持空气的对流。

5. 避燥邪

燥邪在秋分、寒露、霜降、立冬时节最盛，秋分一到，皮肤常会起屑，眼睛、鼻子、头发都感到发干。水水嫩嫩的植物一到这段时间都干枯萎黄了，五脏里面最怕燥的就是肺了，本来经历了热季的闷热，肺能量已消耗不少。如果这时不做好滋阴润肺的功课，肺就很容易成了燥邪的“俘虏”，然后出现口干、咽痛、咳嗽、全身发干、毛孔粗大、皮肤粗糙等症状。另外，大肠也会跟着遭殃，出现大便干燥、排便不畅的毛病。

（1）作息规律，早睡早起

秋季丰收，天气肃杀，温度不低，可秋风燥急，熬夜阴伤的人就容易感受燥邪，百病丛生。预防疾病的关键是养阴，首推睡觉。秋天人体的阳气也随着地面阳气内收，“秋乏”也就随之出现，此时应充分利用睡眠来调养身体。具体情况已在前面“起居有常”中论述，故不再赘述。防燥邪也是有方法的，如下。

（2）多喝粥、勤饮水

冰糖炖雪梨：雪梨 1 个，冰糖 4 粒。削去雪梨外皮，把雪梨从上面约 1/3 的地方切开，做成梨盅的盖子，另外 2/3 梨挖去梨芯（挖的时候注意不要挖透雪梨底部），把处理好的雪梨放入碗中，冰糖放入梨盅内，加入饮用水 30 毫升（也可以不加，还可以加入少量枸杞子、大枣、银耳、百合、川贝母等），最后将之前切下的梨上 1/3 部分盖回去，并插上 2 ~ 3 根牙签固定好。蒸锅中加入足量的清水大火烧开，上汽后将雪梨盅放到蒸屉上，大火蒸 10 分钟后转小火慢炖 1 个小时。关火后焖 5 分钟，冰糖炖雪梨就做好了。具有润喉生津、润肺止咳等作用。

太子参百合汤：太子参 25 克，百合 15 克，罗汉果 1/4 个，猪瘦肉 250 克，将所有食材放入砂锅中，大火烧开后小火熬 2 个小时。具有益气生津、润肺止咳、清心安神的作用，适宜于气虚肺燥引起的咳喘气短、口干舌燥、咽干咳嗽、失眠之人。

白银汤：白萝卜、银耳、鸭汤适量。将萝卜切丝，银耳分成瓣，放入清淡的鸭汤中小火清炖，注意时间不要过长。鸭汤滋阴，具有清热祛火、润肠通便的作用。能有效缓解“秋燥”等秋后不适，是清补佳品。

6. 防寒邪

寒邪在小雪、大雪、冬至、小寒时节最为强盛。寒属阴邪，一到小雪、大雪、冬至、小寒这几个节气，它很容易就把人体的阳气伤了，表现出来就是全身发冷、关节疼痛、不出汗等症状，中医管这叫“阴盛则阳病”。水一到冬天就会结成冰，这就是凝滞。同样的道理，人体的气血一受寒就容易瘀堵，结果气也不通，血也流动缓慢了。紧跟着，体质就开始下降。在寒冷的天气里，塑料尺子在外面冻一夜就会变得很脆，稍一用力就折了。人的内脏一旦受寒也会变脆弱，容易出问题。这个时节的养生要注意“防寒保暖，节欲养肾，静养少动护阳气”几个方面。

（1）防寒

一定要穿暖，但是注意不要捂出汗，出门活动工作，做好防寒，戴好口罩、手套，防止冻伤。

（2）注意反季节行为

现在的人都很有冒险精神，喜欢挑战自然规律，比如冬天洗冷水澡，喜欢冬泳和大汗淋漓的运动，这些都是进一步损伤自身阳气的行为，都是不可取的。尤其是老年人，要减少出门的频率，选择阳光明媚的中午晒晒太阳是最佳的养生方式。

（3）每晚泡脚

冬季容易出现上热下寒的病证。由于体质问题，阳火都虚浮于上，阴寒沉于下，泡脚可以辅助缓解改善此种体质，也可加点花椒、生姜之类。不过一定不要泡出很多汗。微微出汗或不出汗也没事，不要强制去达到某种效果，身体感觉温暖才是最重要的（注意不要烫伤）。

（4）减少洗澡频率

不宜过频洗澡（1 周 2 ~ 3 次），水温太高，容易出大汗，伤阳气，甚至触动一些慢性病使其暴发。洗澡时间也不要太长。洗完头后赶紧吹干，不要过夜，以免着凉，头顶是诸阳之汇，这里受寒，直接导致头痛。

（5）适当增加滋补食物摄入

当归生姜羊肉汤：当归 10 克，生姜 30 克，羊肉 250 克。水煎取汁，羊肉炖烂，汤肉同服。能温肝补血、散寒暖肾。对于体虚畏冷，少神、哈欠连连，或寒疝腹痛，或女性产后血虚之体最为适宜。

补血乌鸡汤：乌鸡半只，猪肉 150 克，党参 30 克，枸杞子 10 克，加入适量姜片、葱段、大枣。乌鸡洗干净砍块，猪肉切块，分别把乌鸡、猪肉块飞水，去完表面血渍，倒出洗净；将党参、枸杞子、大枣、乌鸡、猪肉、姜片、葱段放入炖盅，加入适量清水，炖煮 2 个小时，调入盐即可。补血乌鸡汤可养心安神，对心神不定及糖尿病有一定好处，乌鸡益肝补肾、滋阴养血，有助阳祛寒、健脾安肺、益气生津、除湿散风、活血化瘀、大补人体元气、补肾养心之效（图 2–5–2）。

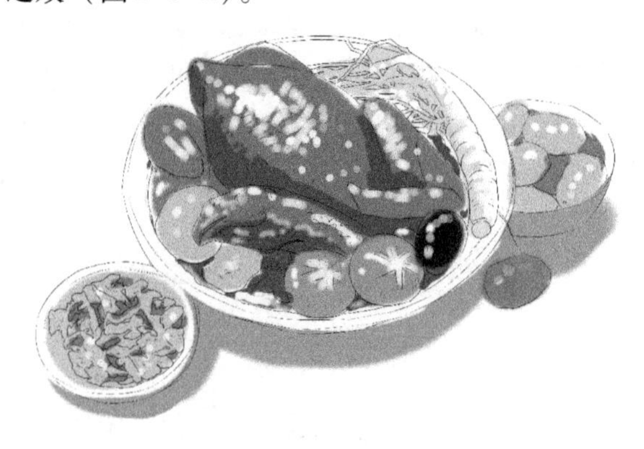

图 2–5–2　补血乌鸡汤

总的来说，外避邪风是养生的关键所在，结合中医“治未病”的思想，吃好喝好睡好加适量运动，把一切损害健康的因素扼杀在摇篮里。

第六节　恬惔虚无

“恬惔虚无”是养生的理想状态。《素问·上古天真论》云：“夫上古圣人之教下也，皆谓之虚邪贼风，避之有时，恬惔虚无，真气从之，精神内守，病安从来。是以志闲而少欲，心安而不惧，形劳而不倦，气从以顺，各从其欲，皆得所愿。”强调养生要保持恬惔、虚无的状态，做到心志闲适而少有欲望，心里安定没有恐惧，形体劳作但不倦怠。恬惔虚无讲究的是身心的健康、形神合一，应置人于自然、社会环境的变化之中来考虑机体的功能状态。

《素问·上古天真论》中“恬惔虚无”是养心的要诀，那我们要如何做呢？就从这四个字入手吧。

一、恬静平和

“恬，安也。”恬字由“心”和“舌”字组成，是舌头舔心的意思。动物在受伤之后，都会用舌头舔舐伤口，这是它们为自己疗伤的一种本能，人也是同样的道理，舌头舔心和用舌头舔伤口的“舔”字同根同源，所以“恬”字可以理解为用舌头舔舐心灵的伤口，是一种自我疗伤的手段、自我安慰的方式，最终达到自得其乐、心安神怡的状态。人是生活在社会中的，社会又是一个包罗万象的大千世界，所以不如意之事有十之八九。要做到“恬”字，并不是要我们脱离社会，躲进深山老林，其实《素问》所说的“恬”，不过是要人守护好自己的方寸之心。虽然环境难免对人的心理有所影响，但是，犹如在任何环境下都可以营造出一方温馨的小天地一样，心境毕竟是自己能够把握的。所以，将心养到“恬”的地步，也许也不是什么难事。

二、惔看得失

“惔”字，是要人们内心清静，外界的物欲也须看得淡泊些。人生有限，物欲无穷，如果对身外之物，无论名利，孜孜以求，无所节制，物欲便会转化为物累，见物而不见人，人反成了物的附庸。由得而喜，由失而悲，周而复始，终无了时，心境就会无一日安宁。如果养心能让我们跳出物阵，于名于利，淡然处之，那么，人便获得了与生俱来的自由，由心而身，都将受益无穷。古人云："塞翁失马，焉知非福。"心安宁而不恐惧，身体劳动但不疲倦，正气调顺畅了，那么每个人的欲望就都会得到满足，每个人的愿望也都能实现。

三、虚无坦荡

"虚无"并不是一无所有、躲避人生、否定生活的意思，而是切切实实地把握自己的心境。倘若连人生、生活都不要了，我们还要养生做什么？养心要求的"虚无"，是要让心境化出一片清朗的天地，其中既无妄想的阴霾，又无邪思的迷雾，坦坦荡荡，往来无碍。"虚无"是一种人性品格，是人性最质朴、最纯洁、最崇高的一种心理体验，利用天地赋予自身的物质来创造属于自己的文化，身处于社会生活之中，以诚敬处之，群居而不争，追求一种致中和的生活态度，这种良好的心理状态，能够保护真源，抵御疾病，维护身体平和，使本真之自我进入精神完全自由的境遇，使人类开悟求知、生生不息。

第三章　时节养生

自然界阴阳的规律性变化，使天地之间各种事物的运动变化都有着一定的节律，天人相应，人往往与大自然相对应。脏腑气血、精神情志等会随着时间的推移而发生周期性变化。人与天地相参，与日月相应。人以天地之气生，四时之法成。自然界是万物赖以生存的基础，为人类提供了各种生存的物质和条件，人与之息息相通。四时气候，昼夜晨昏，地理环境，日月运行等自然界的变化直接或间接地影响着人体。时节养生需要根据自然界与人体的变化规律，制定相应的措施，因时制宜，才能更好地达到增强体质、延年益寿的目的。

第一节　时间周期（四时、月、日）

一、自然界的时间规律和运行特点

（一）二十四节气与七十二候

1. 二十四节气

“春雨惊春清谷天，夏满芒夏暑相连，秋处露秋寒霜降，冬雪雪冬小大寒。”这是我们从小就熟知的二十四节气歌，细细阅读，我们马上便会对季节更替有很直观、很生动的感受。春季斗柄东指，天下皆春；夏季绿肥红瘦，万物并秀；秋季凉风至，一叶梧桐月明中；冬季水始冰，满空凝淡狂歌中。二十四节气是中华历法对四时变化的概括，也是一首简明、纯真、亲切、充满生活气息的，对于天地、对于神州、对于中华民族、对于先祖、对于重农亲农的先民生活的颂歌与情歌。它对汉字的运用达到了清丽质朴、通达轻松的极致，流露了天人合一、道法自然、躬耕劳作、天下太平的哲学与社会理想，而它的平仄、音韵、字对仗、回旋、照应也都浑然天成，“春雨惊春清谷天”，这是天诗天韵天词，是全中国普及的好诗句。可如果只看阿拉伯数字代表的年月日，我们似乎不会瞬间对四季变化产生那么强烈的自然反应与丰富联想。而只是对四季有着“不识庐山真面目，只缘身在此山中”之感。如影随形，却又熟视无睹。古人早就通过北斗七星的斗柄方位来判断节气（图3–1–1）。

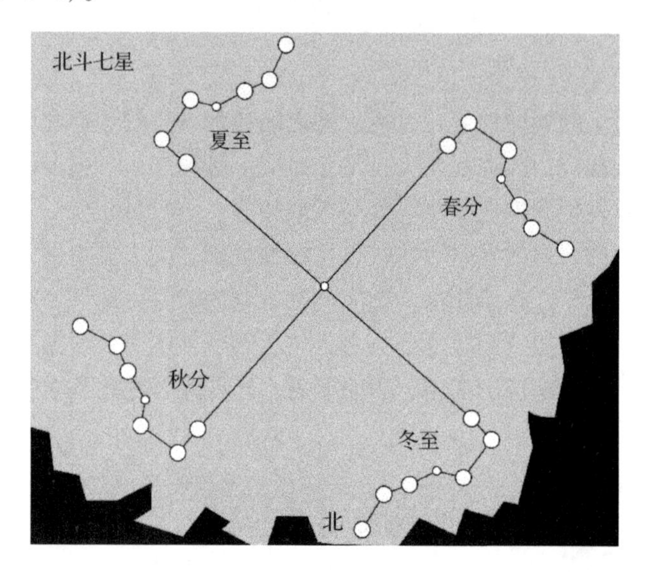

图3–1–1　北斗七星与节气

2. 七十二候

古人以一双慧眼和一颗细腻的心，观花开花落、雁来雁往，总结出了博大精深的二十四节气和七十二候。桂林古本《伤寒论》曰：“一年二十四气，节有十二，中气有十二，五日为一候，气亦同，合有七十二候，决病生死，此须洞解之也。”所以，一年分四季、二十四节气、七十二候。每候相对应一个物候现象，叫“候应”，表示一年中物候和气候变化的一般情况。七十二候的候应有两类：一类是生物候，其中有动物的，如鸿雁来、寒蝉鸣、蚯蚓出等；也有植物的，如桃始华、萍始生、禾乃登等（图3–1–2）。另一类是非生物候，属于自然现象，如水始冰、雷乃发声、土润溽暑等，内容非常广泛。

华夏文明传承了五千年，二十四节气和七十二候都是老祖宗在漫长的岁月积淀传承下来的智慧结晶，一直通向我们今天的生活。在这二十四节气及七十二候里，有亘古不变的宇宙天象，有应时而变的物候现象，有自然万物

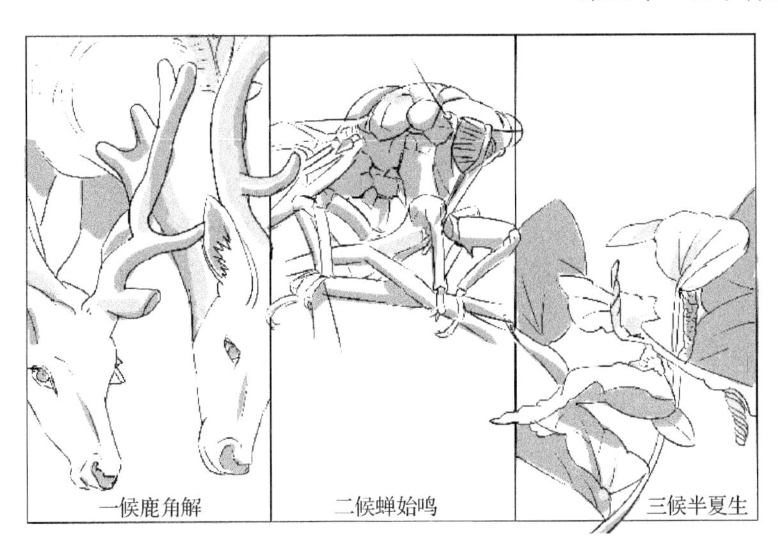

图 3-1-2　几个物候下的动植物

的交迭更替，宏大与精微极其微妙地交融在一起。每一候、每一节气、每一季，无不蕴含着天地万物对生命的仁爱。

（二）自然界的时间运行特点

1.《内经》年节律内涵

地球在太阳系中的运行轨迹为地球绕太阳 365 日为 1 个周期，即 1 年。地球绕太阳公转运行的同时也在绕自身轴心自转，在此期间，地球受太阳光线照射中直射、斜射的不同，产生了日照长短的不同，日照时间长则炎热，日照时间短则寒冷，形成了地球一年四季的周期性时间节律。在地球一年四时节律变化过程中，自然界万物都在经历着一个相应变动的过程。植物经历了发芽、生长、开花、结果、枯萎的生命周期，冬眠动物经历了活动、冬眠、苏醒、再活动的周期性往复过程。自然界的周年变化节律时刻影响着天地万物的生命周期活动。自然界中最典型的年节律就是自然界的春生、夏长、秋收、冬藏，自然界的寒来暑往形成了春、夏、秋、冬四时之气，相应的，它对动植物的影响也表现为生、长、收、藏 4 个方面，形成生物生命活动的基本年节律。

2.《内经》月节律内涵

月节律，为太阳、地球、月亮 3 个天体相对位移的过程中，月相所表现出的周期性节律变化。月节律变化对人体的影响是多方面的，人体生理病理变化、气血运行、功能活动均具有朔望的月节律。

月球对地球的引力主要表现在地球上的液体，主要为海水受到引力的影响产生相应的变化。月球对地球的引力随着天体运动而表现出强弱不同，地球上的液体随着月球引力强弱而变化，随着月相周期节律性改变而表现出节律性的升降运动。最典型的表现即是与月相同步变化的潮汐运动。

血液是人体内流动的液体，血液的运行依赖气的推动作用，气血的运行，与潮汐运动一样，也作为自然界的一种液体运动现象，受月相盈亏变化的影响。海水受日月引力作用，潮水涨落具有一定时间，人与天地自然相参，与日月运行相应，月满时，海水西盛，人体气血清和，肌肉充实；月缺时，海水东盛，人体气血较虚，肌肉消减。《素问·八正神明论》亦云："月始生，则血气始精，卫气始行；月郭满，则血气实，肌肉坚；月郭空，则肌肉减，经络虚，卫气去，形独居。是以因天时而调血气也。"

3.《内经》日节律内涵

日节律，即昼夜节律，指以24小时或接近24小时记为1个周期的节律，也是人体内最普遍的节律。

《素问·生气通天论》曰："夫自古通天者，生之本，本于阴阳。"人体的生命活动与自然界的变化息息相通。古人认为，自然界中一切事物的"理""法"之所以形成，其根本在于宇宙时空所呈现的周而复始的规律和准则。人与天地万物相通，天道循环呈现出一定的周期性，人们为了生存和发展，必须以一定形式与自然界万物发展的时空序列相适应协调，因此人体的生命活动就会呈现出有规律的周期性的时间结构变化，即"天人合一"的规律。

人体阴阳随自然界昼夜消长而产生的同步节律，可以看作是昼夜阴阳消长的日节律，在《素问·生气通天论》中指出："平旦人气生，日中而阳气隆，日西而阳气已虚，气门乃闭。"这种节律实际上是源于太阳的周日视运动，还有五时五脏主时日节律，通俗地讲就是一天中的每个时辰都会有一个脏腑"值班"。这些都是在一日中的所有时间节律。

二、时间与人体的关系

（一）时间与人体生理的关系

人体阴阳之气的盛衰消长、经脉气血的循环流注及脏腑的功能活动等有着明显的节律性，并会随着自然界的昼夜交替、四季变化、日月运行而出现周期性的变化，在《灵枢·岁露论》里即曰："人与天地相参也，与日月相应也。"

（1）人体的脉象受气血变化的影响而丰富多样。当季节更替、气候变换而使气血运行发生变化时必会引起脉象的不同变化。在《素问·脉要精微论》中谈道："万物之外，六合之内，天地之变，阴阳之应，彼春之暖，为夏之暑，彼秋之忿，为冬之怒，四变之动，脉与之上下，以春应中规，夏应中矩，秋应中衡，冬应中权。""四变之动，脉与之上下"，即人与天地相参，四时相应，脉象规矩权衡，相期而至，随四时阴阳的变化规律而呈现出周期性的变化。《素问·平人气象论》也谈到了："春胃微弦曰平……夏胃微钩曰平……长夏胃微软弱曰平……秋胃微毛曰平……冬胃微石曰平。"外界环境的变化时刻影响着人体的生命活动，人体适应这种变化的生理性调节可以反映在脉象上，也无不体现着"天人合一"的思想。

（2）人体气血的运行及盛衰，也会随着时间的变化而变化。《素问·四时刺逆从论》载"春气在经脉，夏气在孙络，长夏气在肌肉，秋气在皮肤，冬气在骨髓中"，《素问·脏气法时论》载"肝主春""心主夏""脾主长夏""肺主秋""肾主冬"，是从天人相应的观点阐释人体气血、脏腑在一年不同季节的分布特点。《素问·八正神明论》曰："天温日明，则人血淖液而卫气浮……天寒日阴，则人血凝泣而卫气沉。月始生，则血气始精，卫气始行；月郭满，则血气实，肌肉坚；月郭空，则肌肉减，经络虚，卫气去，形独居。"提出人体气血的运行及盛衰，不仅会随着季节气候的变化而变化，而且同日照之强弱、月郭之盈亏密切相关。

（3）人体的生理活动不仅随年、月的时间节律变化，而且在一日当中随着时间的不同也有一定的变化。《素问·生气通天论》中指出"平旦人气生，日中而阳气隆，日西而阳气已虚，气门乃闭"，说明人体之阳气会随平旦、日中、日西的不同而发生相应的变化。

（二）时间与人体疾病的关系

人体生理功能会随不同的时间节律发生相应的调整及应激性变化，从而保证人体正常的生理功能。可是，这种适应性的变化往往是有限的，外界的变化一旦超过机体的适应能力，便会直接打破机体内较为有序的周期性节律状态，进一步便可导致人体内阴阳气血、脏腑经络等相对稳定状态的紊乱，从而出现病理反应，引起疾病。

大自然气候的季节性、时序性变化存在着3种情况。其中一种正常情况便是常规的“气随时至”，即常规的季节时序的周期已到，相应的自然气候也应时而至，这种情况一般不会打破人体气血阴阳的稳态。而其他两种异常情况在《内经》中有所阐述。《素问·六微旨大论》云：“至而不至，来气不及也；未至而至，来气有余也。”说明自然界气候的季节性、时序性变化存在着这两种异常情况。一种是常规的季节时序周期已到，而相应的自然气候却没有应时而至；另一种是季节性的时序未至，而不应在此时有的自然气候已至。无论何种情况，都是气候与时序不相协调，打乱了人体有序的周期性节律状态，导致体内气血阴阳等稳态受到干扰，超过一定限度从而发生病理改变。各时序的变化都有着自己的特点和规律，除一般疾病以外，还常常会诱发一些季节病和流行性疾病，如《素问·金匮真言论》曰：“春善病鼽衄，仲夏善病胸胁，长夏善病洞泄寒中，秋善病风疟，冬善病痹厥。”在后世清代雷丰《时病论》中也有所谈及：“春季多春温、风温与伤风，夏季多泄泻、痢疾与寒中，秋季多疟疾、湿温与秋燥，冬季多咳嗽、伤寒与冬温。”

此外，由于人体内存有气血阴阳盛衰的生物节律，人体一旦发病，在一日内的病情变化也有着一定的规律。在《灵枢·顺气一日分为四时》中谈道：“夫百病者，多以旦慧、昼安、夕加、夜甚……朝则人气始生，病气衰，故旦慧。日中人气长，长则胜邪，故安。夕则人气始衰，邪气始生，故加。夜半人气入藏，邪气独居于身，故甚也。”阐明了病情在一日中的变化规律，并通过人体阳气的生、长、收、藏的变化，阐明了旦慧、昼安、夕加、夜甚的机制。根据这些理论，人们可以利用阳气的各种节律，安排日常工作、学习，以此来发挥人类的智慧和潜能，以求达到最佳的效果。同时，还可以指导人们的日常生活安排，提高人体适应自然环境的能力，使之为人类养生服务。

三、一月四时，日月星辰与人体的关系

人体的生物节律不仅受太阳的影响，还受月亮阴晴圆缺的影响。月球的引力对人的影响会类似于海洋潮汐那样对人体中的体液发生作用。月相的盈亏，对人体产生不同的影响。满月时，人体头部气血最为充实，内分泌最为旺盛，人在此时就相对容易激动。一些现代医学研究证实，女性月经周期的

变化、激素、体温、性器官的状态、免疫功能和心理状态等变化都以1个月为周期。

美国精神病学家利伯认为，人体的每一个细胞就像是一个微型的太阳系，具有微弱的电磁场，月亮产生的强大的电磁力能影响人的激素、体液和兴奋神经的电解质的复杂平衡，这就引起了人的情绪和生理的相应变化。

古人告诫我们，“顺四时者昌，逆四时者亡”。要按照春生、夏长、秋收、冬藏的特点来调整自己的生活，才能保证自己的身心健康。

四、子午流注

（一）子午流注的概念与意义

在前面我们已经谈到，人类为了更好地适应环境的节律变化，人体内的阴阳气血、精神情志等也会发生相应的改变，会具有同样高度的时间节律的生物活动特性，即“生物钟”现象。在2000多年前的古代，我们的祖先限于科技水平，并不能像现代科学认识得那样深刻，只能用气血流注学说来解释。而子午流注就是中国古人发现的一种规律，即人体中十二条经脉对应着一天的十二时辰（二十四小时制，每两小时为一时辰）。时辰在变，不同经脉中的气血也有盛有衰，就像一列运载气血的火车，每一时辰会将气血流注于一条经脉，进而这条经脉及所对应的脏腑就会进入工作旺时（图3-1-3）。通俗地理解，就是每到一时辰，就有一条经脉值班、管事。人之所以有这个规律，是因为人生活在天地自然之中，受天地之气的影响。和“春种一粒粟，秋收万颗子”一样，这种规律是客观存在的，不是有些人所谓的“玄学”。正因如此，我们更应该顺应自然的规律，在合适的时间做合适的事。

（二）子午流注的时间、脏腑经脉配属

天干又称十干，包括了甲、乙、丙、丁、戊、己、庚、辛、壬、癸。十二地支又简称为地支，即子、丑、寅、卯、辰、巳、午、未、申、酉、戌、亥。天干地支在子午流注中有两种含义，一是代表时间，二是配属了脏腑经脉。

（1）代表时间

天干与地支相配，可代表年、月、日、时，这里我们重点探讨其与时辰

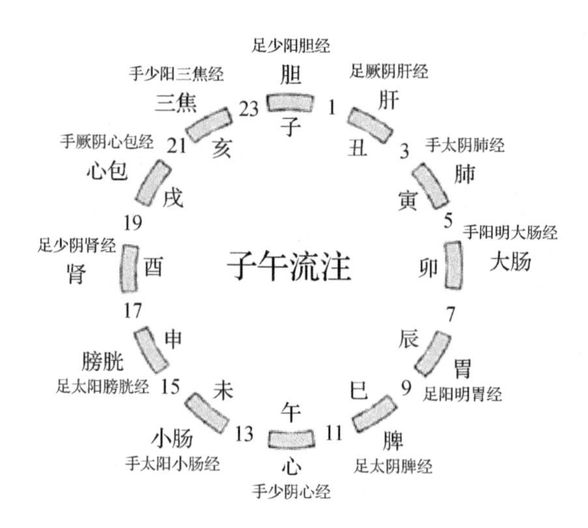

图 3-1-3　子午流注时间

的关系。每天十二时辰（一时辰等于两小时），用十二地支来代表。夜半子时为23：00—1：00，丑时为1：00—3：00，寅时为3：00—5：00，卯时为5：00—7：00，辰时为7：00—9：00，巳时为9：00—11：00，午时为11：00—13：00，未时为13：00—15：00，申时为15：00—17：00，酉时为17：00—19：00，戌时为19：00—21：00，亥时为21：00—23：00（表3-1-1）。

表 3-1-1　十二经脉营气流注及分配地支

时间	23:00—1:00	1:00—3:00	3:00—5:00	5:00—7:00	7:00—9:00	9:00—11:00	11:00—13:00	13:00—15:00	15:00—17:00	17:00—19:00	19:00—21:00	21:00—23:00
地支	子	丑	寅	卯	辰	巳	午	未	申	酉	戌	亥
经脉	胆	肝	肺	大肠	胃	脾	心	小肠	膀胱	肾	心包	三焦

（2）代表脏腑经脉

天干配合十二脏腑经脉是甲配胆和胆经，乙配肝和肝经，丙配小肠、三焦和小肠经、三焦经，丁配心、心包和心经、心包经，戊配胃和胃经，己配脾和脾经，庚配大肠和大肠经，辛配肺和肺经，壬配膀胱和膀胱经，癸配肾和肾经（表3-1-2）。天干配脏腑的依据在《素问·脏气法时论》中有所提及："肝主春，足厥阴少阳主治，其日甲乙……心主夏，手少阴太阳主治，其日丙丁……脾主长夏，足太阴阳明主治，其日戊己……肺主秋，手太阴阳明主治，其日庚辛……肾主冬，足少阴太阳主治，其日壬癸……"人体十二经脉气血流注随着十二地支时辰的推移而进行。这里的气血流注于哪一条经脉也就是说该哪条经脉值班的意思。人身经脉气血流注，会先从中焦开始，上注于肺经，然后依次经过大肠经、胃经、脾经、心经、小肠经、膀胱经、肾经、心包经、三焦经、胆经、肝经。时间从寅时开始，止于丑时，再流注于肺，如此循环往复，如环无端。

表 3-1-2　十二经纳天干

天干	甲	乙	丙	丁	戊	己	庚	辛	壬	癸
经脉	胆	肝	小肠 三焦	心 心包	胃	脾	大肠	肺	膀胱	肾

（三）子午流注与养生

详见第三章第三节"时辰养生"。

第二节　四时养生

一、四时的概念与特点

（一）四时的概念

四时分为一年四时、一月四时、一日四时。《礼记·孔子闲居》中谈道："天有四时，春秋冬夏"。一年四时即春、夏、秋、冬四季。春温、夏热、秋凉（燥）、冬寒是它的气候特点。自然界的生物在这种规律性气候变化的影响下，出现春生、夏长、秋收、冬藏等相应的适应性变化。一月四时即满月、新月、上弦月、下弦月，它的特点是盈、亏、涨、落。在《灵枢·顺气一日分四时》中谈道："以一日分为四时，朝则为春，日中为夏，日入为秋，夜半为冬"。这一日四时即一天之中的早、午、晚、夜，早温、午热、晚凉、夜寒。一日之中，人体阳气的变化规律为日出阳气升，日中阳气隆，日落阳气消，入夜阳气沉。

（二）四时的特点

四季春夏秋冬、一月盈亏涨落、一日四时寒热温凉的变化，总的来说是因为一个周期中阴阳消长平衡的变化形成的，即所谓："阴阳者，天地之道也，万物之纲纪，变化之父母，生杀之本始，神明之府也，治病必求于本"（《素问·阴阳应象大论》）。

1. 一年四时的特点

一年四季寒热温凉的变化，是一年中阴阳之气的消长所形成的。冬至阳生，由春到夏是阳长阴消的过程，所以有春之温、夏之热；夏至阴生，由秋至冬是阴长阳消的过程，所以有秋之凉、冬之寒。古人还通过对植物在四季更替中的变化总结出了四季的特点：春天万物复苏，绿意盎然，它的特点是"升发"；夏天枝繁叶茂，郁郁葱葱，它的特点是"成长"；秋天橙黄橘绿，硕果累累，它的特点是"收获"；冬天枝枯叶落，万物凋零，它的特点是"封藏"（图3–2–1）。

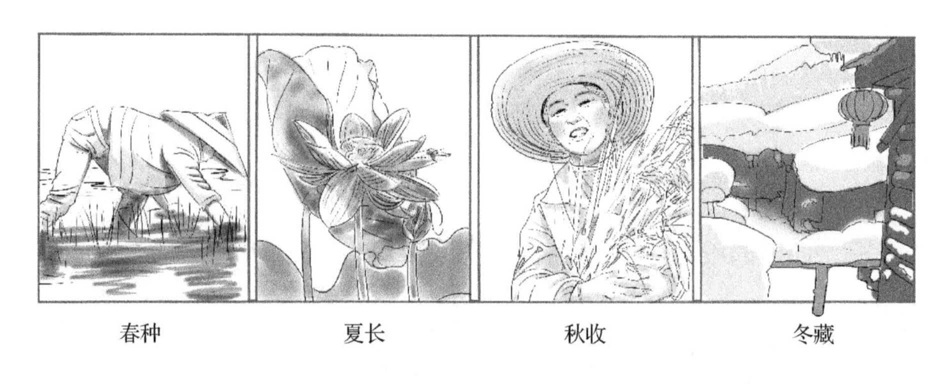

图3–2–1　四时特点

2. 一月四时的特点

在《内经》中就有"月始生，则血气始精，卫气始行；月郭满，则血气实，肌肉坚；月郭空，则肌肉减，经络虚，卫气去"的记载，其大概意思是说，月圆时，人体气血比较旺盛，而月缺时，人的气血较虚（图3–2–2）。月亮盈亏变化直接影响到人的气血、经络之气的盛衰，这种变化对防病治病和养生保健具有奇妙的效果。

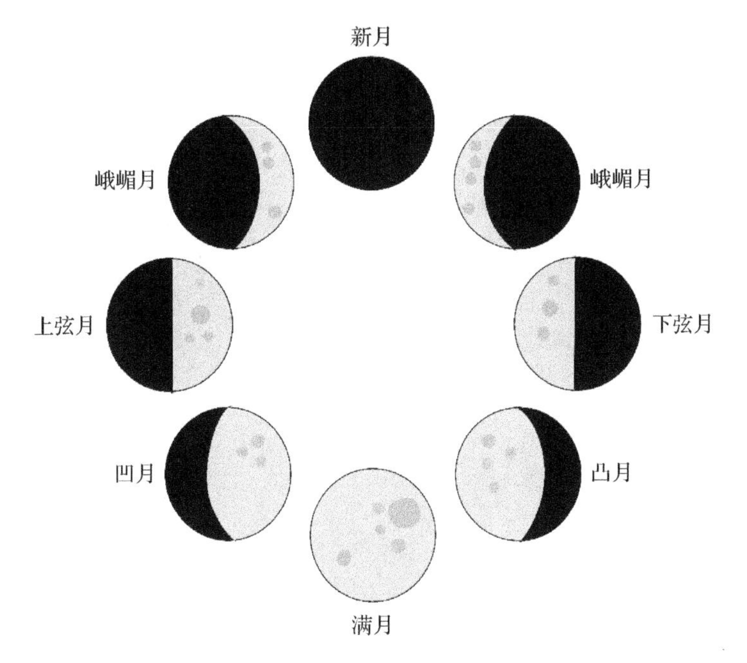

图 3-2-2 月相变化

3. 一日四时的特点

一日四时的变化也会根据一天当中阴阳之气的消长而有所变化。日出之时，太阳慢慢升起，阳气渐长而“温”；日中太阳挂于天上，阳气旺盛而“热”；日入黄昏之时太阳慢慢落山，阳气渐消而“凉”；入夜太阳也下班回家休息了，自然界都进入了阴盛的阶段，阳气虚而“寒”。故《素问·生气通天论》中说道：“故阳气者，一日而主外，平旦人气生，日中而阳气隆，日西而阳气已虚。”

二、顺四时养生的基本原理

《素问·宝命全形论》中曾有言“人以天地之气生，四时之法成”，提出顺应四时是养生中的重要内容，深谙养生之道法的古人明白，人体内在的改变与自然界的变化是相互呼应、相互关联的，只有顺应自然界的气候变化规律来调养生息，方能避免外邪入体，取得最大获益。顺应四时养生保健的基本原理就是“天人相应”。所谓天人相应，就是指人生于天地之间、生于宇宙之中，人的一切生命活动与大自然的变化息息相关。

养生强调要顺应自然界的季节气候变化，与天地阴阳保持协调平衡，以使人体内外环境和谐统一。

《内经》说“故智者之养生也，必顺四时而适寒暑”，是中医养生学里的一条极其重要的原则，也可以说是长寿的法宝。四时养生，就是指按照一年四季气候阴阳变化的规律和特点进行调养，从而达到养生和延年益寿的目的。最简单的方法，即一年四季根据气候变化来增减衣物（图 3-2-3）。人类作为自然界的一部分，不能脱离客观自然条件而生存，而是要顺应四时的变化以调摄人体，达到阴阳平衡、脏腑协调、气血充盛、经络通达、情志舒畅的养生保健目的。

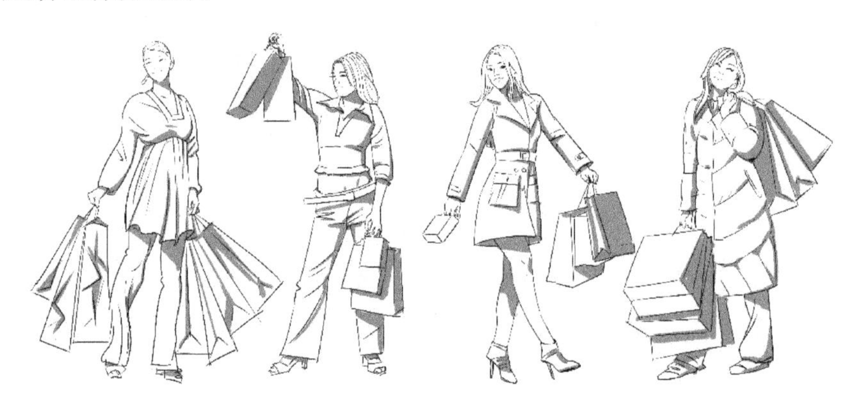

图 3-2-3　四时的衣着

“春生夏长，秋收冬藏，是气之常也，人亦应之。”《内经》认为，人的生命活动与大自然有着息息相通的关系，人体要保持健康，必须维持人与自然规律的协调统一。“人与天地相参也，与日月相应也”“人以天地之气生，四时之法成”。人是大自然的产物之一，必然受大自然四时季节气候和环境的影响和制约。人体的五脏六腑、经络气血的活动与大自然春夏秋冬四时气候的消长变化相互通应，密切联系。《内经》根据春、夏、秋、冬四季的特点提出不同的养生防病方法，并指出如违背四季养生法则不仅会影响当季主令脏腑的病变，也可能对下一季节身体的其他脏腑产生危害。春天怎么养生、夏天怎么养长、秋天怎么养收、冬天怎么养藏，顺应四时为第一条。《内经》说：“人以天地之气生四时之法成……不法天之纪，不用地之理，则灾害至矣。”人在大自然中诞生、生存，遵循四季更替等自然规律繁衍生命。如果不遵循天之纪、地之理，即违背大自然的规律，那么灾祸就会降临。

三、四时变化与人体的关系

大自然四时气候变化对生物和人体的影响是巨大的，而且是多方面的。主要体现在以下几个方面。

（一）四时与人体气血变化的关系

《素问·八正神明论》指出："天温日明，则人血淖液而卫气浮，故血易泻，气易行；天寒日阴，则人血凝泣而卫气沉。"这句话的意思是说，气候温和，天气晴朗的时候，人的血液运行流畅，而卫气充盈浮于肌表，血容易泻，气容易行；天气寒冷，日色阴霾时，则人的血液运行凝涩，而卫气沉潜于里。

此外，春天人的气血有从内脏向四肢调动的趋势。到了夏天，气血都主要调动到外面去了，而内里是空虚的，所以夏天过食寒凉之物容易闹肚子。秋天，人体气血开始从外面往里走。到了冬天，人的气血都藏在身体里面，而外面不足，就容易被外邪侵犯。

（二）四时与津液代谢的关系

在《灵枢·五癃津液别》中指出："天暑衣厚则腠理开，故汗出……天寒则腠理闭，气塞不行，水下留于膀胱，则为溺与气。"春夏阳气发泄，气血易趋向于表，故有皮肤松弛、疏泄多汗等表现；秋冬阳气收藏，气血易趋向于里，表现为皮肤致密、少汗多溺等。

（三）四时与脏腑经络的关系

自然界四时阴阳与人体五脏在生理和病理上有密切关系。故《内经》有"肝旺于春""心旺于夏""脾旺于长夏""肺旺于秋""肾旺于冬"之说。《素问·四时刺逆从论》又指出"春气在经脉，夏气在孙络，长夏气在肌肉，秋气在皮肤，冬气在骨髓中"，说明经气运行随季节而发生变化。所以，要根据四时变化、五行生克制化之规律，保养五脏，进行针灸保健治疗。

（四）四时与疾病的关系

大自然有六种自然的气候变化：风、寒、暑、湿、燥、火，如果他们是正常的气候变化且“气随时至”就称为“六气”，换句话说就是某种气候在该来的时候来，且不会太过猛烈或不足，这样对一切生物是有利的，也是必需的。如果气候正常，人又顺之，则两相得宜而健康长寿。反过来，异常的气候变化并引起疾病者就被称为“六淫”（图 3–2–4）。人体如果不能适应四时六气的变化，那么就很有可能危害健康而滋生疾病。四时气候各有不同，每一个季节都有不同的特点，一般春季多生温病、夏季多生暑病、长夏多生湿病、秋季多生燥病、冬季多生痹病。

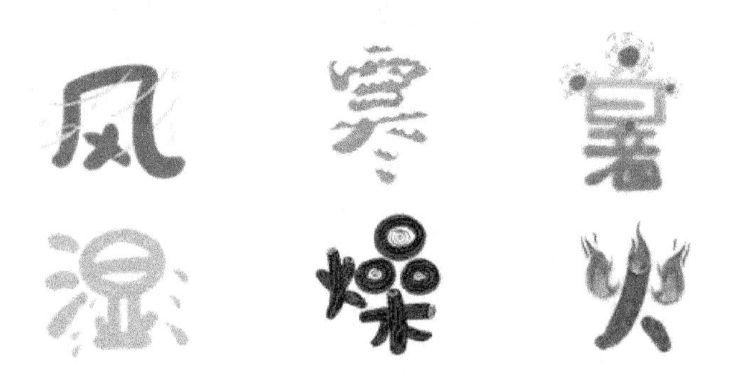

图 3–2–4　六淫邪气

此外，在正常情况下，随着不同季节的变化，气候也发生相应的变化，每一季节有不同的气候，这就是季节的主气。春之主气为风，夏之主气为暑，长夏之主气为湿，秋之主气为燥，冬之主气为寒。季节与主气的变化与人体的生理变化也有着十分密切的关系。

（五）四时与情志的关系

人的情绪变化是与四时变化密切相关的，养生要按照大自然生长收藏的变化规律来调摄精神，以起到养生的作用。这样的观点在清代高士宗的《素问直解》里面也有所阐述：“四气调神者，随春夏秋冬四时之气，调肝心脾肺肾五脏之神志也。”在中医理论里，我们人体的脏腑与“四时”和情志变化都联系在了一起，它们的具体关系是春气通于肝，肝在志为“怒”；夏气通于心，心在志为“喜”；长夏气通于脾，脾在志为“思”；秋气通于肺，肺在志为“悲”；冬气通于肾，肾在志为“恐”。这揭示了人体情志变化与自然变化相应的规律。

四、四季养生总则

（一）顺应自然

人体的一切生命活动都必须顺应四时阴阳消长、转化的客观规律，即要遵循“天人合一”的规律。人在春夏之时，要顺其自然保养阳气，秋冬之时，亦应保养阴气，故有“春夏养阳，秋冬养阴”之说。这就要求人们凡精神活动、起居作息、饮食五味等都要根据四时的变化，进行适当的调节。在作息时间上，也要顺应四时的变化，做到“起居有常”，春夏“晚睡早起”，秋季“早睡早起”，冬季“早睡晚起”。在饮食五味上，摄取更要有规律，过饥、过饱或饮食偏嗜均能伤害脏腑，影响身体健康，蔬菜瓜果的食用也要有一定的季节性。

（二）形神共养

形乃神之宅，神乃形之用。故养神既可以保形，保形也可以摄神，二者相互支持，密不可分。

所谓“养形”，主要指脏腑、气血津液、肢体、五官九窍等形体的摄养，“形乃神之宅”，故只有形体完备，才能有正常精神的产生。养形的具体内容非常广泛，凡调饮食、节劳逸、慎起居、避寒暑等摄生方法，以及体育锻炼等健身运动，大多属于养形的重要内容。

所谓“养神”，主要是安定情志、调摄精神。在正常情况下，“神”是机体对外界各种刺激因素的“应答性反应”。它不仅体现了生命过程中正常的心理活动，而且可以增强体质、抵抗疾病、益寿延年，如果情志波动过于剧烈或持续过久，超过了人体生理的调节范畴，则会伤及五脏，影响人体的气血阴阳，导致多种疾病的发生。

所以，中医养生十分重视精神摄养，要求人们思想上安定清静，心境坦然，不暴发喜怒，不贪欲妄想而耗神伤正，尽量减少不良的精神刺激和过度的情志波动，以保持心情舒畅、精神愉快。这样，则人体的气机调和，血脉流畅，正气充沛，形体康健，抗病能力增强，就可以减少疾病的发生。

（三）动静结合

“气血极欲动，精神极欲静”，既倡导“养身莫善于动”，又认为“养静为摄生之首务”。只有动静结合，才能达到养生防病的目的。动，包括劳动和运动两层意思，诸如“太极拳”“八段锦”“五禽戏”“易筋经”等（图3-2-5、图3-2-6）。坚持这些健身运动，可以调畅气机、通利气血、活动关节，从而增强机体稳定性和抗病能力。

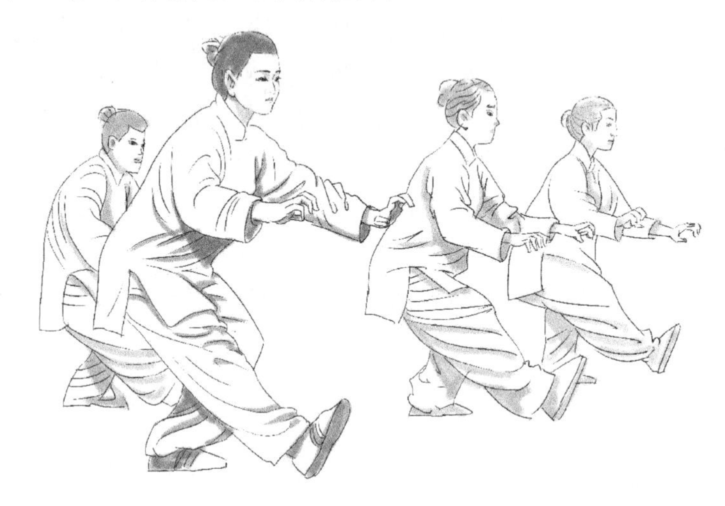

图 3-2-5　练功养生

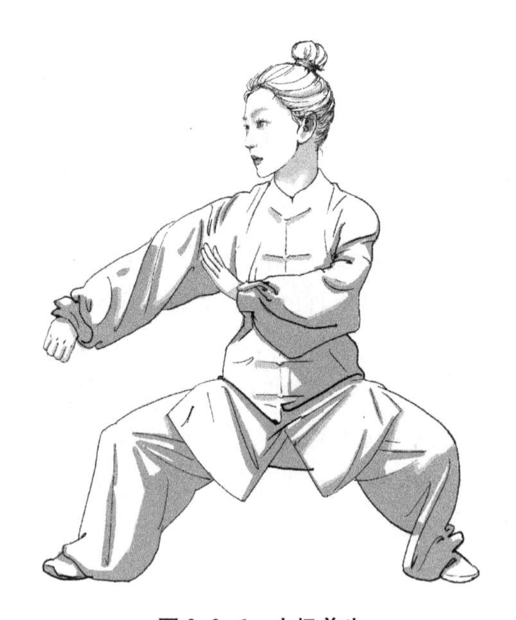

图 3-2-6　太极养生

静，又称“清静”，包括精神上的清静和形体活动的相对安静状态，是与“动”相对而言，在中医养生上也占有重要地位。气功中的静功一般没有肢体的运动，它通过一定的体态姿势、特定的呼吸方法及特定的意念活动，在“静”的状态下，进行内部的自我锻炼和调节，从而达到对机体的“调整”、“修复”和“建设”的目的。

《经史百家医录》中指出“能察动静作息之机，自无过与不及之衍”，即指“动”和“静”都要适度，太过或不及都会影响人体的健康，导致疾病的发生，如《素问·宣明五气》说：“久视伤血，久卧伤气，久坐伤肉，久立伤骨，久行伤筋。”因此，勤运动，要注意适度；勤用脑，要思而不怠。动而不至大疲，静而不至过逸。

五、四季养生保健

（一）春季养生

在《素问·四气调神大论》中有记载：“春三月，此谓发陈。天地俱生，万物以荣，夜卧早起，广步于庭，被发缓形，以使志生，生而勿杀，予而勿夺，赏而勿罚，此春气之应，养生之道也。逆之则伤肝，夏为寒变，奉长者少。”

根据传统节气的划分，从立春开始一直到立夏前为“春三月”，这个时期万物阳气上升，天气逐渐变暖，大自然进入“万物升发”的季节。

1. 春季气候特征与人体生理变化

春季气候渐温，万物复苏，阳气升发。中医理论认为，春气与肝相通，肝木应春，宜舒畅条达。肝体阴而用阳且主疏泄，肝能够调动人体的气血、气机等活动，从而更好地发挥功能。春天到来的时候，气血从内往外走，主要功能在肝。

2. 春季常见疾病

春季万物升发，易生风邪。风邪有以下几个致病特点。

（1）风为阳邪，其性开泄，易袭阳位

风为阳邪，它具有升发、向上、向外的特点。所以风邪这种邪气，就喜欢侵袭人体属于阳的部位。那我们怎么知道自己身上哪些部位属于阳，哪些部位属于阴呢？我们就先来简单讲一下中医学中阴阳的划分。

在《素问·阴阳应象大论》中有所提及，这种分法是最直白、最简单

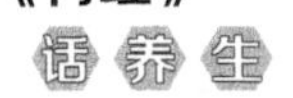

的："水火者，阴阳之征兆也"。中医学以水火作为阴阳的征象，水为阴，火为阳，反映了阴阳的基本特性。如水往低处流，水性寒而属于阴；火性热而炎上，火是温热的就属于阳。按其运动状态，水比火相对要安静一些，火较水相对要活跃一些。寒热、上下、动静等，如此推演下去，即可以用来说明事物的阴阳属性。所以划分事物或现象阴阳属性的标准是凡是属于运动的、外向的、上升的、温热的、明亮的、功能的等都是属于阳的范畴；凡是静止的、内在的、下降的、寒凉的、晦暗的、物质的等都是属于阴的范畴。由此可见，阴阳的基本特性，是划分事物和现象阴阳属性的依据。

所以，我们的身体，头面部、肌表、腰背这些部位都是属阳的。风邪上扰头面，则见头晕头痛、头项强痛、面肌麻痹、口眼歪斜等。风邪客于肌表，可见恶风、发热等表证。因其性开泄，具有疏通、透泄之性，故风邪侵袭肌表，使肌腠疏松，汗孔开张，从而出现汗出、恶风等症状。此外，我们的肺为五脏六腑之华盖，伤于肺则肺气不宣，故见鼻塞流涕、咽痒咳嗽等。

（2）风邪善行而数变

大自然中所吹的风一定是会到处活动的，不然一团空气只是待在原地，是不可能形成风的。这点很容易理解。风善动不居，易行而无定处。"善行"是指风邪具有易行而无定处的性质，所以其致病有病位游移、行无定处的特性，和大自然中行走不定的风一样。如风疹、荨麻疹在身上到处都可以发病，皮损到处都可以有，而且此起彼伏。

"数变"是指风邪致病具有变化无常和发病急骤的特性。如风疹、荨麻疹之时隐时现，癫痫、中风之猝然昏倒、不省人事等。因其兼挟风邪，所以才表现为发病急、变化快。总之，以风邪为先导的疾病无论是外感还是内伤，一般都具有发病急、变化多、传变快等特征。

（3）风性主动

风邪致病具有动摇不定的特征，和风喜欢到处活动的特点一样。常表现为眩晕、震颤、四肢抽搐、角弓反张、直视上吊等症状，故称"风胜则动"。如外感热病中的"热极生风"，内伤杂病中的"肝阳化风"或"血虚生风"等证，均有风邪动摇的表现。

（4）风为百病之长

风邪是外感病因的先导，寒、湿、燥、热等邪往往依附于风而侵袭人体。春季乍寒乍热，如果抵抗力稍微弱一点，就很容易被夹杂的风寒之邪或风热之邪侵袭而感冒。

需要注意的是，风虽为春季主气，但终岁常在，四季皆有。故风邪引起的疾病以春季为多，但不仅仅局限于春季，其他季节均可发生。此外，春气气候渐温，各种致病菌也开始大量繁殖，所以春季也比较容易患传染病，如流行性感冒、流行性脑脊髓膜炎、肠道传染病等。

3. 春季养生要点

春为四时之首，万象更新之始。“春三月，此谓发陈。天地俱生，万物以荣”。春回大地，阳气升发，冰雪消融，蛰虫苏醒。大自然一派生机勃勃、欣欣向荣。因此，春季养生在精神、饮食、起居等方面，要顺应春季阳气升发、万物始生的特点。

（1）精神养生

春属木，与肝相应。肝主疏泄，在志为怒，喜条达而恶抑郁。所以，春季养生，要力戒暴怒，不能忧愁伤感，要做到心胸开阔，乐观条达。我们随便想想树木生长的过程就知道，树枝是往外往上不断地生长的，如果一味地往内生长，那这棵树最后是长不大长不壮的。肝气就和这里的树枝是一样的道理，一定要往外向上，心情乐观条达，绝不能一直抑郁、伤感。

（2）起居养生

春回大地，人体的阳气开始趋向于体表，皮肤腠理逐渐舒展，除了要防范风邪，还要注意起居的问题。这个时间气血对肌表的供应增多，反过来，体内的脏腑及脑的供血就相对减少。加之春季可能还没有完全从冬季的“晚起”状态调整过来，容易睡懒觉，人体阳气得不到升发，人们在这个时候也往往容易犯困，也就是俗称的“春困”。因此，我们要“夜卧早起”，去户外放风筝、打球等，帮助阳气的升发。

（3）饮食调养

春季阳气初升，宜食用辛甘发散之品，而不适合食用酸收之味。中医上讲，酸味，具有收涩之性，不利于阳气的升发和疏泄，而且很容易影响脾胃的运化功能。所以在《摄生消息论》里面提到：“当春之时，食味宜减酸益甘，以养脾气”。一般说来，为了适应春季阳气升发的特点，为扶助阳气，就应该食用辛温发散的食物，如葱、香菜、姜、枣、花生等。还有一种观点是说，食用一些“发芽之物”，和大自然的植物开始发芽生长一样，也有助于人体的生长和阳气的升发，如豆芽、椿芽这一类。还有就是生冷黏杂之物则应少食，以免损伤脾胃。

(4) 运动养生

在寒冷的冬季里，人体的新陈代谢相对缓慢，各脏腑器官的阳气都有不同程度的下降，因而入春后应加强锻炼。比如到一些空气清新的地方，如公园、森林、广场、河边等，打球、跑步、做操，形式不拘，各取所好。尽量多活动，使阳气升发起来，符合我们中医“春夏养阳”的要求。但我们需要尽量避免静坐，免生郁气，碍于舒发。

(二) 夏季养生

“夏三月，此谓蕃秀，天地气交，万物华实，夜卧早起，无厌于日，使志无怒，使华英成秀，使气得泄，若所爱在外，此夏气之应，养长之道也。逆之则伤心，秋为痎疟，奉收者少，冬至重病。”

根据节气的划分，从立夏开始到立秋之前为“夏三月”，此时阳气充盛，天气炎热，酷暑潮湿，大自然进入“万物旺盛”的季节。

1. 夏季气候特征与人体生理变化

在夏天的这三个月中，阳气下济，地热上蒸，天地之气充分交合，其间清气充实，是自然界万物生长最茂盛、最华美的季节。夏季气候渐热，甚则烈日酷暑，人体阳气在大自然的鼓动下更多地行于人体表面，所以夏季一般人们都精神饱满、情绪外向，新陈代谢旺盛。但相对的，外部阳气充足，人体内部阳气就相对空虚了。但总体上显现出夏季万物华实的特点。夏季与其他季节不同的是，有一阶段呈现出湿热交蒸的气候特点，不仅气温高而且雨水多、湿度大，最为潮湿闷热。中医把这一阶段称为长夏，人们容易感受暑湿之邪而患病。

2. 夏季常见疾病

夏季烈日酷暑，暑邪为重。暑邪有以下致病特点。

(1) 暑性炎热

暑为夏月炎暑，盛夏之火气，具有酷热之性，火热属阳，所以暑属阳邪。暑邪伤人多会表现出一系列阳热的症状，比如人们在感受暑邪之后往往会出现高热、心烦、面赤、烦躁这些症状，称为伤暑（或中暑）。

(2) 暑性升散

升散，即上升发散之意。在介绍风为阳邪的时候就谈到过风邪易袭阳位，暑邪也可以从升散这方面把它归入阳邪当中。升，就是说暑邪易于上犯头目，内扰心神。散，是指暑邪为害，容易消耗人体内的气和津液，往往会导致我们大量流汗。汗也是人体的津液，汗出过多，津液亏损，就会有一些口渴、尿少尿赤的症状。中医认为，我们在大量汗出时，气往往随着人体津液的外泄，而悄悄跑出来离开人体，从而导致气虚，所以就可以见到很多人在感受暑邪之后感觉浑身乏力，就是因为人体的气随着汗液流失了，在中医称之为伤暑。如果症状程度更重，气短乏力，甚则突然昏倒、不省人事，就叫作中暑。暑热之邪，不仅耗气伤津，还可扰动心神，而引起心烦闷乱而不宁。

（3）暑多挟湿

夏季不仅气候炎热，且常多雨而潮湿，尤其是川渝地区，湿热交加，浑身不爽。湿性重着黏滞，湿热的临床特征除发热、烦渴等暑热症状外，还常兼见四肢困倦、胸闷呕恶、大便溏泄不爽、大便容易黏便池等湿阻症状。

3. 夏季养生要点

夏季烈日炎炎，雨水充沛，万物竞长，日新月异。“夏三月，此谓蕃秀；天地气交，万物华实”。夏季养生要顺应夏季阳盛于外的特点，注意顾护阳气，着眼于一个“长”字。同时还需防止邪气入侵体内。

（1）精神养生

夏属火，与心相应，在烈日炎炎的夏季，要重视心神的调养。《素问·四气调神大论》中指出：“使志无怒，使华英成秀，使气得泄，若所爱在外，此夏气之应，养长之道也。”因此，夏季要心平气和，快乐舒畅，精神饱满。如果整日心烦气躁、懈怠厌倦，皆非所宜。

（2）起居养生

夏季作息，宜“夜卧早起”，和春季一样，以此来适应大自然阳盛阴衰的变化。要特别强调的是，夏日炎热，皮肤腠理开泄，寒邪易于乘虚而入。可能就会有人问了，大热天的哪里来的寒邪？其实不然，现代社会，空调早已进入了千家万户，除此之外，交通工具、商场、饭馆等，哪个地方大夏天的不开空调呢？我们在室外待久之后，皮肤腠理开泄，这时候如果突然进入一个室内外温差较大的房间，那么寒邪就会钻你这个空子，从腠理毛孔的缝隙钻入人体，导致人们出现一种类似于风寒夹湿感冒的症状，厌倦乏力、怕冷发热、困倦等，这就是中医所说的“阴暑”。

同样，我们也不能因为天气炎热就整天待在空调房里面不出来，这样对人体也是有害的。因为在空调房里面，我们是不会怎么出汗的，而汗液又是我们排出代谢废物的一种途径，这条路堵了，久而久之，身体里面的代谢废物就会更多的堆积在人体内。时间长了，就可能会有一种说不上来的憋闷感，也就是俗称的“空调病”。因此在避暑的同时，也要在室外温度降下的同时，进行适当的体育锻炼，来帮助身体代谢废物的排出。

（3）饮食养生

夏季阳盛于外，相对的“里”就阳气不足，因此夏季饮食不能太过寒凉，如若过食，则可能会损伤中焦脾胃，导致吐泻。可以适当地食用一些清热解暑、利湿的食物，如绿豆、西瓜、黄瓜、薏苡仁等。不宜多吃寒凉之物，如雪糕、冷饮等。此外，夏季致病微生物容易繁殖，食物很容易腐败变质，肠道疾病很容易发生。因此，无论是在家里就餐还是外出饮食，都需要注意饮食卫生，以防病从口入。

（4）运动养生

夏季的运动宜在温度凉爽时进行，清晨或傍晚，场地可以选择空气新鲜处。不宜剧烈运动，汗出过多，不仅损伤了人体津液，还伤了阳气（气随津脱）。如果汗出过多，可适当饮用糖盐水或者绿豆汤（加盐和糖），不要一次性饮用大量冷水甚至是冰水，会直接损伤中焦脾阳。运动后也不要立即用冷水洗头、淋浴，否则，寒邪和湿邪也会趁着打开的腠理毛孔而进入人体，造成疾病。

（三）长夏季节养生

《素问·六节藏象论》王冰次注云：“长夏者，六月也。土生于火，长在夏中，既长而旺，故云长夏也。”《素问·脏气法时论》王冰次注云：“长夏者，谓六月也。夏为土母，土长干中，以长而治，故云长夏。”这里六月即农历六月，相当于我们新历的七月份左右，此时气候最为潮湿，空气中湿度大，由脾所主，故称“脾主长夏”。此时也差不多是在一年的中间，也符合“脾居中央”的观点。

另外还有一种是“脾不主时”的观点。《素问·太阴阳明论》：“脾者，土也，治中央，常以四时长四脏，各十八日寄治”，意思就是说脾主长夏，即每季的最后 18 天。正如著名明代医学家张景岳所说：“春应肝而养生，夏应心而养长，长夏应脾而养化，秋应肺而养收，冬应肾而养藏。”长夏虽由脾所主，但从时间来说却又不是很合理，时间搭配不均匀。长夏是从夏季分出的 1 个月，那夏季就只有两个月，而春、秋、冬则各为 3 个月。这样一来中医为了均衡这个时间，又云“脾不主时”，即在每季之末各匀出 18 天由脾所主。18 ×4 =72 天，3 个月减去 18 天还有 72 天，如此则每季皆是 72 天。《素问 · 太阴阳明论》“帝曰：脾不主时何也？岐伯日：脾者土也，治中央，常以四时长四脏，各十八日寄治，不得独主于时也。”

长夏这个季节很特殊，因为他并不在人们所熟知的一年四季春夏秋冬里面，但他在中医当中又十分重要，对养生来说又是不可缺少的一部分，因此把他纳入“四季”养生的范畴之内。而本书从养生的观点来看主要想从长夏湿邪为患的角度来谈养生，故采纳第一种观点。

1. 长夏气候特点及人体生理变化

长夏季节，是一年中湿气最重的时候。正常情况下，湿可润万物、促生长。但湿气太过或人体运化水湿的能力下降，则会引起疾病，称之为“湿邪”。湿具有重浊、黏滞、趋下的特性，为长夏主气。湿可因涉水淋雨、居处伤湿，或以水为事。湿邪为患，四季均可发病，且其伤人缓慢难察。

2. 长夏常见疾病

夏秋之交，湿热熏蒸，湿气最盛。湿邪有以下的致病特点。

（1）湿为阴邪，易阻气机，损伤阳气

湿性类水，水属于阴，故湿为阴邪，而阴邪又是偏向于静的。所以湿邪侵及人体，留滞于脏腑经络，很容易使经络上的气血运行失常。如果湿邪阻碍了胸胁，影响肺的呼吸则可能导致胸闷气短；湿邪困于脾胃，那么脾胃的运化功能也会受到影响，所以七月很多人会有不思饮食、纳谷不香、腹胀腹泻的表现。由于湿为阴邪，阴胜则阳病，故湿邪为害，易伤阳气。脾主运化，喜燥而恶湿，脾对湿邪又十分敏感。因此，湿邪侵袭人体，必困于脾，使脾阳不振，运化食物和水气的能力下降。

（2）湿性重浊

所谓的“重”，即沉重、重着之意。所以湿邪致病，其临床症状有沉重的特点，如头重身困、四肢酸楚沉重等。如果湿邪侵袭我们的皮肤肌肉，清阳不能伸展，则头昏沉重，就像用湿毛巾裹住脑袋一样，脑袋始终昏昏沉沉的；湿邪侵犯筋骨关节，也会出现对应部位的重着的表现。而所谓“浊”，即秽浊垢腻之意。故湿邪为患，容易出现排泄物和分泌物秽浊不清的现象，如湿浊在头面部则面垢、眼屎多；湿滞肠道，则大便溏泻或者大便容易黏便池，用水冲不干净；湿气侵犯女性前阴，则白带就会增多。

（3）湿性黏滞

“黏”即黏腻；“滞”，即停滞。所谓黏滞是指湿邪致病具有黏腻停滞的特性。这种特性主要表现在两个方面：一是症状的黏滞性，即湿病症状多黏滞而不爽，如大便黏腻不爽、小便涩滞不畅，以及分泌物黏浊和舌苔黏腻等；二是病程的缠绵性，表现在起病缓、病程长、不易愈等特点。这种情况需要找中医进行调理，属于疾病范畴，故不在养生范畴内。

（4）湿性趋下

水往低处流，水性就下，湿为水之散，故湿邪有下趋之势，容易侵犯人体下部。其病多见下部的症状，如水肿多以下肢较为明显。其他如带下、小便浑浊、泄泻、下痢等，亦多由湿邪下注导致。但是，湿邪浸淫，上下内外，无处不到，非独侵袭人体下部。

3. 长夏的养生要点

长夏季节，湿邪为重，故长夏养生着重在于“除湿”。

（1）情志养生

夏天酷暑难耐，长夏更加闷热，往往令人心烦，而烦则更热，所以情志上宜宁心静神。古人云“夏三月，欲安其神者”，应“澄和心神，外绝声色，内薄滋味，可以居高，朗远眺望，早卧早起，无厌于日，顺于正阳，以消暑气”。为了避免暑热，不仅宜在洁净而空敞之处纳凉，更宜“调息净心，常如冰雪在心，炎热亦于吾心少减；不可以热为热，更生热矣”，心静自然凉是也。

（2）起居养生

长夏要防止湿邪侵袭，在居住环境上就要切忌潮湿。因此，要做到以下几点：①居室一定要做到通风、防潮、隔热；②床铺整洁：夏天炎热，易生菌，保持床铺整洁不但可以使人有个良好的睡眠环境，而且还可以有好的睡眠心情；③注意卧室温度、湿度的调节：一般舒适的温度为 20～26 ℃，相对湿度以 50%～70% 为佳，20 ℃以下会使人寒冷，而超过 26 ℃会使人有热的感觉，表现为难以入睡，甚至掀开被子。

（3）饮食养生

长夏季节湿热较重，故饮食上食用清利湿热、健脾化湿的食物为佳。清利湿热的食物有绿茶、冬瓜、西瓜、白菜、莴笋等；健脾利湿的食物有薏苡仁、白扁豆等。此外，该季节饮食还不能太过油腻，以防止内生湿邪。

（4）运动养生

以适当出汗为度，以帮助人体排出湿气。但切忌不可大量出汗，以防损伤人体津液。

（四）秋季养生

“秋三月，此谓容平。天气以急，地气以明，早卧早起，与鸡俱兴，使志安宁，以缓秋刑，收敛神气，使秋气平，无外其志，使肺气清，此秋气之应，养收之道也。逆之则伤肺，冬为飧泄，奉藏者少。”

秋三月是从立秋到立冬之前。秋季是从盛夏到寒冬的过渡季节，天气由热转凉，天气比较干燥，早晚温差较大。秋季万物肃降，一派肃杀。

1. 秋季气候特点与人体生理变化

燥为秋之主气，燥邪容易损伤人体的津液，造成疾病。中医认为，肺属金，通于秋气，而肺有一个生理特点就是“喜润恶燥”，因此燥邪对肺的影响是最大的。而且整个秋季被秋分分为前后两个部分。秋分以前更靠近夏天，偏温热，在燥邪中夹杂着残留的一点“夏热之气”，称之为“温燥”。秋分之后，更靠近冬天，偏寒冷，因此在燥邪中又有一点寒邪存在，称之为“凉燥”。无论哪一种燥邪，都是以损伤人体津液为最主要的。

2. 秋季常见疾病

秋季气候干燥，以燥邪为患。燥邪的致病特点如下。

（1）燥胜则干

燥与湿相对，燥邪为害，最容易耗伤人体的津液，形成阴津亏损的病变，那么我们就会表现出各种干涩的症状，诸如皮肤干涩皲裂、鼻干咽燥、口唇燥裂、毛发干枯不荣、小便短少、大便干燥等。

（2）燥易伤肺

在中医脏腑理论中，因为肺在胸腔内的解剖位置最高，所以认为肺为五脏六腑之华盖。其性喜清肃濡润而恶燥，称为娇脏。肺主气而司呼吸，直接与自然界大气相通，且外合皮毛，开窍于鼻，燥邪多从口鼻而入。燥为秋之主气，与肺相应，故燥邪最易伤肺。燥邪犯肺，使肺津受损，宣肃失职，从而出现干咳少痰，或痰黏难咳，甚至是伤津太过而痰中带血，以及喘息胸痛等。燥为秋季主气，与肺相应。燥邪以干涩伤津和易于伤肺为最重要特征。

3. 秋季的养生要点

秋季气候逐渐由热转凉，这是大自然的阳气逐渐收敛、阴气悄然生长的时期，是由阳盛转变为阴盛的一个中间时期，这是万物收获的季节。人体与自然相应，同样人体的阴阳变化也开始向阳消阴长过渡。所以呢，秋季养生，都需以“收敛”为总则。

（1）情志养生

肺通于秋，肺在志为悲，悲忧易伤肺。秋季，秋高气爽、花木凋零、草木枯落，难免会引发人们心中凄凉、垂暮之感，产生一些忧郁、低落的情绪变化。《素问·四气调神大论》中指出“使志安宁，以缓秋刑，收敛神气，使秋气平，无外其志，使肺气清，此秋之应，养收之道也”，说明秋季首先要培养我们的乐观情绪，保持神气安宁，以适应秋天的容平之气。在我国传统节日中，重阳节（农历九月九日）就有登高赏景的习俗，登高远眺，可以使心旷神怡，一切忧愁等不良情绪顿然消散，不失为一种好方法。

（2）起居养生

秋季，大自然的阳气由外逐渐向内收敛，因此起居作息也需调整。在《素问·四气调神大论》中提到“秋三月，早卧早起，与鸡俱兴”，早卧目的在于及时收敛自身阳气，以顺应自然。而早起可以使肺气得到及时的舒展，防止收敛太过。此外，秋分之前，暑热未尽，但早晚温差较大，天气变化无常。在重庆的秋天，甚至在大街上能够同时见到穿短袖、短裤和穿毛衣、羽绒服的景象。无论如何，衣物要以适合自己为度，酌情增减。秋分之后，寒邪渐起，更要及时增添衣物，防止感冒。

（3）饮食养生

秋季主收敛，因此在饮食上，也应具备收敛之性，少食辛味之物。酸味收敛补肺，可以适当多食用酸味的水果、蔬菜；辛味发散泄肺，应少食葱姜等辛味之品。

另外，秋燥容易损伤人体津液，所以我们在饮食上还应该滋阴润肺，如芝麻、粳米（平常所吃的大米）、蜂蜜、枇杷、梨、百合、银耳等。

（4）运动养生

秋季秋高气爽，可以开展各种运动锻炼，但要注意适度。

（五）冬季养生

“冬三月，此谓闭藏。水冰地坼，无扰乎阳，早卧晚起，必待日光，使志若伏若匿，若有私意，若已有得，去寒就温，无泄皮肤，使气亟夺，此冬气之应，养藏之道也。逆之则伤肾，春为痿厥，奉生者少。”

1. 冬季气候特点与人体生理变化

冬季是一年中最寒冷的季节。朔风凛冽、白雪皑皑，阳气潜藏、阴气至盛，草木凋零、万物收藏。大自然的植物、动物用“冬眠”来养精蓄锐，为来春生机勃发做好准备，人体的生理代谢也处于一个相对缓慢的水平。

2. 冬季常见疾病

冬季气候严寒，寒邪过重。寒邪的致病特点如下。

（1）寒易伤阳

寒为阴邪，最易损伤人体阳气，毕竟水火不容。如果人体本身的阳气充足，则不足为病。但若阴寒太过，或人体阳气不足，那么寒邪就会导致我们生病。如果阳气受损，那么它温煦我们身体的功能就不够，所以我们全身或局部可出现一些明显的有关“发冷”的症状，比如会直接导致我们感冒，会有怕冷、发热、鼻塞流涕的症状，则称之为“伤寒”；如果寒邪进攻我们身体内部，损伤脏腑阳气的话，将此称之为“中寒”；如果寒邪伤害到了我们中焦脾胃，那么就可能会出现大便稀溏、食欲不振、呕吐清稀等症状；如果伤及肾脏，那么就可能会导致腰膝冷痛、小便清冷等症状。

（2）寒性凝滞

凝滞，就是说凝结阻滞的意思。人体气血津液的运行，都有赖于阳气的温煦推动才能畅通无阻。寒邪侵入人体，经脉气血失于阳气温煦，就容易使气血凝结阻滞、涩滞不通。而中医又讲“不通则痛”，所以这种情况下就会有疼痛，而且是冷痛。所谓冷痛，就是因寒邪引起，如果这个时候不做处理，寒邪继续加重，那么疼痛也会跟着加重。如果反其道而行之，外界给予一股温热的力量去抵御寒邪，帮助局部的气血流通，“通则不痛”，那么冷痛一般都会有所缓解甚至是解除。

（3）寒性收引

收引，即收缩牵引之意。寒性收引说的是寒邪具有收引拘急的特性。“寒则气收”，寒邪侵袭人体，与暑热之邪相对，它可以使腠理毛孔闭塞，经络筋脉收缩而挛急；如果寒邪入侵我们的经络关节，那么筋脉收缩拘急，以致关节拘挛作痛、屈伸不利或冷厥，就类似于我们所俗称的“老寒腿”；如果寒邪侵袭我们的肌肤表面，则毛孔收缩，所以冬天一般出汗较少。

3. 冬季的养生要点

“寒”是冬季主要的气候特点。冬季大自然万物主封藏，以便来年春季升发，天人相应，冬季养生关键在于一个“藏”字。养肾防寒，潜藏精气。精气是生命的原动力，肾精化生而成肾阴、肾阳，是人体的元阴、元阳，其封藏于肾。

（1）情志养生

为了保证冬季阳气伏藏而不惊，首先就要保持精神的宁静。无扰乎阳，养精蓄锐，精神内守，有利于来年春季阳气的萌生。

（2）起居养生

还是在《素问·四气调神大论》中有所展现“冬三月，此为闭藏。水冰地坼，无乎扰阳；早卧晚起，必待日光……去寒就温，无泄皮肤，使气亟夺，此冬气之应，养藏之道也”，以及在《备急千金要方·道林养性》中也说：“冬时天地气闭，血气伏藏，人不可作劳汗出，发泄阳气，有损于人也。”在寒冷的冬季，不应扰动阳气，还要早睡晚起，保证充足的睡眠时间，以利于阳气潜藏、阴精累积。此外，穿衣也讲究适合自身，不过厚过薄。还要注意开窗透风，利于屋内浊气的排出。

（3）饮食养生

冬季饮食宜“藏”，宜食用一些滋阴潜阳、热量较高的食物，不宜生冷也不宜燥热。另外还要减少盐的摄入量。因为冬季阳气潜藏，我们很少会出汗，盐的流失就相对减少，自然而然，摄入量也要相对减少，这样也可以减少肾脏代谢的负担，减少泌尿系统疾病的发生。

总的来说，在冬季，宜食热食来保护阳气；宜食用谷类、龟、羊肉、木耳等保阴潜阳。冬季注重“藏”，此时也是进补的最好时机。

（4）运动养生

冬日虽然严寒，但仍要持之以恒地锻炼，但要避免在大风、大寒、大雪等严寒天气进行锻炼。

总之，人们必须“顺时养生”，去适应自然；同时，又要利用自然，为我所用。只有这样，才能“尽终其天年，度百岁乃去”。

第三节　时辰养生

一、时辰的概念

在前面的内容当中我们提到过“时辰”，但没有详细地解释到底何为时辰，接下来我们就来更进一步地谈一谈时辰是什么。时辰是中国古代一种传统的计时单位，把一昼夜也就是整一天分成了十二段，每一段就叫一时辰，合现在的计时方法约两小时。十二时辰又分别以地支来命名，夜半子时为

23：00—1：00，丑时为 1：00—3：00，寅时为 3：00—5：00，卯时为 5：00—7：00，辰时为 7：00—9：00，巳时为 9：00—11：00，午时为 11：00—13：00，未时为 13：00—15：00，申时为 15：00—17：00，酉时为 17：00—19：00，戌时为 19：00—21：00，亥时为 21：00—23：00。

到了汉代，又有把大自然的现象及人和动物的日常活动来命名的方式。其中，子时又叫夜半、子夜，是十二时辰的第一个时辰；丑时又叫鸡鸣，因为公鸡常在这个时候打鸣，所以称之为鸡鸣；寅时也称平旦，是日与夜的交替之际；卯时又称日出，此时太阳刚刚露脸，冉冉升起；辰时也叫食时，这是古人“朝食”之时，也就是吃早饭的时间；巳时又被称为隅中，为临近中午之时；午时也叫日中，又叫中午；未时又称为日跌，为太阳偏西之时；申时也被称为日晡；酉时也叫日落，傍晚之意，为太阳落山之时；戌时又叫黄昏，此时太阳已经落山，天将黑未黑，天地昏黄，万物朦胧；亥时又被称为人定，因为此时夜色已深，人们都已经停止了活动，入睡休息了（图 3-3-1）。当然，古时候的人们没有电，日出而作日落而息，不像现在很多年轻人迫于学习、生活压力熬夜，生活节奏和古时候有很大的不同，故不可太过拘泥。

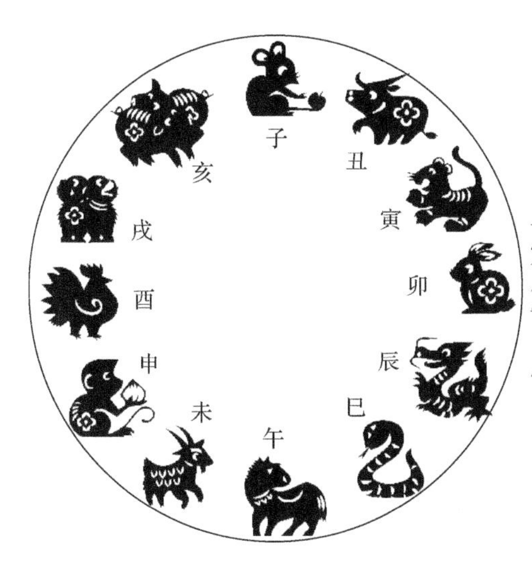

子时为23：00—1：00，丑时为1：00—3：00，
寅时为3：00—5：00，卯时为5：00—7：00，
辰时为7：00—9：00，巳时为9：00—11：00，
午时为11：00—13：00，未时为13：00—15：00，
申时为15：00—17：00，酉时为17：00—19：00，
戌时为19：00—21：00，亥时为21：00—23：00。

图 3-3-1　十二时辰与二十四小时对应

二、时辰与养生

（一）十二经脉气血流注规律

十二经脉气血流注顺序是有规律性的。在中医理论中，中焦脾胃主受纳、腐熟水谷，将食物中的水谷精微化生为气血，因此在十二经脉当中流注的气血便是起源于中焦。而这时候的气血如果没有外力的推动，它是无法自己动起来的，只能自己赖在原地。这时候就需要一个“好心人”去推他一把，让他慢慢行动起来，到达不同的部位发挥功能。这个“好心人”就是肺气。在肺气的输送下，气血开始慢慢运行起来，所以十二经脉气血流注首先从肺经开始，然后由肺经开始逐经相传，形成周而复始、如环无端的流注系统，把在中焦生成的气血周流全身，营养和维持各个组织器官的功能活动（图 3-3-2）。因为肺气有着输送气血运行的重要作用，因此我们在下一部分讲述的各时辰的养生方法中会首先从肺经开始，也就是从寅时开始。

（二）各时辰养生

1. 子时（23：00—1：00）

子时应二十四节气之大雪、冬至，足少阳胆经当令，人应在睡眠状态，以助阳生。子时一阳生，无论阴生还是阳生，都应该在静的状态下。人的元气分为元阴和元阳，元阳子时释放，元阴午时释放，两次释放以供一天之用。如果当天释放的用完了，人就应该转状态，停机休息，等待下一次释放。如果赖着不想停机，如晚上已经困得不行了，硬撑着不睡觉，身体就会额外打开一次开关，释放出一部分元气出来。这也是很多人撑着撑着，突然就精神了，然后这部分元气不用完就睡不着。在《内经》里面，把这种情况叫作“耗散其真”。类似的还有长跑，跑到一个点很累，跑着跑着突然就不累了，这也是耗散其真。

在《内经》中提到过这样一句话，即“凡十一脏，取决于胆”。其他十一脏的功能，都有赖于胆阳气的升发。亥时是坤卦，至阴，六个卦爻都是阴爻，到了子时，最下面一阴爻变阳爻。这一阳爻就是少阳胆的阳气。如果这个阳气不能很好升发，五脏六腑都会受到牵连。这也是为什么上夜班，或者经常熬夜的同学，气色都不那么好。所以，大家子时要在睡觉状态，即便上夜班，也应该在子时睡一觉，和午觉一样。

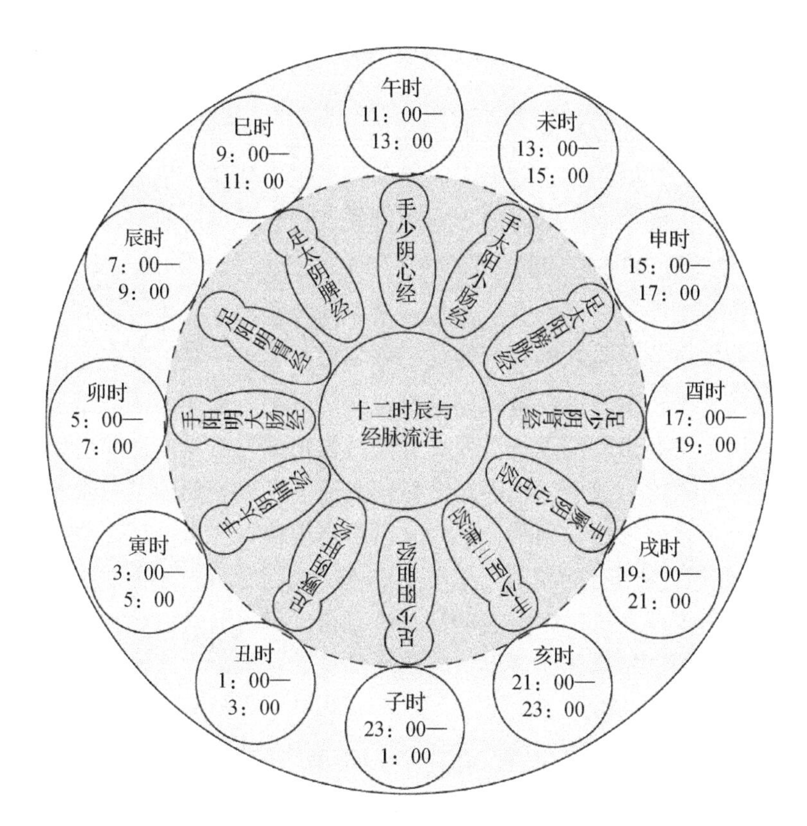

图 3-3-2　十二经脉气血流注次序

2. 丑时（1：00—3：00）

丑时应二十四节气之小寒、大寒，足厥阴肝经当令，人应该在深睡状态，以助肝藏血解毒。肝者，罢极之本，是我们身体吃苦耐劳的本钱，最能忍辱负重。它每天都要化解血液中的毒素，承受情绪上的压力。抑郁伤肝、过劳伤肝、发怒伤肝，吃药伤肝、喝酒伤肝。如果在丑时不能夜卧入眠，不能让肝安静工作，则会对肝造成更大的损伤。白天劳作，肝疏泄气血出来供人体所用。夜卧安眠，血归于肝，肝脏开始解毒。如果此时不在睡眠状态，血还是布散四肢，肝脏也相当于空转，毒素就会得不到有效分解，其影响不言而喻。

肝不好的人和肝经堵的人，常常会在凌晨 1：00—3：00 醒来，过了这个时间点才能入睡。疏通一下肝经，这个问题可能就解决了。不仅是睡眠问题，还有其他在这个时间点发病的，也都可以用类似的方法。比如在丑时出现皮肤瘙痒，可以揉揉肝经的太冲穴，太冲是肝经五输穴的输穴，“病时间时甚者取之输”。

养肝护肝的方法有很多，丑时睡觉为最。睡觉状态没有办法疏通肝经，那就在肝经的对冲时间，也就是未时小肠经当令来疏通。也可以找与肝相别通的大肠经，大肠经当令的时候不起床排便，也会影响肝的解毒功能。

3. 寅时（3：00—5：00）

寅时应二十四节气之立春、雨水，手太阴肺经当令，人应该在安静睡眠状态。人的气血流注是从肺经开始的，肺朝百脉、主一身之气、主治节。此时气血流注肺经，由肺重新分配到全身各处，启动人新一天的经络运动和工作生活。这个重新分配的过程，要在静的过程中进行，所以此时应该是睡眠状态。有熬过夜的人应该知道，这个时间点通常是最难熬的。睡眠是自然之性，熬夜是反自然之势，而肺在此时又以肃降以输布气血，所以更难与之对抗。如果肺或者肺经有问题，气血流注肺经和重新分配的过程就会遇到障碍，在人的表现就是这个时间会醒来，难以再入睡，通常要熬过5：00才会重新睡着。出现这种情况，就要好好疏通肺经。

4. 卯时（5：00—7：00）

卯时应二十四节气之惊蛰、春分，手阳明大肠经当令，人应起床，适当运动、排便。一年有二十四节气，对应一天就有二十四小时。3：00是立春，5：00就是惊蛰。惊蛰节气，冬眠的动物要出洞；惊蛰时刻，人也要起床劳作。所谓日出而作、日落而息，日出的时间差不多就是在卯时。人应该在太阳初升前起床，早上的太阳是少阳，少阳是阳气初升。如果在这个时候人昏沉嗜卧，那可能是阳气不足的表现。所谓的懒、困，也都是阳气不足，不能激发人体正常的生理功能，这就更应该早点起来，借助天地阳气升发之势，运动一下，提升阳气，即所谓动则升阳。中国的很多养生功法，都是在这个时间来练，如太极拳、站桩等。

除了早起运动，卯时还有件重要的事情就是排便。卯时大肠经当令，大肠传导糟粕，相当于排出体内毒物毒素这些代谢废物和食物残渣。如果错过这个时间排便，可能会导致粪便中的毒素重新被身体吸收，重新进入身体循环，久而久之，身体就会出问题。粪便中的水分同样也会被大肠重吸收，造成大便中的水分越来越少，大便干硬，最后可能会导致便秘。晨便也是身体健康的一个标志，是自然之性。如果便秘，或者卯时不能排便，就可能是身体出现状况了，需要及时调理。

5. 辰时（7：00—9：00）

辰时应二十四节气之清明、谷雨，足阳明胃经当令，人应该进食早餐。早餐的重要性应该大于午餐和晚餐。胃是主要消化器官，胃和胃经气血最旺的时候，就应该好好吃饭，这时的营养消化吸收最好。如果到胃值班的时候，你不给它吃东西，它就会空转。不吃早餐，除了胃会受影响，胆也是受害者。胆的功能是储存和排泄胆汁，而胆汁是肝的余津所化，换句话说就是肝脏解毒后的垃圾给了胆，所以胆汁又绿又黑又苦，就是很多人口苦的味道。既然是垃圾，就应该及时排出去，胆汁是排往十二指肠继续参与消化的。如果不吃早餐，肠道就没有对胆汁的需求，胆得不到信号，也就不会把胆汁排出去。垃圾在胆里堆久了，要么会滋生细菌，即所谓的胆囊炎，要么会形成结晶、结石。大家可能会发现，那些因胆囊问题切除胆的，有很大一部分都有长期不吃早餐的习惯。

有篇科普文章说，两餐之间隔 16 个小时，有助于减肥。很多人就把这个理解成晚餐和第 2 日的午餐之间隔 16 个小时，从而理由充分地睡懒觉、不吃早餐。其实这个发现，对应的应该是“过午不食”。欧洲人研究发现，19：00—21：00 是脾胃功能最弱的时候，这也印证了过午不食是符合人体自身规律的。人体是个有机、智能的系统，我们应该顺应人体的自然规律，而不是冰冷的数据报告。

6. 巳时（9：00—11：00）

巳时应二十四节气之立夏、小满，足太阴脾经当令，人在此时精力应该最旺盛。巳时是脾和脾经值班的时间，脾主运化，如果辰时胃经当令时不吃早餐，到脾这里也会空转，空转久了，脾就虚掉了。当然，脾虚还有其他的原因。脾主思、主四肢，所以脾经当令的时候，应该是人精力最旺盛的时候。按照十二消息卦，巳时对应乾卦，乾卦纯阳无阴，是一天阳气最旺的时候。一年也是这样，农历四月是巳月乾卦，艾得乾卦之阳，在端午时节必须采收，过了端午阳气就衰减了。如果脾虚，在巳时人就容易犯困。犯困是人体自保和自我修复机制的外在表现。虽然巳时气血流注脾经，但脾这个机器衰弱了，根本带不动气血运行，无法进入工作状态，只能被动趴窝休息。

脾胃是气血生化之源、后天之本，所以守护好脾胃是重中之重。如果脾虚，一方面要减少伤脾胃的事情，如凉性食物西瓜、香蕉、梨、鱼蟹、苦瓜、黄瓜，以及冷饮、雪糕等寒凉之品要少摄入，早上起来不要猛灌一杯凉水，吃饭不要狼吞虎咽、暴饮暴食等；另一方面还要适当运动以助脾阳生，脾阳足，功能兴，以此来帮助脾胃生化气血，以滋人体经络脏腑。

7. 午时（11：00—13：00）

午时应二十四节气之芒种、夏至，手少阴心经当令，此时应进食午餐，餐后午睡以养心安神。午时一阴生，由巳时的纯阳乾卦，开始转阴，下面一阳爻变阴爻。一阴生最好是在静的状态下，而对应的心神，在此时也应该安静，不适合做剧烈运动，特别不适合运动得大汗淋漓。汗为心之液，如果通过运动、艾灸、桑拿、汗蒸等外力作用过度出汗，那么血液中的水分大量减少，血液相对变得黏稠，这对血液循环和心脏功能是不利的。午时要进食午餐，午餐要在13：00以前吃完，最好是12：30之前。因为下一个时辰是小肠经当令，小肠可以算作脾的一部分，特别是小肠内壁，也是主消化吸收的。如果午餐不按时吃，到小肠这里也是空转。

餐后要午睡一下，这也是自然规律，大家可以去观察午后的自然是不是安静的。这个安静，一方面是阳极阴生，就像抛一个小球，到了顶点，近乎静止，然后再下行加速；另一方面，安静休息一下，养精蓄锐，也是为了下午更好地工作生活。但是午睡不能时间太长，半个小时就好了，毕竟还是在自然阳的一面。如果总是在白天睡得多，时间长了，就会给身体一个错误的信号，导致晚上睡不着，慢慢就过颠倒了。每个时辰都有每个时辰的功用，如果过颠倒了，这个功用就没法正常发挥，人就会出问题。

8. 未时（13：00—15：00）

未时应二十四节气之小暑、大暑，手太阳小肠经当令，应该多喝水，以助小肠分清泌浊。一天之中，最适合多喝水的，就是小肠经当令的时候。小肠分清泌浊，主受盛和化物，对胃初步消化的饮食进一步消化吸收，化为水谷精微。小肠消化吸收需要大量的水分，而且小肠主“液”所生病，所以这个时候要多喝水。从自然来看，一年最热的时候和一天中最热的时候，都是未月、未时。人感受到的热，是太阳照射到地球，在地球储存再辐射到空中的，有一个积累的过程，所以最热的时候不是正午太阳最大的时候。感受过重庆夏天火热的人应该会有所体会，上午的太阳短时间内可以忍受，到了中午的太阳似乎已经让人忍受不了了，但到了13：00—15：00，外面简直让人无法忍受，那种炙热的感觉似乎比中午还要火辣。所以这个时候，也是人体需要水分的时候。人的两条太阳经、小肠经和膀胱经都在下午这个时段，也都适合多喝水。

9. 申时（15：00—17：00）

申时应二十四节气之立秋、处暑，足太阳膀胱经当令，多喝水、适当活动。膀胱主责贮存水液和津液，水液排出体外，津液在体内循环。所以很多人认为膀胱是存尿的，这是不准确的。“膀胱者，州都之官，津液藏焉，气化则能出矣。”饮食和循环的水液，经过小肠的分清泌浊，储存到膀胱，再由肾阳的温煦、膀胱的气化，使人体需要的水（津液）进入到人体循环，滋润人体各个组织器官。如果这个气化不利，就会导致喝进去的水无法进入人体循环，喝一点就要排一点，所谓水喝千杯不解渴。水不能气化，只能往下排出，没有气化之后的津液上来，肺就得不到滋养，出现口干舌燥的现象。膀胱的气化需要能量，对那些上热下寒的人，能量聚集在上面，下面能量不足，就不能很好地完成气化功能。

在膀胱经当令的时候，多喝点水、适当运动，有利于水液在体内的循环。膀胱经又是人体最大的排毒通道，自然界污物排出需要水，人体毒素排出也需要水。适量喝水和运动，有助于人体排毒，这个排毒主要是从尿液、汗液排出，和卯时大便排毒有所不同。其实很多身体的问题，是不能顺应自然、不能在合适的时间做合适的事造成的。

10. 酉时（17：00—19：00）

酉时应二十四节气之白露、秋分，足少阴肾经当令，人宜静以助收藏。肾经是人体协调阴阳能量的经脉，也是维持体内水液平衡的主要经络。经过未时、申时的泻火排毒，到酉时肾经当令，人体进入贮藏精华的阶段。五脏藏精，五脏之精多余的藏归于肾，肾主骨生髓，上归于脑。而精华贮藏，是肾所主。精华贮藏也需要安静，所以在酉时不适合大量运动，修炼的人在酉时要打坐静修。人生来就带一罐煤气，烧完了就没有了，除非修炼，否则不能反充。修炼的过程，先是把后天修满，然后才能反充先天，而这个过程只有在入静的状态下才能实现。在该动的时候动，该静的时候静。在酉时静一下，看看书、看看窗外的风景，或者发呆一下都可以。静以助收藏，也是后天培补，如果不懂培补，只知耗散，人过中年会每况愈下，衰老之态势不可当。

肾主志、主智、主脑。酉时安静，也能长养智慧，静能生慧。所以在这个时间，静静地冥想一段时间，对当天的事情做一个反思总结，对第二天做一个简单的规划；或者看看书等，或许又有一些新的思考或者认识。总之，这段时间最好保持安静，不要焦躁，不要太活跃，让自己自主地安静下来便是正确的。

肾经是关乎人一生幸福的经络，是一个人的本钱。所以对肾经要温柔，疏通的时候不要使用暴力。在这个时候，暴饮暴食、以酒为浆、以妄为常，甚至是醉以入房、以欲竭其精、以耗散其真都是不对的。

11. 戌时（19：00—21：00）

戌时应二十四节气之寒露、霜降，手厥阴心包经当令，放松心情，准备睡觉。心包是保护心的组织，心包是肉体，心是精神；心包是心神所居之处。心包经是心包对应的经络，主通行血脉，主脉所生病。无论是冠心病，还是脑血管病，心包经都管。戌时气血流注心包经，就是为了人体更好地通行血脉，也是解决心脑问题的一个好机会。

这个时候不适合暴饮暴食，心包和胃脏腑别通，这个时候往胃里胡吃海塞，必然会影响心包、影响心脏。有人暴饮暴食后心脏病突发就是例证。而有心脏病的人，在急救的时候，去敲胃经也常常有效。戌时也不适合大量运动，特别是大量出汗的运动。运动会导致心脏加速，心脏跳动不是靠你吃的东西，而是靠元气等来维持，这样加速跳动，会过度消耗元气。运动还会导致大量出汗，汗为心之液，临床证明，大量出汗的人，心血管更容易堵塞。大量出汗后，人体津液丢失，这里的津液从哪里来呢？那就是血液了。大量出汗后，血液中的水分减少，血液就相对变得更加黏稠，心脏运行这种更加黏稠的血液自然会动用更大的力气，久而久之，心脏累了，心肌老化了，那么泵血的功能就会大不如前，心力衰竭这些问题就会跟着来了。此外，血液黏稠之后，其中的一些代谢废物更容易沉积下来，堆到血管内壁形成血栓，影响血液的正常运行不说，最怕的就是血栓脱落，随着血液流到重要的血管里面，堵住血管，这个时候重要的组织器官得不到血液输送的营养和氧气，以及不能及时排出自己的代谢废物，它们很快就会罢工。比如肺动脉或者之后的血管被血栓堵住了，那么临床上可能就会引发急性肺梗死，可能会导致致死性胸痛；以及如果颈动脉被堵住的话，临床上可能会引起缺血性中风，也就是我们俗称的“脑卒中”，这种类型大概占了所有中风的 70% 。戌时的大地归于平静，农村的老人在这个时候已经入睡了，所谓日落而息。大家会发现，老人的身体有时比年轻人还要好，一个原因就是老人年轻时所在的年代，该睡觉的时候睡觉，该吃饭的时候吃饭。而当今生活在城市的人，这个时候有的在加班、上课、准备考试，有的在医院值夜班，甚至有的还在酒吧蹦迪、通宵游戏，所以焦虑失眠的人越来越多。

12. 亥时（21：00—23：00）

亥时应二十四节气之立冬、小雪，手少阳三焦经当令，人应在睡眠状态，以养百脉。亥时立冬了，冬天动物要冬眠，人也要过冬、睡觉。三焦经是人体的总指挥，三焦是元气的别史，人的元气从下焦出来，通过三焦灌入各经原穴，每条经络的原穴是该条经络的最高长官。如果指挥部建在炮火中，大概率会成为炮灰。指挥官需要沉着冷静，在吵吵闹闹中是没法出色完成指挥任务的。同样，人体的三焦经当令的时候，最好是睡觉，这样人体的指挥官才能指挥元气、气血去修复身体、平衡阴阳、分配能量。

三焦经主气所生病，生气、岔气、闷气，都可以通过三焦经来解。三焦经还与人体的自主神经系统、淋巴系统、代谢系统等相关，这些系统出问题，都和三焦、三焦经脱不了干系。最常见的焦虑、失眠也和三焦经有关。有人晚上躺在床上翻来覆去睡不着，要过一两个小时才能入睡。让他疏通三焦经，症状就大为好转。焦虑的同学，揉揉三焦经，焦虑的状况也会明显改善。一些不知道怎么治的病，三焦经、胆经刮痧，症状就出现了转机。三焦经是人体的总指挥，所言不虚。个人认为，三焦系统包括人体的所有膜组织，甚至每个细胞的细胞膜。所以，在三焦经当令的时候，进入睡眠，让元气更好地遍历周身，有利于人体的全面修复。现实中的总指挥、总司令是捍卫国家安全、捍卫首脑安全的，人体的三焦、三焦经也有这个作用。所以平时好好疏通三焦经，在三焦经当令时好好睡觉，也是防治心脑血管疾病的有效方法。

三、养生的意义

我们在时辰养生，以及在前文的四时养生中已经介绍了非常多的养生方法与注意事项。那么就有一些最原始的问题——我们为什么要养生呢？养生的总体原则是什么呢？第一个问题可以回答得很直接，就是为了活久一点。的确，这样的回答无可厚非。活得更久就代表着我们有更多的时间去做更多自己想做的事情，比如可以去探索世界的美丽、可以去完成自己的梦想。当然，我们也不要忘记给予了自己丰富物质和精神生活及安全感的祖国还有父母，因此，我们养生就可以有更多的时间来回报社会、报答父母，做自己力所能及的一些事情，这也算是一种目的。

至于第二个问题，在《内经》中提到了："上古之人，其知道者，法于阴阳，和于术数，食饮有节，起居有常，不妄作劳，故能形与神俱，而尽终其天年，度百岁乃去。”唐代孙思邈在《备急千金要方·养性序》谈道：“善摄生者，卧起有四时之早晚，兴居有至和之常制。”天人合一、子午流注的规律，就是告诉我们要起居有常、法于四时。我们应该顺应自然，在合适的时间做合适的事，使我们的气血阴阳顺应大自然的变化。

第四章　地域环境养生

第一节　东西南北中

随着经济的发展，现在的人们更追求高质量的生活。因此近年来养生学的概念也逐渐流行起来。我们常常在街上看见各种中医馆、针灸馆，甚至是美容院，都是秉持养生的目的来进行调理和治疗。养生是通过各种方法颐养生命、增强体质、预防疾病，从而达到延年益寿效果的医事活动。所谓生，就是生命、生存、生长之意；所谓养，即保养、调养、补养之意。《内经》是一部以生命科学为主体的健康医学奠基之作，且在传承中华民族传统文化方面也发挥着无法替代的、十分重要的作用，对后世中医的发展起到了极大的推动作用。书中指出中医养生保健主要分为情志养生、起居养生、饮食养生、运动养生等。前面讲述的主要是起居养生中的地域养生。现在地域养生也逐渐为人们所重视，地域环境与人的联系非常密切，大到地域，小到住宅，与我们的日常生活已经密不可分。

俗语有言“一方水土养一方人”，这句话充分阐明了人与地域环境之间有着密不可分的联系。各地域间的差异是非常大的，所谓“三里不同音，十里不同言”，何况是天南海北间的距离呢？文化差异无疑是其中的代表。简而言之，文化差异可包括语言差异、价值观的差异、认知差异、非语言沟通的差异、沟通习惯的差异等诸多方面，如语言差异中，“聊天”一词的表述方式因地区的不同，用词用句亦是迥异。东北地区热衷于使用“唠嗑”一词来指代“聊天”；南方用词更是迥异，川渝地区常用“摆龙门阵”，江淮地区则用“夏比精”……由此可见，仅仅是同一种意思的用词表达，就有诸多差异，何况是千年来不同区域所保留的厚重的文化积淀。今天我们来浅谈一下地域差异下的自然环境和所形成的风土人情文化与当地人之间的关系。

中医学将人的体质大致分为九种：气虚质、气郁质、特禀质、阴虚质、阳虚质、血瘀质、痰湿质、湿热质、平和质，我们每个人都有属于自己的“特定体质”。那么是什么决定了体质呢？总的来说是先天因素和后天因素决定了体质，后天因素又分为内在因素和外在环境因素，其中外在环境的影响是至关重要的。我们知道，一个地区的发展总体来说是由天时、地利及人和共同推动的，三者缺一不可。然而，这3个方面都是不可控的变量。天时就不说了，老话说得好：“天有不测风云”，人在大自然面前是渺小的。地利和天时一样难以控制，有的地方多山少水，有的地方多水少山，有的地方多山多水，有的地方多地震灾害，有的地方多泥石流灾害……显而易见，人和是放到最后的。只有在天时、地利两者平衡稳定后，才能说人和。天时、地利稳定，一年风调雨顺，国泰民安；反之，天时、地利不定，一年颗粒无收，民无所依难以为生。因此，我们需要好好去利用天时、地利，化被动为主动，结合三因理论——因时制宜、因地制宜、因人制宜，掌握好规律，为我们所用，以此达到健康长寿的目的。

今天，就让《内经》指导我们东部地域、西部地域、南部地域、北部地域、中部地域环境的人们如何正确养生。

（一）东部地域

《内经》曰：“故东方之域，天地之所始生也。鱼盐之地，海滨傍水，其民食鱼而嗜咸，皆安其处，美其食。鱼者使人热中，盐者胜血，故其民皆黑色疏理，其病皆为痈疡，其治宜砭石。故砭石者，亦从东方来。”从书中我们可以总结出以下四种信息。

1. 东部地域的自然地理特点

东部象征着天地始生之气，气候温暖适宜，地处海滨，是出产鱼、虾、蟹等海鲜和盐的主要地方。一提到海滨地域，大家脑海中想到的就是广东、福建、浙江等，紧接着就是大海、沙滩，一生中总想去看看大海，吹吹海风；其次想到的就是便宜又新鲜的海鲜，是吃货们向往的地方。

2. 东部地域的风土人情文化

东部地域临海滨，当地多以渔为生，因此当地人的饮食习惯就是以鱼、虾、蟹等高蛋白质的海鲜作为主要的食物来源，偏食咸味，如浙江、福建等省份的居民就喜欢食用海鲜，口味偏咸味。值得一提的是，沿海一带虽然渔产丰富，但是同时也伴随着极大的威胁，如台风、海啸等，每年因为这些自然灾害造成的人力、经济损失不计其数。说到这里，就不得不提到福建湄洲岛的“妈祖娘娘”了，传闻她为海上救援事业做出了巨大的贡献，她是以中国东南沿海为中心，扩及东亚沿海一带的船工、海员、旅客、商人和渔民共同信奉的海神，哪里有海难，哪里就有她的身影。在党和国家的关心重视下，妈祖文化在助力中华民族伟大复兴、构建人类命运共同体，特别是在服务海洋强国战略、践行蓝色信念中发挥着越来越积极的作用。时至今日，世界妈祖文化论坛已经成功举办了六届。妈祖文化作为中华民族千年文化中的一座丰碑，我们有责任将妈祖文化、妈祖精神一代代传承下去。

3. 东部地域的人体生理及病理

正是因为当地人多食“鱼、盐”的饮食习惯（图4-1-1），从而引发了人体生理病理的一系列改变，即当地的人们在生理体质上普遍是皮肤黝黑、腠理疏松；病理上则表现为血液中过多的积热造成了脏腑和机体损伤，导致了痈疡之类的疾病。我们先来聊聊东部地域人的生理情况吧！首先是皮肤黝黑，当地人多食咸，中医认为，咸属肾，主黑色，因此皮肤黝黑。其次是腠理疏松，东方纬度偏低，从五行特性及意义来看，以方位配五行，旭日东升，与木之升发特性相类，故东部归属于木，木生火，木为火之母，“木曰曲直”，其性升发、条达、舒畅，故东部木火之气偏盛，其气升浮有余，沉降不足，故表现为腠理疏松。

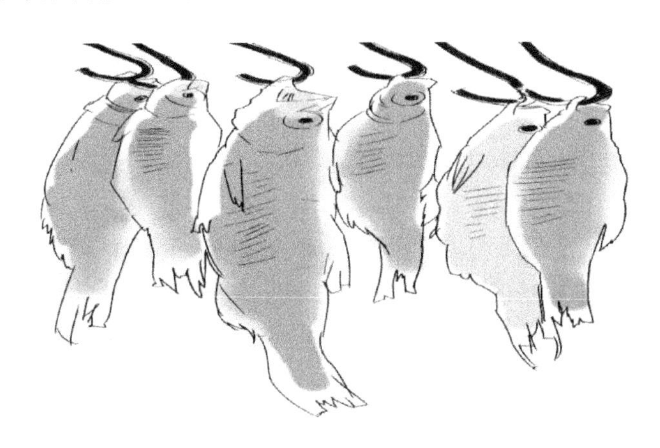

图4-1-1 沿海地区常见的咸鱼干

接下来我们要谈的是病理表现，即痈疡。那么痈疡是什么呢？痈疡是指发生在皮肉之间的急性化脓性疾病，相当于西医的皮肤浅表脓肿、急性化脓性淋巴结炎等病。本病的特点是局部光软无头，红肿疼痛（少数初起皮色不变)，发病迅速，易肿，易脓，易溃，易敛，多伴有恶寒、发热、口渴等全身症状，一般不会损筋伤骨，也不会造成陷证。那是什么原因导致痈疡的呢？痈疡发病多因皮肤破损染毒，或其他部位疮疡毒邪循经流窜所致；或因肝脾血热兼恚怒气郁，致邪毒蕴结，气血瘀滞而成。此外饮食不节、情绪失调等也可能导致本病的发生。《内经》中记载："夫血脉营卫，周流不休，上应星宿，下应经数。寒邪客于经络之中，则血泣，血泣则不通，不通则卫气归之，不得复反，故痈肿。寒气化为热，热胜则腐肉，肉腐则为脓，脓不泻则烂筋，筋烂则伤骨，骨伤则髓消，不当骨空。不得泄泻，血枯空虚，则筋骨肌肉不相荣，经脉败漏，熏于五脏，脏伤故死矣。""营气不从，逆于肉理，乃生痈肿。"《内经》指出，痈疽的形成，主要由于感受风寒之邪，侵入营血，郁而化热，热腐肌肉而为肿为脓。那么为什么东部地域的人容易患痈疡之类的疾病呢？其实，这和当地的人们喜欢食用海鲜，口味偏咸鲜味关系非常密切。我们常听人说起"鱼生火，肉生痰"。那么鱼为什么会生火呢？中医认为，虽然不同种类的鱼的属性会有一些差异，但是绝大多数鱼是性温而平的。大多数鱼类含有大量的钙和铁、挥发油、精氨酸、葡萄糖苷、丁香油酚等成分，具有发表散寒、理气和营的功效。《神农本草经》上也载有"诸鱼性多属火"一说。因此，鱼性属火，多食、久食会使人积热于体内，久久不能散去，当地人长期大量吃鱼、虾、蟹等高蛋白质的海鲜，就容易导致血液中积热过多，造成脏腑和机体损伤，最终成为痈疡；此外，当地的人们过食盐类，"咸伤血"，进而耗损阴血。中医认为，咸属肾，主黑色，从水化，因水胜火也，故伤心血，故会耗伤人体阴血，食咸则渴就很好地印证了"咸伤血"理论。

综上所述，正是由于东部地域这特殊的地理人文环境，决定了当地的人们在生理体质上普遍是皮肤黝黑、腠理疏松；而在病理上则表现为血液中过多的积热造成了脏腑和机体损伤，导致了痈疡之类的疾病。中医认为，饮食需要均衡，如果偏食某种食物，就会打破机体平衡，就会生病。可见，人体只有达到阴平阳秘的状态才能健康长寿。

4. 治疗方法

根据前人多年的临床经验总结，对痈疡之类疾病的治疗，大都采用砭石及针刺的方法，所以砭石之类的治病方法，是从东部地域传来的。那么砭石是什么呢？砭石又称箴石、针石，砭术是中医的六大医术之一，砭、针、灸、药、按跷和导引，砭是排在第一位，地位可见一斑。不仅如此，不少古书中都曾记载用石器治病的案例。《左传》载：“季孙之爱我，疾疢也。孟孙之恶我，药石也。美疢不如恶石。夫石犹生我，疢之美，其毒滋多。”石，砭石也，意为美言疾病，不如用砭石来治疗疾病。唐代王冰注：“砭石，谓以石为针也。”《山海经》载：“高氏之山，其上多玉，其下多箴石。”晋代廓璞注：“箴石，可以为砥（砭）针，治痈肿。”《礼记·内则》载：“古者以石为针，所以为刺病。”《说文解字》载：“砭，以石刺病曰砭。因之名其石曰砭。”砭石就是在没有金属器具时代最早的外科医疗器具，换句话说，金属针具就是从砭石发展而来。为什么针对痈疡要使用砭石治疗的方法呢？道理其实很简单，痈疡是血脉被瘀血堵住、血脉不通所致，致病特点是起病比较迅速、容易肿、易成脓、易破溃。中医认为上品砭石有安神、调理气血、疏通经络的作用（图4-1-2）。我们使用砭石治疗的方法，可以疏通血脉，把血液中过多的热量疏泄出来，从而治愈疾病。不过在此提醒大家，不是所有的痈疡都能用砭石切开治疗，一般来说，痈疡切开的适应证如下：①浅表脓肿已有明显波动；②深部脓肿经穿刺证实有脓液。砭石有适应证，也有禁忌证。既然砭石可以疏通血脉、泄除积热，就说明它只针对实热证，而不适用于血脉亏虚和身体虚弱的患者，如孕妇腹部、年老体弱者及有化脓性疾病的患者出现未成脓的时候，要避免使用。

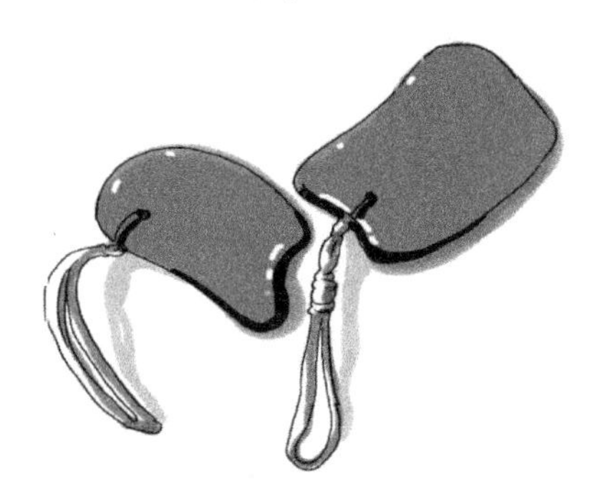

图4-1-2　砭石

5. 养生特点及方法

总而言之，东部地域的居民，养生需要注意养阴气以抑制阳热。尤其是在春夏季节，人们应该注意穿轻薄、易透气的衣服；保持皮肤清洁，以防皮肤生疮；炎热季节可以适当服用一些清热解表之药预防保健；还要注意平时饮食不要太咸，尽量清淡，以防食用过咸对身体产生不利的影响。

综上所述，我们可以了解长期身处在东部地域环境的人的生理病理变化，以及针对的相关疗法，从而指导我们学习正确的方法养生。

（二）西部地域

《内经》曰："西方者，金玉之域，沙石之处，天地之所收引也。其民陵居而多风，水土刚强，其民不衣而褐荐，其民华食而脂肥。故邪不能伤其形体，其病生于内，其治宜毒药。故毒药者，亦从西方来。"从书中我们可以总结出以下四种信息。

1. 西部地域的自然地理特点

西部地域，多山旷野，出产金玉，沙石遍地，这里的自然环境，像秋天之气一般，有一种肃杀、收敛、引急的特质。一提到西部地域，就想到新疆、西藏。我们常常听到用"早穿棉袄午穿纱，晚上围着炉子吃西瓜"（图4-1-3）来描述新疆地区出现的一种十分独特的现象，这是因为新疆远离海洋，深居内陆，四周有高山阻隔，海洋气流不易到达，因此形成了明显的温带大陆性气候：气温温差较大，日照时间充足（年日照时间达2500～3500小时），降水量少，气候干燥。新疆年平均降水量为150毫米，但各地降水量相差很大，南疆的气温高于北疆，北疆的降水量高于南疆。山脉与盆地相间排列，盆地与高山环抱，就是我们地理上常说的"三山夹两盆"，北部为阿尔泰山，南部为昆仑山系，天山横亘于新疆中部，把新疆分为南北两半，南部是塔里木盆地，北部是准噶尔盆地。我们习惯将天山以南称为南疆，天山以北称为北疆，把哈密、吐鲁番称为东疆。其实从这些地理特点中，我们能发现新疆的面积是非常之大的，有166.49万平方千米，是中国陆地面积最大的省级行政区。这也就是为什么快递常常备注新疆不包邮了，因为地域太广，没法包邮。正是因为这些地理特点，新疆盛产玉石、水果，颇为出名的和田玉就产自新疆。

2. 西部地域的风土人情文化

当地人多依山而居，且当地多风，水土的性质又属刚强，因此西部地域民众的生活习俗是不讲究衣着，用毛布为衣，细草为席；此地域民众的饮食习惯也大都以鲜美的酥酪、骨肉之类为主。如新疆、西藏等地，土地开阔，遍地风沙，牛羊成群，人们就以鲜美的酥酪、骨肉为主（图4-1-4）。我们时常听人调侃，牧民说自己没钱，只有卖头牦牛了，可别小瞧了这头牦牛，价值不菲，没错，当地的人们都是以牲畜来计算身家的。

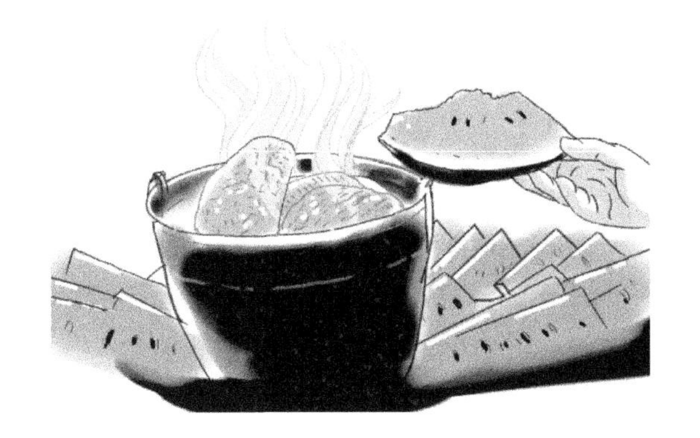

图 4-1-3　围着火炉吃西瓜

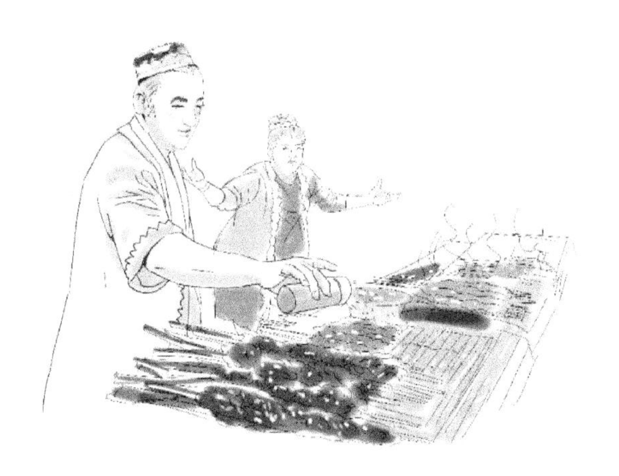

图 4-1-4　新疆地区的特色羊肉串

3. 西部地域的人体生理及病理

正是因为地域的自然特点及当地人有多食鲜美酥酪、骨肉食物的饮食习惯，从而引发了人体生理病理的一系列改变。这些地域及民俗特点，导致了西部地域的民众普遍肥胖，形体壮实，体质强壮，外邪如风邪、寒邪、暑邪、湿邪、燥邪、火邪等不容易侵犯他们的形体，用老百姓的话来讲就是“皮糙肉厚”“百毒不侵”。但是，人吃五谷杂粮，哪有不生病的道理呢？西部地域人们的发病与其他地域不一样，人们生病大多属于内伤类疾病。那么内伤是什么呢？中医认为内伤主要有两个含义，第一泛指内损脏气的致病因素，如七情不节、饮食饥饱、房事过度等；第二指病名，又叫内损，多由跌打、坠堕、碰撞、用力举重、旋转闪挫等外伤较重，损及肢体内部组织和内脏而致，一般有伤气、伤血、伤脏腑之分。从《内经》中可得知，此时的内伤是指内损脏气。既然提了内伤，我们也说说外感吧！学者普遍认为，外感是风邪、寒邪、暑邪、湿邪、燥邪及火邪等导致人体出现一些相关的表现，如以呼吸道症状为主的发热、恶寒、头疼、鼻塞、流鼻涕、咳嗽、咳痰等症状。另外，对于某些身体虚弱的患者，外感病很有可能会直中脏腑，意思就是很快就会越过表证，直接变为里证，会出现一些脏腑的相关疾病。人的疾病大抵就分为外感和内伤这两种。

4. 治疗方法

对西部地域民众的内伤类疾病的治疗，适宜使用“毒药”。所以药物疗法，就是从西部地域传来的。《内经》中说“其治宜毒药”，生病了还要用“毒药”，这是什么缘故呢？大家不要理解错误了，其实这个“毒”不是我们常规理解的有毒的食物或有毒的药物，不是服用之后会导致人出现不良反应甚至有生命危险的药物。中医认为的“毒药”，泛指药物。《素问·异法方宜论》载：“其病生于内，其治宜毒药。”《素问·脏气法时论》载：“毒药攻邪，五谷为养，五果为助，五畜为益，五菜为充。”王冰注：“药，谓金玉土石草木菜果虫鱼鸟兽之类，皆可以祛邪养正者也。然辟邪安正，惟毒乃能，以其能然，故通谓之毒药。”《素问·五常政大论》明确指出：“大毒治病，十去其六，常毒治病，十去其七，小毒治病，十去其八，无毒治病，十去其九……”《神农本草经》中把药物的毒性作为该书论述药物分类的依据，把专门攻病祛邪的药物称为有毒，不可久服；把能治病补虚的药物称为小毒或无毒，可以久服：把所谓“轻身”益气、延年益寿的药物看作无毒等。张介宾注解：“毒药者，总括药饵而言。凡能除病者，皆可称为毒药。”张介宾认为凡是可以治病的药都可以叫作“毒药”，有偏性的意思。汪机注解：“药，谓草木鱼虫禽兽之类，以能攻病，皆谓之毒”，这个地方的“药”和“毒”是一个意思。在上古的时候，“药”就是“毒”，“毒”就是“药”。这是什么道理呢？药能攻病，攻就是进攻，病就是疾病。能进攻疾病，也就是能治愈这个疾病，就是以偏纠偏的意思，所以这里的“毒”是偏性的意思。总的来说“毒”有以下几种含义：①指药物的偏性。如干姜偏热，黄芩偏寒，升麻提气，苏子降气。即用药物之偏性，调整阴阳偏盛。②指药物的不良反应。如常山治疗疟疾，兼有呕吐的不良反应。③指药物的毒性。有些药物含有毒性，服用过量则导致中毒，如川乌、草乌、轻粉等。

中药有毒与无毒，关键是医师能否对症治疗。只要对症治疗，有毒的药也安全；不对症治疗，无毒的药也有害。在医疗上有时可采用以毒攻毒的治疗法则，应用毒药来解疮毒、除毒疠、杀虫等，如半夏生用有毒，可治疗疮毒；雄黄、轻粉有毒，可治疗疮疥、恶疮等。同时，认识各种药物之有毒、无毒、大毒、小毒，可以帮助我们理解其药物作用的峻猛与和缓，以便在临床应用时利用药物炮制或配伍等方法来抑制或减低其毒性。如生川乌有毒，经过炮制后则毒性降低，应用时配伍甘草可进一步解其毒性；又如常山抗疟作用虽好，但呕吐的不良反应很强，配伍槟榔可抑制其致呕的不良反应，而对抗疟作用并无影响。

5. 养生特点及方法

西部地域的居民，养生则应着重调摄精神情志，尽量做到“恬惔虚无”，保持心情的愉悦快乐。饮食上应该尽量多食用一些瓜果蔬菜，少食肥甘厚味，以防内伤脾胃。同时，西部地域的天气寒凉而干燥，到了秋冬季节易被冻伤，皮肤皲裂，故应注意防寒保暖，也需要多饮水以防体内水分丢失过多。还可服用一些养阴润燥的药食之品，如麦冬、百合、山药、银耳等，并用滋润脂膏涂抹，保护皮肤。

（三）南部地域

《内经》曰：“南方者，天地所长养，阳之所盛处也，其地下，水土弱，雾露之所聚也，其民嗜酸而食胕。故其民皆致理而赤色，其病挛痹，其治宜微针。故九针者，亦从南方来。”从书中我们可以总结出以下4种信息。

1. 南部地域的自然地理特点

南部地域，日照雨水充足，动植物均适宜生长繁衍，象征着天地自然万物的长养。此地域是天地间阳气最盛的地方，地势低下，水土薄弱，因此雾露经常聚集于此。一提到南方，就自然地想起我们四川、重庆、湖南、湖北等地区了。

2. 南部地域的风土人情文化

该地域的人们，都喜欢吃酸类和腐熟的食物，“胕”与“腐”字同，指发酵制成的食物、带点腐臭的食物，如豆腐乳、臭豆腐、臭鳜鱼、毛豆腐之类。

3. 南部地域的人体生理及病理

正是因为地域的自然特点及当地人多食酸、腐的饮食习惯，从而引发了人体生理病理的一系列改变。当地民众的生理特点是皮肤腠理致密而带红色；病理特点是易发生筋脉拘急、麻木不仁、疼痛等疾病。我们先来说说这个地域的生理特点吧！为什么皮肤腠理是红色的呢，怎么不是青色、黑色呢？中医认为，南方，属火也，象征着天地自然万物的长养，是阳气最盛的地方，地陷东南，故其地势低下。地高则刚，地下则柔，故水土弱，地土卑下，水湿从之，故雾露之所聚也。雾露汇聚，故当地民众有多食酸、腐熟的饮食习惯（图 4–1–5）。东南地弱，则嗜生我之味。其民嗜酸，酸属木，木偏胜，木为火之母，因此木生火也。最终火热之邪积聚于机体皮肤腠理，因此皮肤腠理显露红色。

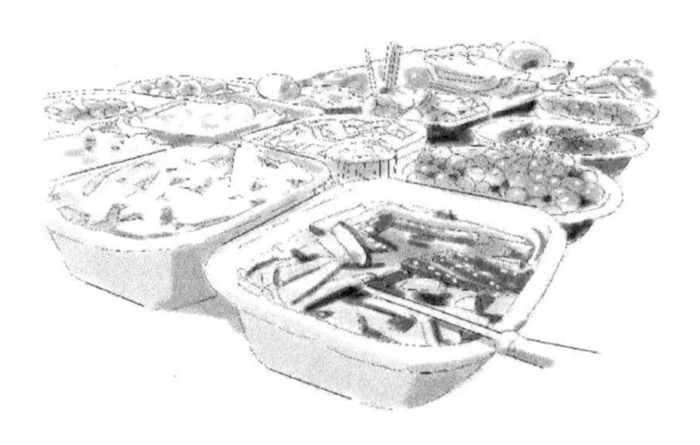

图 4–1–5　广西地区常见的腌制酸野

当地民众易发生筋脉拘急、麻木不仁、疼痛等病症。这些病与外感风寒湿热之邪和人体正气不足有关。风寒湿等邪气，在人体卫气虚弱时容易侵入人体而致病。汗出当风、坐卧湿地、涉水冒雨等，均可使风寒湿等邪气侵入机体经络，留于关节，导致经脉气血闭阻不通，不通则痛。《内经》曰：“风寒湿三气杂至，合而为痹。”根据感受邪气的相对轻重，常分为行痹（风痹）、痛痹（寒痹）、着痹（湿痹）。若素体阳盛或阴虚火旺，复感风寒湿邪，邪从热化或感受热邪，留注关节，则为热痹。总之，风寒湿热之邪侵入机体，痹阻关节肌肉筋络，导致气血闭阻不通，筋脉关节失于濡养而产生本病。总体而言，南方地域的痹证多由风、湿、热之邪浸淫筋骨导致。这里的湿、热之邪就是我们南方人常挂在嘴边的“湿热重”，许多有经验的民众都知道“湿热重”的一些表现，如口干、口苦、困倦、头身重、湿疹、舌红、苔黄厚腻、小便色黄、大便黏腻等。在门诊接诊时，经常能遇到患者描述自己各种湿热重的表现。那么湿热之邪是从何而来的呢？这是由当地地域的自然特点及当地人多食酸、腐的饮食习惯导致的。首先，南方本气属火，然而地势低洼，雨水较多，山川河流较多，雾露汇聚，天空像被套上了一层罩子，湿气与热气不能宣散，在空气中交接，就形成了湿热之邪；其次，前面也讲过当地民众有多食酸的饮食习惯，酸属木，木偏胜，木为火之母，因此木生火也。在机体能耐受消化的范围内，火热之邪积聚于机体，皮肤腠理致密而显露红色，未见病态；但是所有事物都是有平衡的，一旦打破平衡就会生病，火热之邪过多积聚于机体，超出人体承受范围，就会生病。这就导致了风湿热之邪淫盛筋骨，发生筋脉拘急、麻木不仁、疼痛、活动不灵活等疾病。

4. 治疗方法

针对这类疾病的治疗，最宜用针刺。所以九针的治病方法，就是从南部地域传来的。那么为什么要使用微针针刺治疗方法呢？针刺有通经活络、止痛行痹、活血祛风的作用，因此针刺在缓解痹证的疼痛及改善关节活动方面疗效明显。痹证总的来说是经脉气血不通。正如《景岳全书》所云“痹者，闭也，以血气为邪所闭，不得通行而病也”，《灵枢·九针十二原》也有“欲以微针通其经脉，调其血气，营其逆顺出入之会”的记载，由此得知针刺可以治疗疼痛、麻木、肿胀等病证。因为经络“内属于脏腑，外络于肢节”，有运行气血的功能，经络通则气血运行通畅，脏腑器官、体表肌肤及四肢百骸得以濡养，发挥其正常的生理功能。另外我们可以通过经络阴阳属性、经穴配伍和针刺手法达到阴阳调和的状态，这也是针刺治疗最终要达到的目的。因此，使用针刺治疗痹证是再好不过了。当然，最好还要配上中药，内外同治，效如桴鼓。此外，针刺对于神经系统疾病有较好的治疗效果，如中风，包括脑梗死、脑出血等；周围神经系统疾病，包括面瘫、肢体麻木、肌萎缩等。针刺还可以治疗一些功能失调性疾病，如失眠、焦虑、抑郁、女性月经不调等（图 4-1-6）。

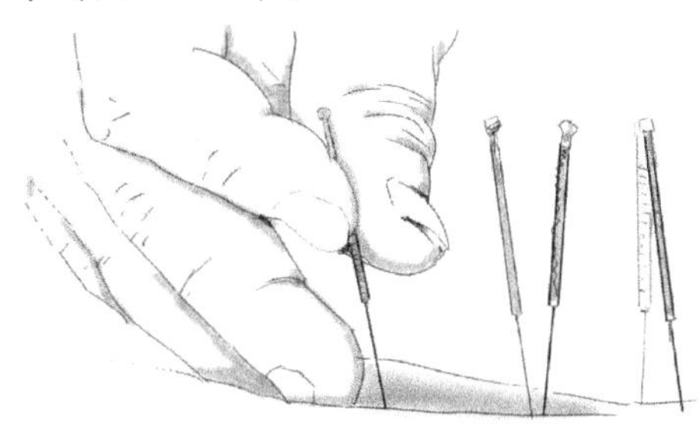

图 4-1-6 针刺疗法

然而，针刺也是有一定禁忌证的：①过于疲劳、精神高度紧张、饥饿者不宜针刺，年老体弱者用针时应尽量采取卧位，取穴宜少，手法宜轻；②对于怀孕女性针刺手法不宜过猛，腹部、腰骶部及能引起子宫收缩的穴位如合谷、三阴交、昆仑、至阴等禁止针刺；③小儿因不配合，一般不留针，婴幼儿囟门部及风府、哑门等穴禁针；④有出血性疾病的患者，或常有自发性出血、损伤后不易止血者，不宜针刺；⑤皮肤感染、溃疡、瘢痕和肿瘤部位不予针刺；⑥眼区、胸背、肾区、项部，胃溃疡、肠粘连、肠梗阻患者的腹部，尿潴留患者的耻骨联合区针刺时应掌握深度和角度，禁用直刺，防止误伤重要脏器。

5. 养生特点及方法

南部地域的居民，养生时应该以养阴清热、祛湿通经为主。尤其是在气候炎热的季节，要尽量穿轻薄、透气良好的衣服，住通风透气、遮阴清凉的住宅；居住环境应尽量选择地势较高、干爽之处，或者居住于楼上稍高层处，以防湿气伤人；饮用清凉饮料，以防暑热伤人而生中暑一类的暑热病；尽量少吃发酵食物，以防损伤肠胃。

由此，我们可以得知长期身处在南部地域环境的人的生理病理变化，从而为指导正确养生提供相应的方法。

（四）北部地域

《内经》曰：“北方者，天地所闭藏之域也，其地高陵居，风寒冰冽。其民乐野处而乳食。脏寒生满病，其治宜灸焫。故灸焫者，亦从北方来。”结合书中的表述我们常常以内蒙古地区和东北地区为代表进行阐述和分析。

1. 北部地域的自然地理特点

北部地域的自然气候如同冬天的闭藏之气，地势较高，山地和高原居多，人们依山而住。冬季的漫长寒冷，使得当地人经常处在风寒凛冽的环境中，因此一提到东北地区，人们往往想起高大的东北人外出时裹得严严实实的形象。

2. 北部地域的风土人情文化

北方天气干燥，雨水较少，多为草原，适宜放牧，该地的牧民逐水草而居，多食用牛羊肉制品。北方游牧地区最出名的应该是内蒙古，内蒙古地域辽阔，全区总面积为 118.3 万平方千米，所处纬度较高，高原面积大，距离海洋较远，边沿有山脉阻隔，气候以温带大陆性气候和温带季风气候为主，降水量少而不匀，风大，寒暑变化剧烈，荒漠和草原各占一地。草原主要有呼伦贝尔大草原、科尔沁草原、锡林郭勒草原等。南北朝时期流传的民歌《敕勒歌》中“天苍苍，野茫茫，风吹草低见牛羊”就为我们描绘了一幅牛羊遍地的草原风光。除了饮食，我们还会联想到的就是他们的代步工具——马，想象他们乘着骏马驰骋在草原上……当然，这些都是臆想，他们的牛羊都是用来产肉、产奶的（图 4–1–7），代步和我们没有什么差别。

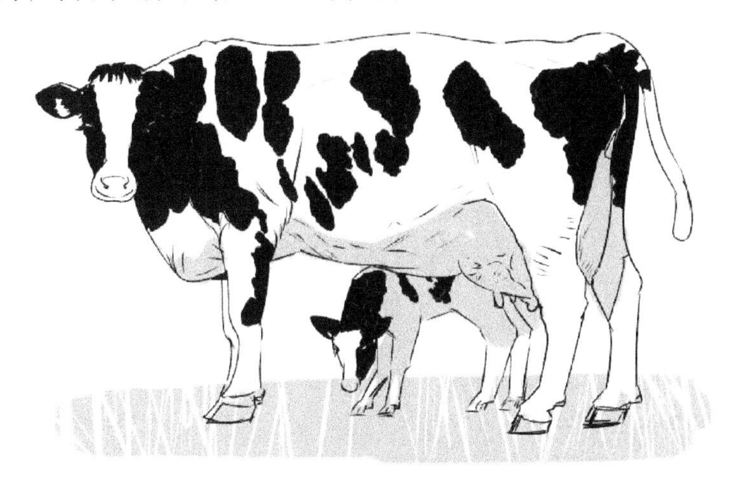

图 4–1–7　产奶的奶牛

3. 北部地域的人体生理及病理

正是因为地域的自然特点及当地牧民经常迁移，食用牛羊肉乳制品，从而引发了人体生理病理的一系列改变。北方，是天地所闭藏的地方，风寒之邪比较严重，并且人们习惯露宿旷野，爱吃牛乳汁等寒凉之品，几种原因综合起来就容易生脘腹满闷不适一类的疾病。满闷是什么呢？满闷是指由脾胃功能失调，升降失司，胃气壅塞，出现以脘腹满闷不舒为主症的病证，以自觉胀满、触之无形、按之柔软、压之无痛为临床特点。本病临床表现与西医学的慢性胃炎（包括浅表性胃炎和萎缩性胃炎）、功能性消化不良、胃下垂等疾病相似。满闷的病因病机是什么呢？脾胃同居中焦，脾主升清，胃主降浊，共司水谷的纳运和吸收，清升浊降，纳运如常，则胃气调畅。若因表邪内陷入里，饮食不节，痰湿阻滞，情志失调，或脾胃虚弱等各种原因导致脾胃损伤，升降失司，胃气壅塞，即可发生痞满，具体如下。①外邪侵袭肌表，治疗不得其法，滥施攻里泻下，脾胃受损，外邪乘虚内陷入里，结于胃脘，阻塞中焦气机，升降失司，胃气壅塞，遂成痞满，如《伤寒论》所云："脉浮而紧，而复下之，紧反入里，则作痞，按之自濡，但气痞耳。"②食滞中阻或暴饮暴食，或恣食生冷粗硬，或偏嗜肥甘厚味，或嗜浓茶烈酒及辛辣过烫饮食，损伤脾胃，以致食谷不化，阻滞胃脘，升降失司，胃气壅塞，而成痞满，如《类证治裁·痞满》云："饮食寒凉，伤胃致痞者，温中化滞。"③痰湿阻滞，脾胃失健，水湿不化，酿生痰浊，痰气交阻于胃脘，则升降失司，胃气壅塞，而成痞满，如《兰室秘藏·中满腹胀门》曰："脾湿有余，腹满食不化。"④情志失调，多思则气结，暴怒则气逆，悲忧则气郁，惊恐则气乱等，造成气机逆乱，升降失职，形成痞满，其中尤以肝郁气滞，横犯脾胃，致胃气阻滞而成之痞满为多见，如《景岳全书·痞满》谓："怒气暴伤，肝气未平而痞。"⑤素体脾胃虚弱、中气不足，或饥饱不匀、饮食不节，或久病损及脾胃，纳运失职，升降失调，胃气壅塞，而生痞满，如《兰室秘藏·中满腹胀门》所论述的因虚生痞满："或多食寒凉，及脾胃久虚之人，胃中寒则胀满，或脏寒生满病"。

此地域的满闷疾病产生的一个重要因素是饮食不节，当地人喜食牛乳，牛乳性寒，长期食用会损伤脾胃之气，致升降无力，脾胃运化不利，引起满闷不适。为什么说牛乳汁是寒凉的呢？孙思邈在《备急千金要方》云："牛乳汁，味甘，微寒，无毒。"北宋苏颂的《本草图经》指出："凡牛之入药者，水牛、秦牛、黄牛取乳及造酥、酪、醍醐等，然性亦不同，水牛乳凉，秦牛乳温。"早在古代，先祖们就认识到牛乳汁是寒凉之品，北方天气寒冷，相对于其他地区的牛乳，生活在北方的牛产的乳汁更加寒凉。

4. 治疗方法

北部地域常见的满闷病证，以痞满病证为例，对于这种情况临床治疗上主要是采取艾灸治疗的方式，以温通气血，从而治疗满闷病证（图4-1-8）。艾灸为什么对治疗满闷有奇效呢？这是因为艾灸是通过艾的温热和药力作用刺激穴位或病痛部位，达到温经散寒、扶阳固脱、消瘀散结、防治疾病作用的一种操作方法。艾灸适用于各种慢性虚寒型疾病及寒湿所致的疼痛，如胃脘痛、腰背酸痛、四肢凉痛、月经寒痛等；中气不足所致的急性腹痛、吐泻、四肢不温等症状。既然艾灸有适应证，那么哪些情况不适合呢？现在来给大家聊一聊艾灸的禁忌证：①局部皮肤有创伤、溃疡、感染或有较严重的皮肤病者，应禁止艾灸。②颜面五官部位、关节、心脏及大血管附近，慎用艾灸。③孕妇腹部、腰骶部及某些可促进子宫收缩的穴位，如合谷、三阴交等，应禁止艾灸。④血液病、发热、严重心肝肾功能障碍、糖尿病（避免皮肤溃破）者慎用。⑤艾滋病、结核病或其他传染病患者慎用。⑥艾灸过敏者慎用。

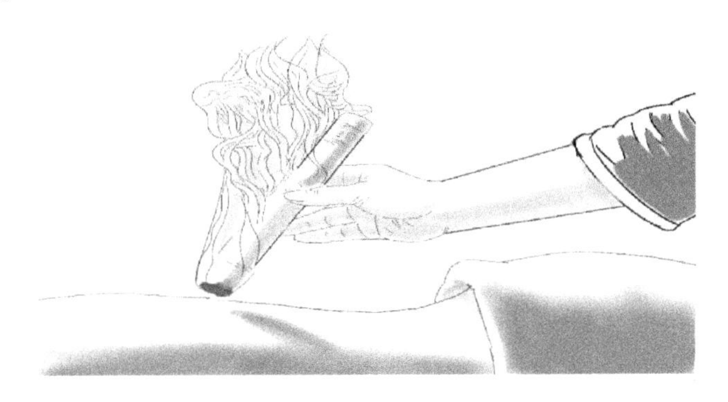

图 4-1-8　艾灸

5. 养生特点及方法

北部区域的人，养生时应该注意顾护阳气，以抵御阴寒，秋冬寒冷季节尤其要注意加厚衣被、鞋袜以防寒保暖；此外，可服用一些温中助阳、健脾消食化滞的药食之品，以助人体阳气和脾胃之气；另外，亦可用艾灸足三里等方法来进行日常的保健。

由此，我们可以得知长期身处在北方地域环境的人的生理病理变化，从而指导我们正确养生。

（五）中部地域

《内经》曰："中央者，其地平以湿，天地所以生万物也众。其民食杂而不劳，故其病多痿厥寒热，其治宜导引按跷，故导引按跷者，亦从中央出也。"从书中我们可以总结出以下 4 种信息。

1. 中部地域的自然地理特点

中部地域地形平坦，气候湿润，物产极其丰富。这个"中央地域"，就是我们说的中原地区和江淮平原地区，中部地域处于长江和黄河中间，适宜的气候和地理位置使得这里物产丰富，户口殷实。

2. 中部地域的风土人情文化

由于中部地域地形平坦，气候湿润，物产极其丰富，独占天时、地利、人和三要素，得益于此，当地人的食物种类繁多，生活比较安逸，体力劳动较少。

3. 中部地域的人体生理及病理

正是因为地域的自然特点及当地习俗，从而引发了人体生理病理的一系列改变。当地的人们生活安逸，不常劳作，气血不能灌溉于四傍，因此当地人民多发痿弱、厥逆、寒热等病。我们先来说说痿弱。痿弱又称痿躄，是以肢体筋脉弛缓、软弱无力、活动不利，或伴有肌肉萎缩的一种病证，对应西医的是运动神经元病、周期性瘫痪、重症肌无力、脑梗死所表现出来的偏瘫，肌肉萎缩也可归于痿弱。本病临床以下肢痿弱较为常见。痿弱的病因复杂，有外感和内伤两大类。外感以外感湿热邪毒为主，内伤包括饮食劳倦、药毒所伤、先天不足、房事不节等。本病主要病机为五脏受损，气血亏耗，肌肉筋脉失养，而发为痿弱。那么厥逆是什么呢？厥逆是一种急性病证，临床上以突然发生一时性昏倒，不知人事，或伴有四肢逆冷为主要症状。轻者短时间内即可苏醒，重者一厥不醒，预后不良。引起厥逆的病因主要有情志内伤、体虚劳倦、亡血失津、饮食不节等，其病理性质主要是气机逆乱，升降乖戾，气血阴阳不相顺接。厥逆属危急重症，当及时救治，醒神回厥是主要的治疗原则。

4. 治疗方法

治疗中部地域好发的痿弱、厥逆、寒热等病，适宜用按摩导引的方法。所以按摩导引的治法，起源于中央地区。东汉张仲景在《金匮要略》中强调以“导引、吐纳、针灸、膏摩”治疗四肢“重滞”症。在保留了华佗的一些佚文的《中藏经》中也指出“导引则可逐客邪于关节”“宜导引而不导引，则使人邪侵关节，固结难通”。导引和按摩是有区别的，导引偏于自己做，按摩偏于别人做。这个导引之术源自先秦道家的“道气”学说，庄子曾说过导引之士“熊经鸟伸”，也就是模仿动物的一些特殊的姿势。导引是为保持内气不衰之法，其特点是在意念的指导下，将肢体运动、呼吸运动、自我按摩密切结合起来，使四肢百骸做各种俯仰屈伸转体运动，使肢体“导气令和、引体为柔”，以疏通经络、活血化瘀、理气止痛、养筋健骨、除劳却烦，从而能“内炼精气神，外炼筋骨皮”。按摩，即《内经》之所谓“按跷”者也，是运用中医学中的经络学说，借鉴医学中的按摩推拿，用按压、叩击、揉摩、捏推、提擦等手法作用于人体尤其是经络循行部位，“引血气之通流也”。导引现在常常被称为“气功”。提起气功，就不得不说巢元方了，可以说巢元方是集前此数千年医学气功成就之大成者，也是今日“医学气功学”最早的领路人。他的《诸病源候论》的问世，标志着气功在医学上的应用已进入成熟的阶段。“辨证施功”是本书的最大特色，全书所介绍的213法绝大多数是根据不同证候选用，五脏六腑诸病候均有不同方法。例如，标明“肝病候”条目下的方法是“肝脏病者，愁忧不乐，悲思嗔怒，头旋眼痛，‘呵’气出而愈”；“心病候”条目下导引法是“心脏病者，体有冷热，若冷‘呼’气出，若热‘吹’气出”；“脾病候”导引法是“脾脏病者，体面上游风习习，痛，身体痒，烦闷疼痛，用‘嘻’气出”；“肺病候”导引法“肺脏病者，体胸背痛满，四肢烦闷，用‘嘘’气出”；“肾病候”导引法“肾脏病者，咽喉窒塞，腹满耳聋，用‘呬’气出”。“呵”“呼”“吹”“嘻”“嘘”“呬”六字用以治五脏病并非始自巢氏，五代梁朝之陶弘景已有记述。巢氏所介绍的各种方法均非常简单，便于日常实施。例如，“风眩”，其养生方只有一个动作：“以两手抱右膝，着膺，除风眩”；治“大便不通”：“龟行气，伏衣被中，覆口、鼻、头、面，正卧，不息九通，微鼻出气”，寥寥数字，把调形、调息要领剖明无遗。巢氏之法简明扼要，使得有志传播医学气功者易于效法和借鉴。术式复杂，不见得效果就一定好，相反，术式简明，却能开“方便”之门。除巢氏以外，医圣张仲景本身就是精通导引的专家；一代神医华佗更是脍炙人口的五禽戏编者之一；名医陶弘景著《养性延命录》，上卷为教诫、食诫、杂诫、祈禳，下卷为服气疗病、导引按摩、御女损益，概述益寿延年的方法，在医学气功的研究方面多有成就。总的来说，就是要动起来，只有动起来，气血才能正常流通。

5. 养生特点及方法

居住在中部地域的居民，养生应注意以扶养阳气、祛除湿气为主，平时应多注意日常的运动，辅之以导引之法锻炼身体，也可多做保健、按摩等以健身；平时也可服用一些益气助阳、化湿利湿、强筋壮骨的药食来进行养生。

第二节　居住的讲究

人类要想健康长寿，就必须建立和保持同自然环境与居住环境协调一致的关系。古人早就提出“天人相应”的学说，《内经》中就曾提到：“治不法天之纪，不用地之理，则灾害至矣”，也就是说人类生活生存就必须和自然环境（包括气候和地理环境）、居住环境相协调，维护人体的阴阳平衡，这样才有利于健康长寿。居住的环境和卫生状况，会直接影响着我们的身心健康。因此，从古至今，因地制宜地建造、选择住宅，创造一个舒适清静的生活环境，对保障我们的健康长寿、少生疾病都是非常重要的。

一、“风水学”

古人最早选择居住地址适宜与否，“风水学”是占了绝大比重的。“风水学”是什么呢？古人通过观察自然界山川河流、浩瀚星辰、四季气候的变化，从而精心选择适合人类生存发展的环境，形成的专门研究居住环境与营建布局之间关系的学科，就是传说中的“风水学”。“风水学”是中国古代科学五术之一的相术中的相地之术，即临场校察地理的方法，也叫地相，古代称堪舆术，原意是选择合适的地方的一门学问，常常用来选择宫殿、村落选址、墓地建设等。从历史上看，“风水学”被广泛用于定位建筑物，通常是拥有重要意义的建筑，如墓葬、宫殿和住宅等。根据所使用的“风水学”的特殊风格，通过参考当地特征（如水体、星星或指南针）来确定吉祥地点。由此可知，“风水学”与人的精神息息相关，由于封建思想的影响，“风水学”在应用的过程中，加入了不少刀剑符咒的硬性方法，从而淡化了其灵活变通的真正意义。其实高明的“风水学”是可以通过方位的挪移、植物的摆设、颜色的选择、家具的布局达到因地制宜、依形就势、扬长避短的效果，从而形成其独特的居住智慧与艺术。

当代各类成功的建筑都蕴涵着“风水学”的精神，而如何才能运用好“风水学”的原理呢？只要坚持扬弃的原则，目光如炬地进行判断，就有一定的规律可循。我们发现，现代“风水学”其实并不神秘，它借助于精密的仪器和科学的方法，调理项目内部的资源，整合外部的形、势、声、光、电，对人类的各种居住环境进行改良。繁华的城市中虽然万家灯火，高楼大厦，但是有的家庭富贵无比，财源广进；而有的却穷困潦倒，衣食困难。当然，这除了个人能力、机遇及勤奋外，与住宅的“风水学”吉凶也有一定关系。宅运亨通又积善德，则贫可转富，贱能显贵，正是情理之中；而宅运凶险，则富可致贫、贵亦招灾，不出意料之外。非但住宅如此，公司、厂房等亦然。因此，如何趋吉避凶，以利宅运，“风水学”发挥的作用甚大。

二、居住环境

（一）建房选址

居住环境是指人们居住地周围的自然环境。《内经》中指出："宅，择也，择吉处而营之也。"这里的"宅"指的就是居住环境，"吉处"是指阳光明媚、风和通畅之处。从这句话可知，早在古代，人们就对居住环境提出了具体要求。居住环境的选择第一步就是选择建房地址。那么，选择什么样的地址合适呢？我们通常考虑以下几种因素。

1. 自然因素

古今专家都认为，建房的最佳地址是依山傍水。依山，山上的树木在冬季可减低风速、挡风沙、避寒冷；在夏季可减少阳光辐射、调节炎热天气。傍水则用水方便，又有利于净化空气、清除浊物。另外一个优选原则，是住宅的地址应选上风位、上水位、无污染的地区。这样的环境让人神清气爽、心旷神怡，是理想的居住之地。目前由于生产污染、生活污染和交通运输污染导致的环境污染，尤其是导致的居住环境的空气和水的污染，直接影响和危害人体健康。对此，我们就要想办法去规避这些危害，去创造更好的居住环境。此外，宁静的居住环境也是健康长寿的重要因素。和谐有旋律的声音如音乐、歌声、鸟鸣，会使人心情愉悦，精神振奋，对人体有益。当然还有其他注意事项，但是如果在选择居住地时注意到这两点，就现代社会实际情况而言，已经算是上风上水的了。而且，城市的居民小区建设也越来越注意生态环境的创建。

2. 社会环境因素

现代人一般选住宅、买房子首先考虑的是社会环境。那么社会环境因素包括哪些呢？首先考虑是不是学区房，所有家长都有一颗望子成龙、望女成凤的心，希望自己的孩子能上学方便，学更多的知识，甚至课余休息时间还送孩子上补习班，大家一起"卷起来"。其次考虑交通是不是便利，常常听说"要想富，先修路"，毋庸置疑，交通便利对一个地区的发展是极其重要的。然后考虑住宅周围有没有医院，人吃五谷杂粮，总有生病的时候，需要及时就医。此外，购物是否便利也是衡量住宅的一个重要标准。不能忽视的是现在城里小区会有很多设施吸引人们买房，如带泳池、健身房等。这些当然很重要，就看我们想要什么了。就像网上在讨论的"要不要逃离北上广深”的性质是一样的，一方面是大城市背后丰富的资源和机遇；另一方面是令人唏嘘的居住环境，就看你到底想要什么了。每一项选择的背后都有它相应付出的代价，鱼和熊掌不可兼得。

（二）住宅坐向位置

住宅坐向位置也是一门学问。《宅经》上指出，窗户朝向南、东南和西南的，室内采光好。《遵生八笺》更详细指出，舒适安暖的居处并非是华丽的厅堂与宏大的殿宇，也不是贵重的帷帐和宽大的床铺，而是要求居住的房屋要面朝南方，住宅要明暗适中，明暗各半。就我国大部分地区而言，住宅朝向最好是坐北朝南（如居住在南半球，应是坐南朝北）。因为门窗朝南，冬天可避风寒的侵袭，又可多接受阳光日照，提高室温；夏天可接受南风的凉意，还可避免与减少夏天强烈阳光的照射。总之，南向房屋具有“冬暖夏凉”的优点，最利于采光、通风和温度、湿度的调节，是最合理的建筑。

（三）住宅的高低

《景岳全书》指出：“高下之理，地势使然也。崇高则阴气治之，污下则阳气治之。阳胜者先天，阴胜者后天，此地理之常，生化之道也。”《素问·五常政大论》曰：“高者其气寿，下者其气夭，地之小大异也，小者小异，大者大异。”从上面这句话中，我们可以清楚地认识到，居住在空气清新、气候寒冷高山地区的人多长寿，居住在空气污浊、气候炎热低洼地区的人寿命较短。这一说法与现代医学研究是相符合的，调查研究发现，海拔在1500～2000米的山区，是长寿的地理环境，百岁以上的老人多生活在森林茂密的地方或少数民族地区。唐代医家孙思邈在《千金翼方》中提到：“山林深远，固是佳境……背山临水，气候高爽，土地良沃，泉水清美……若得左右映带岗阜形胜最为上地，地势好，亦居者安。”孙思邈在晚年选择山清水秀之地植树、养花、造屋，在那里养老，传闻活了一百多岁。我们知道，僧侣多长寿，这与他们居住的环境也是有一定关系的。自古以来，僧侣的庙宇或皇族的行宫多建筑在环境幽静、林木茂盛的山上，这些地方都十分适合养生。

地理环境不仅影响着人们的寿命，还与疾病之间也存在着密切的联系，按照中医理论的解释就是“地势使然”。目前住房按高低可分为低层住宅及高层住宅。低层住宅主要是指长期生活在一层或地下室，或潮湿的平房，这些环境容易导致皮肤病、风湿、关节疼痛，这些病是由于风寒湿邪停滞于关节、皮肤，从而导致气血凝滞而患病，长期生活在低层住宅的人们应多加注意。现在的楼房越盖越高，高层住宅光线虽好，但却总给人们一种不踏实的感觉，没有了“脚踏实地”的感觉，这是因为受地心吸引力的影响，使人们产生一种不安全，甚至恐惧的心理。

三、居住环境对人的影响

（一）身体影响

人的一生大部分的时间是在居室中度过的，因此，居住的环境和卫生条件将直接影响着人们的健康。不同的有害的环境对人体会产生不同的影响，需注意避免。

1. 潮湿的环境

首先，潮湿的环境容易导致机体患上呼吸道疾病、皮肤病、风湿关节疼痛、消化道疾病等。霉菌和细菌的滋生需要一个温暖潮湿的生存环境，一个阴暗潮湿的房间就是霉菌的天堂，有利于霉菌生长繁殖，如果室内的霉菌繁殖过多，患有呼吸道疾病或过敏性疾病等的人，很容易因为吸入霉菌过多而导致呼吸道感染。一般被呼吸道感染的人会出现咳嗽、鼻子堵塞、流鼻涕等这样的症状。如果患有哮喘病，更是雪上加霜，还会导致呼吸困难，严重的话甚至产生休克。潮湿的环境会导致螨虫繁殖过多，再通过与人体皮肤亲密接触很容易让人产生各种各样的皮肤病和皮肤癣，如果不及时治疗，这些皮肤病不仅会产生瘙痒，还会在身上产生一些明显的红肿和斑点。阴暗潮湿环境下的食物很容易受到霉菌的污染，从而导致发霉并且变质，如果一个人不经过检查就吃下了这些发霉变质的食物，就会引起食物中毒。一般情况下就会出现呕吐、腹泻等症状。如果长此以往还会让胃癌、肝癌等癌症的发病率提高。

2. 干燥的环境

干燥的环境容易导致机体出现皮肤干燥、呼吸道疾病等。对儿童来说，许多呼吸系统的疾病（如哮喘、肺气肿、支气管炎等）高发是由于人们自幼年起，长期生活在湿度较低的环境里，机体免疫力下降造成的；另外，成长期的婴儿各方面都很脆弱，呼吸系统如气管、支气管抵御病毒的能力更弱；对女性来说，干燥导致水分过度流失，加速衰老，皮肤的肌纤维是由大

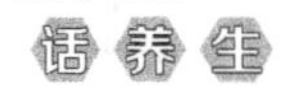

量的水溶性胶原蛋白构成，干燥使肌纤维因快速失水而收缩，环境越干燥，肌纤维越紧绷，久而久之，肌纤维可能断裂，皮肤就会出现不可恢复的皱纹，这也就是南方人比北方人皮肤好的原因。对易感人群来说，冬、春季节是流感多发期，老年人、幼儿的身体抵抗力较弱，易受细菌、病毒侵害，而温暖干燥是许多病毒、细菌滋生、传播的最佳环境，所以，创造健康湿度，切断细菌、病毒的传播途径才能有效降低流感一类疾病的发生率。

3. 寒冷的环境

寒冷的环境会造成机体免疫能力的下降，除了会引发常见的感冒、呼吸道疾病、心脑血管疾病、冻伤等疾病外，还可能诱发抑郁、无助、心理失衡等多种心理病证；同时，寒冷天气还会加重慢性腰椎疾病、风湿性关节炎、慢性支气管炎和哮喘等慢性病的症状。寒冷天气首先对心脑血管产生影响，低温刺激会使血管收缩、血压升高、心率加快、心肌缺血、血液黏稠度增加促使血栓形成，因此环境温度的骤变会加重心脑血管疾病患者的病情，导致高血压患者血压急剧上升而发生脑卒中；也可诱发冠状动脉痉挛而导致心肌梗死。其次是呼吸系统，冷空气可使鼻咽部的局部黏膜变得干燥，以致发生细小破裂，病毒、细菌容易乘虚而入，造成呼吸道疾病高发。气温骤降可以诱发哮喘等疾病。长时间在寒冷地带工作、生活，或气温骤降期间长时间在室外工作和活动的人群，容易引起冻伤，使腰腿痛和风湿性疾病病情加重，对孕妇和胎儿也会造成不良影响。

（二）心理影响

《素问·四气调神大论》说：“使志若伏若匿，若有私意，若已有得。”意思是说，人们应该避免不良因素的干扰，处于淡泊宁静的状态，方可使心神安静，含而不露，秘而不宣，给人以愉悦之美。因此，创造良好的居住环境，有益于人体心理健康。那么居住环境会给人带来哪些心理影响呢？

（1）生活在人口密集的区域，更容易产生各种心理疾病。如焦虑、抑郁等。

（2）过度拥挤和噪声、光污染都是让人们压力变大的直接原因。嘈杂拥挤的环境往往给人带来巨大的压力。因为人天生就需要一定的独处空间，同时，人也需要时间去接近自然。如果无法满足这些条件，人的内心就会不知不觉地扭曲。城市里一幢紧挨一幢的住宅楼，拥挤的市场、商店，人们天天都生活在你碰我撞之中，这一切无时无刻不在刺激都市人们的视觉神经，随之给心理甚至生理上带来影响，有人将其归结为城市“拥挤综合征”。在城市里生活，越来越多的人容易受到城里楼多、人多、车多、噪声多等因素带来的影响，感到疲倦，从而出现心悸、胸闷、头晕等症状。心理专家分析，“拥挤综合征”的症状主要是高度神经紧张和心情焦虑而引起的心理失衡。在城市里，我们常常见到，上下班高峰期乘坐公共交通工具时，由于车厢拥挤，大家一方面要防小偷；另一方面还要防自己被别人摸到或碰到，时常为一丁点儿小事就吵架。而这正是因为拥挤造成的人们大脑皮层调节功能紊乱，使人出现暂时性心理障碍，而产生异常兴奋感。“拥挤综合征”很容易引发高血压、神经衰弱、精神心理失常等疾病。

（3）生活在有水的地区的人，往往身心更加健康，寿命更长，心态更加豁达。这是为什么呢？水中含有对人有益的阴离子。住房中每 1 cm^3 中的阴离子含量为 25～450 对；公园中为 400～600 对；而海滨、森林、瀑布附近则可达 10 000～20 000 对。带电阴离子十分有益于人体健康，有“空气维生素”之美称，可调节大脑皮层功能，振奋精神，消除疲劳，提高工作效率，起到镇静、降压、催眠、止咳平喘、加速创面愈合、增强机体自我修复等作用。水生环境可减轻压力，水的存在与健康、幸福和快乐有着积极联系。住在水边还有利于让大脑回避各种不良刺激，使大脑认知功能得到休整。如人坐在水边，安静地观察温柔而平静的水流，能诱导大脑进入一种温和的冥想状态，让大脑释放出大量的多巴胺，使大脑得到放松，让人感到愉悦快乐，有利于减轻心理压力，消除焦虑、抑郁状态，不但会使烦躁、疼痛等不良症状得到改善，还会使注意力集中，反应能力增加，使工作能力增强，睡眠质量得到提高，有利于健康长寿。

（4）住在绿地边更不容易抑郁。植物是绿地能发挥正面效果的一大原因，一是它们将污染物从空气中吸走，并为邻近区域降温；二是绿色空间创造了人与人建立社交联系的地方，研究表明，强大的社会关系与长寿有关；三是长时间亲近大自然可以改善情绪、减少焦虑、增强自尊，住在绿地的人心理更健康、压力更小，从而减少罹患心脏病、糖尿病和其他疾病的概率。

第三节　室内环境宜忌

室内环境是与我们关系最为密切的环境。室内装修、物品摆设都应有科学依据。

一、住宅房间布置

（一）宽敞适中

住宅房间布置首先要做到“宽敞适中”，换句话说就是要求房屋既不宜过高，又不宜过矮，此外，房屋面积也不宜太大或太小。其次，从现代卫生学的角度而言，要保证一定的容积，保证室内空气充足清新，让人有一个宽敞舒适的感觉。建房高度一般以 3 米左右为宜。气候炎热地区可稍高一些，寒冷地区可稍低一些。

（二）阴阳适中，明暗各半

合理的居室应该是“阴阳适中，明暗各半”。过高则阳盛而明多，过低则阴盛而暗多。明多要伤人魄，暗多要伤人魂。这是什么原因呢？魂属阳，明多则是魂盛，过度则伤人魄；反之，魄属阴，暗多则是魄盛，过度则伤人魂。为什么说魂是阳性的？有两个解释：其一，《内经》曰：“肝藏血，血舍魂。”那么，魂就有了自身的阴阳属性。一般以阴血为涵者，其性多属阳，魂亦如是。如果魂病了，怎么办呢？养肝血以舍魂。肝血舍魂，肝血属阴，魂属阳。二者的关系，可以理解为“阴在内，阳之守也；阳在外，阴之使也”。要想让魂安和，就要养足肝血，肝血充足，则魂有所舍、所涵、所镇而不妄行游离。尤其是睡眠时，人静则血归于肝，魂得血养自不妄动。反之，若肝阴血不足，魂失所涵、所镇，就易自浮而动，不受神的支配，不能随神往来而见以上诸般病象。其二，以卦象论之，肝对应震卦。震卦之象，一阳在下，二阴在上。魂即是震下之一阳爻，血似震上之两阴爻。魂舍于血中，即阳藏于阴之下。为什么魄是阴性的呢？“魄”与“精”一样，皆属阴，“精藏于肾，方其在肺，精未盈也，而先结其阴魄”。魄既为精气所养，则益精养气之品宜适当为用。若关联到情志，心病还须心药治，当以心理治疗或“志意”的自我调适为主。《灵枢・本脏》云：“志意和则精神专直，魂魄不散，悔怒不起，五脏不受邪。”又云：“志意者，所以御精神，收魂魄，适寒温，和喜怒者也。”而安神定魄之品有琥珀、龙骨、龙齿、朱砂、磁石、生铁落等，另外菖蒲、人参、茯神等可为辅。魄属阴，魂属阳，人如果一旦伤到魂魄，阴阳不调，就会生病。为防伤到魂魄就必须设计好窗户，人的居室应当四面有窗。人们可以在没有吹风时开窗，以交换房间内污浊空气和收集户外的阳光；如有风，可关窗以防止风邪入侵。此外，人的居室为避免太亮或太暗，可添置些窗帘和屏风。居室太亮时，可放下窗帘遮挡光线，太暗可卷帘以通其外曜。内外相安，人则静心平目，静心平目则人身保安。若居室是一面采光，进深不宜太大，否则里面光线太暗，排气困难，室内阴暗潮湿；若进深较大，则应在两侧开窗。对家庭墙面色彩的选择，没有统一的标准，但要与房间的光线、面积、家具颜色相互协调，也要与主人的性格、爱好和情趣相联系。客厅应有宽敞和较强的空间感。而寝室的布置则应具有宁静、舒适的特点。老年人的卧室墙上还可适当悬挂适宜观赏的书画，如老寿星、松鹤延年图及养生格言等。总之，房间的布置切忌杂乱拥挤，要做到科学、合理、舒适、清幽雅静、富有生机，并能显示出主人的情趣、爱好。

二、重视自然通风

自然通风一方面可让新鲜空气进入室内；另一方面可以把一氧化碳、二氧化碳、二氧化硫等污秽有害气体及微生物、灰尘排出室外，这是保证人体健康、加强蒸发散热、改善休息环境、预防疾病的重要措施。特别是经过一夜之后，清晨打开窗户，让清风入内，会使人的精神顿时振奋与清爽。此外，住宅一定要有良好的排水系统，厨房应有良好的排烟设施。正如《周书秘奥营造宅经》指出："沟渠通浚，屋宇洁净，无秽气，不生瘟疫病。"

三、保证光线充足

居室采光应明暗适中，可随时调节，并选择阳光辐射和坐向好的房间做寝室用。采光不但要有充足的自然光，也要有明亮合适的灯光（不可太昏暗，也不可太强而刺眼），还应利用窗户、墙壁与天花板的反光。玻璃窗要清洁明亮，并配颜色适当的窗帘。白天一般不宜拉窗帘，以利自然光充分进入室内。否则住宅采光与照明不足，易引起视力疲劳，进而会导致全身疲乏无力。

四、调节温度湿度

住宅温度不宜过冷过热，特别是冬春两季，室温变化较大，应注意调节。夏天要保持良好通风，冬季要有取暖设备，并避免穿堂风。在气流正常的情况下，夏季住宅最理想的温度是24～26 ℃；冬季则为16～18 ℃。住宅内的湿度是否正常对健康影响也很大。空气湿度低于30%时，上呼吸道黏膜水分散失，会感到咽喉干燥，从而降低上呼吸道防御疾病的功能；空气湿度高于80%以上时，人会感到沉闷，如加上高温，人就会中暑。因此，冬季住宅的湿度应控制在30%~40%；夏季则应调节为30%~70%。

五、搞好环境卫生

俗语说，“干干净净，没灾没病”。每个人都希望在整洁宁静、井然有序、空气清新、没有噪声污染的城市与住宅小区中生活与工作。注重卫生可以保持仪容仪表整洁干净，给人以良好的形象，有利于建立自信心及良好的自我形象；也有利于保证干爽、愉快的心情；还可以减少病毒、细菌、寄生虫，预防疾病。在良好的室内环境中注重环境卫生是必不可少的。

六、重视环境美化

人类不仅应顺应自然，更应发挥主观能动性去改造自然。历代养生学家都十分重视住宅环境的美化绿化。在《老老恒言》一书中指出：“院中植花木数十种，不求名种异卉，四时不绝便佳。”多植树、栽花、种草美化居住环境，对改善气候、净化空气、减轻污染、防疫灭菌、消除噪声、调节机体生理功能都有十分重要的意义。

第五章 情志心法养生

第一节 五行、五脏与五志

一、五行学说

对于人们来说五行学说并不陌生，我们的先祖利用阴阳五行理论进行占卜吉凶、观测气象，早已渗透到人们生活的方方面面，就连小学一年级的语文课文都有“金木水火土”的诗句。五行学说是中国传统哲学，古人用这种理论来总结万物变化的自然规律，认为世间万物是在相生相克中保持着动态的平衡。在中医学中同样适用这套理论，《内经》中详细阐释了五行理论在医学中的应用并形成了中医的五行学说，用以揭示人体脏腑之间的联系、人与自然的联系，以及疾病的发生、传变、转归、预后和治疗。

既然我们对五行有了感性的认识，接下来再从理论上去理解五行的特性和生克变化。简单来说五行指“木、火、土、金、水”五种物质，将它们的特性进行总结，将宇宙万物中出现的现象、特征、关系与五行特性相匹配归类，将繁复的万物进行分类。而这五大系统并不是孤立、静止的，它们之间通过相生相克、相互制衡保持着动态平衡。

（一）五行的特性

五行不仅仅指的是“木、火、土、金、水”这五种物质，它更重要的含义是由此而抽象出的特征。最早在《尚书·洪范》说：“五行，一曰水，二曰火，三曰木，四曰金，五曰土。水曰润下，火曰炎上，木曰曲直，金曰从革，土爰稼穑。”《内经》中关于五行学说的理论也是建立在此之上（图5-1-1）。

“木曰曲直”：曲，即屈也；直，即伸也。曲直，即能屈能伸的意思。木代表向上伸展、生生不息的特性。凡具有这类特性的事物或现象，都可归

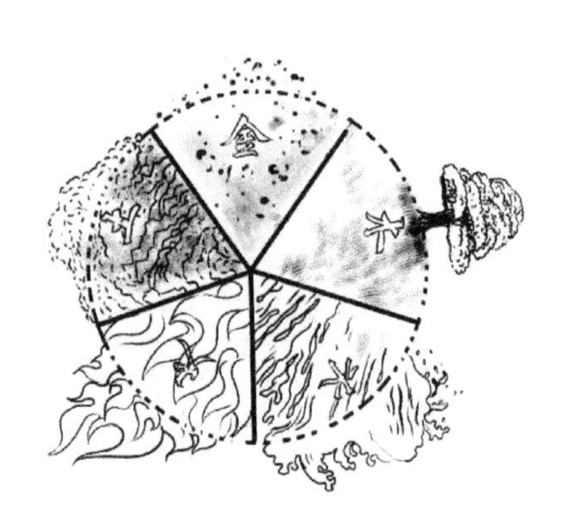

图 5-1-1　五行

属于“木”。我们也可以看到自然界中的植物生长的形态都是舒张的，遇到阻力也会努力冲破或者改变生长方向将枝条延伸出去，故有木喜条达的说法。

“火曰炎上”：炎是指炎热，上是上升。炎上，是指像火焰一样具有炎热、上升、温暖、光明的特性。

“土爰稼穑”：稼，即春日播种；穑，即秋日收获。土具有载物、生化的特性，有土为万物之母的说法。故一切具有承载、受纳特性或作用的事物、现象都可以归属于土。

“金曰从革”：从，顺也；革，指革新、革除。金具有坚固、肃杀、收敛的特性。

“水曰润下”：润，即滋润；下，即向下。润下，是指水具有滋润、下行、寒凉的特性。

中医学在“天人相应”思想的指导下，以五行为中心，将自然界的各种事物如空间结构的五方、时间结构的五季、声音的五音、五味、五色等，以及人体的生理病理现象如五脏、五窍、五体、五声、情志、五动等，按其属性进行归类，将人与自然联系起来。在《素问·阴阳应象大论》中对于五行所对应的自然界和人体的属性有着具体的阐述：“东方生风……神在天为风，在地为木，在体为筋，在脏为肝，在色为苍，在音为角，在声为呼，在变动为握，在窍为目，在味为酸，在志为怒……南方生热……在志为喜……中央生湿……在志为思……西方生燥……在志为忧……北方生寒……在志为恐。”

表5-1-1可以更直观地反映出它们之间的对应关系。

表5-1-1 自然界与人体的五行属性归类

自然界								人体										
五音	五味	五色	五化	五气	五位	五季	五行	五脏	五腑	五官	五体	五华	五液	五志	五神	五脉	五声	五变
角	酸	青	生	风	东	春	木	肝	胆	目	筋	爪	泪	怒	魂	弦	呼	握
徵	苦	赤	长	热	南	夏	火	心	小肠	舌	脉	面	汗	喜	神	洪	笑	忧
宫	甘	黄	化	湿	中	长夏	土	脾	胃	口	肉	唇	涎	思	意	缓	歌	哕
商	辛	白	收	燥	西	秋	金	肺	大肠	鼻	皮	毛	涕	悲	魄	浮	哭	咳
羽	咸	黑	藏	寒	北	冬	水	肾	膀胱	耳	骨	发	唾	恐	志	沉	呻	栗

（二）五行的关系

五行之间的关系不是一成不变的，它们之间存在着相生、相克与制化胜复的关系，从而维持着五行系统的平衡与稳定（图5-1-2）。听起来似乎很复杂，我们先从最简单的生克关系开始慢慢道来。五行生克，就是金生水，水生木，木生火，火生土，土生金；金克木，木克土，土克水，水克火，火克金。

生也就是生化、生成的意思，克有克制、遏制之意。形象来说金生水，可以认为金属加热后变为液体形态，也可以认为是空气中的水汽遇冷会在金属表面凝结为小水滴；水生木，就更好理解了，植物的生长需要水的滋润，水是万物生长的基础；木生火，木是可燃之物，条件达到即可燃烧生火；火生土，大火烧过的草木回归大地又可肥沃土壤；土生金，金属矿石几乎都是出自土地，以上即为相生关系。

金克木，金属制作的工具坚硬可以砍伐木头，但适度的修剪枝条可以让植株的形态不会过于松散；木克土，植物萌芽需要顶破土壤的阻碍，生长需要将根牢牢地扎进土壤深处，正是有了根系的保护才能防止土地的流失沙

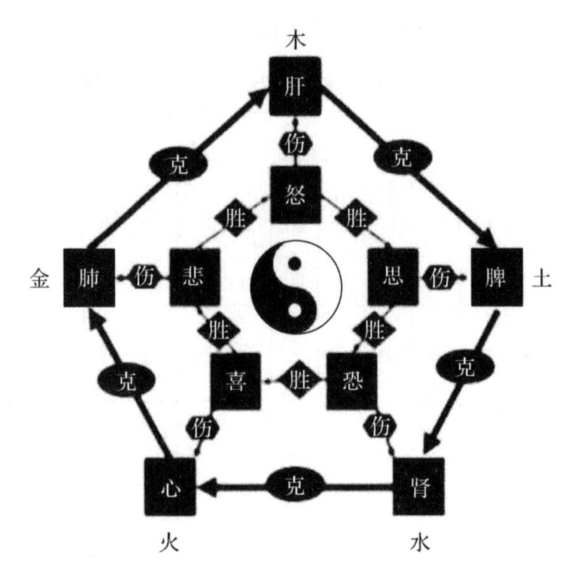

图 5-1-2　五行相生相克关系

化；土克水，治理河道需要泥土修筑河堤，让水不会恣意流淌；水克火，水能灭火，阻止火势蔓延造成危害；火克金，坚硬的金属能在火的炙烤下软化甚至蒸发升华，从而改变金属的形态。

由此可见，五行相生相克的关系是不可分割的两个方面，也就是在相生中有克制，在克制中促发展，如此循而往复，就像一个“圈”。

二、五脏理论

五行学说在生理方面最重要的应用就是以其特性类比五脏的生理特点，构建了天人一体的五脏系统。如肝喜条达恶抑郁，与木性曲直、生长、升发的特性相同，故肝属木；心主血脉可以维持人体的体温恒定，与火温热、温煦的特性相同，故心属火；脾主运化水谷、化生精微，是气血生化之源，与土为万物之源不谋而合，故脾属土；金性收敛、清肃，肺气以降为顺，故肺属金；肾藏精，主水，故以肾属水。

五脏的生克关系不仅可以解释脏腑的生理病理变化，还可以推断疾病的传变、预后，用以指导疾病的诊断、制定治法、指导用药等。更加重要的是未病防变，达到治未病的目的。以此为基础，许多养生观念也应运而生，随着越来越多的人开始注重身体健康，重视养生，《内经》当中的养生观念也逐渐为人们熟知。其中提到养生的原则是“虚邪贼风，避之有时，恬惔虚无，真气从之，精神内守”，意思是不仅要避免外邪的侵袭，还要有良好的精神情志。可见情志对于人身体健康的重要性。

三、情志——五志、七情

（一）什么是五志、七情

情志论包括五志、七情两大方面的内容，现今已被一些学者称之为情志学说。《内经》中虽没有专门的篇章对情志进行论述，各篇之间对五志的表达也存在差异，但是经过后世的整理，形成了现在所熟知的情志理论。

五志是人体脏腑功能的一部分，是情绪变化的正常表露，是一种受意识控制的情绪活动。《素问·阴阳应象大论》曰：“人有五脏化五气，以生喜怒悲忧恐。”又曰：“肝……在地为木……在志为怒。怒伤肝……心……在地为火……在志为喜。喜伤心……脾……在地为土……在志为思。思伤脾……肺……在地为金……在志为忧。忧伤肺……肾……在地为水……在志为恐。恐伤肾。”说明五志分别对应的是五行，也就分别影响到人的五脏，每一种过激的情绪，都会给对应的脏腑造成伤害。而适度的“怒喜思悲恐”五志表现可以让机体更好地适应环境。如适度的怒可以让压抑、抑郁的情绪得以疏泄；适度的喜是一种良性的情绪，可以让人心情愉悦，心气舒缓；适当的思虑本身会让人更加谨慎严谨；对未知的恐惧敬畏之情让人不会轻易以身犯险。可见五志是五脏正常生理活动的反应，可以让人不断地自我调节，从而更好地适应环境，有益于身体健康。

陈无择通过研究经典，以《内经》中《素问·阴阳应象大论》和《素问·天元纪大论》的“五志”，以及《素问·举痛论》的“九气（怒、喜、悲、恐、寒、热、惊、劳、思）”为理论来源，将喜、怒、忧、思、悲、恐、惊全部组合在一起，命名为“七情”，并且归纳和推演出它们的致病特点，最终形成一个系统的中医病因理论——七情理论。可以认为五志这种生理活动受到内因、外因的刺激可能会演变为致病的病理因素——七情。

（二）五行、五脏、五志的关系

我们已经简单地了解了五行、五脏、五志的概念，那么它们之间有什么内在的联系呢？五行是中医的基础理论，五脏、五志的相互关系统统适用于五行理论。我们在表述时常常将相似的忧和思、恐和惊合并，即怒、喜、忧(思)、悲、恐（惊），分别对应五行的木、火、土、金、水，以及五脏的肝、心、脾、肺、肾。

1. 心在志为喜

喜悦的情绪和心的关系最大。心气充沛，心神安定，心血充盈，那么精神一定愉悦，心情舒畅通达，身体各个器官、五脏六腑也都发挥各自正常的生理功能。喜，因其活泼而常表现于外，故有火之炎上、活泼、机动之象，属火而归属于心，为阳中之阳。喜属良性情绪，可使心气舒缓，有益于心主血脉的生理功能，正如《素问·举痛论》所说："喜则气和志达，荣卫通利。"

《灵枢·本神》中说："喜乐者，神惮散而不藏。"如果过于喜乐，则神气耗散而不能藏于心中，会使人精神涣散，出现注意力不集中、反应迟缓、心悸、失眠、健忘甚至癫狂。所以"得意忘形"是说得意的都没有"形"了，可以说连自己是谁都不知道了，这结果可想而知。

在各个脏腑器官当中，可以说心是最为核心的，对于我们人体也是最为重要的，为什么这么说呢?《素问·灵兰秘典论》中可以找到答案："心者，君主之官也，神明出焉。"古代的君主地位最高，而心在五脏当中就像君主一样，拥有最高的权势和地位，统领着机体的正常生命活动，同时也主宰着人的精神意识。所以这也就是心对于人体的重要意义所在，正如《灵枢·本神》中所说"所以任物者谓之心"，可以说心统领着所有的脏腑，主宰着一切的情志，所有情志刺激所造成的伤害到最后都会归于心。

有老话说"爱笑的人运气不会太差"，其实就是有一个乐观、积极向上的心态，可以战胜生活中百分之八十的困难。相信生活中用乐观的心态打败病魔、长命百岁的例子并不少见，所以对于我们来说，保持心情的舒畅开心，就是保护身体健康最简单直接，也是最有效的方法。心气充沛，心神安定，也是使我们心情愉悦的源头所在。

生活当中有太多值得我们开心的事情了，如学生通过自己的不懈努力，终于迈入了理想的学府；打工人夜以继日辛苦工作，最终得到老板的赏识，升职加薪；劳累了一天回到家就能吃到香喷喷的饭菜；甚至，一觉醒来，拉开窗帘，发现阴云褪去，阳光明媚，也可以让我们的心情变得愉快起来。当然还有很多很多，这些生活中的大事小事都能让我们感到喜悦。

但是，需要当心的是，喜过了度，便会对身体健康产生不利的影响。我们常常会用“得意忘形”来形容一个人高兴得忘乎所以，家喻户晓的范进中举故事即是狂喜发疯的典型案例。

2. 肝在志为怒

怒，因其忽发忽止颇具木之象，故属木而配属于肝，为阴中之阳。适当地发怒，可使压抑的情绪得到发泄，是肝气得以疏泄的一种途径，对人体生理、心理是有益的。即便如此，怒仍属于不良的刺激，可使气血上逆，阳气升泄。

人在生气时的情绪可表现为怒。生气也是在日常生活当中很常见的情绪，会生别人的气，也会生自己的气；可能会生闷气，也可能会爆发出来，高声斥责、破口大骂、砸东西，都是很常见的行为。吵架时会吵到满脸通红，或者生气到极点，还会感觉到一口气上不来了，只能大口大口地喘气来平复自己的心情，更有甚者，因为生气而导致晕厥，这些情况在生活当中屡见不鲜。面对同一件事，不同的人会有不同的表现，心态好的人一笑置之，而急躁的人就很容易发脾气，也就容易有过怒的情况出现，自己的身体健康也会因为急躁的脾气而受到损害。

怒对于我们的身体健康有怎样的影响？老话常说“气大伤肝”，关于怒与肝的关系，《内经》中给了我们很好的解释。《素问・举痛论》中说：“怒则气逆，甚则呕血及飧泄，故气上矣。”《素问・生气通天论》中说：“阳气者，大怒则形气绝，而血菀于上，使人薄厥。有伤于筋，纵，其若不容。”在大怒时，或者生气但是憋闷不解时，会导致肝气郁结，肝气上逆，血随气逆也向上冲，这就是为什么很多人在吵架时会气到面红耳赤、耳鸣、头晕，甚至气到吐血、晕厥，也可能会伤到筋骨，使得人的活动受到阻碍。

所以肝病和怒息息相关，肝的疏泄功能正常时，气机舒畅，气血和调，人的心情就会舒畅；肝失疏泄，肝气郁结，人就会变得郁郁不乐，抑郁寡欢，整天愁眉不展。如果大怒伤到肝，肝郁化火，肝气上逆，会使人心情烦躁、急躁易怒，而脾气急躁的人，也容易肝气上逆，肝火上炎，肝阳上亢。满面愁容、心情抑郁的人，也会导致肝的疏泄功能异常，气机逆乱、气血失和。

有的患者来求医，说他胸胁处经常疼痛，或出现打嗝、嗳气、腹泻，又或出现腰膝酸软等症状，有些女性还会出现月经失调甚至闭经的症状，再通过观察他们的行为表情，这些人往往喜欢唉声叹气，容易急躁。这个时候病因就已经很明确了，因为情志原因，暴躁易怒，或这种怒的情绪不能畅快地疏解出来，导致情志抑郁，最后造成肝气郁结，引发脾、肾等多个脏腑的问题。所以很多人有情绪、有委屈喜欢憋闷在心中不说出来，这种情绪长期不能得到很好地疏解和发泄，后果也是不堪设想的。对于这一类病证，药物治疗治标不治本，“心病还须心药医”，自身情绪的调节才是最重要的，怎么样管理、调节好情绪也是需要我们不断去探索的。

3. 脾在志为思

思是思虑的意思，也就是我们日常生活中的思考和忧虑，有些人思虑少，“没心没肺”；有些人思虑多，心思细腻敏感，这两种性格没有好坏对错之分，思虑少也好，多也好，适度就好。而有些人总是“钻牛角尖”，抓着一件事情不放，想不通便不能释怀，或多思多虑，心事难以解脱，过于敏感，多愁善感，这就是一种病态的表现了，会对我们的脾造成最直接的影响。

脾主运化，是我们人体的气血生化之源，脾气健，营血盛，我们的情志活动才正常；脾气虚，营血亏，可见思维反应迟钝，常常犹豫不决。思虑过度的人，会导致脾失健运，脾气郁结不解，而造成纳呆、腹胀、便溏、头目晕眩等结果。所以往往忧思太过，想得太多，会影响到脾气的运化。最常见的情况，我们在重要考试之前的几个小时甚至几天，都会有胃口不好、吃不下饭的情况，或者心里有事的时候，我们会觉得食之无味，这便是情志对于脾的最直接影响。

《素问·阴阳应象大论》中说：“脾胃者，仓廪之官，五味出焉。”脾胃就像贮藏粮食的仓库管理员一样，受纳饮食水谷，化生成精微，将营养输布到全身各处。扁鹊曾经说“安身之本必资于饮食。不知食宜者，不足以存生。”生命所系，离不开食物的滋养，而脾胃是饮食转化成营养供给身体的重要脏腑，营养充足，“正气”才能抵抗“邪气”，保护人体的健康。所以脾胃对于维持人体正常的生命活动有非常重要的意义。

4. 肺在志为悲

可以说肺在志为悲，也可以说肺在志为忧，悲和忧对于人生理功能的影响大致相同，所以它们同属于肺。悲（忧），犹如秋风扫落叶之凄凉，毫无生机，气机内敛，故属金而主于肺，为阳中之阴。《素问·宣明五气》云精气“并于肺则悲”。悲（忧）的外在行为常常表现为哭泣，而喜极可泣、怒极可泣、过思可泣、惊吓可泣，也就是我们日常生活中所说的“泪点低”的人，自己受到一点儿委屈就悲伤到想掉眼泪，生活有一点不顺利想掉眼泪，看到感人的一幕想掉眼泪，看到别人幸福想掉眼泪，看到别人难过也想掉眼泪，甚至不明原因，只要看到别人哭自己就也想哭，调侃自己是“专业陪哭人”。他们可能生来心思细腻敏感，情感丰富，很容易带入自己，共情别人。“泪点低”本身不是一个病，如果长期过度悲伤，便会耗伤人体肺气，酿成大病。过度悲伤的人，有时会呼吸困难，甚至头晕腿软、难过到喘不过气，也是很常见的现象，那是因为悲伤这种情绪与肺气息息相关。林黛玉就是一个很好的事例，多愁善感，愁绪满怀，常常哭哭啼啼，再加上她从小体弱多病，敏感多愁的性格更加使她的肺气被伤，咳嗽难愈，变得弱不禁风。

肺在我们人体当中一方面主一身之气，调节呼吸运动和气机的运行；另一方面主宣发和肃降。悲伤的情绪最易耗伤肺气，而肺又被称为“娇脏”，显而易见，肺就像一个小姑娘，非常娇弱，当悲忧过度时，肺气受到损伤，会出现神疲乏力、气短、呼吸不畅等症。反之，当肺的呼吸功能异常、宣降失调时，也会导致我们人的情绪低落，易发悲伤忧虑等不良情绪。

5. 肾在志为恐

可以说肾在志为恐，也可以说肾在志为惊，恐和惊都可以用来描述人们害怕畏惧的心理状态，但是恐和惊又有所不同，恐是由自己而生的，是主观上的惧怕，而惊是受到外界的刺激，被动产生的心理。我们常常用“吓尿了”“吓出一身冷汗”“吓得心脏直跳”来描述惊恐的心情，如果用中医理论来解释的话，惊恐与肾密切相关。

肾藏精，具有潜藏、封藏、固摄的生理特性，在人受到惊吓的时候，肾气不固，则会导致尿失禁、遗尿、大便失禁、久泄滑脱、男性早泄遗精、心悸不安等；而肾气亏虚的人，也容易受到惊吓。这样一看，“吓尿了”这种说法并不是夸大其词，受到惊吓时出现失禁的现象也不是可以用大脑控制的，如若遇到被吓到二便失禁的情况，旁边嘲笑的人反倒显得无知了。一些小朋友，晚上做了噩梦，早上起来发现尿床了，也是因为恐对肾造成了影响。

中医理论说肾是先天之本，《灵枢·决气》说：“两神相搏，合而成形，常先身生，是谓精。”肾在我们人体中是很重要的，决定了人体先天禀赋的强弱和生长发育的能力，所以要保护好肾，不要让自己受到过度的惊吓。胆小的人不要为了追求心理上的刺激，去玩一些会受到惊吓的游戏；做一个堂堂正正的人，心里有鬼也容易因为心虚而受到惊吓；不要相信虚无的鬼神之说，自己想得太多，也会因为过于谨慎敏感，而吓到自己。

喜、怒、悲、思、恐五志与五脏关系十分密切，而“度”是决定我们是否因为情志因素而致病的关键，也就是情绪的程度，在合适的范围之内，不会造成疾病，一旦有过之或不及，则会损害对应的脏腑。情绪是人生来就有的，管理情绪才是我们后天需要学习和研究的关键，好的情绪对我们的身体健康举足轻重，所以正确调节、管理情绪，避免过激的情绪变化，才是中医情志养生之道。

第二节　情志不节与疾病

中医理论中凡是能导致疾病发生的原因都称为病因，包括六淫、疠气、七情内伤（情志）、饮食失宜（饮食）、劳逸失度、持重努伤、跌仆金刃、外伤及虫兽所伤等。在疾病的过程中，原因和结果又可以相互作用。本章讲述的重点是七情内伤。

七情是人类基本的心理情绪和生理要求。七情六欲，人皆有之。正常的精神活动，有益于身心健康；而异常的精神活动可使情绪失控而导致机体脏腑功能失调，引起人体内阴阳紊乱、气血不和而引发各种疾病。《素问・阴阳应象大论》曰：“心在志为喜，肺在志为忧，肝在志为怒，脾在志为思，肾在志为恐。唯过则伤，伤则病矣。”故《素问・玉机真脏论》曰：“忧恐悲喜怒，令不得以其次，故令人有大病矣。”《素问・阴阳应象大论》又曰：“喜伤心，忧（悲）伤肺，怒伤肝，思伤脾，恐（惊）伤肾。”七情之变病生于内，生于内则伤五脏，或生于本脏，或生于他脏，变生诸证。因此善养生者，应注意情志的调控（表5-2-1）。

五脏精气是情志化生的物质基础，五脏功能正常则情志正常化生。五志失于调和可导致疾病。若五种情志表达过甚，则表现为大怒、大喜、过思、大悲、大恐，五志表达不及则表现为忿（抑郁）、恨（羞耻）、怨（内疚）、恼（嫉妒）、烦（焦虑）。

表5-2-1　五志表达

五志	五脏	五志过尤	五志不及
怒	肝	大怒	忿（抑郁）

续表

五志	五脏	五志过尤	五志不及
喜	心	大喜	恨（羞耻）
思	脾	过思	怨（内疚）
悲	肺	大悲	恼（嫉妒）
恐	肾	大恐	烦（焦虑）

一、五志太过

五志太过之时会成为“五阳毒”，即人体因强烈的外界刺激超过自身的承受能力，五志就会呈现暴发性的变化，非常强烈迅速、猝不及防，如大怒、大喜、大恐等。在这种情绪状态下，人的心理活动特别是认知能力受到强烈影响，甚至产生生理功能的剧烈改变或精神病变，如中医里的癫狂、狂躁。

（一）大怒

怒为肝之志，这种情志活动与肝的功能有关。“肝主疏泄”，起到调节人体气机的功能。肝属木，木曰曲直，能屈能直方为肝之特性。肝的情志变化非常明显，“只直不曲”容易引起肝气刚暴。怒字上面是奴下面是心，在受挫反击的过程中心被情绪所奴役。“大怒”是一种高能量聚集状态，焦点过于集中，被情绪所左右，具有爆发性的能量消耗过程。怒气入肝后最终存在筋里面，常作用于人的肝胆系统，导致头蒙眼花、四肢麻木、两肋疼等肝胆系疾病。

三国时期蜀国名将张飞，此人脾气暴虐，给后人留下深刻印象，世称“莽张飞”，这是因为他的肝气升发太过，只直不曲，违反了肝之本脏的特性。疏泄太过，因此造成五阳毒之中的“怒”，俗话说“怒出于肝，大怒伤肝”也是由此而来。

（二）大喜

喜是愿望得以实现后的兴奋状态，消耗人体阳气，损伤心气，乐极生悲，没有焦点，一种弥散的能量状态，过度则易导致心上的病，心脏供血不足、心悸气短、心脏病及失眠癫狂等精神疾病。

（三）过思

人在犹豫不决、难以选择时常常导致过思。《内经》中的“思伤脾”就是指忧思过度、气结于胸导致的脾胃运化失常的各种疾病，如胀饱、噎嗝、胃虚、胃炎，甚至胃癌等。一件事过于思考时，便是佛家所说的“执念”，自己思考问题时过于集中在一点，既不会放弃，又放不下。长期如此会影响脾胃功能，出现消化不良、不思饮食、浑身无力等典型的脾虚症状，更甚会引起脾虚血伤，出现心脾两虚症状，如心神惶惶而不能语；另外还会出现倦怠乏力、脾虚中湿、脘腹胀满等一些病证。过思伤脾的症状往往出现在知识分子身上。

（四）大悲

《内经》中的“悲伤肺”就是指大悲的精神状态伤到了人的肺气，导致气喘、咳嗽、吐血、肺炎等。一个人悲伤过度，会导致毛憔皮枯。因为肺主皮毛，伤及肺脏会在外有所表现。

（五）大恐

《内经》中所说的“恐伤肾”即是指人在受到极度惊吓的状态下肾气不固、气机紊乱，肾主二阴，所以许多人极度恐惧时，会出现二便失禁的现象。《世说新语》有一则故事，是说有一个人夜里走路以为水的声音是鬼，结果回家就吓死了，这就是大恐给人的身心造成的不良后果。

二、情志不及

当情志发泄不及郁积在体内时，则会形成“五阴毒”。五阴毒与五阳毒是相对应的：“怒与忿”“喜与恨”“思与怨”“悲与恼”“恐与烦”。在正常情况下，五志应该顺其自然之气。五志太过则抑之，不及则疏导之。对于五阴毒的治疗方法主要是疏泄，把这种不利于人体健康之气的能量降低，直至疏导散尽。

（一）忿

“忿”乃郁积在心里面的怒气，愤懑之气是满心郁积的怒气。它是五志中怒志不能正常疏泄、长期压抑心中久而未发导致，常常形成中医所说的肝郁状态。闷闷不乐，胸中积压许多愤愤不平之气，时间久了就越发消沉，即怒之不发，郁而为忿，愤愤不平，久而消沉。

（二）恨

如果所需要的虚荣心不能得到满足，就会向反方向转化为嗔恨心，恼羞成怒，甚而为恨。心中设想的美好画面没有依照心中所想的发生，理想和现实产生落差，就容易产生恨的心态，即喜之不发，为嗔为恨，宜嗔宜喜，甚羞而恨。

（三）怨

“怨”是埋怨，怨天恨地，整天怨恨别人，认为所有的错误都是由别人引起而非自己。它是由于五志中的忧思长期得不到寄托，所以满腔怨气，像一位怨妇，喜欢胡思乱想，自怨自艾，怨天尤人，即思之不发，积而为怨，自怨自艾，怨天尤人。

（四）恼

“恼”是妒忌，正常情况下，看到别人比自己强应该是一种失落、悲伤的情绪，但是这种悲伤之气没有正常发泄，因此患得患失，嫉妒他人，百般思量，痛苦挣扎，即悲之不发，则为之恼，恼己之失，嫉人之得。

（五）烦

“烦”字中，内心就有一种恐惧，而且心里面的烦躁之情无处发泄。它是由于五志中的恐惧忧虑得不到排解，时间久了就壅堵在腰部，每天烦恼忧愁，心烦意乱，腰膝酸软，浑身无力。即恐之不发，壅而为烦，水极似火，心烦意乱。

三、情志失调对脏腑的影响

（一）扰乱气机

情志致病可通过扰乱气机而影响脏腑功能。《素问·举痛论》曰：“怒则气上，喜则气缓，悲则气消，恐则气下，寒则气收，炅则气泄，惊则气乱，劳则气耗，思则气结。”过怒则肝气上逆，血随气升，出现面红目赤、呕血甚而晕厥；过喜则心气涣散，出现神不守舍、失神狂乱；过悲则肺气耗伤，意志消沉；过恐则肾气不固，气泄于下，出现二便失禁、骨酸痿软、遗精；过惊则心无所倚，神无所依，虑无所定；过思则伤神损脾，致气机郁结，出现心悸、失眠、纳呆、腹胀、便溏。

（二）耗伤气血

气血是情志活动的物质基础，过激的情志活动可耗损脏腑的气血，从而引起脏腑功能的异常。过喜伤心，耗伤心血；大怒伤肝，肝不藏血，肝血亏虚；忧思伤脾，脾失健运，生血不足；悲哀伤肺，肺气消耗，气不生血；惊恐伤肾，消耗肾精，精血同源，精血两伤。喜、怒、忧、思、悲、恐、惊等情志，可通过影响脏腑功能从而影响到气血生化而耗伤气血。正如《脾胃论·脾胃虚实传变论》所云："饮食失节，寒温不适，脾胃乃伤，此固喜、怒、忧、恐耗损元气，资助心火。火与元气不两立，火胜则乘其土位，此所以病也。"

（三）直接伤脏

情志致病，可直接伤及脏腑。不同的情志刺激，对各脏有不同的影响。其伤脏的规律一般按《内经》中所说的五脏配五志的模式，"怒伤肝，喜伤心，思伤脾，忧伤肺，恐伤肾"。但由于人体是一个有机的整体，一志亦可伤多脏。如张景岳认为肝、胆、心、肾四脏皆能病怒；另外，心、脾皆可病于思；心、肾、肝、脾、胃可病于恐；心、肺、肝、脾四脏可病于忧；肝、肺、心可病于悲；肝、胆、胃、心可病于惊。总体而言，情志所伤病证，以心、肝、脾三脏最为多见。

（四）多情交织对脏腑的影响

关于多情交织伤脏，甚则和其他因素，如风寒、饮食相杂致病的描述，散见于《内经》的条文中。如《灵枢·寿夭刚柔》曰："风寒伤形，忧恐忿怒伤气。"《灵枢·贼风》曰："卒然喜怒不节，饮食不适，寒温不时，腠理闭而不通。"《灵枢·玉版》曰："病之生时，有喜怒不测，饮食不节，阴气不足，阳气有余，营气不行，乃发为痈疽。"《灵枢·百病始生》曰："喜怒不节则伤脏，脏伤则病起于阴也。"人是一个复杂的生物体，情志思维的活动是多层次多变化的，因此情志内伤往往使多种情志相合为病。

疾病的发生实际上是因为致病因素与人体正气相互抗争，情志致病也是这个道理。五志太过导致的疾病往往发生迅速，正气尚存，如过喜、大怒，所伤之脏为阳脏或阴中之阳，故预后较好；而五志不及所致的情志往往因积压内心日久，因此病程较长，正气耗散，预后较差。

第三节　常用情志疗法

一、“以情胜情”疗法

还记得前面说到的五志相胜的关系吗？“悲胜怒，恐胜喜，怒胜思，喜胜忧，思胜恐”，《内经》发现这种相克的关系可以用来治疗不良情绪，这种方法在临床实践当中是一种很有效的情志疗法——“以情胜情”疗法。

在历代医书当中，已经记载了许多“以情胜情”疗法的成功案例。在清代有一位男性，得病之后变得郁郁寡欢，到处寻医问药，但是不见好转，整日愁眉不展，唉声叹气，身体状态每况愈下。此时遇到一位医师，诊脉、了解病情之后，对他说：“此病为月经不调”，然后便拂袖离去。等这位男性回过神来，越想越好笑，男性怎么会月经不调。此后，这位男性每次想到医师说自己的病是月经不调，便哈哈大笑，还到处向别人分享这个“荒诞”事。多日之后，这位男性的病奇迹般好转。这位医师充分地运用了“以情胜情”的治疗方法，发现这位男性疾病久久不愈与他过度忧愁有很大的关系，于是巧用一个“荒诞”的说法调节他的情绪，心情愉悦了，疾病自然也就治愈了。

人的情绪就像一架天平，当天平平衡的时候，人就处于一个平和正常的情绪当中，如果人出现了不良情绪，喜、怒、悲、思、恐当中一种情绪出现过激或不及时，那么这架天平必然会发生倾斜，严重的话，还会倒塌，也就代表着人被不良情绪击垮。而“以情胜情”的情绪疗法就像当天平向一端倾斜时，用另一种情绪去加码调节，使这架天平恢复平衡。在调节的过程当中需要注意的是，要控制情志刺激的程度，也就是防止人过度受到刺激，使情绪的天平从一边倒向另一边，那么人的情绪就会从一个极端走向另一个极端，反而得不偿失了。任何的情志疾病归根结底，其实就是“度”的问题，过度了就会生病，同样的，调理时没把握好这个“度”，也无法达到预期的效果，甚至适得其反。

二、移精变气法

当人深陷于不良情绪当中无法自拔时，转移注意力是帮助患者从不良情绪当中抽离出来的一个很好的办法。《内经》将这种方法叫作“移精变气”，《素问·移精变气论》说：“余闻古之治病，惟其移精变气，可祝由而已。”其中提到的“祝由”就是通过让患者讲述自己的病情来转移注意力，达到治疗情志疾病的目的。这种方法也被广泛应用于现代的心理学当中，作为常见的情绪辅导方法。当孩子哭闹不止时，家长会指着周围的东西对孩子说“你看那是什么东西呀？”孩子的注意力很容易被转移到一个新奇事物上去，自然会停止哭闹。所以当我们产生苦恼、烦闷这类的不良情绪且无法调解时，不妨试着转移自己的注意力，如听听歌、散散步、和朋友聊聊天，专注地去做自己喜欢的运动或者事情，或者给自己安排工作，使自己繁忙起来从而忘却烦恼，或者换个环境，去旅游，去想去的地方，见想见的人，品尝想吃的美食。这样不仅能转移人的注意力，还能够放松心情，缓解苦闷和焦虑，通过“移精变气”达到调整情绪的目的。对于病证单纯、病情较浅的人，有很好的治疗效果，而如果病证比较复杂，就需要结合针灸、药物来进行治疗。

三、保持“恬惔虚无”的良好心态

《内经》中讲述了养生的原则是“虚邪贼风，避之有时，恬惔虚无，真气从之，精神内守”，大致分为两个方面，一是顺应四时的规律，避免外邪的侵袭；二是调养精气情志，避免过激的情绪变化，以达到保养正气的目的。其中保持“恬惔虚无”的心态是情志心法养生的中心环节。“恬惔虚无，真气从之，精神内守，病安从来”。人要保持“恬惔虚无”的心态，这样真气才会依附于人体，精气在人体中维持生命活动，抵御外来的邪气，那么就不会有疾病发生。“恬惔虚无”是什么样的状态？《内经》道：“行不欲离于世，被服章，举不欲观于俗，外不劳形于事，内无思想之患，以恬愉为务，以自得为功，形体不敝，精神不散。”就是说像普通百姓一样穿衣生活，没有对世俗的欲望贪念，不因外界事物而劳累，也没有过重的心理负担，安静悠闲，享受安稳宁静的生活，保持“笑口常开”的状态。

《素问·阴阳应象大论》中刻画了一个“寿命无穷”的“圣人”的形象，“圣人为无为之事，乐恬惔之能，从欲快志于虚无之守，故寿命无穷，与天地终”，怎样才能做一个健康长寿、寿命无穷的“圣人”呢？为人处事上有顺其自然的心态，保持安闲清静的内心，少些私心，少些欲望，积极乐观面对生活，热爱生活，保持“恬惔”的心态，处于一个快乐自如的境界。

在纷乱的社会当中，面对残酷的现实，能达到《内经》当中所描述的“圣人”的状态是很难的，不良情绪还会造成严重的心理问题，据研究，目前存在不同程度心理问题的人群占比达到了 10%，70% 的人都处于心理的亚健康状态，只有少部分的人心理状态是完全健康的，有心理问题的青少年比例也在逐年上升，提示我们在充满着压力与焦虑的现代社会当中，要更加注重心理健康问题，关注自己的情绪健康，培养自己的情绪调节能力，也可以适当借助外力手段调控自己的情绪，但是俗话说“心病还须心药医”，心理医师及其他人只起一个辅助开导作用，最重要的还是取决于自己心态上的转变，自己是自己最好的心理医师，“想通”才是最有效的治疗方法。

四、积极的心理暗示

生活就像大海，风平浪静的同时也会伴随着惊涛骇浪，而我们每个人就像海上的一艘小船，情绪会随之起起伏伏，面对风暴，随之起舞还是被风浪打翻，取决于自身力量是否强大。而在生活中遇到令人崩溃的事情的时候，不妨尝试着给自己积极的心理暗示，赋予自己无穷的力量（图 5-3-1）。积极的心理暗示可以引导人的行为，所以在积极的心理暗示之下，期待什么样的结果，往往就会得到什么样的结果。在遇到挫折、心情低落的时候，对自己说“我可以”“我能行”“没有什么大不了的”“没问题的”；在情绪激动的时候，也可以通过一些小方法使自己快速平静下来，如深呼吸、数数自己的呼吸、数数字……这样可以转移注意力，使情绪消散掉，内心从躁动转为

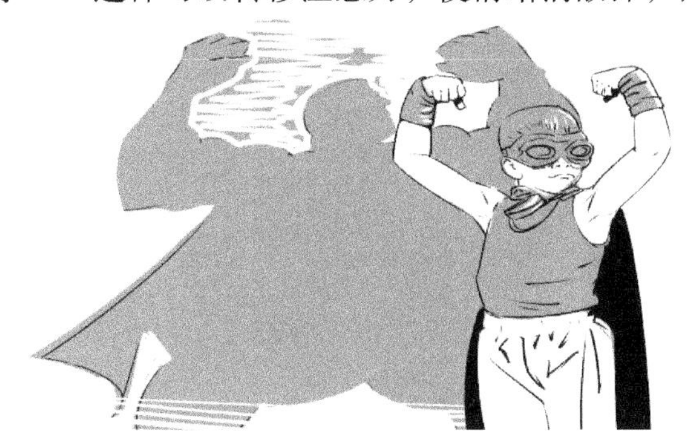

图 5-3-1　积极的自我暗示

平静，有利于冷静地思考问题。

不管在什么情况下，一个好的心态都是战胜困难的有力武器。2008 年的汶川地震，毁了很多家庭的幸福，面对突如其来的天灾，一个人是否有一个好的心态，是否有坚定的求生信念是非常重要的，很多人被压在废墟下面长达 72 小时，没有食物，并且还要使自己保持清醒的状态，不停地进行敲击，等待救援。在这种极端情况之下，本就非常考验一个人的心态和毅力，而活下来的人，有些保持良好的心态积极继续面对生活，也有一些没有调节好自己的心态，出现很多心理上的疾病，他们的人生最终会走向不同的结局。所以调控情绪是很重要的一种能力，不仅可以让我们减少疾病的困扰，并且在危急之时乐观积极的心态可以帮助我们获得更大的生机，某种程度上，也是信念的力量，使我们战胜艰难险阻，拥有幸福的生活。

五、五音疗法

五音疗法是从藏象五志论发展而来的，通过用不同音阶音色来影响情志，从而作用于五脏，改善健康（图 5-3-2）。角调，为春音，以角音（3—Mi）为主音，如《蓝色多瑙河》《甜蜜蜜》，属木，主生，通于肝，能促进体内气机的上升、宣发和展放，具有通肝解怒、补心利脾的作用。徵调，为夏音，以徵音（5—So）为主音，如《卡门序曲》《步步高》，属火，主长，通于心，能促进全身气机上炎，具有养刚助心、清泻肝火的作用。宫调，为长夏音，以宫音（1—Do）为主音，如《贝多芬月光奏鸣曲》《彩云追月》，属土，主化，通于脾，能促进全身气机稳定，调节功能，平和气血，具有养脾健胃、泻心火的作用。商调，为秋音，以商音（2—Re）为主

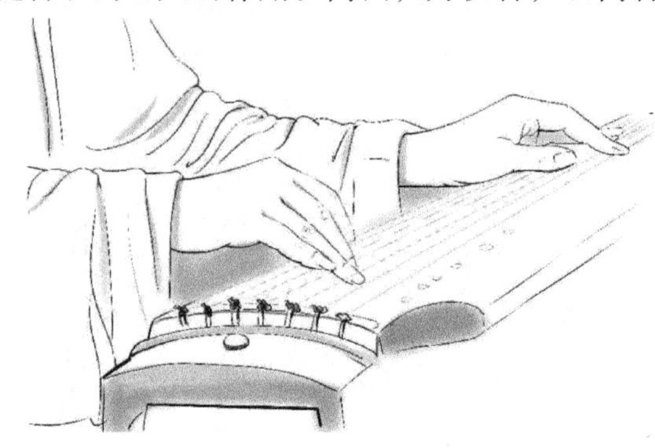

图 5-3-2　五音疗法

音，如《命运》《二泉映月》，属金，主收，通于肺，能促进全身气机的内收，调节肺气的宣发肃降，具有养阴保肺、补肾利肝、泻脾胃虚火之作用。羽调，为冬音，以羽音（6—La）为主音，如《轻骑兵进行曲》《春江花月夜》，属水，主藏，通于肾，能促进全身气机的潜降，具有养阴、保肾藏精、补肝利心、泻肺火的作用。

六、传统运动疗法

运用我国传统的体育运动方式如太极拳、八段锦、五禽戏等健身术来进行锻炼，以活动筋骨、疏通气血、调节气息、畅通经络、调和脏腑、增强体质，达到治病强身的目的，称为传统运动疗法（图5-3-3）。中医将精、气、神称为“三宝”，与人体生命息息相关。传统运动疗法通过以意领气，调意识以养神；神能御气，以气导形，调呼吸以练气，以“气行则血行”来推动气血运通，畅流全身；通过形体锻炼、活动筋骨，使周身经脉畅通，营养整个机体。如是，则形神兼备，百脉流畅，内外相和，脏腑协调，机体达到“阴平阳秘”的健康状态，从而增进机体健康，以保持旺盛的生命力。

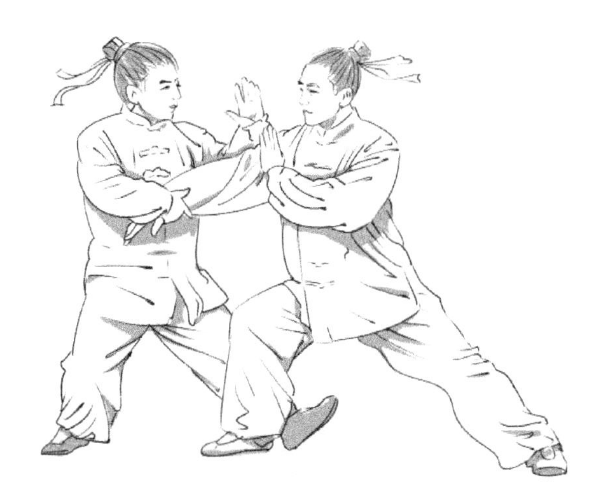

图5-3-3　传统运动疗法

在心理治疗方面，长期坚持运动疗法可以引导人们主动地去克服自己的心理障碍，通过锻炼增强自己的自控力，从而拥有更强的掌控管理自己情绪的能力。此外，我国的传统运动如八段锦、太极拳等需要的是形体上的动和精神上的定，不允许人的情绪有大的波动，需要人们进入一种安静状态，不受外界的干扰，集中注意力于自身之上，感受自己的呼吸，并主动地去调节。在这个过程当中，对于情志失调的人来说，能够主动地调节自己的情绪，使内心宁静，帮助自己排解不良的情绪，这样一来，心静，气机顺畅，那么病痛自然会消散。

第四节　心理与睡眠调节

一、《内经》对心理的认识

德国著名的心理学家赫尔曼·艾宾浩斯曾说："心理学有一个悠久的过去，但却只有一个短暂的历史。"这句话很经典地诠释了心理学的起源与发展，当然这句话用来概括中医心理学也很合适。在我国过去两三千年里，虽然没有形成"心理学"这样一门独立的学科，但很多著作里却有关于心理学的思想，很多医学著作里都有关于运用心理学知识诊断及治疗疾病的记录。其中《内经》作为中医学基础理论的奠基著作，也为中医心理学奠定了理论基础，其主要的理论体现在形神一体论、心主神明论、五脏情志论、人格体质论、阴阳睡梦论五个方面，下面我们将一一阐述。

（一）形神一体论

在形与神的关系中，《内经》一方面强调形生神，神不能离开形而单独存在。《灵枢·经脉》中指出"人始生，先成精，精成而脑髓生"。《灵枢·天年》中提到"以母为基，以父为楯，失神者死，得神者生也"。《针灸甲乙经》中指出"五脏安定，血脉和利，精神乃居，故神者，水谷之精气也"。《素问·八正神明论》中说"血气者，人之神"。这些论述都指明精神心理是脏腑功能的产物，形体是精神的物质基础。另一方面也强调形不能离开神而存在，《灵枢·天年》中指出"百岁，五脏皆虚，神气皆去，形骸独居而终矣"。《素问·上古天真论》中指出"故能形与神俱，而尽终其天年"。经过这样一些论述，我们不难发现，形与神是不可分割的一个整体，只有生理与心理合二为一，和谐共存时，才能保持人体健康状态。形神一体的观点符合现代唯物主义的形体观，也是《内经》作为中医心理学基础理论的重要基石。

（二）心主神明论

在认识了形神一体的基础后，在协调生理和心理的功能方面，《内经》强调心发挥了至关重要的作用。《素问·灵兰秘典论》中提到“心者，君主之官，神明出焉”。《灵枢·邪客》也指出“心者，五脏六腑之大主也，精神之所舍也”。所以心不仅主宰五脏六腑的生理功能，还主宰精神心理过程。《素问·六节藏象论》中说“心者，生之本，神之变也”。通过心的支配管理，人的生理和心理达到和谐状态，达成了形神相俱、形神一体的状态，保证了人体的健康。这里除了心的支配管理外，离不开五脏的参与，于是就有了五脏情志论的观点。

（三）五脏情志论

《内经》中提出心主神明论的同时，还认为人的内在心理活动与五脏都有关系，《素问·宣明五气》提出“心藏神，肺藏魄，肝藏魂，脾藏意，肾藏志，是谓五脏所藏”。《灵枢·本神》也提到“肝藏血，血舍魂……脾藏营，营舍意……心藏脉，脉舍神……肺藏气，气舍魄……肾藏精，精舍志”。这些论述体现了五脏藏五志这个理论，把人的生理功能和人的心理现象联系起来，将人的身心统一起来。《素问·阴阳应象大论》中指出“人有五脏化五气，以生喜怒悲忧恐”。这里把五脏与五志联系在一起，不仅理论如此，我们的实际临床或者实际生活中也是如此，我们来详细分析。

心在志为喜。中医讲心主血脉，掌管身体的循环系统，与人的情感体验密切相关。当人感到愉悦和满足时，心脏会受到刺激并加速跳动。

肝在志为怒。中医讲肝主疏泄，对情绪的调节和处理起着重要作用。当人感到愤怒、焦虑或沮丧时，肝脏会受到影响并导致一系列身体反应，如头痛、胃痛、乳房胀痛等。

脾在志为思。中医讲脾主运化，对食物和水液进行消化和吸收。当人思虑过度、担心或忧虑时，脾脏会受到影响并导致消化不良、腹胀、食欲不振等。

肺在志为悲。中医讲肺主气息，与呼吸和情感有密切关系。当人感到悲伤、忧愁或失望时，肺脏会受到影响并导致呼吸不畅、声音嘶哑等。

肾在志为恐。中医讲肾主水液，对身体的水盐平衡和代谢起着重要作用。当人感到恐惧、惊吓或紧张时，肾脏会受到影响并导致腰痛、尿频、失眠等。

在《内经》中，不仅有关于五脏藏五志的描述，还把五脏、五志与五行相结合，其中《素问·阴阳应象大论》指出“怒伤肝，悲胜怒”“喜伤心，恐胜喜”“思伤脾，怒胜思”“忧伤肺，喜胜忧”“恐伤肾，思胜恐”，提出了情志相胜的心理疗法治疗心理疾病。肝属木、情志主怒，脾属土、情志主思，就有“怒胜思”的疗法，依次类推，悲胜怒法、恐胜喜法、喜胜忧法、思胜恐法，凡此种种，不论当时还是后世，均有利用此法治疗疾病的例子，下面举一个《冷庐医话》中记录的例子。明末，江苏高邮的神医袁体庵接待一个中举发疯、“喜极发狂，笑不止”的患者。袁体庵了解病情后，故意大惊，直接对患者说：你这病已经不可治了！活不了十天了！你赶快回家，迟了就来不及死在家里了。袁医师停了一下又说：你路过镇江的时候，一定要去找何医师再看一下。袁医师就写了一封信让患者带给何医师。这个新举人受了这场大惊吓，立即回家，经过镇江的时候，咦！病已经好了。他把袁医师的信交给何医师，何医师把信给他看，上面写着：这个新举人喜极而狂。喜则心窍开张而不可复合（就是一下不能恢复正常），这不是用药能治的。我故意用危险和痛苦来打动他的心，用死来吓唬他，使他忧愁抑郁，这样可以让张开的心窍重新闭上。到镇江的时候估计应当痊愈了。新举人看了这封信，遥遥拜谢袁医师，高高兴兴地回家了。

（四）人格体质论

《内经》按照阴阳、五行的属性及变化规律，结合人的禀赋，系统地提出了阴阳五态人和阴阳二十五人的人格体质分类方法，这是中医人格体质学说的核心观点。

在《灵枢·通天》中将人根据其体质的不同，按照人体阴阳的多少分为太阴之人、少阴之人、太阳之人、少阳之人、阴阳平和之人五种类型，并分别从每种类型的人的心理特征方面进行了归纳总结。如其中的“太阳之人，多阳而少阴”，即阳气亢盛。其心理特征为“居处于于，好言大事，无能而虚说，志发于四野，举措不顾是非，为事如常自用，事虽败而常无悔”，即指太阳这一类型的人，生活随意，能四处为家，能很快适应环境的变化，志向远大，但不切实际，喜好议论大事，好高骛远，无实际能力却经常夸夸其谈、说大话，做事草率且不顾是非对错，做事经常自以为是，而在失败后，又常常不吸取教训，不知悔改。人的心理特征与形态、功能有关，还与不同个体的生活经历及所处的社会文化环境有着密切的联系。所以即便为同种形态结构和生理功能者，也可以表现为不同的心理特征。

在《灵枢·阴阳二十五人》中，每一种类型的形态功能有五种不同的心理倾向，木、火、土、金、水五种类型特征的人共有二十五种心理类型，其人主要的特征也相当于木、火、土、金、水五行的特征。如火性炎上，火主礼，其性急、情恭、味苦、色赤，其人的特征可表现为性情刚烈，感情易动，性急如火，热情爽快，待人耿直，善交朋友，分外热情，尊老爱幼，见弱不欺，逢恶不怕，见义勇为，缺乏冷静，外貌瘦小，面尖下圆，印堂狭窄，鼻孔易露，说话太急，语音激昂，言语妄诞，有始无终。其中最明显的表现为易怒，“怒发冲冠”即意为此。

（五）阴阳睡梦论

对梦的解析是心理学的一个重要内容，著名心理学家弗洛伊德在《梦的解析》一书中指出：梦是一种精神活动，“其动机常常是寻求愿望的满足”，它的内容是愿望的达成。《内经》中有很多关于梦的知识，散布在很多篇章中，涉及面很广泛，我们将其归纳为阴阳睡梦论。首先，中医理论受古代哲学的影响，认为阴阳是一切事物及变化的根源，万事万物及其变化都离不开阴阳，所以对梦的分析也是先分阴阳，如《素问·脉要精微论》中指出“是知阴盛则梦涉大水恐惧，阳盛则梦大火燔灼，阴阳俱盛则梦相杀毁伤”。其次，分清阴阳后，进一步探讨梦与五行、脏腑、六淫、情志等的关系，如《素问·脉要精微论》中提到“肝气盛则梦怒，肺气盛则梦哭”等内容。这些因素与梦境相互影响，相互对应，共同交织在一起，探讨我们虚幻神奇的梦境与我们精神世界及生理状态之间的联系，共同保卫我们的健康。

二、《内经》对心理疾病的治疗

虽然心理治疗正式的起源是在欧洲，但我们中医几千年来在诊断治疗过程中都很注重心理疏导治疗，与欧美流行的心理治疗相比，我们的治疗方式更加丰富多彩，但它们散在分布于各种论著中，需要我们去总结归纳，现在我们先来看看《内经》中有哪些治疗方法。

（一）意疗

所谓意疗，就是不采用药物、针灸等手段，而借助于语言、行为或特意安排的场景来影响患者的心理活动，从而唤起患者有利于治疗疾病的情绪，调整心理及生理功能，治愈疾病，还原健康。下面我们简单介绍一下常见的几种意疗方法。

1. 情志相胜法

情志相胜法是将情志归纳为五志，与五行及五脏相联系，然后通过五行相克的关系，利用一种情绪来调控、克服另外一种不良情绪及其带来的疾病。前文我们已经提到过了，下面我们就举几个例子来说明一下。

怒胜思疗法（肝木克脾土）。《儒门事亲》载“一富家妇女，伤思虑过甚，二年不寐”，张子和采用“多取其财，饮酒数日，不处一法而去”的方法来故意激怒患者，结果，“其人大怒汗出，是夜困眠”。《续名医类案》载：韩世良治疗一位“思母成疾”的女患者时，叫女巫告诉患者，她母亲因女儿之命相克而死，在阴间准备报克命之仇。患者大怒，骂道：“我因母病，母反害我，我何思之!”痛恨、怒骂亡母之后，女患者“病果愈”。

思胜恐疗法。恐伤肾，过度恐惧可令人惶惶不安、提心吊胆、二便失禁、遗精、腰膝酸软等。土克水，故可以采用说理开导等方法，使患者神志清醒，思维正常，理智地分析产生恐惧的原因，逐渐克服恐惧情绪。如《续名医类案》所载卢不远治疗沈君鱼“终日畏死”之法和《儒门事亲》所载张子和对因惊恐致病的卫德新之妻采用的疗法。

恐胜喜疗法。喜伤心，过度喜悦、高兴可令人心气涣散、神思恍惚、健忘、嬉笑不休等。水克火，故可以利用恐惧情绪来克制过度喜悦的情绪。《续名医类案》载：李其性的父亲因儿子考中进士等喜事而患笑病，日夜大笑不止10余年。太医叫李的家人假称其子已死。患者听说儿子死了，“恸绝几殒。如是者十日，病渐瘳”。《洄溪医案》载：徐大椿治疗一位“大喜伤心”的新中状元，恐吓患者患了不治之症，然后患者痊愈。

喜胜忧疗法。悲忧伤肺，悲痛、忧愁可令人形容憔悴、悲观失望、沮丧、厌世、长吁短叹、咳嗽气喘、生痰生瘀、毛发枯萎等。火克金，故愉快、喜悦的情绪可以驱散忧愁苦闷的情绪。《儒门事亲》载：息城司侯听说父亲死了，“乃大悲哭之”，胸口疼痛。张子和模仿巫医的滑稽动作，又说又唱又跳，令患者“大笑不忍”而愈。

忧胜怒疗法。怒伤肝，愤怒情绪可令人冲动、打人毁物、烦躁、面红耳赤、头晕目眩、吐血、昏厥等。金克木，故悲痛、忧愁情绪可以控制、克服愤怒情绪。《景岳全书》载：两个女人发生口角后，燕姬“叫跳撒赖”，大怒装死。张景岳对装死的燕姬说，要对她进行令人痛苦且有损美容的火灸。燕姬感到悲伤，便结束了“气厥若死”的装病行为。

2. 说理开导法

说理开导法源于《灵枢·师传》，如果医师引导并告知人们哪些方法对身体有害，哪些方法对身体有益，并告知他们怎么去应对，这样即使有些方法不太通情达理，人们也会听从医师的劝告。《素问·汤液醪醴论》中指出“病为本，工为标，标本不得，邪气不服，此之谓也”，这告诉我们疾病的治疗过程应该结合患者的心情与病情变化，采取针对性地解说、开导、劝解，使得医患配合，才能解除疾病，达到心身健康的目的。

3. 移精变气

移精变气出自《素问·移精变气论》“余闻古之治病，惟其移精变气，可祝由而已”，用转移患者精神的方法改变脏腑气机紊乱的状态，从而治疗疾病。《灵枢·杂病》中记载“哕，以草刺鼻，嚏，嚏而已；无息，而疾迎引之，立已；大惊之，亦可已”。用大惊的方法来治疗一般的呃逆不止，这就是一种转移注意力的心理治疗方法。

4. 宁神静远

在《内经》的基础上，先贤提出很多办法，如梁代医家在《养性延命录》中提出：宜“十二少”，忌“十二多”。少思、少念、少欲、少事、少语、少笑、少愁、少乐、少喜、少怒、少好、少恶。多思则神殆，多念则志散，多欲则志昏，多事则形劳，多语则气乏，多笑则脏伤，多愁则心慑，多乐则意溢，多喜则忘错昏乱，多怒则百脉不定，多好则专迷不理，多恶则憔悴无欢。虽然这种理想生活很难达到，但我们尽力去做到这些，对于我们告别亚健康、享受健康生活很有帮助。

（二）音乐疗法

《内经》中的音乐疗法体现在五音疗法，是指在“天人合一”的整体观哲学思想指导下，在强调阴阳平衡、情志相胜、五脏相音等传统中医理论基础上，运用“乐与人和”思想观点，把五行（木、火、土、金、水）学说，有机地融入传统五音（角、徵、宫、商、羽）、五脏（肝、心、脾、肺、肾）与五志（怒、喜、思、忧、恐）之中，形成了独特的中医五音疗法。此后2000多年，经过漫长的临床实践活动，逐渐形成了以养生保健、调治情志、调治五脏疾病为价值取向的五音疗法思想。五音，最早记录于《国语·周语》中，是指中国传统五声调式音乐中的宫、商、角、徵、羽的音阶名。《素问·阴阳应象大论》云："东方生风，风生木……在脏为肝……在音为角……在志为怒""南方生热，热生火……在脏为心……在音为徵……在志为喜""中央生湿，湿生土……在脏为脾……在音为宫……在志为思""西方生燥，燥生金……在脏为肺……在音为商……在志为悲""北方生寒，寒生水……在脏为肾……在音为羽……在志为恐"。而《灵枢·五音五味》中记载在中国传统五音基础上，运用五行学说把五音每个音名再各自衍生出五个不同的音名，形成了二十五音的概念，进一步充实了五音疗法的范围。五音疗法在调节情志的过程中，通过五音作用于五脏，进而对五志产生积极影响，使得三者之间建立起阴阳和谐的对应关系，以此来达到促进人的情志保持积极、健康的平衡状态的目的。

（三）气功疗法

这是一个神秘的话题，主要的原因在于什么是气功。气功在古代（尤其是在《内经》的时代）其实就是指导引、行气，《灵枢·官能》记载"语徐而安静，手巧而心审谛者，可使行针艾，理血气而调诸逆顺，察阴阳而兼诸方。缓节柔筋而心和调者，可使导引行气"，指出言语缓慢、安静沉稳而手巧心细的人，可以让其从事针灸治疗的实际操作，来调理气血的逆顺，观察阴阳的盛衰，并可兼做处方配药的精细工作。肢节和缓、筋骨柔顺、心平气和的人，可以让其学习导引行气的方法去治疗疾病。说明当时导引行气与针灸一样，已经成为专门的医疗技术，乃至一门专科。具体到治疗方法，在《素问·刺法论》中有一则关于导引治疗肾病的记载："肾有久病者，可以寅时面向南，净神不乱思，闭气不息七遍；以引颈咽气顺之，如咽甚硬物，如此七遍后，饵舌下津令无数。"这是典型的肾病气功治疗处方。

（四）中药治疗及针灸治疗

这个内容较为专业，我们举几个简单的穴位总结一下。如神庭、上星俱系督脉经穴，督脉总督一身之阳经，且行于脊里，上行入脑，故针刺神庭、上星有启阳透脑之功；针刺丰隆以降泄痰湿浊垢；针刺翳风以疏调耳区经气之紊乱治疗幻听；针刺以通里、陷谷两穴为主，另刺心俞、胃俞、丰隆、厉兑、少冲等，治疗痰火扰心的疾病；针刺以太冲、风府为主穴并根据病情适当配穴治疗躁狂患者；针刺以阴郄、神门为主穴，治疗喜乐不休的病情；百会位于头巅，为诸阳之会，刺之可升清阳，振奋神机，四神聪乃经外奇穴，位于百会穴前、后、左、右各1寸，因其亦位于顶而环于百会，故刺之可助百会举阳升清，且透脑醒神。

《灵枢·邪客》中记载半夏秫米汤，用于湿痰内盛、胃不和则卧不安之失眠证，有祛痰和胃、化浊宁神之功。

三、《内经》对睡眠的认识

睡眠现象的产生，在《内经》看来是天人相应的结果，即人体与自然界阴阳消长变化相应的结果，《灵枢·邪客》中指出“天有昼夜，人有卧起……此人与天地相应者也”。《素问·金匮真言论》也指出“平旦至日中，天之阳，阳中之阳也；日中至黄昏，天之阳，阳中之阴也；合夜至鸡鸣，天之阴，阴中之阴也；鸡鸣至平旦，天之阴，阴中之阳也。故人亦应之”。作为生理现象的睡眠具体怎么产生的呢？这与营卫之气运行有关，其中白天属阳的卫气盛行于脉外，发挥兴奋、温煦、防御的作用，而夜晚属阴的营气盛行于脉中，起到镇静、滋养、恢复的作用，营卫之气交替盛行，形成正常的睡觉与觉醒状态，正如《灵枢·口问》中指出“卫气昼日行于阳，夜半则行于阴。阴者主夜，夜者卧。阳者主上，阴者主下。故阴气积于下，阳气未尽，阳引而上，阴引而下，阴阳相引，故数欠。阳气尽，阴气盛，则目瞑；阴气尽而阳气盛，则寤矣。”此论述就是说卫气白天行于阳分，夜间则行于阴分，阴主夜，夜主静卧而眠，阳主升而上，阴主降而下，因此，人在夜间将睡之时，阴气积聚于下，阳气未尽入于阴分，阳气引而上行，阴气引而下行，阴阳二气相互牵引，所以不断打呵欠，待到阳气尽入于阴分，阴气盛行，人就闭目而眠了。待到白天阴气尽入于阳而阳气盛行时，人就醒了。异常的睡眠状态在《内经》中主要提到失眠与嗜睡，它们又是什么原因呢，我们下面来一一解答。

失眠（图5-4-1），主要原因是卫气不入阴分或留于阳分太久，《灵枢·大惑论》中指出“卫气不得入于阴，常留于阳。留于阳则阳气满，阳气满则阳跷盛，不得入于阴则阴气虚，故目不瞑矣”。另外年老气血衰微也会失眠，因为气血衰微，而营卫之气也减少，不能充分在白天与夜晚发挥作用，出现白天没精神，晚上睡不着的现象，正如《灵枢·营卫生会》中指出“老者之气血衰……其营气衰少而卫气内伐，故昼不精，夜不瞑”。那么针对这两种情况，主要治疗措施是使气血充盈，并恢复营卫之气正常的消长关系，如《灵枢·邪客》中提出“补其不足，泻其有余，调其虚实，以通其道，而去其邪。饮以半夏汤一剂，阴阳已通，其卧立至”。

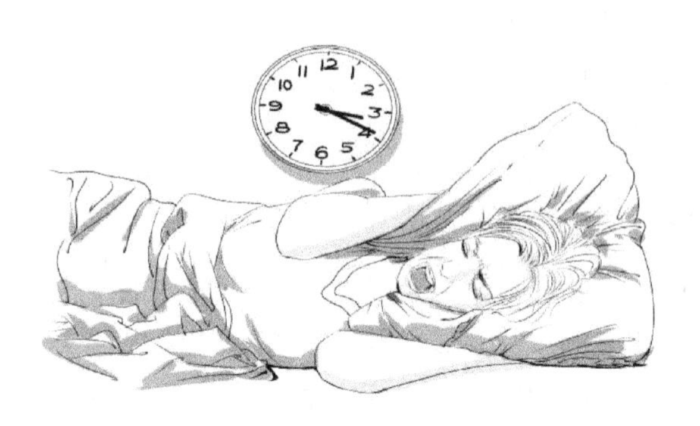

图 5-4-1 失眠

嗜睡，主要病因是卫气留于阴分太久，《灵枢·大惑论》中指出“留于阴也久，其气不清，则欲瞑，故多卧矣”。

四、《内经》中的睡眠养生

“阴气盛则寐，阳气盛则寤”。古人在长期的劳作与观察中，总结出睡眠的核心是顾护人体的阳气，同时保持阴阳的平衡，具体是怎么做的呢？

（一）睡眠的时间与时长

《素问·四气调神大论》中提出，春三月“夜卧早起”，夏三月“夜卧早起”，秋三月“早卧早起，与鸡俱兴”，冬三月“早卧晚起，必待日光”。这是根据四季阴阳之气的变化，调整睡眠与起床的时间，这里就与我们平素上班族中早九晚五的规律生活不一样了。实际上，根据养生的需求，我们应该尽可能配合阴阳之气变化而调整，尤其是冬季到来的时候，尽可能地晚起一些，保障阳气不受肆虐的阴寒之气侵蚀。

睡眠就是一种人体阴阳交替的现象，子时和午时都是阴阳交替之时，也是人体经气“合阴”与“合阳”之时，睡好子午觉，就有利于人体的阴阳调和。所以养生睡眠更加注重睡眠质量与有效性，以精神和体力的恢复为标准。古人云：“凡睡至适可而止，则神宁气足，大为有益。多睡则身体软弱，志气昏坠。”

（二）睡眠环境

一是床垫要保暖。睡眠过程中阳气入于内、阴气出于外，机体阳气内潜，体温下降。如无法做到合适的保暖，造成机体感受寒冷刺激无法快速入睡，或因卫气运行于内而疏于外，外邪侵袭则会感冒。二是床具本身应松软适宜，不同的年龄、不同的身体状况对床具的硬度要求不同，但其总体要求是一致的，就是要保持一定的柔软性，使睡眠时人体能放松，并保持一定的生理曲度。三是盖被要薄，主要是因为人体在睡眠过程中虽然阳气内潜，但总体仍是在不断产生热量，在“厚垫”保证良好的保暖的前提下，要考虑人体产生的热量能有效地散发，不至于睡眠过程中出现热量散发不良而体温升高、汗出淋漓的情况。盖被薄同时有利于变换睡姿。

大部分人睡眠时需要枕头，枕头对睡姿影响相当大，合适的枕头可以让身体在睡眠中保持良好的颈胸段曲度，不仅可使颈部肌肉放松，还可以减轻颈部疼痛、肩背部疼痛、头痛等。对于颈椎病患者而言，枕头与颈部的接触面积大、接触时间长是影响颈椎病颈痛的重要因素。但许多人对于枕头高度却并不在意，而且古人有云“高枕无忧”，部分人甚至存在睡高枕的习惯，认为睡高枕有助于睡眠。现代医学研究表明枕头高度应在 10～15 cm，这个数字对许多成年人是适用的。虽然数字确切，但对高矮胖瘦相差极大的不同的个体却不一定实用。有学者提出了“枕高不过肩”的标准，这就是依据个体自身尺寸来定的，几乎所有人都可用之作为参考。高不过肩的枕头可保持神明之府的气血通畅，这一点对于气血滞涩、脉络瘀阻而头痛、颈痛或髓海失养的患者更为重要。

（三）睡前浴足

阳入于阴则寐，阳出于阴则寤。如在睡眠时阳不入于阴而浮于上则将失眠。古人认为足部汇集了足三阴经，又位于人体最低位，通过温水足浴时温度的物理刺激，有利于吸引阳气下降入阴以促进睡眠（图 5-4-2）。如条件允许，还可进行药物足浴，如使用酸枣仁、川芎等药物，使药物有效成分在适当的温度下通过足部皮肤腠理吸收作用于足部，引阳入阴，调节脏腑，达到助眠效果。

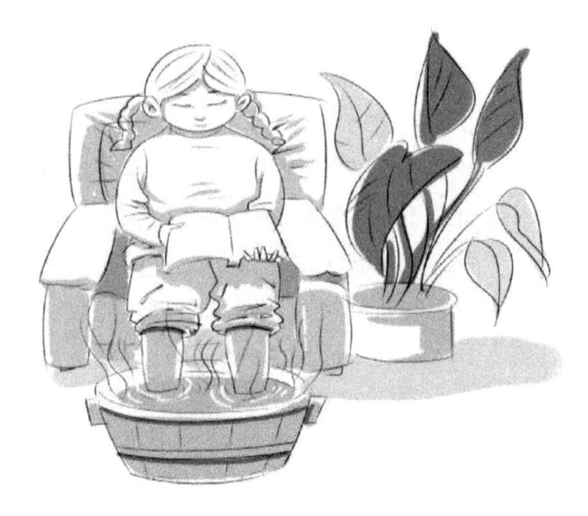

图 5-4-2　温水足浴

（四）起床后的调护

1. 醒后饮水

在睡眠阶段人体静止不动后机体气血并未停滞，而是营卫之气仍周流不息，阴阳气血发挥其应有功能。肺主气司呼吸之余仍通过呼吸道、皮毛不断蒸腾津液，机体可因较长时间没有摄入水分而处于轻微的津液不足状态。晨起饮入适量温水可以补充津液，同时还可助胃气下行，荡涤胃肠。

2. 缓起慢行

古人认为“缓”字相当重要，亦是养心要诀之一。这里的缓是“和缓”，而非“迟缓”，和缓是一种圆融的、张弛有度的动作表现，是养心的一种外在表现，是人的思想、情志、身体对外界事物接受的能力。晨起当缓并非指醒来后留恋床榻甚至睡回笼觉，而是心情柔畅、有条不紊地起床梳洗，不匆忙慌张致使情绪焦虑、心气散乱，同时也是让阳气逐渐恢复运作起来。

第五节　脏腑养生

中医学发展到今天，藏象学说作为其核心内容，在养生中也是一个重要内容，那么这一节就重点讨论一下五脏与养生之间的关系。

一、心与养生

（一）心的意义

1.“心”含义的基本内容

“心”是象形文字，在甲骨文中可以看到心的解剖结构的框架：房室传导和心脏瓣膜隔开的结构。根据《说文解字・心部》“心，人心，土藏，在身之中”，《荀子・天论》“心居中虚，以治五官，夫是之谓天君”可知，心的本意是指心脏，心的位置位于人体的中央，对从属于心的脏器有统帅的作用。除了心脏本身之意外，“心”还被引用为心思、想法等意思。“圣人常无心，以百姓心为心”（《道德经》），“心安，是国安也；心治，是国治也。治也者心也，安也者心也”（《管子・心术下》），这里的“心”是指心思、思想等。

2.《内经》中“心”的含义

受当时文化的影响，《内经》中“心”也有两层含义。一种是有形的心，即心脏，如心痛、心悸等是有形的心的病理表现。《素问・脏气法时论》指出“心病者，胸中痛，胁支满，胁下痛，膺背肩胛间痛，两臂内痛”，《素问・厥论》中提到“少阴之厥，则口干溺赤，腹满心痛”，《素问・缪刺论》中提示“邪客于手少阳之络，令人喉痹舌卷，口干心烦”，以上句子中的“心”都是心脏的意思，“心痛”“心烦”表示心脏在病理状态下的临床表现。另一种意思是无形的心，其意思与狭义的神的意思相近，代表记忆、思想、想法、情绪、意志等。如《素问・上古天真论》中“今时之人不然也，以酒为浆，以妄为常，醉以入房……务快其心，逆于生乐，起居无节，故半百而衰也”，《灵枢・厥病》中提出“厥头痛，头脉痛，心悲，善泣，视头动脉反盛者，刺尽去血，后调足厥阴”，《灵枢・本神》中更是提出“所以任物者谓之心，心有所忆谓之意”，以上“心”代表情绪、思维等心理和精神活动。这样的例子还有很多，这里不一一赘述。明确“心”的含义，对于理解《内经》思想具有重要意义。

（二）心为君主之官

《素问・灵兰秘典论》中写道：“心者，君主之官也，神明出焉。”心是支配人体各脏腑生命活动的重要脏器，在《内经》时期就已得到认可。前文也说过了，简单地回顾一下吧。

1. 心灵对感伤外邪的影响

《灵枢·本脏》中指出："心小则安，邪弗能伤，易伤以忧；心大则忧不能伤，易伤于邪。心高则满于肺中，悗而善忘，难开以言；心下则脏外，易伤于寒，易恐以言。心坚则脏安守固；心脆则善病消瘅热中。心端正则和利难伤；心偏倾则操持不一，无守司也。"文中可见，心的大小、性质及所处的位置都会影响人的生理病理。这里的心灵大小有两层含义，一方面是心脏小的人神气聚集，表示不易受到邪气的侵害，心大的人与之相反，容易被邪气侵袭而生病；另一方面，心的大小有情绪方面的意义。心小者，心细，易感悲伤易病；心大者，心粗，不易感到悲伤。结合现代医学的认识，第二个意义更为重要。"心端正""心倾斜"不仅可以表示心脏位置的正斜，还可以表示个人品行的正邪。"心高""心下"表示心脏的位置和心气的升降运动。"心坚""心脆"表面上指的是心脏质量，深意代表情志状况，如《临证指南医案·三消》中指出"心境愁郁，内火自燃，乃消症大病"，由此可以推测，所谓"心坚""心脆"指的是情志。

2. 心对舌、眼、耳的影响

（1）心开窍于舌

"心生血，血生脾，心主舌……在窍为舌，在味为苦，在志为喜"（《素问·阴阳应象大论》），"舌者，心之官也……心病者，舌卷短，颧赤"（《灵枢·五阅五使》），《内经》中关于心与舌关系的论述较多。首先从外观上看，舌头和心脏的形状在一定程度上相似，所以把心和舌头联系在一起。其次从经络走行来说，手少阴心经起于心中，别络系于舌下，心气方可上达于舌以滋养舌头。而且在功能上，舌头能尝到五味，舌头的味觉功能与心气有关，而且舌头的味觉功能属于事物辨别能力的一种体现，同属于"心"任物功能范畴。舌头的另一大功能是能够辅助发音，舌体能够灵活自主的运动是确保语言功能正常的重要前提条件，活动能力的正常与否取决于"神"，"神"的功能受到心灵的控制。舌头的味觉功能和语言功能都离不开"心主神明"。无论从生理功能还是经络走行上看，心与舌都有着密切的关系。

（2）心开窍于目

与"心开窍于目"相比，"肝开窍于目"更为大众所认同，但《内经》确实有关于"心开窍于目"的记载。《素问·解精微论》提出："夫心者，五脏之专精也，目者其窍也。”《灵枢·大惑论》也指出：“目者，心之使也。”从经络走行来看，手少阴心经其支脉与目系相联系，目系指的是眼睛系统及其与脑相连的组织，因此可以认为“心开窍于目”不仅指眼睛，还可以指整个视神经系统。在功能上，眼睛受到光对其刺激产生视觉，但所见事物的辨别属于“心”的“任物”功能范畴，所以眼睛的视物和辨别物体的整体功能的完整性与心密切相关。另外，《灵枢·大惑论》中还提出“五脏六腑之精气，皆上注于目而为之精……目者，五脏六腑之精也，营卫魂魄之所常营也，神气之所生也”，所以通过观察一个人的眼睛里是否有神，可以判断整个人神气的盛衰。《灵枢·口问》曰：“目者，宗脉之所聚也，上液之道也。”眼睛有神，离不开神志清明和血液充盈，与“心主神”和“心主血脉”功能正常有密切关系，由此可见眼睛是心功能正常与否的外在体现，“心开窍于目”是有一定道理的。

（3）心开窍于耳

《素问·金匮真言论》载：“南方赤色，入通于心，开窍于耳。”从官窍功能的角度出发，听音是耳的重要生理功能，在《内经》中认为耳朵能听到声音，是因为心气别出走于耳。心气充于耳，耳得以濡养，听觉才能敏锐。此外，耳中还隐藏着听神和位神。听神主听觉，位神控制身体的平衡，听神、位神都由心神所主。由于听神、位神发挥作用依赖于心神的帮助，所以心神清明的人听觉敏锐，能维持机体运动平衡、和谐。从经络表里关系的角度看，心与小肠互为表里，手太阳小肠经进入耳中，心可通过手太阳小肠经与耳保持联系。

3. 心身疾病

心身医学是一门新兴的交叉学科，包括医学和心理学两个学科，主要研究关于心理和身体的医学问题。狭义的心身疾病是指疾病发生、发展中以心理社会因素为主要发病因素的身体功能性障碍。广义的心身疾病是指在疾病的发生、发展、转归、防治过程中都与心理社会因素密切相关的躯体器质性疾病。《内经》虽无心身医学之说，但中医学的整体观思想包含着心身医学的思想，心身疾病概念中所谓心理社会因素的发病与《内经》中“无形之心”即情志等功能异常发病相似。第一，《内经》中多有情志失调致病的记载；第二，《灵枢·阴阳二十五人》将人分为木、火、土、金、水五种不同体质，以上两点在前文中有详细阐述，不再赘述；第三，中医学认为在治疗中，除了关注发病因素和疾病引起的脏腑功能异常外，还应同时注意患者的社会属性，不同的人有不同的社会经验，面对疾病时的态度也不同，会对疾病的转归和治疗效果产生不同的影响，医师在问诊和治疗时要注意，如《素问·疏五过论》所述："圣人之治病也，必知天地阴阳，四时经纪……从容人事，以明经道，贵贱贫富，各异品理，问年少长，勇怯之理，审于分部，知病本始，八正九候，诊必副矣。"

（三）养心的方法

既然《内经》的"心"有两层含义，那么这里所说的养心自然也包括两个方面：既包括培养"有形的心"，也包括培养意志、情绪、品行等"无形的心"。

1. 宗气养心

《灵枢·邪客》曰："五谷入于胃也，其糟粕、津液、宗气分为三隧。故宗气积于胸中，出于喉咙，以贯心脉，而行呼吸焉。"宗气来源于水谷，由脾胃化生成，宗气的充实依赖于脾胃功能的正常。但单凭单纯的谷气不能生成完整的宗气，需要加入肺吸入的清气，在心肺共同作用下，才能形成宗气，正常情况下"宗气贯穿心脉行气血"。宗气入心，保证心脏正常搏动，保持心脏搏动的节律和频率，确保心脏的射血功能。宗气入脉，推动血液在脉道内正常流动，流向全身，濡养机体。宗气失调可表现为宗气不足或宗气塌陷，轻则宗气不足，表现为胸闷、气促的轻微症状；重则宗气下陷，出现血行停滞，凝结成块，瘀阻脉道，继而出现胸痹、心痛刺如绞、胸中满闷、口唇发紫、肢出冷汗等严重症状。宗气位于"虚里"，即心尖搏动处，可通过搏动强弱判断宗气盛衰，"胃之大络，名曰虚里，贯膈络肺，出于左乳下，其动应衣，脉宗气也"（《素问·平人气象论》）。因宗气与心功能关系密切，养护宗气、保证宗气的充盈状态是养心的重要途径，营养均衡的膳食摄入和优质的清气摄入是宗气养心的前提条件。

2. 脾胃养心

脾胃是后天之本，是气血生化之源，为后天养生和疾病康复提供必要的物质基础。此外，脾胃无论在生理上还是病理上都与心有密切关系，而且宗气的生成也依赖于脾胃的化生，因此养脾胃对养心有重要意义。生理方面，足阳明胃经、足太阴脾经均通心，"足阳明之正，上至髀，入于腹里，属胃，散之脾，上通于心，上循咽出于口"（《灵枢·经别》），"脾足太阴之脉……其支者，复从胃，别上膈，注心中"（《灵枢·经脉》）。病理方面，第一，脾胃运化功能失调导致气血化生不足，心不养，心气虚、心血虚及心阳虚，进而形成虚证胸痹。第二，脾主运化，运化异常易产生痰浊，痰浊之邪通过经脉进入心脉，痰浊痹阻胸阳，发生胸痹，表现为胸闷心痛、痰多气促、肢体沉重。第三，脾胃功能异常也出现神志异常表现，原因有二。一是脾胃虚衰，导致脾运化水饮功能失调，痰浊内蒙神窍，出现神志异常表现；二是脾胃是气机升降的中枢，脾胃升降异常导致心肾不交、心火上炎、上扰心神，所以意识异常。可见脾胃功能正常与否对心功能有很大影响，保护脾胃功能至关重要。日常生活中少吃冷食，控制肥甘厚味的摄入，养成健康的饮食习惯都是保护脾胃功能进而养心的方法，其本质是保证脾主运化功能的正常。

3. 五味养心

《素问·生气通天论》记载“阴之五宫，伤在五味……是故谨和五味，骨正筋柔，气血以流，腠理以密，如是则骨气以精。谨道如法，长有天命。”五味与五脏功能关系密切，适量摄入是脏腑功能正常的前提，当然不能过量摄入，心功能异常时也可以通过五味补泻法进行调节。心五行属火，味为苦，《内经》有“苦入心”（《素问·宣明五气》）、“谷味苦，先走心”（《灵枢·五味》）、“苦走血”（《灵枢·九针论》）的说法。临床治疗中，心火亢盛时多开苦味药泻心火，如莲子心，味苦入心经，清心去烦。咸、甜二味对心灵也有影响，据《素问·脏气法时论》记载：“心欲软，急食咸以软之，用咸补之，甘泻之。”其中所说的“心欲软”指的是脉道以柔软通畅为宜。“用咸补之”原因有二。一是“咸能软坚”，中药方剂中多用咸味中药治疗癥瘕、肿块等疾病；二是“咸味入肾”，能滋养肾阴，肾水能上济心火，所以“咸味”的药物或食物能通过补肾水、滋养心阴的作用使心软。饮食方面，宜食酸性食物，心气喜缓，以助其收敛，《素问·脏气法时论》中指出：“心色赤，宜食酸，小豆犬肉李韭皆酸。”在五味养心的同时，要注意控制五味的摄入量，避免五味过量摄入造成的脏腑损伤。“是故味过于酸，肝气以津，脾气乃绝。味过于咸，大骨气劳，短肌，心气抑。味过于甘，心气喘满，色黑，肾气不衡。味过于苦，脾气不濡，胃气乃厚。味过于辛，筋脉沮弛，精神乃央”（《素问·生气通天论》）。

4. 德行养心

德行养心是我国自古存在的健康观，许多学术派别和宗教派别都遵循德养形、德养心的养生思想。儒家以“仁义礼信”为其道德思想核心，提出

“仁者寿”“大德必寿”的说法，子曰：“大德必得其位，必得其禄，必得其名，必得其寿。”以孔子为首的儒家思想注重个人德行修养，品德高尚的人不仅能得到尊重、名利，还能因对自身的高要求而长寿，可见这就是德行对心灵乃至整个机体的影响。“孔德容，只道从”是道家对“德”的理解，道家之德是道。何为道，和也。《道德经》曰：“甚爱必大费，多藏必厚亡。故知足不辱，知止不殆，可以长久。”又曰：“致虚极，守静笃。”道家以顺应自然、保持和平为德。中医学深受道家文化思想的影响，养生之法也沿袭道家。《素问·上古天真论》中写道：“是以志闲而少欲，心安而不惧，形劳而不倦，气从以顺，各从其欲，皆得所愿……是以嗜欲不能劳其目，淫邪不能惑其心，愚智贤不肖，不惧于物，故合于道。所以能年皆度百岁而动作不衰者，以其德全不危也。”心态平和、顺应自然是《内经》中重要的养心思想。调整心理节奏以适应自然和社会，调节对周边人或事物的态度，从而降低消极情绪对自己的影响，尽力创造让自己舒适的环境条件，树立适当的生活、工作目标，保持积极乐观的心态，是适应当今社会生活的养心方法。

二、肝与养生

中医认为肝为“将军之官，谋虑出焉”，在体合筋，其华在爪，开窍于目，在志为怒，在液为泪。胆附着于肝，足厥阴肝经与足少阳胆经相互络属于肝与胆，互为表里。肝五行属木，阴中之阳，与自然界春气相通。《素问·四气调神大论》中写道：“春三月，此谓发陈，天地俱生，万物以荣，夜卧早起，广步于庭，被发缓形，以使志生，生而勿杀，予而勿夺，赏而勿罚，此春气之应，养生之道也。逆之则伤肝，夏为寒变，奉长者少。”肝与自然界的春气相对应，春是养肝的最佳季节，中医认为“肝属木，木曰曲直”。肝脏的作用是疏泄和调畅气机，而肝脏养护则侧重于调整“过多”和“不及”两个方面。

（一）《内经》中肝脏与人体健康的关系

朱丹溪在《格致余论》中写道：“主闭藏者，肾也，司疏泄者，肝也。”肝脏疏泄功能的条畅，可使脏腑经络气机畅通，使人体生命活动正常有序。肝失疏泄则主要表现在两个方面：一是肝气郁结、疏泄失职；二是肝气过于亢盛，疏泄太过。《灵枢·本神》记载“肝气虚则恐”，肝气郁结容易产生倦怠无力、头晕、抑郁胆怯等表现。在《素问·调经论》中记载“血之与气，并走于上，则为大厥，厥则暴死。气复反则生，不反则死。”临床上常出现烦躁易怒、面红耳赤、吐血、咯血甚至晕厥的情况。肝脏调畅气机的作用还可以促进血液和津液的正常运行输送与布散，促进脾胃运化和胆汁的正常分泌排泄，调整人的精神情志状态，另外肝脏的疏泄功能对女性的生殖功能尤为重要，所以有“女子以肝为先天”的说法。中医有“百病皆起于肝”的说法，可见肝脏会影响其他脏腑正常生理功能，肝脏养护在维护人体健康过程中占有重要地位。

（二）肝脏养生的基本原则

肝脏养生是指通过养生的方法使肝主疏泄和肝藏血功能正常发挥，以预防疾病、延缓衰老。中医认为“肝主疏泄，肝藏血”，人体各脏腑组织的正常生理活动和新陈代谢主要依靠气的升降出入完成，肝的疏泄功能是否正常决定气的升降出入功能是否正常。肝藏血是指肝脏具有调节全身血量、防止出血的作用，肝血充足可使五脏六腑得到濡润，维持正常生理活动。因此，肝脏调养应以维持肝疏泄功能的正常和肝血充足为基本原则。

（三）《内经》中的肝脏养护方法

1. 养肝血，补肝阴

《素问·五脏生成》中写道：“肝受血而能视，足受血而能步，掌受血而能握，指受血而能摄。”如果肝血虚损，不能濡养头目，那么会出现双眼干涩，视物模糊，筋骨不受血的濡养，肢体麻木。“肝者，凝血之本”，肝不藏血引起出血的病机大致有三种：一是气虚不摄；二是肝阴不足、肝阳偏盛；三是肝火亢盛、迫血妄行。肝主藏血，其体属阴；肝主疏泄，其用属阳，即“肝体阴用阳”。肝阴不足，相应的肝阳太过，从而出现血不凝固，出现阳亢风动等多种病证。睡眠时流向肝脏的血液大量增加，充足的睡眠有利于增强肝脏的解毒功能，维持人体内环境的稳定，因此养肝血侧重于保证充足的睡眠。气能摄血，肝气足则固摄有力，肝阴充足，肝阳涵养，阴阳相互协调，可防止出血。由此可见养肝血、补肝阴在肝脏调护中的重要性。

2. 平心静气，调整饮食

肝在志为怒，表现为肝气过度，容易烦躁易怒、亢奋激动，抑郁不解会引起肝郁、心情抑郁。《素问·生气通天论》中提出“阳气者，大怒则形气绝，而血菀于上，使人薄厥”，《素问·调经论》也指出“血有余则怒”。由于愤怒之气是由肝气、肝血产生的，后世医家大多以平肝降逆、疏肝解郁等方法治怒。所以在肝的养生中应保持心情的柔和舒畅，忌过于激动亢奋，也不要低沉抑郁，使身心处于一种平和的状态，这对肝脏的健康是极为有利的。“春夏养阳，秋冬养阴”。春季是养肝的最佳季节，也是肝病易于发生的季节，故春季更应注意肝的养生保健。

3. 防止过劳，不要贪杯

《素问·至真要大论》中指出“诸风掉眩，皆属于肝”，即风动诸症皆为肝血不足之象。“肝藏血，开窍于目”，肝血具有营养双眼、保证视力及濡养关节、肌肉、筋骨的作用，长期疲劳、用眼过多，易使肝血不足，对人体健康造成不利影响。中医认为酒是湿热的，容易伤肝，现代医学也认为长期大量饮酒容易引起以肝细胞损害为主的肝病，大量饮酒易患酒精肝，严重者还可引起肝硬化等病证。肝脏是人体内最大的消化腺，是以代谢功能为主的解毒器官，随着血液的循环流动，肝脏的解毒功能不断发挥作用。熬夜、酗酒等不良习惯，无疑加重了肝脏负担，使体内毒素大量积聚，严重威胁人体健康。

4. 勤锻炼，远病毒

中医学认为，筋骨组织均归肝脏所主，肝血具有润泽肌肉、筋骨、关节的作用，久坐不动，易使关节、筋骨失去柔软性，久坐也易使人心情抑郁或烦躁，适当的锻炼不仅增强体质，而且使人心旷神怡，提高自身免疫力，对机体和肝脏有很好的保护作用。目前乙型肝炎感染率较高，病毒侵入肝脏后，肝细胞变性肿胀，正常功能受损，如果不重视，发展为肝癌的概率将大大增加。病毒对肝脏的危害极大，因此在养生过程中远离病毒至关重要。

（四）《内经》中肝脏养生的指导意义

1. 顺四时而养肝

肝在五行属木，与自然界草木相似，春季萌发、生长，春季补五脏应以肝脏为先。四时节气各有特点，对肝脏的影响也不同。肝脏养护的基本原则不变，但由于不同气候发病特点不同，养护方法的重点也不同。例如，秋季气候干燥时人体容易缺水，为了补充体液要多喝水，增加循环血量，促进新陈代谢。冬季万物被肃杀，容易使人产生悲伤情绪，不利于肝脏的疏泄，因此冬季应特别注意精神、情志的调节。

2. 五脏养生重在养肝

中医有“百病皆生于肝”的说法，肝是一个非常重要的脏器，任何形式的机体功能损伤和生长异常大多源于肝的虚弱，肝是人体最大的消化器官，是重要的解毒器官，是体内各种物质的代谢中心。正常情况下肝脏依靠其疏泄作用来保证自己和其他各脏腑的正常活动。肝脏功能的正常与否直接关系到人体内的所有功能是否正常发挥作用。因此，肝脏养护在防病保健中占有重要地位。

三、脾胃养生

（一）脾胃的生理功能特征

《内经》中认为，胃主受纳腐熟，脾主运化，脾胃为后天之本，是气血生化之源。《素问・上古天真论》指出“肾者主水，受五脏六腑之精而藏之……乃能泻”，说明肾藏先天、五脏之精，先天之精依赖于后天水谷之精的充养。例如，《灵枢・刺节真邪》曰：“真气者，所受于天，与谷气并而充身”，《素问・经脉别论》中指出“饮入于胃……脾气散精，上归于肺……水精四布，五经并行，合于四时五脏阴阳”，说明脾胃的受纳、运化功能，是气血生化的重要条件，气血生化是培养肾精的重要基础，肾精亏耗，反过来也影响脾胃功能。脾胃是气机升降的中枢，脾主升清，胃主降浊，通过受纳、运化、升降的过程，将气血津液转运输送至全身，因此被称为气血生化之源。如《素问・灵兰秘典论》所示“脾胃者，仓廪之官，五味出焉”，《素问・厥论》提出“脾主为胃行其津液”，《素问・玉机真脏论》提出“脏气者，不能自致于手太阴，必因于胃气，乃至于手太阴也”，说明《内经》成书的时代对脾胃的认识是比较全面的。以上认识提醒我们，在日常养生方面，要注意脾胃功能的调护，在饮食等方面要注意。

（二）重调脾胃之“气”

“胃气”这一概念首先由《内经》提出，如《素问・玉机真脏论》中指出“脉弱以滑，是有胃气”“脏气者，不能自致于手太阴，必因于胃气，乃至于手太阴也”，《素问・平人气象论》中也有“平人之常气禀于胃，胃者，平人之常气也”的记录，这些说明了胃气的存在和功能在人体中的重要性。关于脾气的记载，《素问・五常政大论》有“厥阴司天，风气下临，脾气上从”的论述，而《素问·六节藏象论》则认为脾胃通于“土气”，由此可见“脾气”这一概念体现了脾的藏象和气的功能。脾胃之气的生理功能特点不同，但两者关系极为密切，脾气主升、胃气主降，一升一降，才能调整全身脏腑气机，与五脏之气相互作用。根据《内经》记载，脾为胃行其津液，胃受纳腐熟滋养脾。在日常生活中，要注意调理脾胃之气，保持饮食有节、情志开朗的生活状态，通过一些如陈皮、枳实、香附等中药调节脾胃气机升降，或针刺、艾灸足三里、内关、中脘等穴位来调整脾胃之气。

（三）顺应四时，避邪养正

《素问·上古天真论》的养生基本规律提出“法于阴阳”，人体阴阳要顺应自然界的阴阳变化规律，相应调整并滋养人体正气，预防邪气入侵。《素问·宝命全形论》中写道“人以天地之气生，四时之法成”，《素问·四气调神大论》中提到“夫四时阴阳者，万物之根本也。所以圣人春夏养阳，秋冬养阴”，《素问·上古天真论》提到“处天地之和，从八风之理”“提挈天地，把握阴阳”“虚邪贼风，避之有时”，这些内容都反映了《内经》中强调顺应四时、避邪养正的重要性。人类是自然界的一员，四时气候变化，以及六淫、瘟疫等外邪侵袭会影响人类的生命健康，导致疾病的发生。例如，《灵枢·百病始生》中写道：“夫百病之始生也，皆生于风雨寒暑。”顺应四时以养正气，正确避开邪气，对养生极为必要。《素问·脏气法时论》中写道：“病在脾，愈在秋，秋不愈，甚于春，春不死，持于夏，起于长夏。”脾属土，喜燥恶湿，长夏气候炎热，人体易伤暑湿，长夏时应避免在户外长时间劳动，以免暑气袭来，诱发脾胃病。

（四）起居有常，劳逸适度

《素问·生气通天论》中写道：“故阳气者，一日而主外，平旦人气生，日中而阳气隆，日西而阳气已虚。”说明人体阳气顺应自然界昼夜规律沉降，与天地阴阳保持和谐统一的关系。因此，当白天阳气盛行时，人们要进行劳动；夜间阳气收敛，阴气盛行时，人要保持安静的休息。只有这样顺应四时的规则进行劳动和休息，才能顾护体内的阳气，维持健康。另外，《素问·四气调神大论》指出“春三月，需夜卧早起，广步于庭；夏三月，需夜卧早起，无厌于日；秋三月，需早卧早起，与鸡俱兴；冬三月，需早卧晚起，必待日光”。这种起居习惯，可以顺应天地阴阳，使体内阴阳之气升降有序，与天地阴阳一致。《素问·上古天真论》中写道："心安而不惧，形劳而不倦，气从以顺，各从其欲，皆得所愿。"说明在保持平静心态的基础上，顺应四时劳逸，调整真气，可治愈疾病或增强机体正气以防止外邪入侵。不规律的劳作使脾胃病发病概率上升，表明劳逸结合适度在脾胃养生之道上占有重要地位。

（五）情志条达，恬惔虚无

根据《素问·上古天真论》记录："恬惔虚无，真气从之，精神内守，病安从来"，说明人的心情会影响人的生命活动和疾病的发生和转归。脾主思，思虑过度会损伤脾气。《素问·举痛论》提出"思则气结"，思虑过度会导致气机失调，影响脾胃气机升降功能，发生腹胀、呕吐、便秘等疾病。人生活在社会中，需要人际交往，会产生喜怒哀乐等情绪，但要学会节制，保持乐观情绪。《素问·阴阳应象大论》中指出："喜怒伤气……暴怒伤阴，暴喜伤阳。"临床上发现脾胃病患者有两个明显的特点：一是性格较收敛（脾胃虚弱型），郁郁寡欢、神疲乏力，对周围事物兴趣不高。对于这类患者，医师应做好沟通，调节患者情绪，减轻患者对疾病的压力，并指导患者保持乐观情绪。二是性格急躁（脾胃湿热型），脾气暴躁，容易烦躁。对于这类患者，医师应该教他们如何控制情绪，如转移注意力或进行适当的运动。同时给予清热解毒药，可以消除体内的郁火。正如《灵枢·本脏》所指出的"志意者，所以御精神，收魂魄，适寒温，和喜怒者也"，特别强调人的情志在养生中的重要作用。

（六）饮食有节，调和五味

《内经》中认为，肝、心、脾、肺、肾与酸、苦、甘、辛、咸相对应。根据饮食五味的不同，对五脏的补养也不同。如《素问·脏气法时论》所述："五谷为养，五果为助，五畜为益，五菜为充"，《素问·至真要大论》所载"夫五味入胃，各归所喜……甘先入脾……久而增气，物化之常也"，五味中，甘先入脾，故可适当补甘甜之物，补益脾气，生化脾精，但过食甘厚腻会损伤脾胃功能，运化不及会引起痰湿。所以在日常生活中饮食要有分寸，要做到五味调和。

（七）未病先防，既病防传

未病先防、既病防传是养生的大法则。《素问·四气调神大论》中写道："是故圣人不治已病治未病，不治已乱治未乱……夫病已成而后药之，乱已成而后治之，譬犹渴而穿井，斗而铸锥。"张仲景从《内经》的角度总结了"夫治未病者，见肝之病，知肝传脾，当先实脾"等论述，强调养生要未病先防，既病防传。如临床上胃病患者较多，胃镜检测出慢性非萎缩性胃炎，但无明显临床症状，此类患者应定期检查，进行适当的服药治疗，保持良好的生活和饮食规律，防止其向萎缩性胃炎乃至胃癌发展。对经常性腹部隐痛、偶有便血的患者，检查为慢性肠炎，应定期服药治疗，保持良好的工作规律，禁食辛辣刺激性食物，防止病情发展为直肠癌等疾病，错过最佳治疗时间。

四、肺与养生

肺为华盖，位于胸腔，覆盖在五脏六腑之上，位置最高，故称"华盖"。肺居高位，又能行水，故称之为"水之上源"。《素问·灵兰秘典论》中提出"肺者，相傅之官，治节出焉。"

（一）顺应四时，避邪养生

顺时养生是防患于未然的最重要的方法。《素问·四气调神大论》说："故阴阳四时者，万物之终始也，死生之本也，逆之则灾害生，从之则苛疾不起，是谓得道。"另记载有"秋三月，此谓容平，天气以急，地气以明，早卧早起，与鸡俱兴，使志安宁……使肺气清，此秋气之应，养收之道也。"提示养生要领，就是认识和掌握自然界规律，顺应四时气候变化，春夏顺其生长之气以养生养长；秋冬顺其收藏之气以养收养藏，从而维持人体正常的生理活动，达到健康长寿的目的。这些适应自然的养生规律，就是要注意四时的气候变化，用心保持人与自然的和谐统一。顺应四时气候变化，适当增减衣服，适当运动以巩固正气，增强体质，通过正确的起居，合理的作息，从而防患于未然，避免各种病邪侵袭肺部，防止肺系疾病的发生或加重，即"从之则苛疾不起"的意思。

（二）导引有术，调节呼吸养生

《内经》总结了从上古开始进行的 5 种有效医疗措施，其中就包括导引按跷（其余 4 种为砭石、毒药、灸焫和九针）。《诸病源候论》中强调“补养宣导”，总结了 260 多个古代养生功法（图 5-5-1）。可见中医养生功法在中华民族文化和医学发展史上具有十分重要的地位和作用。“三调”，即调身、调息、调心，是中医养生功法的基本内容和特点。其中“调息”是指调节呼吸。现存最早、完整描述呼吸锻炼的文献可追溯到战国时期的《行气玉佩铭》，而最著名的“八段锦”“五禽戏”均有调息的方法，调息不仅会使呼吸频率、潮气量、肺通气量、呼出成分等变化，还能调节自主神经系统中交感神经和副交感神经的张力，从而可以调整相应的脏器功能。

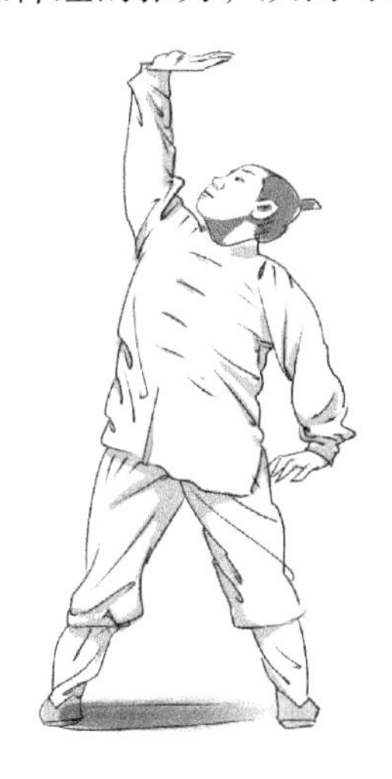

图 5-5-1　养生功法

（三）心情恬惔，调畅情志以养生

《素问·上古天真论》描述：“恬惔虚无，真气从之，精神内守，病安从来。”《素问·阴阳应象大论》曰：“是以圣人为无为之事，乐恬惔之能，从欲快志于虚无之守，故寿命无穷，与天地终，此圣人之治身也。”《灵枢·本神》曰：“故智者之养生也，必顺四时而适寒暑，和喜怒而安居处，节阴阳而调刚柔。如是，则僻邪不至，长生久视。”《灵枢·本脏》曰：“志意和则精神专直，魂魄不散，悔怒不起，五脏不受邪矣。”这些内容说明，只有调整精神，避免情感过激和精气过度消耗，心情恬惔，调畅情志，才能充满真气，避免肺系疾病的发生。

（四）食饮有节，谨和五味以养生

《素问·生气通天论》指出："阴之所生，本在五味，阴之五宫，伤在五味。是故味过于酸，肝气以津，脾气乃绝。味过于咸，大骨气劳，短肌，心气抑。味过于甘，心气喘满，色黑，肾气不衡。味过于苦，脾气不濡，胃气乃厚。味过于辛，筋脉沮弛，精神乃央。是故谨和五味，骨正筋柔，气血以流，腠理以密，如是则骨气以精，谨道如法，长有天命。"《素问·脏气法时论》也指出："五谷为养，五果为助，五畜为益，五菜为充，气味合而服之，以补精益气。"《素问·六元正纪大论》载："用凉远凉，用寒远寒，用温远温，用热远热，食宜同法。有假者反之。此其道也。"食养在于养成良好的饮食习惯，定时定量进食，细嚼慢咽，对生冷油腻厚味等食物尽量少摄入，宜清淡饮食，以热不灼唇、冷不冰齿为度。所以，肺系疾病患者的养生要注意调节饮食，谨慎调节五味食物的量，避免过量与不及，注意"暴食"和"偏食"，也要注意饮食的冷热，才能维持阴阳平和而长寿。

（五）通便排浊，通腑护肺以养生

"肺与大肠相表里"是中医脏腑学说的基本理论之一。《灵枢·本输》中有"肺合大肠，大肠者，传道之府"的说法，也指出"肺手太阴之脉，起于中焦，下络大肠，还循胃口，上膈属肺……其支者，从腕后直出次指内廉，出其端"，又有"大肠手阳明之脉，起于大指次指之端……下入缺盆，络肺，下膈，属大肠"。由此可见，肺与大肠通过经络的联系，构成脏腑阴阳表里的络属关系，大肠的传化功能正常，不仅依赖肺的宣发肃降，还有助于肺的宣发肃降。腑气不通，浊气上逆乘肺，则咳、痰、喘等肺系症状难以缓解，正如《灵枢·四时气》曰："腹中常鸣，气上冲胸，喘不能久立，邪在大肠。"提示人们，尤其是患慢性肺系疾病的患者，日常生活中要多进食富含纤维素的食物，养成定时排便的习惯，必要时可适量服通便药物以保持大便通畅。通过通腑促进排便泄浊或排气，降低腹压，使膈肌运动幅度增大，改善患者的呼吸功能；通过通腑可排除糟粕及肠道的有害物质，促进机体的新陈代谢，使肺脏正常地宣发肃降、通调水道，从而达到"通腑护肺"之目的。

综上所述，通过顺应四时、外避邪气侵袭；恬惔虚无、心情舒畅；食饮有节、谨和五味；大便通畅、浊有去路，才能符合《内经》之养生法则，即“法于阴阳，和于术数，食饮有节，起居有常，不妄作劳”。只有掌握了养生之道，保持形神和谐协调，才能预防肺系疾病的发生或加重，才能“尽终其天年，度百岁乃去”。这对肺系疾病患者的摄生调养、预防疾病，具有很强的指导意义及实践价值。

五、肾与养生

肾是“作强之官”，是人身大本，是元阴元阳寄托的地方。正如《寿世青编》所述：“是故人未有此身，先生两肾……为五脏六腑之本，十二脉之根，呼吸之主，三焦之原。人资以为始，岂非天地之根乎，而命寓焉者。”肾脏是构成和维持生命的基本脏腑，也是人体生理功能生长发育的动力源，与人体衰老有着密切的联系，人一生的健康，与肾脏密切相关。

（一）情志养生

中医健康观追求身心和谐，情志养生就是要让产生的情绪控制在一定的限度内，这样就可以调畅气机、通达脏腑，就像自然界的风雨雷电，发而有节就可以生化万物。对于肾脏养生来说，处于戒恐怖和节欲的两端。

1. 戒恐戒惧，以养肾气

《内经》云：“肾在志为恐”“恐伤肾”“恐则气下”“恐惧而不解则伤精，精伤则骨酸痿厥，精时自下”。肾主闭藏，其闭藏之性与恐导致气机变化的作用趋向一致，因此适度的恐有助于精气的收聚和闭藏，而长期过度的恐则会损伤肾气。此外，“肾藏志”，肾气充沛者心胸宏大、志向深远，过度恐惧也会损伤肾志，不利于个体的长期发展。特别是先天性肾气不足的人群，避免看太恐怖的电影、电视节目和书籍，多与健康志向的人交往，坚持对人阳光豁达的态度，有利于提高肾脏功能，保持健康。此外，按照七情相胜的原则，“思胜恐”，可以通过深入的思考，找出恐惧的原因，破坏恐惧产生的条件，进而将恐惧转化为有效的思考和行动，是取胜恐惧的根本方法。总之，保养肾脏要注意在情志方面戒除恐惧、安神定志，则肾气自固、肾精充足，自然长生久视，百病不生。

2. 恬然无欲，肾水自足

肾是五脏之根本，心肾水火既济，则心火不亢、肾水不寒，水火相济，人自无病。若欲念频起，则心火招摇，肾精不固，阴阳失守，则根本动摇，百病随起。正如《寿世传真》所说“心牵于事，火动于中；心火既动，真精必摇”，《厚生训纂》所说“肾精不固，神气减少”，《寿世青编》所云“《庄子》曰：人之大可畏者，衽席之间不知戒者故也，养生之要，首先寡欲。嗟乎！元气有限，情欲无穷……此当戒也，然人之有欲，如树之有蠹，蠹甚则木折，欲炽则身亡；《仙经》曰：无劳尔形，无摇尔精，无使尔思虑营营，可以长生，智者鉴之”，从不同的侧面讨论了节制欲望、保护肾精的重要性。在养生实践活动中，培养广泛的兴趣和高雅的情操，树立远大志向，达到《内经》所说“恬惔虚无”“精神内守”的境界，对充实和丰富生活很有意义。

（二）饮食养生

经云：“食饮有节。”饮食是人类生存和延续的根本，饮食不节是引起疾病的最常见原因。《急救广生集》载：“公度年八十九，尝语人曰：我不以脾胃热生物、暖冷物、软硬物，不生、不冷、不硬，美也。”体现了饮食调节对长寿的重要性。

1. 以苦补之，以咸泻之

《灵枢·五味》载：“谷味咸，先走肾……肾病者，宜食大豆黄卷猪肉栗藿……肾色黑，宜食辛，黄黍、鸡肉、桃、葱皆辛。”《素问·五脏生成》有“肾欲咸”的记载，总结起来肾脏养生食材五味属性的一般规律：咸味补肾，甜味伤肾，辛辣能升发肾气。应用这些原则，可以更好地选择与肾脏养生相关的药物和食材，进行肾脏保养。在选择养肾食材时，要注重五味与各种食材的协调，在偏重咸味和辣味的同时，注意平衡协调。古籍中也有很多食肾补肾的食疗方法，如《养老奉亲书》中磁石猪肾羹方治老人耳聋，鹿肾粥方治老人肾气虚损，羊肾苁蓉羹方治疗老人五劳七伤、阳气衰微、腰腿无力等，有大量的食疗养肾内容。

2. 省甘增咸，节制饮酒

《内经》有“味过于甘，心气喘满，色黑，肾气不衡”“多食甘，则骨痛而发落”的记载，《伤寒论》中也有“肾病禁甘”的论述。《千金食治》载：“季月各十八日，省甘增咸，以养肾气。”即于每个季节最后十八天为土旺之时，容易克伐肾水，所以“省甘增咸”以养肾气。另外，在《千金食治》中强调：“凡猪肉，味苦、微寒，宜肾，有小毒，补肾气虚竭，不可久食，令人少子精，发宿病，弱筋骨，闭血脉，虚人”，在实践中也应该予以重视。要注意节制饮酒，适量饮酒可以疏通经络、畅达情志，过量饮酒则损伤肝肾，增加了肝的疏泄功能，减弱了闭藏功能，因此《内经》强调不可以“醉以入房”，在《素问・厥论》中指出“夫酒气盛而慓悍，肾气有衰”，为饮酒伤肾提供了理论依据。

（三）起居运动

人的生命生长壮老已离不开其所处的时空环境，只要顺应时空阴阳的消长，就能保养身体，避免损伤。因此，人要选择所处的环境，调节起居节奏，适度运动。具体到肾脏养护，要注意日常起居有规律、不妄作劳、不接近湿邪、节制房事、固本培元等几个方面。

1. 起居有常，不妄作劳

《内经》有“卫出下焦”的论述，卫气产生于肾中的阳气，昼行于阳，夜行于阴，保护人体免受邪气侵袭，如果长期熬夜，卫气得不到有效休息，不仅伤阴，还会进一步损伤肾阳，导致肾脏亏损。肾主骨，久立伤骨，随着骨的损伤，肾中精气不断耗伤修复骨骼，时间久了，会导致肾中精气不足。《寿世青编》指出，走路不能多语，“行走勿语，伤气，语多则住而再语，笑多则肾转腰疼。”《寿世传真》指出“不宜多出汗，恐泄阳气”，过汗不仅损伤津液，还会损伤肾精和肾阳。保护身体的阴液也很重要，《寿世传真》还指出：“不宜早出犯霜，或略饮酒以冲寒气。”以上是肾脏养生起居运动方面需要注意的内容。

2. 避寒保暖，勿近湿邪

寒为阴邪，易伤阳气，避寒就温，固护人体阳气。卫气来源于肾中阳气，若长期在寒冷环境中不予以保护，人体则频繁调动卫阳之气行自我保护，进而损伤肾阳。湿气阴邪，其性趋下，易损伤肾脏。长期待在湿地或涉水而行，身体内会聚集寒湿之气，易于损伤肾气，正如《寿世青编》中所指出的那样：“久坐湿地，强力涉远……肾为之病矣”。如果所处环境潮湿，可以通过相应的导引和饮食的方法，及时排除身体湿气，起到一定的保护作用。例如，四川人用附子炖肉、多以蜀椒为佐料等，是区域性食疗养生方案。

3. 节制房事，固本培元

房事过度，没有节制，就会造成身体的损伤。如《寿世青编》指出

“纵欲劳形，三田漏溢，肾为之病矣”，《寿世传真》中指出“人至中年以后，阳气渐弱。觉阳事犹盛而常举，必慎而抑之，不可纵情过度”，可见节欲保精的重要性。夏季气候炎热，人体腠理疏松，精气易于外泄，若房事频繁则更加损伤精气；冬季气候寒冷，人本腠理致密，而宜使阳气潜藏，阴精内守，若房事不节则耗阴或伤阳。因此，在冬夏阴阳偏盛的季节，尤其要节欲固精。《寿世传真》还指出即使房事忍精不泄，仍然对身体有损：“凡房室之事，火随欲起，煽动精室，虽不泄而精渐离位，若将出而复忍之，则精停蓄，必化脓血成毒。”《厚生训纂》指出过度房劳容易引发消渴：“强力入房则精耗肾伤，髓枯腰痛。阴痿不能快欲，强服丹石以助阳，肾水枯竭，心火如焚。五脏干燥，消渴立至。”

（四）导引吐纳

导引又称导引术，“导”是“导气令和”，“引”是“引体令柔”，其代表功法有五禽戏、八段锦、易筋经及后世记录的各种功法。吐纳即吐故纳新，通过调整呼吸，吸入清气，呼出浊气，配合意念，达到养生防病的目的。其代表功法为养生六字诀导引与吐纳两种功法，往往相伴而行而又各有侧重，一动一静，相得益彰。具体到肾脏养生，六字诀之“吹”法、《遵生八笺》肾脏导引法、华佗五禽戏的鹿戏、八段锦中的“双手攀足固肾腰”均有很好的补肾益精、壮腰健体的功效。《遵生八笺》肾脏导引法坚持练习则有利于祛除腰肾之中的风邪积聚。华佗五禽戏之鹿戏有助于运行任、督二脉的经气，沟通上下表里，可以强筋骨、固腰肾，对腰背痛、阳痿、月经不调、痛经等病证有疗效。八段锦之双手攀足固肾腰可以很好地拉伸督脉和膀胱经，使阳气环流、祛除寒邪，起到固护肾气的作用。以上功法需要长期坚持才能久功近利。

（五）顺时养生

《灵枢·本神》曰：“故智者之养生也，必顺四时而适寒暑。”顺时养生就是顺应不同时令的气化特点而制定不同的养生方案，如春季顺应其升发的特性而舒展身心，防止风邪为患；夏季顺应其布散的特性而输布阳气，防止暑热邪气为患；长夏顺应其斡旋之机，防止湿邪为患；秋季顺应其收敛的特性，防止燥邪为患；冬季顺应其闭藏的特性，防止寒邪为患。具体到肾脏养生，春季要防止肝气疏泄太过，使肾气升发有度；夏季要注意心肾水火既济，防止心火太过，耗伤肾水；秋季要注意防止燥邪为患，损伤津液进而耗损肾阴；冬季为肾脏所应之季，不仅要注意闭藏肾精，减少房事，使肾精充足，还要注意防止寒邪为患，损伤肾阳。《寿世传真》说："知摄生者，卧起有四时之早晚，兴居有至和之常制，调养筋骨有偃仰之方，节宣劳逸有予夺之要，温凉合度，居处无犯于八邪，则身自安矣。"这就是肾脏顺时养生的基本大法。

1. 冬德为志，宜闭宜藏

经云："冬三月，此谓闭藏，水冰地坼，无扰乎阳。"冬季寒邪偏胜，天寒地坼，要注意保护人体之阳气，阳气充足，卫外而为固，则可以保护肾精不致耗散。保护阳气一方面要去寒就温；另一方面要注意着装保暖，保护好风池、风府诸穴，如果违背了这些原则，可能会耗损阳气，进而使阴精不能内守，阴精受损则"春必病温"，从而进一步损伤身体。咸为肾之本味，其性应冬，冬季多寒易伤心阳，所以要减少咸味食物的摄入，增加苦温药食的摄入，以补益心气防止心受寒邪，君主失司而阳光不布。如《养老奉亲书》所言："冬属水，主于敛藏。冬，肾气旺，属水，味属咸。水克火，火属心，心主苦。当冬之时，其饮食之味，宜减咸而增苦，以养心气。"

2. 顺时之养，运气为要

五运六气是阐述自然、生命、疾病时空规律的中医经典理论，对时空的运行规律有着深刻的把握，既可以根据当下时空环境制定针对性的养生方案，又可以根据五运六气规律进行预测，提前做好相关准备，以达到"治未病"的目的。具体到肾脏养生而言，要注意以下几个方面。首先，六甲之年（甲寅、甲申，甲辰、甲戌，甲子、甲午）"岁土太过，雨湿流行，肾水受邪，民病腹痛清厥，意不乐……饮发中满食减"，以上都是湿邪偏重，肾阳容易受损的年份。当此之时湿邪克肾，宜以苦燥之，用药如白术、陈皮之类；若遇太阳寒水司天（甲辰、甲戌）加辛热药物以驱寒，如干姜、附子之类；若遇少阳、少阴司天年份（甲寅、甲申，甲子、甲午），可酌加咸寒药物清热，如牡蛎、龙骨等。其次，六戊年（戊辰、戊戌、戊子、戊午、戊寅、戊申）"岁火太过，炎暑流行，肺金受邪，民病疟，少气咳喘，血溢血泄……身热肤痛"，易出现火邪偏重、肾阴受损的情况，金水相生，肺金受损，容易导致肾水不足。火邪伤人治以咸寒，可选用牡蛎、石决明之类；若遇太阳司天（戊辰、戊戌）可酌加苦温药物以发散，如石菖蒲、远志等。最后，太阴司天、太阳在泉，雨湿流行，寒水受邪，民病腰脊头项痛，此类也是肾阳受损；少阴司天、少阳司天，热淫所胜，民病胸中烦热，津液受灼，嗌干，此类属肾阴受损之证，重用甘寒泻之，如麦冬、玄参之类。所谓“司岁备物”，根据以上原则，提前预防干预，则以上时间肾不容易受病，起到养生防病的作用。

第六章　饮食养生

第一节　五行、五脏、五味（饮食养生原则）

人作为一个有机整体的同时，与自然环境也有统一性。一个部位因外界邪气或内在病变而受损，会引起其他部位乃至整个机体的病理改变。我们生活的环境与五行密切相关，根据五行的变化规律来改变饮食结构能够增强自身抵御外邪的能力，保持健康；人自身在结构上是有着整体联系的，我们的五脏六腑通过饮食五味的濡养，共同协调完成人体的生命活动。饮食含五味，五味均衡合理搭配，才能达到养生的目的：身体健康、延年益寿。

《素问·脏气法时论》曰："五谷为养，五果为助，五畜为益，五菜为充。气味合而服之，以补精益气。"可见，合理搭配的饮食，能为人体正常的生理活动提供足够的营养和能量，从而有益于人体保持健康良好的状态。

一、五行

《素问·阴阳应象大论》曰："天有四时五行，以生长收藏，以生寒暑燥湿风。"四时为一年中的春夏秋冬四个季节；五行即为木、火、土、金、水五种元素。这句话是说世间万物是伴随着春夏秋冬四时的交替，木、火、土、金、水五行的变化而运行的，正是因为这些变化，才有了万物生长收藏的规律和自然界寒、暑、燥、湿、风的气候。

五行学说认为宇宙万物，都由木、火、土、金、水五种基本物质运行和变化所构成。它强调整体概念，描绘了事物的结构转化关系和运动形式。

（一）木

《素问·四气调神大论》曰："春三月，此谓发陈，天地俱生，万物以荣。"春季温暖的气候和万物多于此时生机勃发的物候特点多通过植物在春天升发的特性来代表。木性温，其气上扬，为植物类的代表，而植物多在春天升发，所以春季与木象相符合。

春季人体的阳气开始升发，因此春季饮食要以保护阳气为主。

扶阳助气的食物有很多可供大家选择，如小麦、紫薯等辛温类食物，新鲜蔬菜如豆芽、西红柿等可以补充维生素，高蛋白类如鸡蛋、鸡肉。酸性食物要少吃，防止伤肝，油腻、生冷、黏硬食物最好不吃。这个季节的最佳选择无疑是荠菜，如荠菜豆腐羹，作为一道制作简单、耳熟能详的家常菜，荠菜富含维生素 C 和胡萝卜素，有助于增强机体免疫功能，同时还含有大量的粗纤维，食用后有益于大肠的蠕动，促进消化和吸收。

荠菜豆腐羹做法如下：准备荠菜适量、豆腐一块、鸡蛋一个，盐、鸡精、胡椒粉、香油适量。将洗净的荠菜焯水过凉水后攥干水分，豆腐切丁后焯水，鸡蛋打成蛋液备用。锅中加入清水和豆腐丁，大火烧开后改中火，再加入荠菜、蛋液，以及盐、鸡精、胡椒粉等调味品，稍煮一会儿后关火，淋上香油即可食用。

木属性也与体内五脏的肝相对应。春季肝脏的阳气会相对旺盛，我们应该做好养肝护肝的工作，这样可以使体内的阳气回升，促进气血流通。同时，春季是各种肝病的高发季节，我们可以通过食补的方式来养肝护肝，以达到调节体内各脏腑平衡、降低肝病发作的效果。

木属性通常与饮食里的酸味相对应。有肝脏疾病的人适宜服用酸味的食物，可以收敛固涩，健脾开胃，有助于肝脏功能更好的运行，缓解肝脏疾病。不过，建议吃酸味食物的时候一定要适量，不要过多的进食或者是盲目的进食，尤其是存在胃酸分泌过多的患者不可进食太多，以免造成不适症状加重。

（二）火

《素问·四气调神大论》曰：“夏三月，此谓蕃秀，天地气交，万物华实。”夏季炎热的气候和万物于此时繁荣茂盛的物候特点多以火的其势炎上来代表，所以夏季多与火相结合。

夏季是自然界中阳气最旺盛的时候，此时人体往往心火旺盛，因此夏季应以清淡饮食为主。

清淡的食物有很多可供大家选择，如解暑的西瓜、绿豆，生津的苦瓜、山楂等。同时应少食油腻和辛辣的食物，注意及时补充身体水分。

火属性与体内五脏的心相对应，夏季气温偏高，心内阳气会过于充足，我们应该避免心火内炽，扰乱心神，从而导致心烦、失眠、口舌生疮等症状。夏季适合常饮用绿豆汤，绿豆性味甘寒，入心经，能清热解毒、消暑利尿，《本草纲目》记载用绿豆煮食，可消肿下气、消暑解渴、调和五脏、安精神、补元气。

绿豆汤做法如下：先把绿豆淘洗干净，沥干水分；砂锅放清水烧开，然后放入绿豆，水量应该略多于绿豆（浸没绿豆约半寸）；用大火烧煮，煮至汤水将收干时，添加滚开水，并把砂锅盖严，焖煮 20 分钟，撇去上浮的皮壳，再煮 15 分钟，绿豆就开花酥烂，加糖即成绿豆汤（图 6–1–1）。

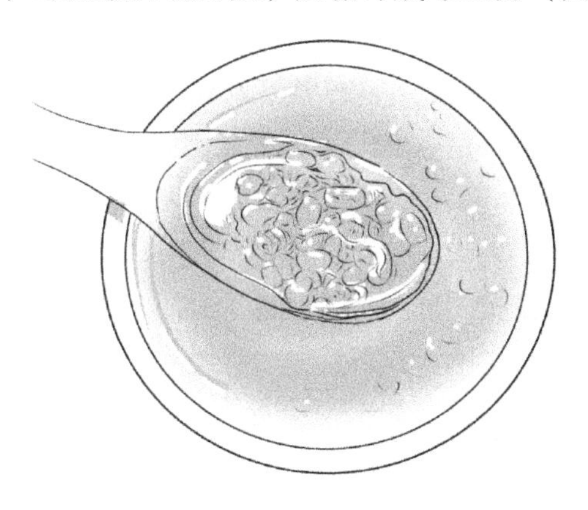

图 6–1–1　绿豆汤

火属性通常与饮食里的苦味相对应。当心火旺时可服用适宜的苦味食材，如苦瓜等，以达到清热解毒、泻火通便的功效。

（三）土

长夏是夏季的后半段到入秋前的一段时间，这一段时间是全年降雨量最集中的时候，炎热的天气里夹杂着雨的湿气。所以长夏雨湿之时多以土的稼穑之性来代表。稼穑是指植物随着长夏季节里的雨湿而成熟的过程，体现了土的生化、承载、受纳之性。

土性敦厚、湿润，为变化之母，在长夏的季节里可选择食用“黄色为主”的食物来进行调理。常见的食物有南瓜、胡萝卜和土豆。

土属性与体内五脏里的脾相对应，长夏季节湿热较重，脾胃容易变得虚弱，我们可以在长夏季节饮用小米南瓜粥，做法如下：先准备小米 100 克，南瓜 100 克，冰糖少许，将小米洗净，放适量水大火煮开后转小火煮熟，将南瓜切块加少许水煮熟，煮熟的南瓜放凉后连水一起放入料理机打成汁，打好的南瓜汁倒入煮熟的小米中，放入适量冰糖，再次煮沸即可。

土属性与饮食里的甘味相对应，当脾胃虚弱时适合多服甘味的食材如粳米、葵菜等，以调和脾胃、缓急止痛。

（四）金

《素问·四气调神大论》曰："秋三月，此谓容平，天气以急，地气以阴。"秋季气候凉燥，万物在此季节有收敛、沉降的物候特点，多以金质地重，有肃杀、收敛之性来代表。所以秋季多与金相结合。

秋季气温下降，天气开始变得干燥，阳气开始收敛，阴气开始升发，我们应该要注意收敛阳气。最好选择平补的食材来敛体内的阳，如栗子、柿子、梨等。少食辛辣食物、煎炸食物和水生植物等，也应注意及时补充水分。

金属性与体内五脏里的肺相对应，秋季肺脏当令，肺脏更适宜滋润的环境，易受到干燥天气的影响，我们要做一些滋阴润燥的食物来保护肺脏。大家可以尝试百合杏仁粥，做法如下：准备百合 30 克，杏仁 30 克，大米 250 克，将杏仁捣碎。百合与大米洗净沥水，同杏仁一起倒入锅中，加入适量清水，大火煮沸，小火慢煮，米烂粥成。

金属性与饮食里的辛味相对应。辛味可以散寒、活血，促进消化液分泌，当肺气虚出现气短乏力、喘咳等症状时可以食用适量的辛味食物如辣椒等以缓解症状。

（五）水

《素问·四气调神大论》曰："冬三月，此谓闭藏，水冰地坼，无扰乎阳。"冬季天寒地冻，阳气闭藏、阴气浓郁，有生机潜伏的物候特点，此时用水的润下、闭藏之性来代表。所以冬季多与水相结合。

冬季天气寒冷，万物闭藏，外界与体内的阳气闭藏，阴气最浓厚。人体处在蓄能阶段，应该注意保护体内阳气，所以最好选择富含高蛋白和具有防寒保暖功效的食物，如羊肉、牛肉、大枣、桂圆等。

水属性与体内五脏里的肾相对应，肾脏当令，我们应该在选择益肾食物的同时，再补充一些能助阳升发的食物，来为下一年开春打基础。建议大家可以在家制作山药羊肉汤，做法如下：准备羊肉 500 克，淮山药 150 克，生姜10克，料酒20克，精盐3克，葱白10克。先将羊肉剔去筋膜，洗净，略划几刀，再入沸水内焯去血水。葱、姜洗净待用。然后将淮山药用温水浸透后切成片，与羊肉一起置锅中，加入羊肉汤，投入姜（拍破）、葱、胡椒、精盐、料酒。先用大火烧沸，去尽浮沫，移小火上炖至熟，捞出羊肉切成片，装入碗中，再将原汤中的葱、姜拣去不用，连山药一同倒入羊肉碗内即成。

水的属性与饮食里的咸味相对应。咸味可以软坚润下，调节人体内的水盐平衡，当肾气虚出现腰膝酸软无力、神疲乏力时可以食用适量像栗子、淡菜这种的咸味食物。

二、五脏

中医认为，五脏是人体化生、生存的基础，在功能上各有所司，却又互相影响，共同维持生命活动。五脏即心、肺、脾、肝、肾。每一脏都有各自的生理特性，我们可以针对自己的需求选择合适的饮食。

（一）肝

《素问·六节藏象论》曰：“肝者，罢极之本，魂之居也，其华在爪，其充在筋，以生血气，其味酸，其色苍，此为阳中之少阳，通于春气。”肝脏是耐受疲劳的根本，是魂所藏之地，其盛衰通过爪甲来表现，其充养组织在筋，肝脏可以生养血气，与酸味相对应，与青色相对应，为阳中之少阳，与春气相通。

肝脏作为人体的“将军之官”，为刚脏，性质刚烈，具有冲和舒畅之性。且肝脏内寄相火，主升主动。这些使肝具有了统领身体全局的能力。肝脏功能正常，人体就能具有正常的疏通、畅达全身气血津液的能力，同时还能贮藏血液、调节血量。但是现在人们的生活习惯导致大多数人晚睡早起、心理健康异常，这些都会使肝脏受到严重的损害。除了改变生活习惯，我们更应该从日常的饮食习惯来保护肝脏，预防疾病的发生。

肝主疏泄，肝脏能够调畅全身气机、推动体内血行津布、促进脾胃运化、促进男女生殖。这些是因为肝脏主动、主升的特点，这也导致了肝脏内的阳火容易过旺，导致肝阳上亢而出现眩晕目赤、烦躁易怒等症状。若肝阳不足也会引起肝脏的疏泄功能失常，以致情志郁结，从而导致脾胃功能障碍和黄疸、胸胁胀满、男性排精不畅、女性经行不畅等诸多症状。

肝主藏血，肝脏能够贮藏充足的血液并根据机体的要求进行血液的重新分布，还能摄血，防止出血。若肝血不足，濡养功能下降，会出现失眠多梦、月经量少甚至闭经的症状。若肝阳上亢，就会出现各种出血，即“肝不藏血”。

而中医里有着“以形补形”的说法，所以补肝的佳品就是猪肝。猪肝味甘、苦，性温，归脾、胃、肝经。食用猪肝能够养肝补血、明目安神。我们推荐大家制作以下几种料理以供食用。

1. 菠菜猪肝汤

菠菜猪肝汤（图 6–1–2）做法如下：准备菠菜、猪肝、食盐、味精、淀粉、葱、姜等食材。将菠菜择洗干净，后在沸水中烫片刻，脱去涩味，切段。将猪肝洗干净，切成薄片，将猪肝片与食盐、味精、淀粉、水拌匀。将葱姜洗净后切片。将清水煮沸后加入切片的生姜、葱，再放入食用油。煮 5 分钟后放入拌匀的猪肝和菠菜，煮熟即可食用，可加入香油调味。

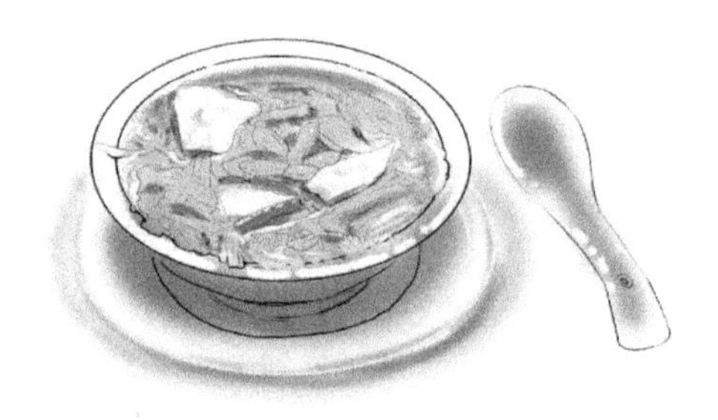

图 6–1–2　菠菜猪肝汤

2. 胡萝卜炒猪肝

胡萝卜炒猪肝做法如下：准备胡萝卜、猪肝、食盐、油、姜、蒜苗、生抽、料酒、白醋、淀粉。将猪肝洗净，放入清水内，加入少量白醋浸泡 1 小时。将猪肝切薄片后再次洗净，加入盐、生抽、料酒和淀粉抓匀后腌制 10 分钟。胡萝卜去皮洗净切成片。蒜苗洗净，蒜秆用刀背拍散，切成 2 厘米左右的长度，姜洗净切丝。胡萝卜放入沸水锅中烫 2 分钟后捞出，在冷水中过凉并沥干水分。热锅放油，放入猪肝，炒至变色后盛出备用。用锅内余油放入蒜秆和姜丝炒出香味，放入胡萝卜和盐，翻炒 1 分钟，再放入猪肝、蒜叶，炒匀即可食用。

肝性喜条达而恶抑郁，我们保持愉快心情的同时也要注意作息规律，养成良好的生活习惯，饮食要清淡，多吃绿豆、菊花、莲子心等清热食物来降肝火。肝血虚时就适合猪肝、大枣等食物。蔬菜水果要多吃如菠菜、茼蒿、芹菜、青苹果等。少吃或尽量不吃辣椒等辛辣、刺激性食物。平时要多饮水、少饮酒，尤其要注意少饮酒，所谓多酒必伤肝。

（二）心

《素问·六节藏象论》曰："心者，生之本，神之变也，气华在面，其充在血脉，为阳中之太阳，通于夏气。"心脏是人体生命活动的根本，它主宰人的神志变化，心脏的盛衰通过人面部的色泽而表现，统领全身血脉，（心属火）是阳中之阳，与夏气相通。

现代社会常见的暴饮暴食极易诱发心脏疾病，《素问·通评虚实论》有"肥贵人，则高粱之疾也"的记载，意思就是经常偏嗜肥肉、肥甘的食物会导致一个人的肥胖。肥甘的食物长时间食用会使人体内出现痰邪、湿邪，导致高血压、冠心病等心脏疾病。我们不仅要管住自己的嘴巴，日常饮食要有节制，还要搭配合理的饮食结构，保持良好的身体状态。

心主血脉，日常生活中可以在饮食里加入能够有益于心气血生成的食物。其中最广为人知的无疑是小麦。小麦被称为"五谷之贵"，中医认为它能养心安神、除烦去躁。如果常有心烦失眠、自汗盗汗症状的人可以尝试每天饮用一碗小麦粥。

小麦粥做法如下：准备小麦 200 克，白糖 20 克，水 200 毫升，先将小麦用水洗净，后锅中倒入清水放入小麦，大火烧开后小火煮至小麦软烂即可出锅。

心脏是阳中之阳，又被称为君火，当君火在正常范围内时，人体阴阳平衡，保持健康。但君火很容易过旺变成心火过旺，导致人的津液、精气受损，导致很多疾病发生。在饮食中我们可以使用苦味的食材来降心火、安神养心。其中最广为人知的就是苦瓜了，苦瓜味苦，性寒，归心、脾、肺经，能泄心中烦热、清心火，生食能清暑泻火、解热除烦，熟食可以养血、解劳乏。

凉拌苦瓜丝做法如下：准备苦瓜 1 根，青椒、红椒（选用不辣的菜椒）、蒜末适量，盐、醋、香油各少许。将苦瓜洗净后，从中间切开，除去瓜瓤和白色部分，然后切成丝，入沸水中烫 15 秒，捞出后用冷水冲凉。将青椒、红椒洗净、去蒂后切丝。将苦瓜丝、青椒丝、红椒丝放入苦瓜丝中，再加入蒜末、盐、醋、香油，拌匀即可食用。

心主藏神，心有主宰精神意识思维活动的作用。若心脏搏动有力，节律均匀，血运行通畅，则藏神的功能正常，人体就会精神振奋，思维敏捷。但若心阳气不足，就会出现精神萎靡，意识不清，反应迟钝，健忘失眠。此时在饮食上我们可以使用酸枣仁、大枣等补血养神之品。酸枣仁味甘、酸，性平，归肝、胆、心经，能够养心补肝、宁心安神。

酸枣仁汤做法如下：准备酸枣仁、甘草、知母、茯苓、川芎。将五味药材洗净后放入清水中浸泡 1 小时。后放入锅中加水（水的比例以高过药材为宜，约为 500 毫升）加热至沸腾后，改用小火煎煮半个小时左右即可。

近两年来，中老年人中高血压患者所占比例越来越大，年轻人也有此趋势，因此我们更应注意日常的饮食。高血压患者在饮食中一定要注意每日食盐的摄入量，秉持着少盐的原则，每天最好不超过 6 克。日常中多吃新鲜的蔬菜、水果；同时可以多吃海带、菠菜、香菜、柑橘及木耳、香菇等含钾菌类，有益于减少心脑血管疾病的发生；适当地增加高纤维摄入量，食用胡萝卜、青笋、青菜、大白菜、冬瓜等蔬菜，以及苹果、橘子、桃子、梨等水果，有助于减少高血压的发生；同时也可适当进食肉、鱼、蛋，切忌服用烈酒及咖啡、浓茶，不宜进食糖类及辛辣厚味之品。

（三）脾

《素问·灵兰秘典论》载：“脾胃者，仓廪之官，五味出焉。”脾胃就是主管粮仓的官，饮食里的五味精微都由脾胃所化生。

脾居于中央，与四脏相连，作为后天气血生化之源，为人体后天之本，脾将水谷精微上输心肺，化生气血，布散全身。脾又是气机升降的枢纽，能够协调肝肺气机的升降开合，使心肾水火相交。喜食冷食或刺激性食物、暴饮暴食、三餐不规律等不良习惯，是现在人们生活中最容易干的损伤脾胃的事。因此胆固醇异常或肥胖症越来越趋向于年轻化。

脾主运化，脾具有把食物化生为水谷精微，并把水谷精微转输至全身的作用。脾胃运化水谷，彼此相互配合，将我们的食物受纳、消化、输布全身，则精微化生充足，气血充沛，组织脏腑得到濡养。若脾胃受损，脾失健运，水谷不化，气血不足，就会出现腹胀便溏、食少纳呆等不消化的症状或者倦怠乏力。脾运化水液，吸收输布津液，维持人体内的水液代谢平衡。若脾失健运，就会水液停聚，出现水肿、小便无力等症状。出现以上症状后可以在饮食中加入山药，山药味甘，性平，归脾、肾、肺经，能够补脾肺肾、益气养精。可制作山药红烧肉以供食用，做法如下。

准备五花肉、山药、冰糖、姜、八角、桂皮、料酒、生抽、香叶。将五花肉洗净切成四方的块，姜切片，山药切菱形块备用。平底锅烧热，直接放入五花肉，翻炒至表面变黄、微焦、出油，多余的油倒出，五花肉盛出备用。炒锅中放入少许植物油，放入冰糖小火煮化。待冰糖变成深色时，放入翻炒过的五花肉，翻炒均匀，放入姜片、八角、桂皮、香叶、肉豆蔻炒出香味。继续放入生抽、料酒，翻炒 5 分钟左右，倒入没过肉的水大火烧开后转中小火焖煮。汤汁剩一小半时加入切好的山药和盐，继续煮 25 分钟。最后大火收汁，即可食用。

脾主升清，指的是脾具有升输精微和升举内脏的作用。脾能够将化生的精微上输至头目，营养全身，同时脾气也有着托举内脏维持人体脏器恒定的重要作用。脾气健运，全身得到充养，维持人体正常的生命活动。若脾气不足，升举无力，就会导致内脏下垂，还会出现心悸气短、头晕目眩等症状。最常见的产后子宫下垂就是因为产后产妇的脾气虚弱，无力托举子宫，导致子宫下垂。黄芪味甘，性微温，归脾、肺经，能够补气升阳，是脾气虚弱之人最佳的食材。可制作黄芪炖鸡汤（图 6-1-3）以供食用，做法如下。

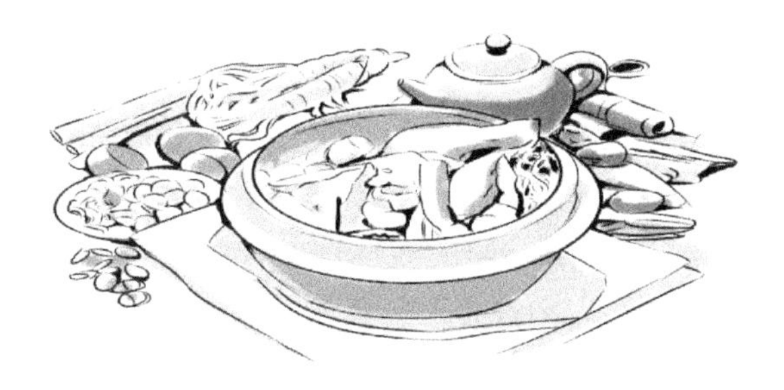

图 6-1-3 黄芪炖鸡汤

准备母鸡、香菇（干）、黄芪、姜、花生油、香油、酱油、盐、味精、胡椒粉、淀粉。将母鸡切成小块，将鸡块凉水下锅焯水，捞出浮沫，将鸡块洗净。用盐、胡椒粉、淀粉和少许清水拌匀上浆。将香菇用温水泡发，去蒂。将姜切末备用。在锅内倒入鸡块、开水（没过鸡块）、盐、黄芪，开大火，煮沸后改为小火焖煮 30 分钟即可食用。

当出现面色无华、蜡黄，皮肤干燥，腹泻或腹胀，口臭等症状时是身体在提醒你，脾胃已经出了问题。我们应该及时调理自己的饮食，多吃蔬菜，如南瓜、黄豆、山药等，少吃生冷之品，少吃油腻和刺激性食物，尽量避免难以消化的食物。同时吃饭速度不宜过快，进食时要专心，每顿饭都要有时间规律，切忌暴饮暴食。

（四）肺

《素问·六节藏象论》曰："肺者，气之本，魄之处也，其华在毛，其充在皮，为阳中之太阴，通于秋气。"肺是气的根本，能够藏魄，肺脏的盛衰通过毫毛来表现，充养的组织是皮肤，是阳中之少阴，与秋气相通。

肺在《内经》中被称为"相傅之官"，凸显了肺在人体治理调节中的重要地位。肺脏通过宣降运动来辅助心脏，调节气、血、津液的输布运行，维持机体的正常代谢功能。近年来的空气污染，使得许多地方出现了不同程度的雾霾，我们更要注重自身的呼吸系统，保护好自己的肺脏，要想养护肺，更应该注重饮食。

肺主气，肺脏不仅能够调节呼吸运动进行内外气体的交换，还能调节人体气机的升降出入。若肺脏的呼吸功能出现异常就会咳嗽、胸闷、气喘；若肺脏的调节气机功能失常就会出现少气懒言、体倦乏力等症状。黄芪味甘，性微温，归脾、肺经，能够补益肺气、温中，作为补肺气的佳品，在秋季时可以加入饮食服用。

推荐大家制作黄芪枸杞炖鸡以供食用，做法如下。

准备母鸡 1 只，黄芪 50 克，枸杞 15 克，生姜两片。先将鸡洗净，剁成块。将鸡放入锅中，倒入凉水煮开，后捞出冲净沥干。将大枣、桂圆洗净，黄芪用清水浸泡 5 分钟后捞出沥干。将黄芪加两碗水煎至一碗水，鸡肉加七碗水煮，水滚去泡沫，改用慢火，加入料酒和姜片，以中火煮 30 分钟后再加入黄芪汁，用慢火煮 2 小时即可食用。

肺主宣发肃降，肺脏可以宣发体内的浊气，向上向外发布脾所运化的水谷精微，向下将浊气运输至肾。宣发肃降正常，人体就可以呼吸均匀、水液输布正常。若肺脏的宣发肃降功能失常就会出现呼吸异常、水液代谢障碍。其中桔梗是最常见的能宣发肺气的食材，桔梗味苦、辛，性平，归肺经，能宣发肺气、利咽祛痰。可制作凉拌桔梗以供食用，做法如下。准备干桔梗 200 克，盐 8 克，米醋 25 克，糖 35 克，辣椒面 15 克，以及香油、苹果、香梨、蒜、姜、酱油。将干桔梗用水泡发 4 小时（中间要换两次水）以去除桔梗的苦味，泡发后拧干水分。将苹果、香梨切块，姜切片，蒜拍碎，后一起打碎成泥。将打碎的泥放入桔梗中。再放入辣椒面（少量）、盐、酱油、糖、米醋、香油，均匀搅拌，腌制一晚即可食用。

肺为娇脏，是指肺脏娇嫩，易受外邪侵袭为病。这导致现在感冒已经成为越来越常见的疾病，尤其是每逢换季，自己身边总会听到此起彼伏的咳嗽喷嚏声。若想要避免感冒的频繁发生，除了增强自己的免疫力，通过日常的饮食来保护肺脏也是十分必要的。而肺喜润恶燥，应该选择补益润肺的食物，如百合、白萝卜、白芝麻、蜂蜜、核桃、银耳，这些食材具有润肺生津的作用，能预防缓解咳嗽、咽喉肿痛等不适。切记少吃辛辣燥热助火之品，如辣椒、葱，刺激性食物会刺激咽喉，加重咳嗽。

（五）肾

《素问·六节藏象论》曰：“肾者，主蛰，封藏之本，精之处也，其华在发，其充在骨，为阴中之少阴，通于冬气。”肾以蛰伏封藏为主，是人体精气储存的地方，其盛衰通过头发来表现，其充养的组织是骨头，为阴中之少阴，与冬气相通。

肾为脏腑阴阳之本，肾脏主宰着人体一身阴阳。五脏六腑之阴气，非肾阴不能滋养；五脏六腑之阳气，非肾阳不能温煦。肾脏里有着“先天之本”，即为生命升发的本源，但是现在许多年轻人缺乏养生观念，他们不在意自己的“先天之本”，不良的饮食习惯一直在透支着自身的“先天之本”。所以健康合理的饮食对于肾脏来说至关重要。

肾藏精，构成和维持人体生命活动的最基本物质都贮存在肾脏中。肾中精气充足，人体的生长发育、生殖能力旺盛。若肾中的精气不足了，小儿就会出现生长缓慢；成年人会出现男性早泄、滑精，女性宫寒不孕、带下清稀等症状。菟丝子味辛、甘，性平，归肝、肾、脾经，能补益肝肾、补肾填精，当身体出现了肾虚症状时可以在汤中加入少量的菟丝子。

以羊肉汤为例，做法如下。准备羊肉3500克，羊骨1000克，菟丝子25克，牡丹皮、泽泻、天麻、胡椒各8克，当归、红花各3克，核桃肉5个，盐、味精适量。将羊肉、羊骨用清水洗净，羊肉去筋膜切片，入沸水锅内除去血水，再同羊骨一同放入锅中（羊骨垫底）。将所有药材用纱布包好后放入锅中。同时加入生姜、葱白、胡椒，再加入适量清水。用大火将水烧开，打去浮沫，再用小火炖两个小时，捞出药袋，加入适量食盐、味精。

肾主水，肾脏有主宰和调节全身水液代谢的作用。肾脏将体内的水液进行气化，对人体有用的输布至全身，无用的就下运至膀胱，通过膀胱的作用排出体外。而这些都是以肾气为基础，若肾气充足、肾脏功能正常则尿液生成、排泄正常。若肾气不足、肾脏功能失常就会出现少尿、多尿、无尿、小便不利等症状。滋补肾气的食物我们可以选择黑豆，黑豆味甘，性平，归脾、肾经，能补益肾气，增强免疫力。

这时我们可以选择黑豆浆（豆渣饼）以供食用，做法如下。

准备黑豆200克，清水800毫升，糖少许。将黑豆洗净，用50℃的温水浸泡一夜，后将黑豆及浸泡的水一起倒入搅拌机，搅拌打碎约2分钟。用漏网将豆浆过滤至碗中，保留豆渣以备用，再将豆浆用滤网过滤至锅中，大火加热至沸腾后关火，加入适量的糖即可。

剩余的豆渣也可与面粉和鸡蛋混合，搅拌均匀后，调入盐、鸡汁、胡椒粉和香油。将平底锅烧热后倒入油，待油七成热时调成中火，用勺子盛入一勺豆渣糊，将豆渣糊摊平。煎约1分钟，翻面再煎1分钟，待双面金黄即可。

肾合骨生髓，其华在发。肾脏能主持骨骼化生骨髓的作用，而骨的作用依赖于骨髓的充养。肾脏功能充足，骨髓化生充足，骨骼得养，则骨头坚固有力。肾脏功能不足，髓化无源，骨骼失养，就会出现骨软无力、骨质脆弱易于骨折、牙齿早掉。头发的生机源于肾，靠肾精来滋养。肾精充足，发长而润泽。肾精不足，发白而脱落，发质枯槁。现在很多年轻人在意的脱发、头发干枯分叉，其实与肾息息相关，若想要一头润泽乌黑的长发就可以在日常多吃黑芝麻。

黑芝麻糊（图6-1-4）做法如下。

准备黑芝麻150克，糯米80克，糖适量。将糯米洗净，倒入锅中炒至

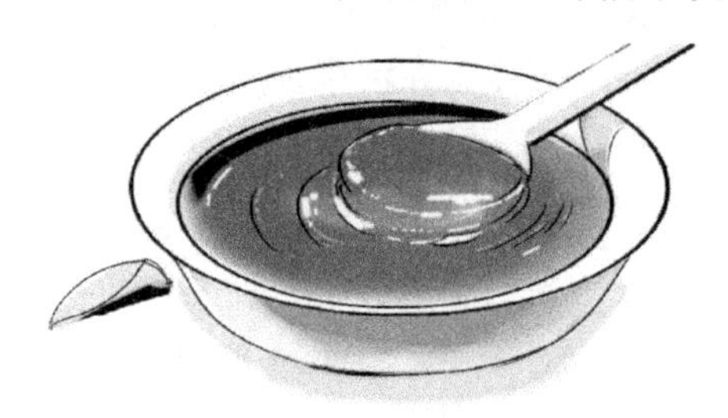

图6-1-4 黑芝麻糊

微黄。将黑芝麻洗净，倒入锅中炒香。后将炒好的芝麻和糯米一起打粉，打好的粉加入开水冲泡，根据个人口味放入适量的糖即可食用。

肾作为人体调节中心、人体生命之源，生活中的许多活动都与肾脏关系密切。当代的年轻人在性生活和饮食上都没有过多的节制，从而造成肾精、肾脏过早的损伤：过早脱发、性功能减退、精神疲惫、腰膝酸软。如果出现这些症状就要开始注意自己是不是已经“肾虚”了，中医中的“五黑”在这时候就能体现极大的作用了。五黑包括黑豆、黑米、黑芝麻、黑枣、黑木耳。除此之外，我们的日常饮食中可以加入羊肉、枸杞子等食物。切记不可食用过量的脂肪。

三、五味

《素问·六节藏象论》曰：“五味入口，藏于肠胃，味有所藏，以养五气，气和而生，津液相成，神乃自生。”五味即为酸、苦、甘、辛、咸，五味入口经消化道而藏于肠胃，五味被藏，能滋养五脏之气，从而化生津液以成精微。《素问·宣明五气》曰：“五味所入，酸入肝，辛入肺，苦入心，咸入肾，甘入脾。是谓五入。”《灵枢·九针论》曰：“酸走筋，辛走气，苦走血，咸走骨，甘走肉，是谓五走也。”五味因为各自的属性不同，和五脏之气结合也不同，所入脏腑不同，滋养与脏腑对应的五官也不同。那么如何选择五味才可以让我们的身体保持健康呢？

（一）酸

酸味在五行中与木相对应，入肝，走筋，开窍于目。酸味具有一定的收敛固涩的作用，当身体因为虚证而出现盗汗、自汗、遗尿、滑精等症状时，我们可以选择梅子等酸味的食物。常见的还有李子、石榴，食用后能够涩肠止泻。

适当地在饮食中增加酸味，可以健脾开胃，增加体内津液分泌，利于我们的消化吸收，促进胃肠蠕动，还可以增强肝功能，护肝就可以选择酸味食物。然而过食酸味就会出现《素问·生气通天论》中提到的“味过于酸，肝气以津，脾气乃绝”。肝气亢盛，导致脾气因肝强受乘而出现衰弱。另外过食酸味还会使胃肠道功能亢进，引发胃肠道痉挛。最后身体会出现腹胀、小便不利。所以脾胃有病的患者不适宜多食酸味食物。

（二）苦

苦味在五行中与火相对应，入心，走血，开窍于舌。苦味具有清泻火热、除湿利尿、通泄大便、泻火存阴的作用，当机体出现便秘、上火等症状时，可以添加苦味的食物，如苦瓜。常见的还有各种野菜、莲子心，食用可清热泻火。

适当的苦味清热解毒，败火消炎，还可以消解疲劳，调节肝、肾功能，心火旺的患者可以多食。苦味性寒凉，过食苦味的食物会因为“苦入心”，而造成对心脏的损伤，心脏受损后“火不生土”，又可能导致脾胃虚弱，出现大便泄溏、消化不良。因此，脾胃虚寒的人和老人不宜食用。

（三）甘

甘味在五行中与土相对应，入脾，走肉，开窍于口。甘味具有补益和中、缓急止痛、润燥的作用，当机体出现各种虚证时，可以添加甘味的食物，如粳米、大枣、牛肉、鸡鸭鱼肉等。

甘入脾，适量的甘味食物可以补养我们的气血、缓解疲劳、调和脾胃等，有虚证尤其是脾胃病的患者宜多食。过食甘味会导致脾的运化功能下降，痰湿内生，水液代谢失常，导致肥胖；“土克水”，甘味会使脾克肾，导致肾脏损伤出现关节疼痛、头发脱落；并且还极易诱发心血管疾病。

（四）辛

辛味在五行中与金相对应，入肺，走气，开窍于鼻。辛味具有发散表邪、祛风散寒、行气血、化瘀血的作用，当机体受到外邪尤其是寒邪时，可以通过服用辛味的食物来缓解，如葱、姜、蒜、辣椒等（图 6-1-5）。

辛味还能刺激胃肠蠕动、增加消化液的分泌、促进机体代谢。辛入肺，肺易受外邪入侵，所以服用适宜的辛味对肺脏功能有帮助。过食辛味会发生“金乘木”，导致肝所主的筋脉拘急，爪甲枯槁，还会使胃肠道产生刺激反应。患有溃疡病、皮肤病、痔疮等的患者不宜摄入过多辛味食材。有肝脏疾病的人也要少食。

（五）咸

咸味在五行中与水相对应，入肾，走骨，开窍于耳。咸味具有软坚散

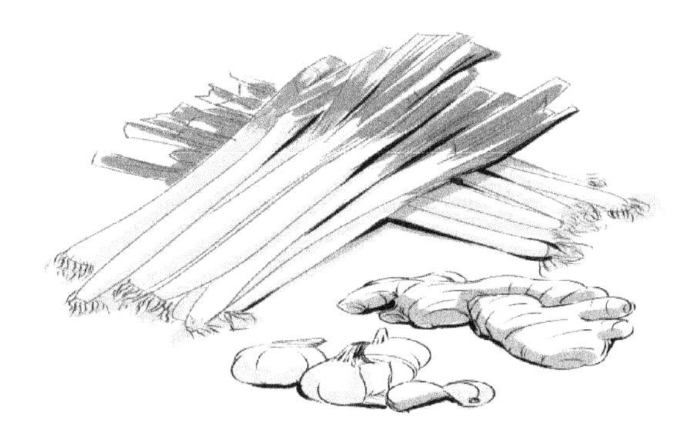

图 6-1-5　辛味调料

结、泻下通便、消散肿块的作用，当出现大便干燥、痰核、瘿瘤等可以添加咸味的食物，如栗子、猪内脏、狗肉、海产品等。

咸入肾，能够调节人体的渗透压及水盐代谢功能，还可以增强体力和增加食欲，就像运动出汗后喝盐水会比喝白开水更好，肾虚之人可以适量的多服。过食咸味会出现“大骨气劳，短肌，心气抑”，是因为咸入肾，过咸导致肾脏损伤，不能主骨，机体出现劳倦。还会造成血管硬化、血压升高，水钠潴留会导致容量负荷过重从而增加心脏的负担。

第二节　谨和五味与食物选择

《素问·生气通天论》曰：“阴之所生，本在五味，阴之五宫，伤在五味。”正如《内经》原文中所说，人体内阴精的产生来源于饮食五味。贮藏阴精的五脏也会因为饮食五味而受伤。若要身体健康，做好谨和五味便是养生的关键了。那么何为谨和五味呢？我们又应该怎么去谨和五味呢？

一、谨和五味

（一）总论

“谨和五味”即谨慎地调和五味，对于饮食五味我们不能偏废于一方，也不能偏嗜于一方，只有使五味在人体内达到阴阳平衡，才可达到养生的目的。人体因为体内的精微物质支持才能进行基本活动，而这些精微物质除了有一部分属于自己先天所带，更多的是后天我们通过饮食来化生和滋养。因为五味是天地之气的产物，而人亦是天地之气的化生之物，应以自然产物来濡养自身的五脏六腑，此方为养生之道。正如《素问·生气通天论》中所说的“是故谨和五味，骨正筋柔，气血以流，腠理以密。如是则骨气以精，谨道如法，长有天命”。骨髓强健不易骨折，筋脉柔和，气血通畅，皮肤毛孔紧密，骨骼、筋脉、气血、腠理得到了五味精微的滋润。按照这样严谨的养生之道去生活，才有益于身体健康，达到延年益寿的效果。

人是禀受天地之气所化生的，人体的气化就是天地的气化，若要身体康健，应该如同天地之和气般保持体内阴阳的平衡。人体内的五脏各自阴阳偏盛不同，五味分属于五脏，也有着各自的阴阳偏盛的不同。比如辛味、甘味有着发散的作用，就好比白天的热气向外向上扩散，所以辛味、甘味属于阳；酸味、苦味、咸味有着涌泄的作用，特别是苦味有沉降的作用，就像夜晚的水汽向内向下收敛，所以酸味、苦味、咸味属于阴。五味有了阴阳的属性就能够归属并掌管各自的五脏，这样就能够维持整个机体的平衡。辛味归属于肺，甘味归属于脾，苦味归属于心，酸味归属于肝，咸味归属于肾。当五脏的阴阳失调时就会诱生疾病，因此可以依靠五味的阴阳属性来纠正人体内的阴阳失衡。

那五味在身体内又是如何进入人体五脏呢？《内经》里岐伯说胃是五脏六腑所需水谷精微的汇聚之地。饮食进入人体后都会聚集于胃，五脏六腑都要从胃接受水谷所化生的精微之气。五味同五脏的关系是按照五味、五脏的五行属性相联系的，饮食五味分别进入各自喜爱的脏器内。酸味的食物首先进入肝内，苦味的食物首先进入心内，甘味的食物首先进入脾内，辛味的食物首先进入肺内，咸味的食物首先进入肾内。饮食五谷所化生的津液，在体内流动并布散全身，营气和卫气就会旺盛通畅，剩余的部分化为糟粕，向下随着二便排出体外。

（二）五味的使用

1. 五脏

五脏得到五味的滋养才会是健康的人，因为人以五脏为本。五味得当，阴阳平衡，五脏有所养，气血有所充，人体方能健康。但是五味的使用也并不是单纯的依照酸入肝、咸入肾、辛入肺、苦入心、甘入脾，我们应辨证后再去使用。

《内经》里提到了许多五味调和五脏的例子。至今依然具有很大的参考作用。

《素问·奇病论》里黄帝就问了现在我们经常遇到的一个病证“有病口甘者，病名为何？何以得之?”岐伯说这是一种名为脾瘅的疾病，“治之以兰”。首先脾瘅是因为过食肥甘厚味，湿热在体内生成，堆积在脾胃，使我们的饮食不能被运化，五味不能被运输到自己该去的部位，只能向上通过嘴巴排出。但是服用佩兰便可治疗这个病证，佩兰是芳香燥湿的辛味，能够使脾胃的气机正常起来。气机正常后，五味就能够被运输到自己所属的脏腑。芳香辛味可以行气燥湿，如香菜、陈皮等，在饮食中加入这些物质，就可以促进体内脾胃的运化功能。

《素问·脏气法时论》中说：“脾苦湿，急食苦以燥之。”第一个苦是讨厌的意思，湿邪容易困于脾，所以脾作为喜燥的脏器是讨厌湿的，湿邪困于脾后，就会导致脾气不升，胃脘部胀满，当湿邪困于脾后，要及时使用苦味的食物去燥湿。那为什么是苦味的食物能够燥湿呢？脾属土，苦归于心属火，火生土，湿邪困于脾后，脾弱，苦味就可以干预祛湿。在日常的菜肴或汤羹内可加入蒲公英来清热燥湿、化浊排湿。

由中焦脾胃虚寒引发的胃脘部疼痛，受冷、情绪不好等都会加重病痛。此时中焦气机失责，脾胃阳气不足，可食用饴糖，甘味入脾，可以补中焦、补脾虚，同时甘味还能缓急止痛。所以因为中焦虚寒引发的胃脘疼痛就可以选择的甘味食物来补脾益气，如饴糖、枣、芋头等。

2. 四时

肝对应春天，酸先入肝。这并不意味着春季就应该多食酸味食物，相反，春季应该多食甘味之食。因为肝属木，在春季肝处于相对充裕的时候，多食酸味食物会使肝气旺盛。而脾属土，木克土，肝气旺盛了就会对脾造成损伤。所以春季就应该少食酸味之食，多食甘味。同时春季以万物升发为主，饮食上也要以帮助阳气升发为原则，可选择葱、姜、蒜、韭菜等食物，应避免寒性食物。在气温比较高的时候也要注意避免阳气升发太过而致体内生热，此时可以选择清淡甘凉的食物。

心对应夏天，苦先入心。那夏天是否应该多吃苦味的食物呢？在正常的情况下，夏季心气本就较盛，多食苦味心气会更旺，心属火，肺属金，心气过旺就会出现火克金，发展成为肺虚，此时便需要少食苦味，多食辛味。但在病理情况下，心气不足、心虚的人便需要多食苦味的食物来“同气相求”达到更好的养心效果。辛味的食物还可以有效地祛除因夏季雨水多而产生的湿气。

肺对应秋天，辛先入肺。但是肺作为娇脏，喜润恶燥，秋季气候凉爽而干燥，宜多吃一些生津养液、清肺降气、润肺止渴之品，可选用芝麻、核桃、枣、菊花、银耳等具有滋润性的食物，少食辛辣发散之品。民间有“八九月勿食姜”的说法，此时若多食生姜，易生秋燥而多咳。

肾对应冬天，咸先入肾。冬季是一年中阳气最虚、阴气最盛的季节，人体与自然界相应，饮食也要以补阳为主，应吃性温热的食物，如羊肉、狗肉、鸽子、鹌鹑、海参、枸杞子、韭菜、糯米、桂圆肉、枣、山药、核桃、板栗、松子、花生、葵花子等。冬季五行属肾，肾主藏精，冬天补肾最为适宜。在与自然界五色配属中，黑色入肾，所以冬季食物适合选择黑色食物，如黑米、黑豆、黑芝麻、黑木耳、黑枣、黑菇、魔芋、乌骨鸡、乌贼鱼、甲鱼、海带、紫菜等。现代研究表明，食物的颜色与其营养价值的关系极为密切，食物的天然色素越深，其营养含量越丰富，营养结构也越合理，所以冬天进食黑色食物，不但符合中医理论，而且十分符合现代营养学的健康理论。

3. 地域

《素问·异法方宜论》中提到了地域不同的人有着不同的饮食习惯。东方是天地之始生之气，气候温和，地处海滨，多以鱼盐等为食，吃得过咸就容易损伤心功能，使血管变硬、血液凝滞等出现心血管疾病，随着经验累积，现在东方的人多采用的是清淡饮食，以苦味为主。虽然人们对于《内经》有所理解，但也在日积月累的生活经验中掌握着适合自己的饮食习惯。以现在西南地区为例，重庆、四川等地，因为湿气重，多选择麻辣、酸辣的口味来祛湿；长江中下游则是口味清淡，更偏向于甜口。

二、食物选择

《内经》中详细地提到了饮食的五味有五谷、五果、五畜、五菜、五色。我们的饮食应该“五谷为养，五果为助，五畜为益，五菜为充”。

（一）五谷为养

五谷作为人体赖以生存的基本物质，能够滋养五脏之气。五谷包括了稷、麦、稻、黍、菽。就是粳米、小豆、麦、大豆、黄黍等谷物（图6-2-1）。五谷作为中国人传统的主食，可以给生命提供日常活动所需的营养、能量。五谷者，植物之种子也；种子者，植物之精华也。五谷作为植物的种子，它是植物在过去一年里经过了四时的变化，吸收了天地之气而孕育的，小小一粒种子浓缩了精华中的精华。所以五谷能够滋养人体内的五脏六腑，维持人体的生命活动。而且从现代营养学的角度来说，五谷是富含碳水化合物最多的食物，机体的热量主要是靠五谷来提供，人一天所需的总热能有50%~60%来自碳水化合物，有了充足的热能人体才有资本去进行日常活动。同时五谷也含有植物蛋白质，而这种植物蛋白质容易被人体吸收消化，这使得人体在消耗少量自身能量的同时就能从五谷中得到大量的能量。“五谷为养”强调的就是以五谷作为主食，但是现在很多人因为推崇“以瘦为美”而将水果放在主食的位置上，五谷吃得越来越少，甚至不去接触五谷，这样短期内虽然能将体重达到理想值，但长此以往，对身体是极为不利的，容易使机体营养不良，还可能引发厌食症。

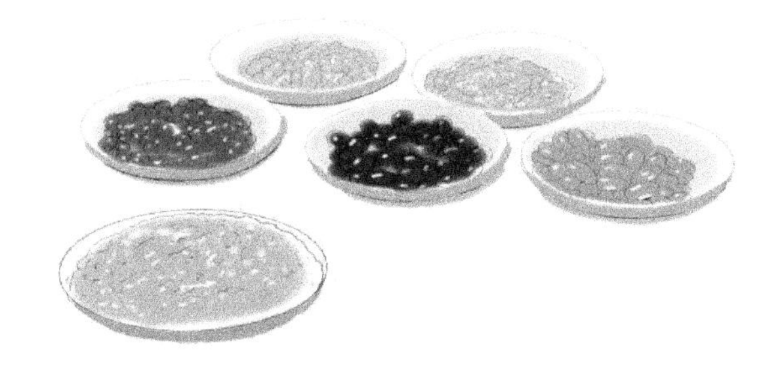

图6-2-1　五谷

1. 稷

小米，味辛，性温，是补益后天之气、补益脾胃的食疗首选。小米最容易被人体消化和吸收，特别适合脾胃虚弱之人，在病后初愈没有食欲时，小米粥是最好的选择。不同的做法使小米发挥的功效也不相同。水多米少、稀汤为主的稀粥有很好的健脾除湿利尿的功效，适合腹胀、水肿、尿道结石、前列腺肥大、尿闭的患者。小米补脾，补益脾胃的食物属于土，而土克水，补脾的小米容易损伤肾脏，所以遗尿、尿频、糖尿病的患者最好不要选择纯小米粥，可在小米粥内加入补肾的食物如核桃仁、松子等。浮在小米稠粥上的那一层米精，可以保护人的胃黏膜，补益脾胃的效果也是很好的，对于敏感的胃病患者来说，该层米精就是很好的滋补之品。小米干饭可以帮助产妇恢复自身的气血、哺乳下奶。青春期的女孩子因为冲脉、任脉的气血不足导致身材发育不良，月经迟迟不来，最好在 21 岁前选用小米为主食，加上鸡肉和辅助温热通经的中药，就能得到很好的治疗效果。小米的新米、陈米的作用也不同，新下的小米滋补效果最好，火力最壮，陈米因为氧化的原因，补益效果有所减弱，但是可用于营养过剩、吸收功能弱的患者。脾胃极度虚弱、脱水伤阴的患者是最适合陈米的，因为陈米的滋补较弱，过虚之人也能接受，此时用陈米熬汤缓慢治疗疗效最佳。

2. 麦

小麦，味苦，性温热，能够补益脾胃、温补通畅肝胆气血、养心安神、清热除烦，还可以通过补脾间接地补心血、益心气。就像《金匮要略》中提到的妇人脏躁，表现为整天莫名的悲伤哭泣，甘麦大枣汤就是治疗该病证的方剂，其中小麦起着疏肝理气、调畅心气的作用。现在女性更年期时出现的烘热、自汗、盗汗、易激怒、喜怒悲哭无常都可以用浮小麦（干瘪、不饱满，淘洗时能够浮在水面的小麦），浮小麦有着非常好的敛汗止汗作用。小麦蛋白质含量是五谷里面最多的，所以小麦的营养价值和口感是最好的。对于消化能力好、能够轻易分解转化异体蛋白质的人来说，吃小麦做成的食物是没有任何问题的，但是某些消化能力较弱的人，特别是脾胃虚寒的人，小麦所含的高蛋白质反而会造成一定的困扰。这就造成了很多人对小麦过敏，吃不了面条和面包，吃了就会出现腹痛腹泻、呕吐、胀气等问题。现在很多人为了追求更好的口感对小麦进行了剥壳、脱麸皮、胚芽分离，后还被人为地增白，这使得小麦越来越热，吃白面的人会变得越来越躁，所以选择看似不白的面蒸出来有些发黑有麦香的馒头是最佳的。现在人的饮食越来越偏向于油腻重口的食物，使得机体的负担越来越大，因此建议食用全麦饭、各种蔬菜，可以起到消油腻、解毒的效果。

3. 黍

黄米，味酸，性温，能够补益心、心包、小肠、三焦的气血，尤其适合那些心气虚弱、有社交恐惧症的人，还适合呕心沥血、劳心过度的人。黄米多被磨为面粉，做成黄米面年糕。北方的黄米糕和南方的糯米糕，两者虽然都有相似的黏性、蛋白质含量高，但是黄米糕性质偏温，糯米糕性质偏寒，脾胃虚弱的人选择黄米糕会更好。某些消化不好或者咀嚼能力下降的老人吃不下黄米糕，可以选择黄米酿的甜酒，同样也有滋补作用。

糠是五谷的外壳，其作用正好跟胚乳、胚芽的性质对立，将糠和其内容物一起使用就不会出现生热的状况。古代医家孙思邈发现，富人常常会因为饮食过于精细而出现身体浮肿、肌肉萎缩疼痛、脚软无力的症状，于是他便用米糠和麦麸来治疗此病，这和现代医学的观念相符合，维生素 B_1 在米皮米胚中大量存在，这也证明了任何生物都是对立统一的。所以，想要达到身体的内在平衡，还是应该多吃杂粮、粗粮，少吃精加工的食物，多吃糙米、全麦面包以此来达到人体的内在平衡。

4. 稻

稻米，味甘，性凉，最早的稻米出自中国南方，因为稻米性寒凉，在南方炎热的气候下尤为适合食用。稻米能够滋补肺、肠、皮毛，补充人体肺气、滋养肺津，皮毛润泽，大便通畅，所以南方人的皮肤比北方人好，且声音甜美。稻米又分为籼米和粳米，籼米含糖量高，蛋白质含量低，容易被消化，但是不耐饿。粳米含糖量较高，蛋白质含量高，有高营养价值，口感也较好。粳米可以补中气、健脾胃、养胃生津、明目益智，用于体虚瘦弱、头目昏花等症。稻米里口感最好的就是糯米，但是其黏性高，不易被消化。在体内因为热伤气津而造成的发热选择大米熬汤服用会比选择小麦、小米更有效，这是因为小麦、小米是温热的，服用过后反而会助长体温。而脾胃虚寒之人可以在煮米饭时加入一些帮助消化的香料，如桂皮、小茴香等。除此之外，大米饭的饭焦、发酵后的醪糟、大米炒饭等也可以平衡大米的寒凉之性。

5. 菽

大豆、黄豆、黑豆（不含蚕豆、绿豆、红豆等），味咸，性凉，可益气润肤、宽气下中，治疗水肿、痢疾。经过加工发酵后，可以清热除烦、宣发郁热，用于感冒、寒热头痛、烦躁胸闷、虚烦不眠等症。大豆油脂含量最高，蛋白质、纤维含量较高，含糖量最低，是最难消化的五谷。但是大豆中的油脂、蛋白被充分利用转变为豆腐后，就会变成容易消化吸收的食物了。将大豆浸泡过后磨成豆浆，过滤后的豆浆煮沸即可食用。这个过程为我们的消化减轻了负担，也为豆浆在小肠中被酶转化分解创造了条件，熬制豆浆的过程中，锅面浮起的一层金黄色的油皮晾干后即为腐竹。在煮沸的豆浆中按照一定的比例加入卤水便能成为豆腐。但要注意卤水有毒，若不小心误食，可将热豆浆灌入患者腹中，使豆浆在腹中凝固以解毒。北方在五色中与黑色对应，属水，与冬季相对应，与人体的肾、膀胱对应，所以冬天要注意补肾。黑色的食物有着较好的补肾效果。黑豆外形与肾相似，采取以形补形，能够补肾、固精缩尿、乌须黑发；将黑豆蒸熟晾干用淡盐水送服，长此以往可能对少白头或老年白发起到一定的改善效果。

（二）五果为助

五果能够帮助五谷充养人体，是生命机体活动的营养补助。五果包括了李、杏、枣、桃、栗。五果并不是单纯的水果，其中的栗就是指板栗，是干果的一种，因此，五果包括了各种水果、干果、坚果。每人每天都应该摄入适量的五果。现在我们的膳食种类多样，各营养物质的成分各不相同，没有一种食物能够提供机体所需的全部营养物质，因此在以五谷作为主食的情况下还应该合理搭配其他食物，才能满足人体对不同营养素的需求，以此达到养生保健、预防疾病的目的。在现代营养学看来，干鲜果品中含有人体所需的糖类、维生素、矿物质、膳食纤维等营养成分，有一些人体必需的营养成分还是其特有的而其他食物缺乏的，有着不可替代性。而服用五果的时间也很有讲究，俗话说“上午为金，中午为银，傍晚为铜，晚上就是铅了”，可知最好的时间便是早上。人体经过睡眠之后，胃肠功能正在苏醒，消化能力相对较低，但此时身体亟须补充营养物质，易于消化的水果自然就是身体首选。同时，睡前不宜吃水果，尤其是纤维含量高的水果，对胃肠功能差的老年人和小朋友，更是不利于健康，饭前饭后也不适宜吃水果，这时候吃的果糖会和胃酸反应，导致过度发酵，产生大量气体，引起腹胀和不适，因此吃水果最佳的时间是饭前1～2个小时或饭后30分钟。“五果为助”在中国传统的饮食结构中的具体体现是以粮食为主食、蔬菜和动物性食物为副食，适当地使用一些果品，从中吸收微量元素和维生素，有助于人体健康。但食用过多的果品会使身体内的血糖升高，从而引发疾病。每次食用量要少，并且要经常更换不同的果品，做到量少而品种多。

五果功效不同，适用对象也各有不同。

1. 李

李子，味酸，可以清肝涤热、生津、利水（图6-2-2）。李子又有好几个种类，如贵州的蜂糖李、广西的三华李、四川汉源的桃花李等，酸甜多汁，果肉绵软香甜。李子的营养价值略低于桃子，含糖、微量蛋白质、脂肪、β胡萝卜素、维生素 B_1、维生素 B_2、维生素C、烟酸、钙、磷、铁、天冬氨酸、谷氨酰胺、丝氨酸、甘氨酸、脯氨酸、苏氨酸、丙氨酸等成分。一般人群均能食用，发热、口渴、虚痨骨蒸、肝病腹水的人，教师、演员、音哑或失音的人，慢性肝炎、肝硬化者尤其适宜食用。适当地服用可以祛除肝火、生津，但是不能多食，否则会出现牙齿酸痛甚至胃肠不适、频繁窜稀等症。李子富含了大量的果酸，胃酸分泌过多、胃溃疡、慢性胃炎的人最好不要选择李子，否则会使胃酸增多，出现反酸烧心的症状。脾胃虚弱的人也要少吃，虽然李子可以生津止渴，但是过食会出现胃酸增加造成腹痛腹胀。

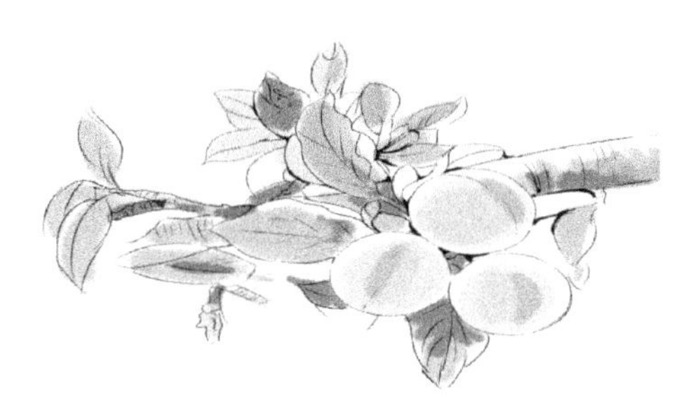

图 6-2-2 五果之李子

2. 杏

杏，味苦，性热，有小毒。杏果实营养丰富，含有多种有机成分和人体所必需的维生素及无机盐类，是一种营养价值较高的水果。杏仁的营养更丰富，含蛋白质 23%～27%、粗脂肪 50%～60%、糖类 10%，还含有磷、铁、钾等无机盐类及多种维生素，是滋补佳品。杏中含有丰富的 β 胡萝卜素，在水果中仅次于芒果，位居第二，转化成维生素 A 有修复上皮细胞及防癌作用已成为大家共识。而杏中含有的大量维生素 B_{17}，目前被认为是最有前途的抗癌药之一。此外，杏中含有的扁桃苷也有抗癌活性。但是杏也要少食，俗话说“杏伤人”，食用过多会伤及筋骨，甚至会落眉脱发、影响视力，若产、孕妇及孩童过食还极易长疮生疖。同时，由于鲜杏酸性较强，过食不仅容易激增胃里的酸液伤胃引起胃病，还易腐蚀牙齿诱发龋齿。而对于过食伤人较大的杏，每次食 3～5 枚视为适宜。

3. 枣（大枣）

枣，味甘，性温。枣的颜色红入血分，能够补脾和胃、益气生津、滋阴润肺、养血安神，经常吃大枣可以和颜悦色、益寿延年，还可以调和百药、缓解其他中药的毒副作用。大枣对慢性肝炎、肝硬化、贫血、过敏性紫癜等病证有较好疗效；大枣含有三萜类化合物及环磷酸腺苷，有较强的抗癌、抗过敏作用。就如同民间俗语“每日食枣，郎中少找”。因为经血过多而引起贫血的女性可以选择喝煮大枣剩下的水，起到补血养血、改善面色的作用。

大枣虽好，但也不能多食，食用时也有些事项需要注意，生吃时，枣皮易滞留在肠道中不易排出，因此吃枣时应细细咀嚼。枣皮中含有丰富的营养成分，炖汤时应连皮一起烹调。枣虽然可以经常食用，但一次最好别超过20枚，吃得过量会有损消化功能。而且过多食用大枣会引起胃酸过多和腹胀。某些女性在月经期间会因为水湿太过出现手脚、眼睑浮肿，这类人群就不适合吃过甜的大枣。因为大枣味甜，多食容易生痰生湿，水湿积于体内加重水肿。有些人用大枣来滋补脾胃，脾属土，土克水，大枣吃多后容易削弱肾的功能，损伤骨骼牙齿。因为外感风热引起的感冒、发烧、腹胀气滞者，忌吃生大枣。用水来煮大枣吃，不会改变大枣的功效，还可以避免生吃大枣引起的腹泻。

4. 桃

桃，味辛，性平，易消化，有丰富的食物纤维，汁水多，能养肺生津、滋补气阴，唐代药物学家孙思邈称桃为“肺病宜食之”，它是补肺的果实，得肺病的人宜吃。将桃制成果脯，经常食用，能起到美容养颜的作用。桃有补益气血、养阴生津的作用，可用于大病之后气血亏虚、面黄肌瘦、心悸气短者。面黄肌瘦的人多吃桃可以改善面色。桃的含铁量较高，是缺铁性贫血患者的理想辅助食物。桃含钾多，含钠少，适合水肿患者食用。多吃生桃，会发热膨胀，发丹石毒及长痈疔，有损无益。桃与鳖同食，会患心痛。

5. 栗

栗子，味咸，性平，能够益气健脾、补肾强筋、活血消肿、止血。栗子又分为生栗子和熟栗子。生栗子入肾，可以直接补肾，还可以祛风湿。有关生栗子养生的故事可以说到南宋诗人陆游。陆游活了八十多岁，是位很长寿的诗人，但在他老年以后因为关节炎经常腰酸腿疼。有一次一位山里的老翁告诉陆游把栗子用网挂在通风的地上吹干，每日取7粒栗子剥下外壳后放在嘴里一粒一粒地慢慢咀嚼，嚼碎了之后连同口中的唾液一起吞下可治腰酸腿痛。后来陆游用了此方后，腿再也不疼了，为此还写了一首诗“老去自添腰脚病，山翁服栗旧传方”。栗子产生的能量较高，只是因鲜生栗子含的水分较多而致各种营养成分比干栗子和熟栗子相对少一些而已。栗子属于坚果类，虽然不像核桃、榛子、杏仁等那么富含油脂，但它所含的淀粉是很高的。据分析，干板栗的碳水化合物达到77%，鲜板栗也有40%之多，是马铃薯的2.4倍；板栗当中的蛋白质含量是4%~5%，虽然不如花生、核桃多，但是也比煮熟后的米饭要高。栗子中不仅含有大量淀粉、B族维生素等多种营养成分，热量也很高，栗子的维生素 B_1、维生素 B_2 含量丰富，维生素 B_2 的含量至少是大米的4倍，这是粮食所不能比拟的。鲜板栗所含的维生素C比公认含维生素C丰富的西红柿还要多，更是苹果的10多倍。栗子所含的矿物质也很全面，有钾、镁、铁、锌、锰等，虽然达不到榛子、瓜子那么高的含量，但仍然比苹果、梨等普通水果高得多，尤其是含钾突出，比号称富含钾的苹果还高4倍。栗子中所含的丰富的不饱和脂肪酸和维生素、矿物质，能防治高血压、冠心病、动脉硬化、骨质疏松等疾病，是抗衰老、延年益寿的滋补佳品。栗子含有维生素 B_2，常吃栗子对日久难愈的小儿口舌生疮和成人口腔溃疡有益。栗子是碳水化合物含量较高的干果品种，能供给人体较多的热能，并能帮助脂肪代谢，具有益气健脾、厚补胃肠的作用。

（三）五畜为益

五畜可以补益五脏，能增补五谷主食营养的不足。五畜包括牛、羊、猪、犬、鸡。现在泛指畜、禽、鱼、蛋、奶等动物性食物，中医称其为“血肉有情之品”。现代营养学认为，肉类食物含有丰富的氨基酸，畜、禽、鱼、蛋、奶动物性食物，不仅含有丰富的蛋白质、脂肪、无机盐和维生素，而且蛋白质的质量高，属优质蛋白，可以弥补植物蛋白质的不足。吃熟肉可以促进人的心脑发育，动物性食物还能使人的七情六欲得到充分的宣泄和满足，使人显得更富有激情和活力，更具有创新性。我国传统饮食结构中将动物性食物划归副食范畴。在以粮食为主食、蔬菜为副食的基础上，适当地食用一些动物性食物，能使人的精血充盈、形体强壮、体能充沛。但一定要防止过食动物性食物，不能超过人体日常需求量。人体日常需求量与热能消耗量密切相关，动物性食物的补益要达到供给与热能消耗的平衡。五畜各功效及适用者特点如下。

1. 牛

牛肉，味甘，性平，能够温补脾胃的气血津液。牛肉汤适合脾胃虚弱、气血不足的人喝，增强补益作用，特别是大病初愈、精神体力刚刚恢复的人。但是对于牙口不好的人，吃牛肉就容易出现嚼不烂的情况，还会出现牛肉塞牙缝；对于胃动力差的人，牛肉不易消化，吃了容易胃胀、腹痛，打嗝反酸，满嘴异味。对于大多数人来说，大块吃牛肉和牛肉干都不是很适合，最好还是选择嫩牛肉或把牛肉炖烂之后再吃。对于脾胃虚弱的人，最好不要吃牛肉而是选择牛肉汤，可以用牛肉汤浇汁吃小米干饭，可以补益脾胃。在吃西餐时，最好吃烤熟的牛排，不要吃半生不熟的牛排。中医有着以脏补脏的观点，如果想要促进人体的消化功能就可以选择牛的百叶，牛的胃不仅有弹性，而且肉质细腻，容易做熟。牛蹄筋比牛肉更具有营养和食疗价值，对于过度运动筋腱损伤和过度不运动筋腱软骨退化的人，牛蹄筋是很好的补益食物。牛黄作为牛的胆结石，味苦，性寒，能够清解心脑内热毒、醒神开窍。

2. 羊

羊肉，味苦，性温，适合体质虚寒的人在秋冬食用，但是体质偏热的人吃了羊肉就会上火，导致痤疮、嗓子肿痛、鼻子流血。那体质偏热的人想吃羊肉又应该怎么办呢？这时候就可以在汤肉里加入凉性的蔬菜来中和羊肉的温燥，如绿豆芽、西葫芦。羊肉虽然好消化但多食后也一样能造成食积。为了避免这种情况，我们在吃涮羊肉的时候就点一份大白菜搭配着吃可以去除油腻，或者一盘白萝卜，可以消积化痰。羊肉能够温补肝胆、补益气血，能够治疗肝血虚寒的病证。女性的月经和男性的性功能都与肝脏息息相关。《伤寒杂病论》中治疗“妇人产后腹中绞痛”就是用“当归生姜羊肉汤”。此外，该汤还可以治疗男性的“腹中寒疝，虚劳不足”。羊肉配上当归、生姜可以治疗现在女性产后虚损、抑郁，少女痛经、手足厥冷，男性阳痿、筋骨痿软。很多视力问题如小儿的弱视、青年的近视、中老年的老花眼，特别是夜盲症都可以通过食用羊肝以滋养肝血、补充维生素 A 来改善。

3. 鸡

鸡肉，味辛，性比羊肉更热一些，吃完鸡肉容易兴奋、燥热、流鼻血、咽痛、发烧、早醒等。能够温补心气、心血，治疗心气、心血不足的虚损证。中国人历来就把炖鸡汤作为妇人产后调补的首选。事实证明，这能够缓解女性在生产中因气血流失导致的体力疲乏，尤其是对失血伤津过后导致的抑郁状态有很好的治疗作用。此时可选性质最热的小公鸡，若滋补效果还不够，我们可以在炖鸡时加入温补气血的中药如当归、黄芪、红花等。但是青壮年男士就不适合用鸡汤来滋补，容易身中热毒导致脱发谢顶、鼻血横流。除了青壮年男士，儿童和青少年也不太适合吃鸡肉，因为少年多是纯阳之体，他们生性好动，心率快，生长发育也快，给他们吃寒性的猪肉、鱼肉和阴寒性质的牛奶，可以阴阳平衡，保证他们的健康。因此我们应该充分利用鸡的风火温热之性，来避免它对人体产生伤害。吃鸡不当会造成青少年出现身心疾病，如性早熟、少儿咽喉疼痛、扁桃体反复肿大、青少年痤疮、少儿多动症等。在不小心中了鸡肉的热毒时，可以用莲子心、苦丁茶泡水喝，或者炒绿豆芽、苦瓜吃，也可以熬绿豆粥喝以此来达到清热解毒的效果。

4. 猪

猪肉，味咸，性寒。相比于其他肉类而言，猪肉最大的特点就是随和，它可以和任何其他的菜肴混搭，烹炒熬炖出各种美味，所以猪肉做出的菜肴很丰富。猪肉能够滋阴润燥、填精益髓。肾阴不足导致的更年期女性出现烘热、盗汗、心烦、失眠、口渴饮水不解时可用猪脊髓一条，连同黄柏、知母一起蒸熟来治疗此症状，少放盐，加醋，多吃脊髓，少吃肉，就能滋养肾阴。《伤寒杂病论》里有一方叫作“猪肤汤”，将带皮的猪肉炖成汤，这样能治疗大病伤阴液，还能治疗干燥综合征（如南方人到了北方后，出现的口眼鼻咽喉干燥、虚火上炎、脱发谢顶、皮肤如同蛇皮开裂出血）。猪肉性寒，吃多了以后会导致不易消化，还会导致体内痰湿水饮内生而发胖。所以在烹调猪肉时加入一些热性的佐料，如桂皮、八角、草豆蔻等。吃猪肉时一定要注意寒热均衡，一味地进食猪肉，会使体内阴寒过盛，寒凝血瘀，出现血脂、血糖、尿酸增高，导致痛风、心肌梗死、脑梗死的发生。

5. 鸭

鸭肉（因狗肉不常见而选择鸭肉进行讲解），性寒凉，能够治疗肺的津液、精血不足导致的皮肤干燥、毛发枯焦、毛发脱落、咽痒干咳、无痰、自汗、盗汗、大便干燥、便秘等，特别是秋冬两季的皮肤干燥瘙痒。很多人都会煲老鸭汤，这时候一定要记住不能加入辛温的佐料，少放盐，不放味精，这样的话滋阴润燥的效果更好，若要增强老鸭汤的滋润功效可以加入沙参、麦冬、山药等。北方人吃的烤鸭，经过烤制中和掉了鸭肉的寒凉之性（图6-2-3）；但是南方人吃的板鸭、咸水鸭，性质偏寒，味道油腻，偏咸。广东人吃的片皮鸭，是只吃鸭子皮，不吃鸭子肉，鸭皮是鸭里面最补益肺的，因为肺主皮毛。武汉鸭脖好吃的点就在于鸭脖的肉是味道最鲜美的，因为鸭的脖子经常活动，气血通畅，用辣椒做成又平衡了鸭子的寒性。

（四）五菜为充

五菜可以充养脏腑，弥补和补充谷物粮食的营养不足。五菜包括葵、藿、薤、韭、葱，泛指各种蔬菜。五菜是五种具有特殊气味的蔬菜，因为在运行气机时，这有益于帮助人体把五谷之中的精转化成气，使得这些气充满人体里里外外，所以用一个充字表明五菜的作用，一字见真意。各种蔬菜能

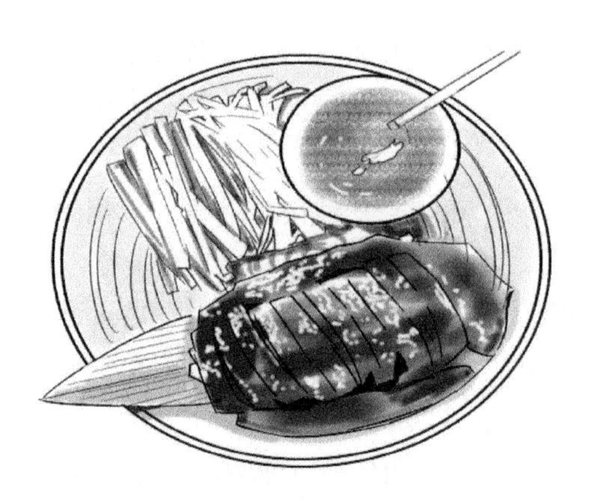

图 6-2-3　果木烤鸭

营养人体、充实脏气，使体内各种营养素更完善、更充实。菜蔬种类多，根、茎、叶、花、瓜、果均可食用。它们富含胡萝卜素、维生素 C 和 B 族维生素，也是膳食纤维的主要来源。你说不吃菜怎么行呢？不吃菜我们人体吃进来的精微物质就不能很好地化成气，就会变成身体的负担，跟垃圾就没有区别了，所以不吃菜很难解大便或大便不顺畅。食用蔬菜才能够化精为气，才能布散精微，这样子气机才能通调，大便才能顺畅。把五谷、五果、五畜、五菜的气味调和好的结果是五谷能够补精，五菜能够益气（把精化成气），这就是饮食的终极目的。

蔬菜的“蔬”有着疏通之意，说明多吃蔬菜可以疏通肠道、血管，排毒解毒。对于胃肠道积食、宿便堆积，或有代谢障碍性疾病（糖尿病、脂肪肝、冠心病、脑血栓），多吃蔬菜将十分有助于排出体内的代谢废物。蔬菜能起到充饥的作用，但当今社会，人们为了减肥，食用蔬菜比重过大，甚至以蔬菜为主食，会造成人体热能不足、营养不良。我国传统饮食结构中将蔬菜划归副食范畴。我国的传统饮食结构中五菜的具体体现是以谷物粮食为主、蔬菜为辅，可以充实人体的胃腑，产生饱腹感，消除饥饿感。从营养角度讲，此结构基本能够满足人们生存的需要，但对人们的体格和体能还是有影响的，当人体热能消耗量较大时，这种影响就比较明显了。五菜各功效及适用者特点如下。

1. 葵

葵，味甘，性寒，为冬葵，但现在基本不食用，改为苋菜，其子可以清肝明目，用于肝火上炎的目赤肿痛；其根可以凉血解毒、止痢，用于细菌性痢疾、肠炎、痔疮等；外用还可以治疗蜈蚣、蜜蜂蜇伤。但现在食用苋菜的人不多，不过多赘述。

2. 藿

藿，味咸，为大豆叶，富含丰富蛋白质，含糖量低，现在多用于猪饲料，不过多赘述。

3. 薤

薤，味苦，为藠头，含有蛋白质、胡萝卜素、维生素C、钙、磷等营养元素，能够消食、除腻、防癌。干制的藠头还能治疗慢性胃炎、散血、安胎。但因气味辛辣，因此被道家列为“五荤”之一，禁止使用。

4. 韭

韭，味酸，为韭菜，能够补肾温阳、益肝健胃、行气理血、润肠通便。韭菜又名起阳草，可以滋补肾阳，治疗男性的阳痿早泄，因肾阳虚衰出现遗精早泄、性功能下降的男性和月经量少的女性可以使用。韭菜富含铁、钾、维生素，里面的膳食纤维很多，有较多的粗纤维，不易消化，所以肠胃不好、脾胃运化功能差的人不能多食。消化功能差的人可以选择韭菜炒虾仁，不仅能提供优质蛋白质，还可以保持大便通畅。韭菜还有着健胃消食的功能，其所含的粗纤维可促进肠蠕动，能帮助人体消化。不但可预防习惯性便秘和肠癌，还可将消化道中的杂物包裹起来，随大便排出体外，所以在民间还被称为“洗肠草”。韭菜还有散瘀、活血、解毒的功效，有益于人体降低血脂，防治冠心病、贫血、动脉硬化。但是体质偏热的人、儿童最好不要大量食用韭菜，因为韭菜性温，容易加重上火症状。大病初愈的人，由于体质较弱、消化能力较差，建议也不要食用韭菜，最好多吃米粥等易于消化的食物。还有一点需要注意的是，韭菜中含有草酸，容易和一些矿物质和微量元素发生拮抗反应，影响这些矿物质和微量元素的吸收。而烹制韭菜时极少先焯水（焯水可以去除草酸），所以老人、孩子和孕产妇及缺钙、缺铁和缺锌的人群尽量少吃韭菜。

5. 葱

葱，味辛。葱叶有祛风发汗、解毒、消肿散结的功能，在我们着凉、风寒感冒症状较轻时可以食用。外敷还有散结通络下乳的功效。葱白有通阳解表、解毒止痛之功，感冒头疼就可以食用，二便不通时也可以食用。葱白入汤剂后可以通脉、活血络。此外葱里含有大蒜辣素可以杀菌、抗病毒，可以抑制结核杆菌、葡萄球菌等多种细菌，同时可以预防流感，还能健脾开胃、增加食欲。现多用作调料使用，但要注意，葱是辛辣之物，性质偏热，对于体质偏热的人不太适合过多食用，如面红目赤、心烦失眠、痔疮的患者最好不要食用。有痈疮疖肿或者体内有炎症的患者不适合长期食用葱。

第三节　饮食养生宜忌

一、饮食偏嗜

（一）总论

《素问·生气通天论》曰："阴之所生，本在五味，阴之五宫，伤在五味。"上一节谈了五味调和，人体阴精才能产生，身体才会健康，才能延年益寿。如果五味不调和，日常饮食中五味偏嗜，就会对人体的五脏产生损害。五味有着各自的阴阳属性，如果出现了饮食的偏嗜，就相当于阴阳失衡，机体五脏的阴阳失衡，就会出现疾病。

（二）偏嗜酸味

饮食过于偏酸，酸味入肝，所以会引起肝的病变，"肝气以津，脾气乃绝"，此处的津不再是我们理解的津液，而是"溢"，肝气多到溢出来。肝属木，脾属土，木克土，脾就会受到肝的过度克制，脾气就会虚弱，出现面色萎黄、倦怠乏力、食少便溏等症状，还会出现小便不通。

（三）偏嗜咸味

饮食过于偏咸，咸味入肾，所以会引起肾脏的损伤，"大骨气劳，短肌，心气抑"。"大骨"在此为腰肌里最大的骨头，因为肾主骨，所以此处代指的是肾脏。肾主骨、生髓，过食咸味会导致肾气损伤，从而髓的生成不足、骨不得养，出现腰膝酸软。肾气受损，肾阳亏虚，水液代谢障碍，水饮内停向上犯于心脏出现水气凌心，心气阳虚出现心悸。肾阳有着温煦肌肤的作用，当肾阳亏虚了就会出现火不暖土的现象，脾失去温煦出现阳虚、运化功能失责，水谷精微就不得发散至外周和四肢。脾主肌肉，肌肉失去营养滋养，就会出现萎缩。过食咸味还会使人感到口渴，长此以往会使人的肾脏发生病变。因为其中的钠离子需要水分将它排出体外，所以多食咸味，会加重肾脏的负担，有肾病、高血压、心脏病的患者不宜多食。

（四）偏嗜甘味

饮食过于偏甘，甘味入脾，所以会引起脾的病变，“脾气不濡，胃气乃厚”，甘味过多就会引起脾的湿郁气滞。湿邪一旦困脾，脾气不能向上宣发，胃也不能向下降，从而引起胃气壅滞、脾胃不和。此时脾胃的运化功能受损，食滞胃脘就会出现腹部的胀满，甚至会出现便溏、腹泻。甘味的湿邪滋腻脾胃，使人反胃、恶心。长期过食甜腻的食物还会使血糖升高、胆固醇增加，引起身体缺钙、维生素 B_1 不足，同时还会引发肥胖、动脉硬化，造成心血管疾病。

（五）偏嗜苦味

饮食过于偏苦，苦味入心，所以会引起心脏的病变，“心气喘满，色黑，肾气不衡”，偏嗜苦味会伤心阳导致心阳不振。心主血脉的要求就是要心中阳气充沛，心中阳气有着推动血液、温煦血液的作用，但当心阳不足时推动无力、温煦失职，导致心脏搏动次数异常、节律不齐，血液运行无力，出现心胸部满闷不适、气喘。心阳还会向下温煦肾水，肾水要向上制约心阳，这个叫作心肾相交。当心阳不足时，肾水偏寒上犯于心，再次加重心阳不足，寒性加重凝滞了血脉，瘀血造成了口唇青紫。

（六）偏嗜辛味

饮食过于偏辛，辛味入肺，所以会引起肺的病变，“筋脉沮弛，精神乃央。”偏食辛味就会导致发散太过，腠理不固，人体就会频繁大量地出汗。汗出过多就会伤津，津液耗伤，筋脉不得濡养，就会出现痉挛。津液耗伤过度，不能载气，气就会虚，精气神气就变得萎靡了。津液损耗，也会造成体内发热，大便干燥。辛味还会对胃黏膜造成刺激，使人感觉有火在灼烧胃、心。有痔疮、消化道溃疡的人宜少食辛味。

二、饮食有节

《内经》中提倡的饮食有节并不单单是我们现在所理解的饮食有节制。这个“节”包含有三层含义。

（一）饮食顺应时节

首要根据节气、季节的变化去吃，我们应该去选择应季的食物和当地出产的食物。《内经》中提倡的就是顺时而食，顺应大自然的规律来生活饮食，才是长寿的真理。应季食物就是按照季节、节气上市的食物，如夏天的西瓜，冬天的萝卜、白菜。食物根据收获的季节不同，表现出了不同的偏性。就像夏天的西瓜，性质寒凉，只适合夏季吃，可以清热去火、解暑生津，若冬天吃西瓜就会损伤人体的正气，使体质偏寒，出现寒性疾病。就算现在生活条件好了，许多反季节水果、蔬菜都能培养，但是这些反季节水果可能是经过催熟、化学药剂培养而成的，人久吃之后会有患病的风险。那每个时节吃什么又是最好的呢？

1. 春季

春季主升发，不宜食用辛辣之物，应该多吃一些具有升发之性的食物来帮助肝胆之气升发，才能消化分解冬天储存的能量，使其发散到体表，为人的日常活动提供能量。春天并不是多吃肉的季节，因为滋补了一整个冬天加上过年吃了许多的大鱼大肉，到了春天应该消食、消肉化积。春天要避免吃酸寒的食物，酸味有抑制收敛的作用，不利于肝气的升发。春天不适合喝果汁，特别是手脚冰凉的人，但是适合喝一些辛香的花茶、香浓的咖啡，有利于升发。五谷之中，春季可以多吃面食，吃面条时可以少放醋、多食蒜。

2. 夏季

夏季不可过食油腻，不可贪食生冷。夏季人的毛孔腠理开放，容易出汗，此时人的气血津液会相对不足，我们的胃口食欲也会相应地下降。夏季一定要注意饮食的温度和性质。夏季我们常常会感到口渴，若想要解渴，最好就是生津止渴，就是将喝下去的水转化为自己的津液，才会感觉不渴。所以夏季喝的冷饮只是解了当时的暑热，满足了口腹之欲，实际并不止渴，而且寒凉属性很容易损伤我们的阳气。夏季是我们的阳气最充足的时候，但也更应该保护好它，如果此时阳气损伤，那么紧接着的秋天、冬天我们就会因为体内阳气不足而生病。所以夏季若想要止渴，最好还是选择热茶。夏季人肠胃的气血不足，性质寒凉的食物会伤脾胃。俗话说“冬吃萝卜夏吃姜，不用大夫开药方”，那么温热性质的姜就可作为夏季日常的食物。

3. 秋季

秋季主收敛，不可吃太多的甘温、辛温食物，应该多吃一些应季的酸味食物，利于生津止渴、平衡秋天的干燥之气，还利于毛发生长。同时吃一些肉，贴秋膘、增体重，增加皮下脂肪含量，以此为冬季的寒冷做好御寒准备。入秋以后，秋高气爽，但是很容易出现咽干口燥、口唇干裂、咽痒干咳、眼睛干涩等症状，此时应选用滋养润燥、益中补气的食物，这类食物有银耳、百合等。银耳含有碳水化合物、脂肪、蛋白质及磷、铁、镁、钙等，具有滋阴、润肺、养胃、生津的补益作用，可用水泡发后煮烂，加糖服食，对治疗和预防“秋燥”有较好的效果；百合也有养肺阴、滋肺燥、清心安神之功效。秋季应该避免或减少食用辛辣之物，收敛、干燥本就是秋天的特点，辛辣食物含有热性、发散之性，容易损伤阴血，出现阴虚内热、便秘、流鼻血等症状。

4. 冬季

冬季主闭藏，不可过食寒凉之物，应该多吃一些味道偏滋补的食物，如烤肉、坚果来养精蓄锐、固摄阳气。阳气在冬天收敛到了体内，此时人的消化功能增强，可以选择高营养的肉类食物。冬季的时候，黏硬、生冷的食物多属阴，冬季吃这类食物易损伤脾胃。食物过寒，容易刺激脾胃血管，使血流不畅，而血量减少将严重地影响其他脏腑的血液循环，有损人体健康。另外苦寒食物也要少吃，因为苦味之物能泄，易伤阳气，扰乱闭藏之气，有损脾胃；大寒之物易引起泄泻；但也不宜吃大热的食物，因为多吃大热的食物易生内热，热伤胃阴，也会损害脾胃。

饭要一口一口吃，水要一口一口喝。因为胃肠的蠕动都是平滑肌以自己的节奏来进行，食物饮料进去后胃肠会变得饱满，以一种波浪起伏的节奏将食糜从胃送到小肠再到结肠。有节律的吃饭能够促进胃肠对食物的消化、吸收。所以现在很多人吃饭时还兼顾看电视、忙工作、忙学习是不提倡的（图6-3-1），这样只会加重自己肠胃负担，长此以往就很容易患上胃肠道疾病。

（二）饮食要有节制

吃饭只吃到七八分饱。中医讲究六腑以通为用，传化物而不藏，倘若吃到十分饱，胃肠被食物全部占满，胃就失去了它蠕动的功能，消化功能就会受损。经常暴饮暴食，就会损伤脾胃的运化功能，导致中焦运化失常，从而

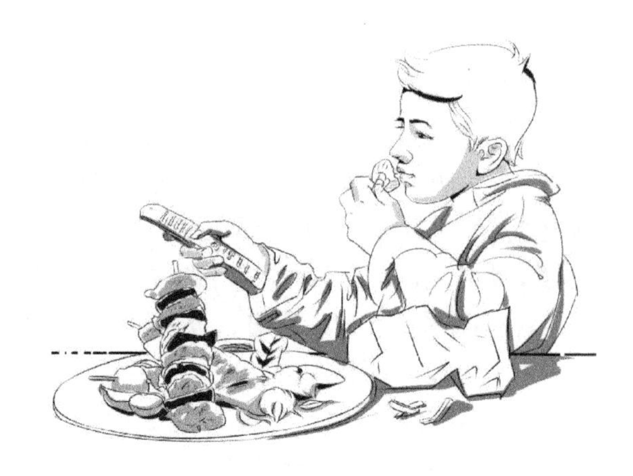

图 6-3-1　边看电视边进食

引发或者加重疾病。我们在日常饮食上要在主观上进行控制，不能因为喜欢吃某种食物或心情不佳就大吃特吃，尽量避免饱食伤人的情况出现。

三、食物四气五味的禁忌

（一）五味的禁忌

食物的五味为辛、咸、苦、甘、酸。

《素问·宣明五气》曰："辛走气，气病无多食辛。咸走血，血病无多食咸。苦走骨，骨病无多食苦。甘走肉，肉病无多食甘。酸走筋，筋病无多食酸。"

1. 辛

辛味有着发散的作用，能够入气分。气的性质本来就是发散，当脏腑气机失调时，若还在食用辛辣之物，人体内的气会流失消散得更快。所以有肺气肿、支气管炎等跟气有关的病证时要避免或少吃辛辣之物。

2. 咸

咸味有凝结血液的作用，入血分。当因为内外伤而造成体内瘀血或贫血时，也就是心血虚损、心血瘀阻时，不可多食咸味的食物，否则会造成体内血液凝结，造成更严重的疾病。

3. 苦

苦为阴，入骨、肾。骨病时苦味入肾，即为阴邪，阴邪损伤肾中阳气，导致肾阳不足，会加重骨病，同时产生其他肾阳虚弱的疾病。所以当外科骨折、关节脱臼，以及内科骨病，如骨癌时不可多食苦味的食物。

4. 甘

甘味有滋腻的作用，能够入肌肉。脾主肌肉，当肌肉病时体内的脾已有损伤或已出现脾虚湿盛。若此时过食甘味食物，其滋腻的性质，反而会黏滞脾的湿，加重湿阻中焦的症状，故不可多食。现在很多肥胖的人也不可以过食甘味食物。

5. 酸

酸有收敛的作用，能够入筋膜。筋病为腿脚不能伸屈，多为肝血不足、筋膜拘挛所致。若过食酸味食物，入肝、入筋，肝血不能疏发滋润筋脉，只会加重筋脉痉挛。

（二）四气的禁忌

食物四气分别为寒、热、温、凉。

1. 寒凉

寒凉之性均属阴，寒为凉之甚，凉为寒之渐。四肢发冷、神疲乏力、脾胃虚寒的体寒之人就要禁忌一些寒凉食物，冰冷的食物如冰棍、冰淇淋等，寒凉性的食物如西瓜（图6-3-2）、雪梨等，寒凉性的蔬菜也要少吃，如绿豆、冬瓜等。寒凉食物进食过多就会加重体内的寒邪，使病情严重，同时寒邪还会损伤脾胃的运化功能，出现稀便、完谷不化等症状。

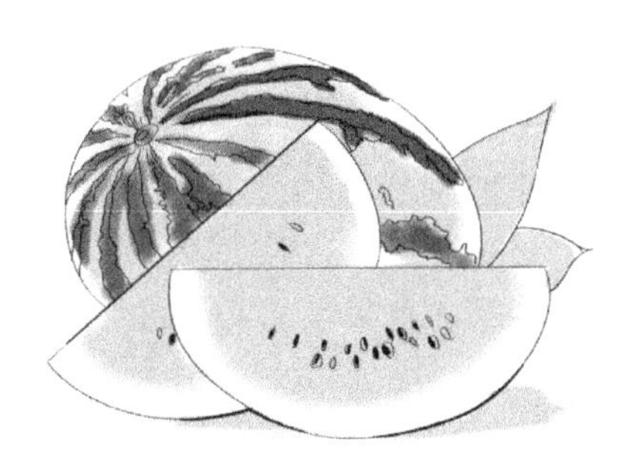

图6-3-2　西瓜

判断食物寒凉属性的方法：颜色偏绿的食物性偏寒。绿色食物多接近地面，吸收地面的湿气，所以偏寒。味苦、味酸的食物多偏寒，如苦瓜、苦菜、芋头、木瓜等。水生植物偏寒，如藕、海带、紫菜等。背阴朝北的食物因为很少见到阳光、吸收的湿气重所以偏寒性，如木耳、蘑菇。夏季、冬季的食物多偏寒，冬季生长的食物受到了寒冷气候的影响所以偏寒，如冬瓜、大白菜等；夏季生长的食物因为接受的雨水多、湿气重所以偏寒。

2. 温热

温热之性均属阳，热为温之甚，温为热之渐。身体消瘦、大便秘结、阴虚内热的体热之人就要少食温热食物。油腻的食物，如羊肉、肥肉等，易在人体内产生湿邪，郁而化热；辛辣刺激的食物如葱、姜、蒜等，易助长体内热邪；温热性质的粮食如高粱、糯米等，其中糯米不易消化，在体内堆积后容易郁而化热；温热性质的蔬菜如香菜、韭菜、南瓜等；温热性质的水果如大枣、栗子、龙眼等。温热食物进食过多会加重体内热邪，使热邪灼伤津液出现口干舌燥、小便短赤、大便燥如羊屎，甚则热迫血行出现各种出血症状。

判断食物温热属性的方法：颜色偏红的食物如辣椒、枣、石榴，因为吸收的太阳光较多，得其阳气而偏温。味甘、味辛的食物，如大蒜、柿子，性偏温。陆地上种植的食物因为生长的向阳性而偏温，如向日葵、栗子等。春季、秋季的食物多偏温，如苹果、橙子。

四、不同体质的人饮食禁忌

（一）体热体质

出现口干舌燥、脸色潮红、五心烦热、盗汗、烦躁不安，舌红少苔或无苔、脉细数等症的人都属于阴虚火旺的虚热体质；出现面红目赤、声高气粗、牙龈肿痛、喜冷怕热、小便短黄、大便秘结、舌红苔黄、脉洪数有力的人为实热体质。此类人不能吃滋补温燥、辛辣刺激及油腻食物等。

1. 滋补温燥食物

如狗肉、驴肉等，这些食物都属于温补佳品。温补的产品容易上火，火热之邪易伤阴液，导致热邪加重。

2. 辛辣刺激性食物

如过度吸烟和食用辣椒、韭菜等。这些辛辣产品容易消耗人体的阴液，导致阴液不足，并加重体热症状。

3. 油腻的食物

如炸鸡、烤肉串和烧烤食物。这些油腻的食物通常会帮助阳转化为热，很容易导致疾病恶化。

4. 适宜的食物

虚热之人适当多吃甜凉、滋阴的食物，如枸杞银耳汤、百合银耳莲子汤等。实热体质的人可以适当多吃清热泻火的食物，如苦瓜、西瓜等。

（二）体寒体质

出现畏寒肢冷、口淡不渴、自汗、小便清长、大便稀薄、神疲乏力、舌淡胖嫩、苔白滑、脉沉迟无力等症的人都属于虚寒体质。出现畏寒肢冷、面色苍白、四肢冰凉、舌苔白、脉紧或迟等症的人都属于实寒体质。体寒之人忌食生冷、寒凉属性的食物。

1. 生冷食物

如冰淇淋、冰糕等各种冰凉制品。这种生冷的食物会将寒气带入体内，损伤体内为数不多的阳气。

2. 寒凉食物

如白菜、西瓜等。这类食物会滋生体内的寒邪，加重体内阴寒之气，使体质更加偏寒。

（三）瘀血体质

瘀血体质表现为面色晦暗、口唇发紫、肌肤甲错、皮肤局部有瘀斑、身体某部刺痛或有包块或有出血倾向，舌有瘀斑、瘀点，脉涩。血瘀之人不能吃油腻、过咸和寒凉属性的食物。

1. 油腻的食物

如肥肉、烤肉等。肥腻的食物会在体内化为湿邪，能够黏滞体内的气，而气有着推动血行的作用，气滞则血瘀，所以过度食用肥腻的食物只会加重体内的血瘀程度。

2. 过咸的食物

日常饮食就不要放太多的盐、酱油。咸味会改变体内的血浆渗透压，使其升高，加重了血液的黏稠度，使血瘀加重。

3. 寒凉属性的食物

如海鲜产品、绿豆等。寒本来就有凝滞的作用，寒凝血瘀，过食寒凉之物只会加重血瘀。

（四）痰湿体质

出现身体肥胖、口中黏腻，胸脘痞闷、痰多，恶心呕吐，便溏，舌胖，苔白腻，脉濡滑的人属于痰湿体质。此类人要忌食生冷、油腻、高糖和辛辣性质的食物。

1. 生冷之物

如西瓜、冰淇淋等。痰湿体质在饮食方面不可以吃生冷的食物，因为生冷的食物属寒性，会凝滞体内津液，同时损伤体内阳气，使水停成饮，增加痰湿。

2. 油腻之物

如炸鸡、肥甘厚味等。痰湿体质多是湿阻中焦，脾胃运化功能降低，如肥肉等这些食物不容易被消化，吃进去了容易在体内形成湿邪，也容易导致痰湿加重。

3. 高糖的食物

一般包括蛋糕、巧克力、饼干等。痰湿体质如果摄入了过多高糖的食物，可能会导致痰液增加，也容易导致痰湿加重。

4. 辛辣的食物

一般包括辣椒、生姜等。由于辛辣的食物具有一定的刺激和损伤脾胃的作用，容易使脾胃功能失常，因此也容易导致痰湿加重。

五、常见疾病的饮食禁忌及食物选择

《素问・六节藏象论》曰："天食人以五气，地食人以五味。"人是受天地之气的孕育而生，也是因为饮食五味的滋补而能健康。现在的快节奏社会下，我们对于疾病的治疗越来越依赖于"快效药"，希望只靠日常的饭后一次冲剂或偶尔的一两粒药片来治疗疾病、维持健康，显然是与《内经》里的养生观念背道而驰的。那么在遇见某些常见的慢性疾病时我们该怎么在日常饮食上做出改善而达到延年益寿呢？

（一）糖尿病

现在糖尿病的发病率越来越高，患病的年龄也趋向于年轻化。食疗目前已经成为糖尿病治疗的一项重要举措。糖尿病在中医里被称为消渴，认为是因人体内阴虚燥热所致。当代人最常见的病因便是以下两个：劳欲过度，人体内精气亏耗，虚火内生；饮食不节，过食肥甘厚腻、辛辣香燥之品，伤及脾胃，导致脾胃的运化功能失常，湿浊内生，湿热内蕴，伤及津液。而糖尿病也是因为人体内的肺、胃、肾功能失常。肾为先天之本，当肾阴虚致虚火内生，上灼肺胃，使肺胃燥热。肺因为受燥热而损伤，不能输布津液，津液直驱而下，故小便频数量多。燥热影响脾胃，胃火炽盛，脾阴不足，故口渴多饮、多食善饥；脾失健运，水谷精微下注于小便，故小便味甘，水谷精微亏耗，故身体日渐消瘦。

所以糖尿病患者在日常的饮食里要更加注意自己的饮食搭配。应该以养阴生津、润燥清热的食物为主，少选用含油、盐、糖多的食物，以清淡为主，多采用蒸、煮、拌等方法，少选择爆炒、油焖的做法。其中要注意饮食规律，定时定量地进行。

1. 饮食选择

在食材的选择上最好以甘凉滋润为主，如以下的食材。

葛根：味甘、辛，性凉，能够解肌退热、生津。

冬瓜：味甘、淡，性微寒，能够养胃生津。

芝麻：味甘，性平，能补肝肾、益精血、润肠燥。

枸杞大白菜的做法如下。

准备大白菜500克，枸杞子20克，盐5克，味精3克，干草菇20克，冬菇脚40克，黄豆300克，大枣15粒去核，白胡椒1茶匙，姜1片，水淀粉15克（大白菜在现代药理学里有延缓机体对葡萄糖吸收的作用，能平稳血糖）。

先将干草菇浸软，放入滚水中煮3分钟，捞起用清水洗一洗，沥干水。冬菇脚用水浸泡软。黄豆洗净，用清水浸泡1小时。加水15杯煲滚，放入草菇、冬菇脚、黄豆、大枣、白胡椒、姜，煲滚，慢火煲2小时。隔去渣，即成素上汤备用。将大白菜洗净切开，枸杞放入清水中浸泡后洗净。锅中倒入上述步骤中做好的素上汤适量煮开，放入大白菜煮至软，捞出放入盘中。汤中放入枸杞，盐、味精适量，用水淀粉勾芡，将油淋在大白菜上即可。

2. 饮食禁忌

糖尿病患者在饮食上一定要远离这几样食物。

忌甜食：如果酱、甜点、糖果、汽水等，这类食物含有大量的糖分，容易迅速升高患者的血糖，增加胰腺的负担（图6-3-3）。

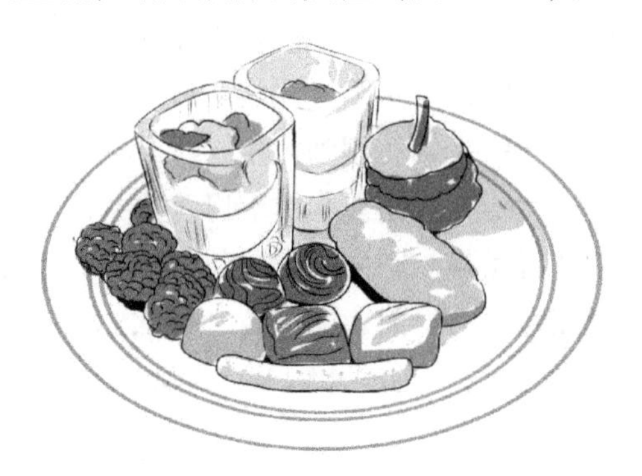

图6-3-3 “甜蜜”的负担

忌油腻的食物：如动物的油脂、黄油或肥肉，引起血脂数值快速升高，引起糖尿病患者的不适。

忌辛辣刺激的食物：辛辣刺激的食物容易导致患者体内的胆固醇和血糖快速上升，对患者的身体造成不良影响，甚至影响到相关治疗的效果。

少吃升糖指数较高的水果：大部分水果中含有较多的果糖和葡萄糖成分，容易导致糖尿病患者血糖迅速上升，加重糖尿病患者的症状，甚至可能造成不可逆的损伤。

（二）支气管哮喘

现在社会的发展导致了空气污染的加重，食物也不可避免地受到了化学物质的污染，气候的变化使得支气管哮喘的发病率直线上升。遗憾的是支气管哮喘一旦患病后就很难痊愈，因此日常的饮食调养就变得十分重要。支气管哮喘是因为痰阻气道，肺气上逆，气道挛急所致。对于支气管哮喘的患者来说，“痰”已经在人体内存在了，只有在某些刺激下才会使痰阻气道，病情发作。最常见的刺激因素就是外界刺激。外邪（过敏原）侵袭人体的肺，使“伏痰”遇感引发，阻滞气道，从而引发哮喘。而我们的日常饮食对于哮喘的诱发和平静期的修复也有着重要的影响。当我们过食生冷的食物时，寒饮内停，内生为痰；或嗜食酸咸肥甘之物，使痰积郁热；或者因先天禀赋者，进食海产发物等使体内脾的运化功能失常，痰浊内生，加重或诱发哮喘。

支气管哮喘患者在日常生活中除了远离过敏原，春季外出做好防护外，在饮食上也要多加注意。应多选择敛肺、止喘、化痰的食物。日常养护上可选择补益肺肾的食物，因为久病之人多为虚，需要注意扶正滋补。在选择新鲜食物时，要注意清淡烹饪，避免高油、高盐、辛辣刺激的烹饪方式。

1. 饮食选择

食材上可以考虑以下选择。

枇杷：味甘、酸，性凉，能够润肺止咳、生津止渴、和胃下气降逆。

银耳：味甘、淡，性平，能够滋补生津、润肺养胃。

山药：味甘，性平，能够养阴益气、补脾肺肾。

推荐适当饮用灵芝银耳茶，做法如下。

准备灵芝 10 克，银耳 40 克，冰糖 15 克。先将灵芝用清水漂洗干净，将银耳泡发洗净。然后将二者切为小碎片，泡于保温杯内，冲入适量的沸水。密封后闷一晚上，第二日早上加入适量冰糖，融化后即可。可作为日常饮品，但不宜过多，一日一杯为宜。

2. 饮食禁忌

支气管哮喘患者在饮食上一定要远离这几样食物。

忌睡前饮酒：患者常咳嗽痰多，夜间及早晨有此现象，影响睡眠，因为支气管哮喘患者肺的通气功能本来就不好，睡前喝酒会扰乱睡眠中的呼吸，出现呼吸不规则甚至呼吸停止等，导致生命危险。

忌多吃盐：人过量摄入食盐会影响呼吸系统功能，高敏感的支气管平滑肌对钠是可渗透的，而钠对支气管收缩的作用，以及它对血管收缩的作用，可能基本类似。

忌吃过敏原食物：哮喘患者不要吃疑为过敏原的食物，有的人对虾蟹过敏，就应该禁食，有的人喝牛奶就气喘，也应该忌食，对可能诱发哮喘发作的食物，俗称“发物”，性味过分寒、凉或刺激性过强的食物，均要忌之，如竹笋、苦瓜、绿豆芽及烟酒等。

不宜饱食：一方面，当人吃得太饱时，胃部充盈就会把横膈往上推，压迫肺部，而肺病患者原来已得不到足够的氧气，这样一来就会促使呼吸更困难；另一方面吃得过饱时，消化食物也需要大量的氧气，从而影响心脏、大脑等重要器官对氧气的正常需求，因此饮食上应注意以七分饱为宜。

（三）冠心病

冠心病全名为冠状动脉粥样硬化性心脏病，顾名思义就是我们的冠状动脉因为胆固醇和其他物质形成斑块的聚积，使冠状动脉狭窄或闭塞，导致向心脏供给的血液减少而引起的胸痛、心悸等症状。冠心病多发生在40岁以上的人群，但是因为现在很多人饮食不均衡、肥甘厚味进食过多，导致体内血压、血脂升高，冠心病越来越普遍。引起冠心病的危险因素有很多，如年龄、遗传因素、肥胖、不健康饮食、大量饮酒等，除了年龄和遗传因素是不可控的，其他的都可以通过我们改变生活方式和饮食习惯来预防。在中医看来，肥甘厚味在体内很容易化为湿邪，湿邪上犯，就能痹阻心脉，心气不舒，就会发生胸痛。大量饮酒，酒伤脾胃，脾胃的运化功能失常，饮食内聚成痰，上阻心脉，也会发生胸痛。

所以冠心病患者在日常中除了可以通过适度的运动锻炼来建立侧支循环缓解症状，更重要的是在饮食上控制。

1. 饮食选择

饮食上以低脂、低盐的食物为主，可以选择以下的食材。

海带：味咸，性寒，能散结消炎、祛脂降压，常吃能够预防心血管疾病。

薤白：味辛、苦，性温，能理气宽胸、通阳散结，对心胸疼痛有较好疗效。

银杏叶：味甘、苦、涩，性平，能化浊降脂，治疗高脂血症。

推荐食用西芹炒豆干（西芹有明显的降压作用，可减轻心脏负荷），做法如下。

准备西芹500克，豆干150克，葱段25克，胡萝卜1根，盐少许。先将西芹择段、清洗干净，焯水，豆干洗净后切成小段，胡萝卜洗净切片。然后将少量油加至锅中烧至八成熟，放入葱段爆炒后加入豆干，再加少许盐调味。豆干七成熟后加入西芹。炒熟即可出锅。

2. 饮食禁忌

冠心病患者在饮食上一定要远离这几样食物。

忌油腻：对冠心病患者来说，日常饮食一定要清淡。平时应多吃新鲜蔬菜，以及水果、黑木耳，或者是豆制品，还可适当吃一些瘦肉及鱼类，尽量少吃过于油腻或高脂肪的食物。日常生活中如果有条件，可以多喝绿豆汤、莲子汤、百合汤或者是菊花茶、荷叶茶等。

忌冷饮：对于冠心病患者的饮食，日常一定要注意禁食冷饮，因为在气温高时，血管处于扩张状态，一旦进食冷饮，大多数患者的肠道突遭刺激，会引起全身血管收缩，血压突然升高，容易诱发心绞痛、心肌梗死、脑出血。

忌吃糖：糖类即指碳水化合物，它是机体热能的主要来源，摄入过多可造成热量超标，在体内可转化生成脂肪，引起肥胖，并使血脂升高。因此，要严格控制碳水化合物摄入总量，尤其是控制食糖摄入量。研究证明，在碳水化合物升高血脂的作用中，果糖高于蔗糖，蔗糖高于淀粉。故提倡进食复合糖、控制精制糖。选用淀粉、糙米、玉米等植物纤维多的食物，少进食单糖，如蔗糖、果糖。

忌烟酒：吸烟者冠心病的发病率比不吸烟者高 3 倍。常饮烈性酒，可因酒精中毒导致心脏病和高脂血症。过多的乙醇还可使心脏耗氧量增多，加重冠心病。应戒烟、限酒，浓茶、辣椒等刺激性食物也应慎食。

忌暴饮暴食：患有严重冠心病的患者，应采取少量多餐的原则，切忌暴饮暴食，尤其晚餐也不宜吃得过饱。尽量多吃些容易消化的食物，同时要保持大便通畅。

忌脱水：一些中老年人没有定时喝水的习惯，等到渴了想喝时才喝，其实这已造成程度不同的“脱水”了。老年人平时要养成定时喝水的好习惯。老年人（特别是冠心病患者）的血黏度都有所增高，脱水导致血液浓度进一步升高，达到一定程度会出现血凝倾向，导致缺血或心脑血管堵塞，严重时可引起心肌梗死或脑卒中。建议睡前半小时，或者是半夜醒来及清晨起床后最好喝一些开水。

（四）慢性胃炎

慢性胃炎大多是因为感染幽门螺杆菌后胃黏膜受损而出现的炎症反应。临床表现为上腹部不适、疼痛、饱胀、恶心、呕吐、黑便等，虽然多为消化不良症状，但若不注重保养，会因为长期重度异型增生演变为癌。在中医里胃与脾共居中焦，互为表里，一降一升，故脾病多及胃，胃病多涉脾。当饮食生冷、饥饱无常、饮酒无节、嗜食辛辣肥甘，都会使脾胃内生湿热或脾胃受损，导致脾胃气郁、失于和降、不通则痛，或脾胃虚弱、无气血供养、不荣则痛。

1. 饮食选择

慢性胃炎往往需要长期的调养。饮食习惯的不规律、进食过快、暴饮暴食、刺激性饮食、偏嗜咸味、进食生冷食物、进食过烫食物、进食不易消化食物、长期大量饮酒都会诱发慢性胃炎。所以我们的饮食要多样化，避免偏食，注意补充多种营养物质，选择松软易消化的食物。

推荐食用西蓝花四宝蒸南瓜（西蓝花可以保护肠胃免受细菌侵袭），做法如下。

准备百合、白果、银耳各100克，枸杞子50克，南瓜200克，西蓝花200克。将上述原材料洗净后南瓜、西蓝花切块，银耳、百合切片，再将白果一起放入水中泡发。在锅中加入清水，水沸后放入全部材料，放入少量盐后再放入淀粉勾芡，即可食用。

2. 饮食禁忌

慢性胃炎患者在饮食上一定要远离这几样食物。

忌刺激性食物：包括胡椒粉、芥末、辣椒、生姜、大蒜等调味品，浓茶、咖啡、奶茶、碳酸饮料、酒，以及过凉、过热的饮食，以免刺激胃酸过度分泌损伤黏膜。另外，乙醇对胃肠道的损伤较大，长期、大量饮酒或酗酒，还可能诱发胃溃疡、胃穿孔等严重并发症，建议慢性胃炎患者戒酒。

忌不易消化的食物：炒黄豆、花生米、核桃仁、杏仁等坚果类，以及高粱、玉米面等粗粮相对不好消化，可加重胃肠道消化负担或引起腹胀不适等症状。

忌重口味食物：主要包括高盐、高糖、高油、烧烤等烹饪方式，或在食物中添加过多的酱油、味精等调味品，都会使饮食口味加重，也不利于胃肠道消化吸收，还可能损伤胃黏膜。

忌不洁饮食：需注意饮食卫生，避免进食不洁、变质的食物。此类食物容易被细菌污染，食用后可导致腹痛、腹泻等症状，甚至可能导致食物中毒。

饮食不规律：尤其是不吃早餐，胃排空后分泌的胃酸无法消耗，会刺激胃黏膜而加重腹痛感，还可能引起暴饮暴食，加重胃肠道消化负担。三餐按时吃饭，能避免胃排空后产生饥饿感诱导的暴饮暴食（图6-3-4）。

（五）体虚进补

用食物来进补身体有很多的好处，但所有的事情都必须遵照一定的法度，逾越它就可能达不到原来的目的。尤其是现代人生活节奏比较快，这个态度也被人们用到养生上，很多人听说食补好处多，就吃一些膏粱厚味、肥腻荤腥，再不就是买一大堆保健品，恨不得一下就把身体补好。其实，这些

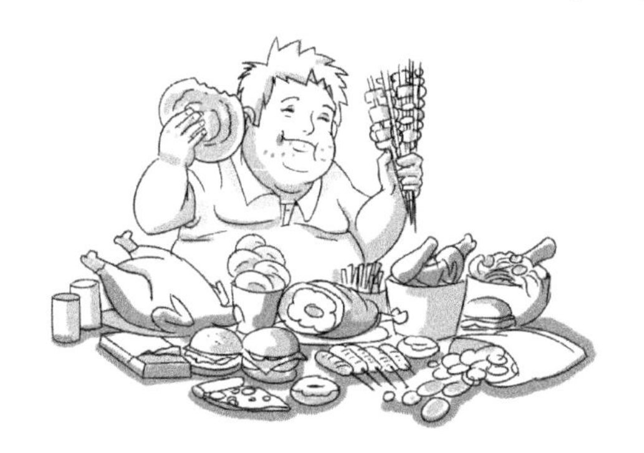

图 6-3-4　暴饮暴食

进补的方法都是不科学的，不仅对身体没好处，还会伤害身体。民间谚语就说："进补如用兵，乱补会伤身。"进补就跟用兵一样，要用得巧、用得准才能击溃敌人，否则反而给对方以可乘之机。下面我们就澄清一下进补的几个误区。

1. 胡乱进补

并不是每个人都需要进补，所以在决定进补之前我们应该先了解一下自己属于何种体质，到底需不需要进补。需要进补的话，究竟是哪个脏腑有虚证。这样才能做到有的放矢，真正起到进补的作用，否则不仅浪费钱财，还会扰乱机体的平衡状态而导致疾病。

2. 补药越贵越好

中医认为，药物只要运用得当，大黄可以当补药；服药失准，人参也可为毒草，每种补药都有一定的对象和适应证，实用有效才是最好。

3. 进补多多益善

关于进补，"多吃补药，有病治病，无病强身"的观点很流行，其实不管多好的补药服用过量都会成为毒药，如过量服用参茸类补品，可引起腹胀、不思饮食等症状。

4. 过食滋腻厚味

食用过多肉类，就会在体内堆积过多的脂肪、胆固醇等，可能诱发心脑血管疾病。因此，冬令进补不要过食滋腻厚味，应以易于消化为准则，在适当食用肉类进补的同时，不要忽视蔬菜和水果。

5. 带病进补

有人认为在患病的时候要加大进补的力度，其实在患有感冒、发热、咳

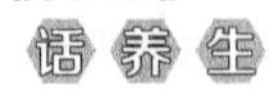

嗽等外感病证及急性病发作期时，要暂缓进补，否则，不光病情迟迟得不到改善，甚至有恶化的危险。

6. 以药代食

对于营养不足而致虚损的人来说，不能完全以补药代替食物，应追根溯源，增加营养，平衡膳食与进补适当结合，才能达到恢复健康的目的。

7. 盲目忌口

冬季服用滋补之药时，往往会有一些食物禁忌。但是，有的人在服用补药期间，为了怕犯忌，只吃白饭青菜，严格忌口，这是完全不可取的。盲目忌口会使人体摄入的营养失衡，适得其反，不仅达不到进补的效果，还可能导致其他疾病的发生。

第七章　运动养生

第一节　运动养生与导引

何为运动？《内经》中提到的运动与我们现在普通认知的运动有所不同，它是指受人脑的意识控制，在某种程度上忽视了人体脏腑的功能，如刚跑完步时不会特别饿，那是因为气血都流向四肢了。实际上，“运”指人体身躯里面的各内脏的运化功能和气血传导，这些不受人的意识控制；“动”指全身躯干或四肢肌肉的活动。所以，既要有“运”，又要有“动”。

一、运动养生

生命在于运动，自古以来人们便非常重视运动，深知其对于养生的作用。三国时期的医家华佗曾告诉他的弟子吴普说：“人体欲得劳动，但不当使极耳。人身常动摇则谷气消，血脉流通，病不生，譬犹户枢不朽是也。”并将五禽戏传授于吴普，史书记载吴普最终年九十余，仍然齿牙完坚，耳目聪明。

适宜的运动不但可以养生保健，使人长寿，而且在《素问·异法方宜论》中肯定了它是中医祛病疗疾的五术之一，其他四术分别为九针、灸焫、砭石、毒药。在另一部中医著作《诸病源候论》中，涉及治疗的方法主要是运动或者导引之法。《庄子·刻意》中记载：“吹呴呼吸，吐故纳新，熊经鸟伸，为寿而已矣。此道引之士，养形之人，彭祖寿考者之所好也。”晋代李颐为此篇做注的时候提炼出导引之法的本质特点：“导气令和，引体（形）令柔”。可见对健康有益的运动至少涉及两个层面：一个是气；另一个是体（形）。

（一）气

在此又不得不提到气，中国古代哲学关于气的基本概念：气是一种极其细微的物质，是构成世界万事万物的物质本源，也是构成人体和维持人体生命活动的基本物质之一。气的运动是生命活动的根本，气化（气的运动变化）是生命活动的基本形式。自然界天地之气的变化、精气血津液等生命物质的新陈代谢及相应的信息与能量转化、生长壮老已的生命过程等，都是气运动变化的体现。人体的气，是不断运动着的具有很强活力的精微物质。它运行于全身各脏腑、经络等组织器官，无处不在，时刻推动和激发着人体各脏腑组织器官的生理功能及其活动。气的运动，称作“气机”。气的运动形式，虽然各种各样，但是在理论上可以将它们归纳为升、降、出、入四种基本运动形式。人体的脏腑经络等组织器官，都是人体气的升降出入的场所。气的升降出入运动，不仅激发和推动了人体的各种生理活动，而且只有在脏腑、经络等组织器官的生理活动中，才能得到具体的体现。例如，肺的呼吸功能，体现着呼气是出、吸气是入，宣发是升、肃降是降；脾胃和肠的消化功能，以脾主升清、胃主降浊来概括整个机体对饮食物的消化、吸收、输布和排泄过程；机体的水液代谢，是以肺的宣发肃降，脾胃的运化转输，肾的蒸腾气化和吸清排浊，来概括人体水液代谢的全过程。所以，机体的各种生理活动，实质上都是气的升降出入的具体表现。气的运动变化停止，则意味着生命的终止。

简而言之，运动就是气要先运起来，再进行形体的动。如果没有气之运，只是单纯的形体之动，那么这样只能称之为动运，因为气是被动的。中医认为生命的构成可分为形、气、神 3 个层面，而这 3 个层面的层级也依次越来越高，神为气之主，而气又是形之帅。试想如果我们在运动过程中感受不到气的存在，那么肢体的动作仅仅是触及生命的最低层面，虽然这样也能起到锻炼的作用，但其对生命健康的作用是有限的或效益不高。如果我们在运动时，能主动地去感受气，去感受身体与周围的大气融为一体，那这样的运动就能真正用气带动形体，最终达到形气合一，达到气机调畅、形体柔和的效果。这也是为什么传统的运动或导引相对都比较松静缓慢，只有松静缓慢了，才能够感受到气，气先运起来，这样的动就是整体的、形气合一的。所以在这样的运动过程中，身体会发生诸多变化，我们至少能清晰感受到身体局部的麻胀（气的推动与调控作用）、冷暖（气的温煦与凉润作用），以及打嗝或者排气等（气的升降作用），其体验深度也会随着时间的积累逐渐深入，让我们可以推己及人，对他人及环境的气也有相应的体验。

（二）《内经》的运动观

《内经》认为，气的运动的方式是“升、降、出、入”。物质世界中的所有事物，都离不开“升、降、出、入”运动，可以说都是在“升、降、出、入”的运动之中生生化化的。

1. 恒动观

人体的“生、长、壮、老、已”，自然界的“生、长、化、收、藏”，都是“升、降、出、入”运动，且是生命存在的基本方式。无论升还是降，都是运动的不同形式，而升和降同时又是互为影响的，所以升降不止，运动不息。举个很简单的例子，地上的水蒸发为水蒸气，变为天上的云，然后天上的云又可以形成雨，降落到地面，这是天地阴阳之气的升降作用。同时“升、降、出、入”运动更是生命的保障，升降不息，生命不已，自然万物如此，人的生命更如此。只有永恒地运动，才有事物的发展变化，如《素问·六微旨大论》中说“成败倚伏生乎动，动而不已，则变作矣”，这说明，事物生死成败的关键在于运动，不断地运动就会不停地发生变化。这也更好地说明了我们平常生活中所提到的“没事多运动”。

2. 运动要适度

《素问·经脉别论》中提出“春夏秋冬，四时阴阳，生病起于过用，此为常也”。能让人体气血调和，气机通畅，脏腑功能活动旺盛的运动可以保持身心健康，从而达到养生、防病、治病的目的。“形劳而不倦”是合理运动的标准。

记得有这样一个例子，一位年轻小伙子练出一身如施瓦辛格般的肌肉块，但诊断其脉象，右关脉沉软，这是脾虚之象。根基不牢固而强制性地撑起大厦，中气已伤而徒饰外表。一旦中气再损，将会产生病变。《内经》有“五劳所伤：久视伤血，久卧伤气，久坐伤肉，久立伤骨，久行伤筋”的记载，过度运动反倒会耗伤阳气。又因阳气为生命之根本，过度耗伤阳气，便是耗损生命。《内经》中提到“阳者，卫外而为固也”，人体抵抗疾病的能力依靠的是阳气，因而过度运动耗伤阳气导致阳虚，阴阳失衡容易导致人体发生疾病。全球瞩目的奥运会的一些运动项目，我们作为观众认为运动员身体非常健康，但运动员为了获得胜利，不得不透支身体去争取金牌，因此，他们多伤病满身，甚至是难以长寿。从中医的角度来看，这就是属于过度耗损肾精，勇而劳甚，汗出淋漓，如果再次感受邪气，最容易使邪气深入。从

养生的角度看奥运会中的马拉松或铁人项目或举重等最耗损阳气，阳损伤到一定程度会进一步耗伤阴，最终阴阳两伤。《素问·举痛论》中提到“百病生于气也”，当气机失调，百病便生也正是这个道理。

相对应的运动太少，导致人体之阳气不升，容易使人的元气（人体中最基本的气，属先天之气，来源于父母，为先天之精所化生，藏于肾，依靠后天之气的滋养和补充）不足，从而让气的固摄、推动、气化、防御等功能减退，导致气虚，出现气短、神疲乏力、少气懒言、头晕目眩等症状，且容易多发慢性病。因此在中医养生中，主张运动要适度，以微汗为好，而不主张大汗淋漓和无汗。适宜的运动最养生，让阳气升发的同时而不耗伤，周身的气血运行稍微加快，脏腑功能趋向于平衡，即是达到最好的效果。其运动时尽量满足以下3点。

（1）尽量选择风景秀丽、空气清新的运动场所。

（2）运动时汗出，此时阳气自内向外透出，带动汗液排泄。阳气浮于外表而内部的阳气虚弱，因此不要喝冷饮。否则容易导致排汗不畅，甚至是寒邪入里。

（3）运动要适度也指不同的人需要选取适合自己的运动方式。生命在于运动，动一动属于好事。但具体要做多大的运动量，应当因人而异。年轻人的阳气旺盛，运动量稍微大些也无妨；中老年人阳气已虚，体力等身体各方面均弱于年轻人，其运动量必要低于年轻人，以运动结束后身体轻健、精神良好为度。孙思邈说道：“养性之道，常欲小劳，但莫大疲及强所不能堪耳。”这个观点不仅适合中老年人，而且也适合于大病康复之人，此时正气尚虚，正处于恢复期，故运动必然需要适量，同时也需要选择适合于自己的运动方式。但是实际生活中，总有部分老年人不服老，非要去选择年轻人的运动方式，从中医养生的角度来说，这便是违反自然，其结果只会是事与愿违。所以，运动特别强调要适度、适宜。

3. 动静结合

《内经》中提到精神和形体的整体调摄，强调形神共养，动以养形，静以养神。要做到“形与神俱，而尽终其天年”（《素问·上古天真论》），只有动静结合才能达到此效果。“动以养形”是说通过运动来增强体质、健美形体；“静以养神”是指保持心情的舒畅、宁静，以达到脏腑功能协调、人体精神健旺。

前面提到气的运动变化，自然万物产生于气，但是气不会直接产生任何事物，由于阴阳二气的相互作用，才产生世间万物。阴阳是自然界的法则和规律，是事物发生、发展和变化的内在动力，是世界万物运动变化的纲领和根本。阴阳学说中阴阳对立便提到，宇宙间很多事物和现象都存在对立相反的方面，动与静便是其中之一。动与静之间是无法分割的，动是绝对的，静是相对的，在绝对的运动中包含相对的静止，在相对的静止中又蕴伏着绝对的运动。这也与阴阳互藏内容中的阳中蕴含有阴、阴中蕴含有阳相呼应。这相对的动静在人体的生理体现上就是阴精与阳气的功能表现，阴精主静，阳气主动。在生活中，睡觉为静，醒来为动；坐卧为静，跑跳为动……清代张培仁在《妙香室丛话》说："静之义有二，一则身不过劳，一则心不轻动。"所以说，并不是只有一动不动才能称之为静，只要没有超过一定的限度，然后在一定的对比条件下，即可称为静。中医养生倡导生命需要运动，并提出"小劳之术"。动以养形是以推拿、导引、调气等传统养生方法和各种运动的方式，让津液流通、气血调和、气机顺畅从而达到百病不生的目的。形体适宜静养，反对形体过度劳累，但是同时也反对一动不动的极端静，因此强调运动适度即可为静。静宜养神，强调"静则神藏，躁则消亡"。总之，动与静必须结合起来且适度适宜，不能出现单方面的太过或者不及。中医学认为人体生命活动的主宰是神。《内经》中有较为完整的理论体系，其中认为神明的产生分属于五脏，总统于心，"得神者昌，失神者亡"，精神活动失调是发病的内在依据。我们平日里所说的练习琴棋书画等一系列陶冶情操的活动也正是动静结合的最好体现。再比如偶尔失眠时，通过一分钟气功的练习，调节呼吸，收敛精神，就能很快入睡，这也是静以神安的体现。

动为健、静为康，动以养形、静以养神，柔动生精、精中生气、气中生精，这些是相辅相成的。如果能将劳和逸、动和静、紧张和松弛这些看似矛盾实则统一的关系处理得当，则有利于养生。

4. 四时有别

《灵枢·本神》中提到："智者之养生也，必顺四时而适寒暑，和喜怒而安居处，节阴阳而调刚柔。"人和天地相对应，所以要在不同的季节、不同的气候条件下进行不同的运动，以此顺应自然之中阳气升降浮沉的规律。

夏天是运动的最好时节。夏天阳气在外，毛孔打开，做些汗出淋漓的适量的运动也不要紧。秋冬时节，阳气潜藏，如果在秋冬季节做大量的运动便是逆反四时规律。但冬天并非不能运动，晴朗的日子去公园晒晒太阳，散散步，打打太极、八段锦等健身气功，做做瑜伽，使全身的汗微出，即是适宜的运动。在上面我们提到了奥运会，在这又要提及冬季奥运会，参加冬季奥运会的运动员需要克服严寒坚持训练，并在冰天雪地下取得一番成绩。但是从中医的角度来说，冬季阳气被收藏入里，我们应当静以养阳，剧烈运动会耗损阳气。还有就是被现代人所熟知的冬泳，大部分人会认为冬泳有益于身体健康，但从中医来看，冬天寒冷，我们进入冰冷的水里，即有寒邪刺激机体，身体内藏的阳气会外浮出来以抵御寒冷，表面上可以提高机体的抗寒能力，有助于预防感冒，但阳气外泄，同时冬天内藏的阳气又为肾根，肾根逐渐消散，久而久之，将导致大病、重病。当然有少部分人与此相悖，因为人的体质不同，偏阳盛的人往往不怕冷，对于这类人，我们不能效仿。总的来说就是春生夏长、秋收冬藏，在对应的季节做相适应的运动，即可达到养生的效果。

二、导引

“导”指“导气”，导气令和；“引”指“引体”，引体令柔。可见，导引是我国古代的呼吸运动（导）与肢体运动（引）相结合的一种养生术，也是气功中的动功之一，与我们如今熟知的保健体操相类似。几种常见的导引术有太极拳、八段锦、五禽戏、六字诀……

导引术原为古代的一种养生术，早在春秋战国时期就已非常流行，在当时被神仙家与医家所重视。后为道教承袭作为修炼方法之一，并使之更为精密，使“真气”按照一定的循行途径和次序进行周流。道教将其继承发展，以导引为炼身的重要方法，认为它有调节营卫、消化水谷、除祛风邪、补益气血、治疗百病以至延年益寿的功效。导引术是引动肢体做俯仰屈伸运动（常和行气、按摩等相配合）以锻炼形体的一种养生术（图 7-1-1），与如今的柔软体操及气功相近似，属气功中之动功。人体应该适当运动，通过运动，可以帮助消化，通利关节，促进血液循环，疏经通络，达到祛病延年的目的。相信有人听说或学练过“导引”“导引养生功”“导引养生法”“导引按跷”。

《内经》中认为医术可分为三个境界，上为按跷导引、中为针灸砭石、下为汤药，医者三境界中又有“上医治未病，中医治病初，下医治病重”，即可看出导引之术有治未病、养生保健的功能，通过日常的运动就将疾病消灭在萌芽当中。现在随着亚健康人群数量的增加，人们越来越重视养生、治未病，坚持练习导引术便是很好的选择。中医导引术除了养生、治未病，还

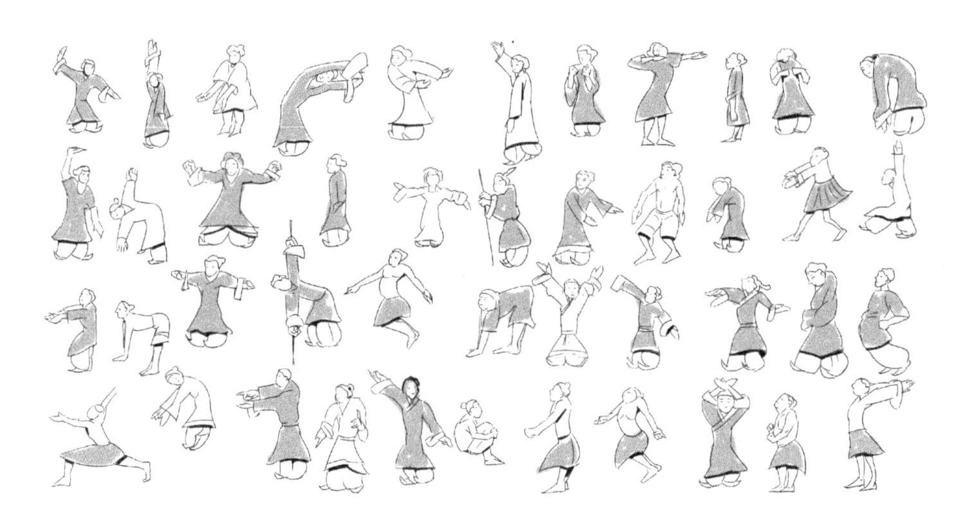

图 7-1-1　导引术

具有防衰老、智力开发、调节心理健康等作用，深受现代人的青睐，也是唯一不消耗社会资源的自然疗法。

大家一定也发现了，谈到导引，不得不提到气功，“气功”与“导引”这两个名称的体系，确实有着诸多相似之处，如它们都要求柔和缓慢的形体动作、细匀深长的腹式呼吸、绵绵若存的意守要求，而且，尤其重视三者之间的协调配合，来达到身心并练、内外兼修的目的，从而为健康延年服务。实际上，导引即包含气功。古时，导引比气功的概念范围更大。在我国古代，只有导引这个养生术语。导引不仅是这类功法的总称，它还包括了引体（伸展身体）和导气/行气（呼吸运动）。

早在《素问·上古天真论》中就明确指出：“余闻上古有真人者，提挈天地，把握阴阳，呼吸精气，独立守神，肌肉若一，故能寿敝天地，无有终时，此其道生。”其中“呼吸精气”相当于吐纳调息，“独立守神”相当于意守调心，“肌肉若一”相当于调整身体姿势动作趋于协调统一，这三者可谓身心合一。而“提挈天地，把握阴阳”，则相当于天人合一。《内经》中总结了导引、行气、咽气、服气、移精变气、按跷等诸多气功疗法，尤其“导引”一词，出现十余处。如在《灵枢·病传》中，黄帝开篇即指出“余受九针于夫子，而私览于诸方，或有导引、行气、跷摩、灸熨、刺焫、饮药之一者，可独守耶，将尽行之乎？”其中导引、行气即为古代气功的内容。

这些均为丰富多彩的古代气功疗法，同时也不难看出导引术在中医学中有着不可或缺的重要地位。

第二节　八段锦

在中医养生中，把导引按跷放在极为重要的位置，也正符合了中医认为的上医“不治已病治未病”的理念，通过日常的导引按跷就把疾病消灭在萌芽当中。八段锦作为中国古代导引术动静相结合的典范，在中国古代养生史与导引发展史上占有重要地位，明清时期多种医学和养生著作，均以不同名称刊载了八段锦，八段锦之名流传甚广，影响深远。同时八段锦又是传统医学中导引按跷中绚丽多彩之瑰宝，它是一套独立而完整的健身功法，古人把这套动作比喻为“锦”，意为五颜六色，美而华贵！“锦”字体现了其动作舒展优美，视其为“祛病健身，效果极好；编排精致，动作完美”。除此之外，“锦”字还可理解为单个导引术式的汇集，如丝锦那样连绵不断，是一套完整的健身方法。现代的八段锦在内容与名称上与古代的均有所改变。此功法分为八段，每段一个动作，故名为“八段锦”，练习无须器械，不受场地局限，简单易学，节省时间，作用极其显著，效果适合于男女老少，可使瘦者健壮、胖者减肥。

一、八段锦的发展历程

关于八段锦的起源，有传说认为八段锦是由岳飞见当时宋朝兵将远离家乡八千里，士气低落，为了提高士气、加强体能，于是命令一位姓牛的将军拟定一套功夫，用于集体操练。也有传说八段锦是由唐代的钟离权创造的，这些说法并不十分可信。但毫无疑问的是八段锦历史悠久，流传广泛，由于其简单易学，深受人民群众喜爱。至于它的起源，早在东晋许逊的《灵剑子》中就有记载其锻炼的方法。但是最早出现“八段锦”一词的是宋代洪迈所著作的《夷坚志》一书。所以绝大部分人会认为八段锦是在宋朝时编创的，这也是比较普遍的一种说法。但实际上，根据相关的史料记载，健身气功八段锦的起源可以追溯到远古时代。相传是在4000多年以前，中原大地上洪水泛滥，老百姓由于长期遭受雨水潮湿之害的缘故，很多人的筋骨已经萎缩而不健壮，气血瘀滞而不通畅。那时候，就有一位智者发明了一种“舞”来治疗这些疾病。慢慢地，这种神奇的舞蹈便逐渐演变成我们所称的导引术，现代所称的八段锦也作为其中之一。但直到今天，八段锦究竟为何人于何时所创，尚无定论。但大家要认同的是，八段锦是历代养生家和习练者共同研究、编创的成果，是众人智慧和劳动的结晶。

从最早的宋代文字记载开始，八段锦已有八百年历史，在明、清时期逐渐发展。在宋代之后经过道士的传播，八段锦得以发展和流传。明代冷谦的《修龄要旨》中记载比较详细。按照习练的体势可以将八段锦分成为坐式和立式两种。立式八段锦是由坐式八段锦发展而来的，在内容上减少了按摩和吞津等方法，在意念方面的要求也不如坐式八段锦高，但要注意的是它增强了运动的锻炼强度。所以不同年龄段的人可根据自身情况选择性的练习。

1. 坐式八段锦

坐式八段锦受道家思想影响较深，重点在于静养心神，主要以吐纳及自我按摩相结合的方式为主，偏向于静养而且力度温和，动作幅度较小，偏于腰部以上的肢体运动。

2. 立式八段锦

立式八段锦是指以动作导引为主的肢体运动，立式重点在于“摇筋骨、动肢节”，动作幅度较大，对于全身肢体的协调运动有很大的作用。

八段锦发展于明清时期。众所周知，由于明朝和清朝早期的封建皇权统治的不断加深，社会较为稳定，经济繁荣，那时候印刷术大力发展，为许多著作及知识的传播提供了物质基础，当然八段锦作为其中之一也得到了广泛的流传。

八段锦在近现代蓬勃发展。新中国成立以后，党和政府高度重视民族传统体育的发展。1957 年，《八段锦》一书由唐豪与马凤阁编译出版，为人们学习八段锦提供了良好的理论基础，之后练习八段锦的人数逐年增加。同时随着时代的发展，百姓的生活水平和质量在不断提升，受教育的程度也在不断提高，大家对自己的身体状况也越来越关注，这也成为八段锦在现代快速发展的原因之一。

通过现代对八段锦功法的研究发现，除大家普遍了解的养生作用之外，还有以下积极作用。

（1）习练八段锦可以对老年人肠道有益菌群的生长、繁殖产生积极影响。

（2）习练八段锦能够改善负面情绪：习练者可以提高准确识别自己情绪的能力，表现出更强的情绪接受状态及更强的执行控制力，进而提升控制情绪的能力。

（3）习练八段锦还可调节人体的免疫功能并提高抗氧化的能力。

二、八段锦的健身功效

八段锦是基于中医传统理论，调理经络穴位的导引术。现在我们常说的八段锦是特指国家体育总局版八段锦，2003年由国家体育总局委托北京体育大学对立式八段锦整理改编的八段锦，称为“健身气功八段锦”，简称“国体版八段锦”，它是以中医经络学说为基础。经络是运行全身气血、联络脏腑肢节、沟通上下内外的通路。如果经络阻隔、气机不畅，则会导致人体津液凝滞而成痰饮、痰湿，若血行不利会导致血瘀，气机不畅会影响津液的输布，百病则由此而生。同时脏腑有病证的话，可以通过经络反映出来，所以疏通经络就能治脏腑之病，所谓《素问·举痛论》中所讲的“通则不痛，痛则不通”就是这个道理。八段锦每个动作根据经络循行走向及交汇的规律，突出体现“逢练必旋、逢功必绕”的特点，改善微循环，从而达到疏通经络的目的。

八段锦的每一个动作都有其独特的功效，下面将逐一进行讲解。

（一）预备式（图7-2-1）

预备式的呼吸建议采用自然呼吸法，这样有利于调节身体和后面练习时气血的运行。在练习预备式时，可以并步站立，然后重心移至右腿，左脚向左提起，再下落成开立步。上部可以两臂内旋，两掌分别向斜下两侧摆起，掌心向后，然后两腿微屈，同时两臂外旋向前合抱于腹前。

（二）第一式：两手托天理三焦（图7-2-2）

（1）动作要领

两臂外旋微下落，两掌五指分别在腹前交叉，掌心向上，目视前方。上动不停，两腿缓缓挺膝伸直，同时，两掌上托至胸前，随之两臂内旋向上托起，掌心向上，抬头，目视前方。两臂继续上托，肘关节伸直，目视双掌，随后下颏微收，头部保持中正，目视前方。身体重心缓缓下降，膝关节微屈，同时十指慢慢分开，两臂分别向身体两侧下落，两掌捧于腹前，掌心向上，目视前方。

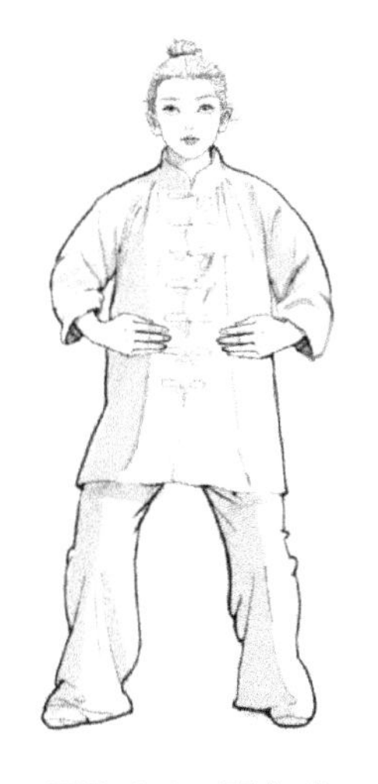

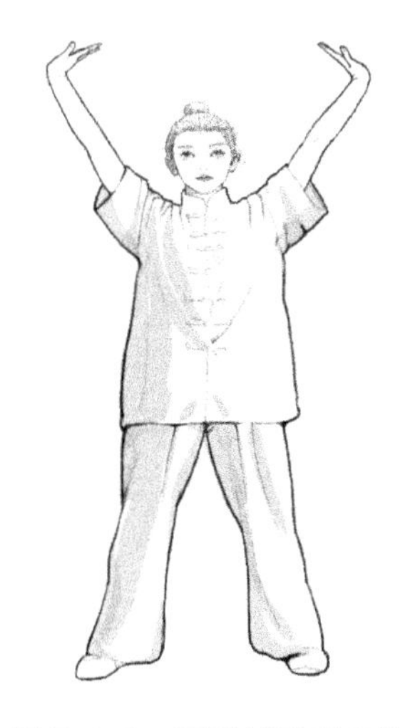

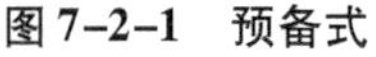

图 7-2-1　预备式　　　　图 7-2-2　两手托天理三焦

（2）健身功效

三焦，是指人体的上、中、下三焦，属于六腑之一，位于胸腹之间，其中胸膈以上为上焦，胸膈与脐之间为中焦，脐以下为下焦。人体三焦的主要生理功能是通行元气和运行津液。这一式为两手交叉上托，拔伸腰背，提拉胸腹，可以促使全身上下的气机畅通，津液布散，从而周身都得到元气和津液的滋养。由于该式是全身的屈伸活动，又随着深吸气，能够调养内脏器官，对腰背肌肉骨骼都有优良功效，有利于纠正肩内收和圆背等不良姿态。因此常常在计算机前学习和工作的这一类人群尤其可以习练八段锦。

（三）第二式：左右弯弓似射雕（图 7-2-3）

（1）动作要领

双脚保持自然放松开立与两肩同宽，身体的重心向右倾斜，左脚向左侧方迈出一步，两手臂缓慢上提至胸口前，掌心面向胸部；两膝逐渐弯曲，两腿膝关节不要超过脚尖，半蹲成马步姿态，右手成爪状，左手成八字掌，左臂并向左侧缓慢推出，并与双肩同高，眼睛看向左掌方向，左臂伸直时掌心面朝左方，想象自己正在拉弓射雕，左臂缓慢推出时，目光随着左手的运动而运动。左手收回两手均放于胸前，成掌状，膝盖伸直，手臂放下，左脚收回，恢复至初始状态。接下来右侧动作与左侧相同，方向相反。

（2）健身功效

这一姿势的关键在胸部，用中医角度来讲便是关键在上焦。这一节影响包含双手、双臂和胸腔内的心肺功能，扩胸运动和伸臂能够提高肩臂和胸肋部的肌肉，从而提升人体的血液循环系统功能，即增强运化血液的能力，可以进一步纠正不良姿态、调畅心情。这一式展肩扩胸，左右手如同拉弓射箭，招式优美；可以舒发胸气，消除胸闷；疏理肝气，治疗胁痛；同时消除肩背部的酸痛不适。对于那些长期伏案工作，压力较大的这一类人群，习练八段锦可以增加肺活量，充分吸氧，甚至是达到增强意志的效果。

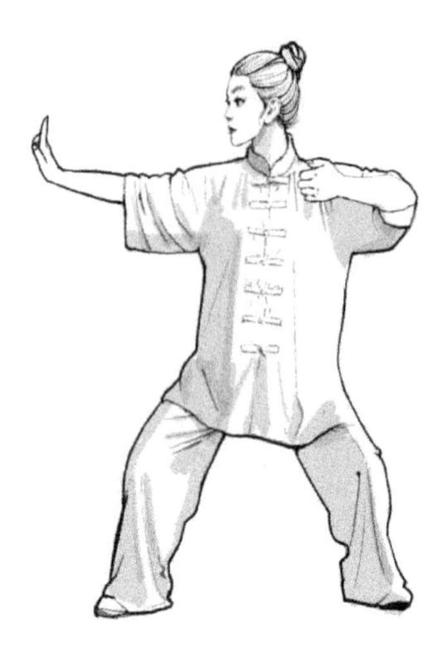

图 7–2–3　左右弯弓似射雕

（四）第三式：调理脾胃须单举（图 7–2–4）

（1）动作要领

首先呈立正姿势，然后两臂平屈于胸前，手心向下，指尖相对，目视前方。左手翻掌从左侧上举，五指并紧，左臂用力挺直，掌心向上并指尖向右；与此同时，右手的掌心向下，需用力下按并指尖向前。然后左手从左侧落下，掌心向下并指尖向前，用力下按；与此同时，右手翻掌从右侧上举，五指并紧，右臂用力挺直，掌心向上并指尖向左。在本节动作中，上举之臂应做到挺肩、直肘、屈腕和掌心向上并指尖向左（右）；下按之臂要做到沉肩、垂肘、坐腕和翘指。两手在上举和下按的过程中应当注意协调运动，以及注意舒展手指和凸出手心。另外，在做本节动作时，极易犯头颈歪斜和身型向一侧倾的毛病，应在习练中注意克服和纠正。

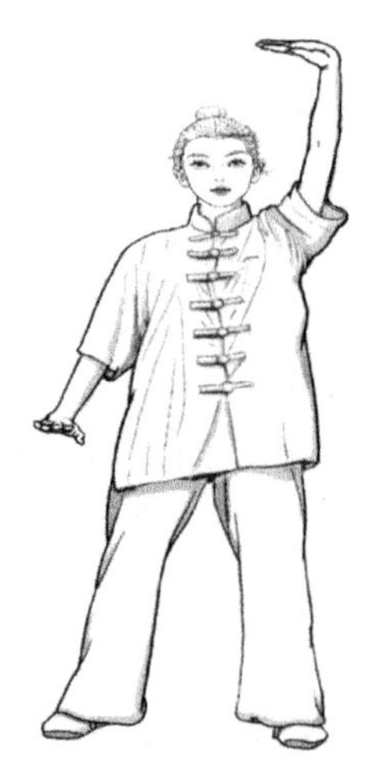

图 7–2–4　调理脾胃须单举

（2）健身功效

脾胃为人体的后天之本，气血生化的源泉。在中医上认为，脾气宜升，即脾主升发清气；胃气和降，即胃主消降浊气。这一式中，左右上肢松紧协调配合地上下对拉举按，能够达到牵拉腹腔的效果，对脾胃甚至是肝胆都能起到很好的按摩作用，并辅助它们调节气机，有助于脾胃的消化吸收，增强营养。该式的动作还很好地锻炼到了胸腹肌群和体内脏腑的平滑肌，使胃肠蠕动和消化吸收作用获得提高，久练有利于预防胃肠病。正因为体内的清气上升和浊气下降，所以在习练本节动作的时候，常有嗝气、矢气发生。

（五）第四式：五劳七伤往后瞧（图 7-2-5）

（1）动作要领

双脚保持自然放松开立与两肩同宽，手臂伸直放于身体两侧，掌心面向身体后方指尖向下，下按呈撑掌式；头部和颈部缓慢向左后方转，两手臂缓慢外旋，两肩向后张开，眼睛看向左斜后方，保持此动作；大约 10 秒后，头部和颈部缓慢转回，两臂收回至髋关节旁，指尖向前，掌心面朝下，眼睛看向前方；再向右侧拧转，与左侧动作相同；双手下落恢复至初始状态。另外，还需特别注意，在头部向后瞧时，两肩不要跟着向身后扭摆晃动。

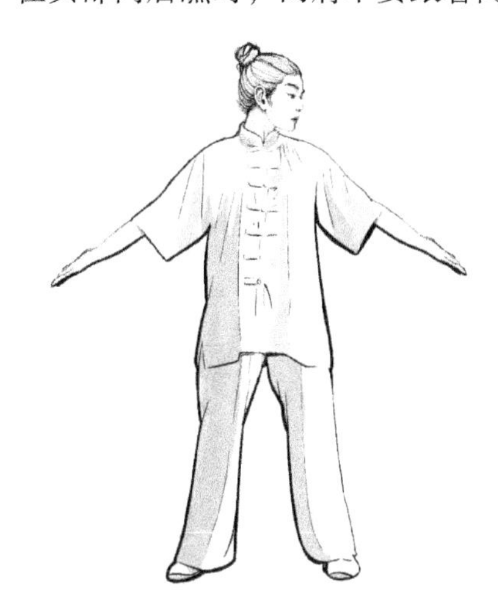

图 7-2-5　五劳七伤往后瞧

（2）健身功效

《素问 · 宣明五气》中提到“五劳所伤：久视伤血，久卧伤气，久坐伤肉，久立伤骨，久行伤筋”，五劳，是指心、肝、脾、肺、肾五脏的劳损；七伤，是喜、怒、忧、思、悲、恐、惊的七情伤害。五劳七伤，就跟现代所说的亚健康相似；长期的劳顿，没有得到及时的休养生息，终究会造成损伤的累积。这一式中，转头扭臂，调整大脑与脏腑联络的交通要道——颈椎，头部运动对活跃头部血液循环系统、提高颈肌活动有较显著的功效，有利于防止和治疗颈椎病，维持颈肌正常的功能，改善高血压和动脉硬化患者的血管弹性，降低眩晕发作的概率。同时挺胸可以刺激胸腺，从而改善了大脑对脏腑的调节能力，并增强了自身免疫和体质，促进自身的调节作用，消除亚健康。

（六）第五式：摇头摆尾去心火（图 7–2–6）

（1）动作要领

缓慢屈膝半蹲成马步，两掌扶于膝盖上方，目视前方。身体重心右移，上体向右倾，随之俯身，眼睛看右脚。随之，身体重心左移，上体由右向前、向左旋，这时颈部、尾椎有对拉伸长的感觉。头向后摇，髋关节向前旋绕，头和髋旋绕的方向相反。然后，恢复到开始时的姿势，随后再做另一侧。在做摇头摆尾之前，需要等下盘的马步站稳立固用上了劲之后再进行，需要保持重心的稳定。并且摇头摆尾是俯身而做的，要防止身形后仰的毛病产生。还应特别注意，血压不稳和体弱者，要把动作的速度放慢，做得尽量柔和些，以防眩晕的发生。

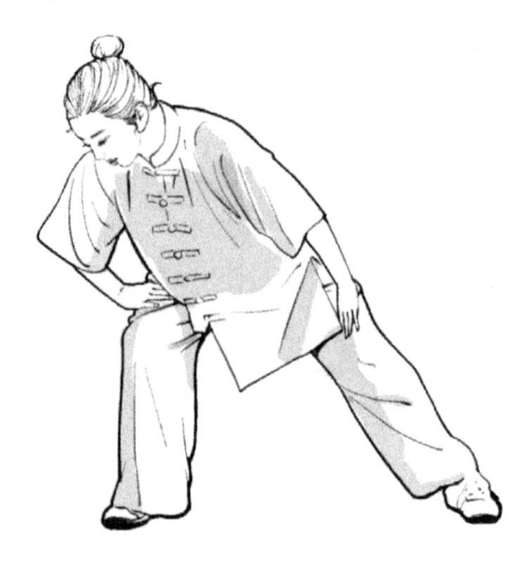

图 7–2–6　摇头摆尾去心火

（2）健身功效

心火者，思虑过度，内火旺盛。欲要降心火，须得肾水，心肾相交，水火既济。在这一式中，上身前俯，尾闾摆动，使得心火下降，肾水上升，从而消除心烦、口疮、口臭、失眠多梦、小便热赤、便秘等证候。并且这一式调动全身，对人体全身都有优良功效。摇头摆尾，转动人体，还可释放精神压力，提升人体全身内脏以及各系统功能，从而增强抵抗力。

（七）第六式：两手攀足固肾腰（图 7–2–7）

（1）动作要领

保持自然站立，手臂放于身体两侧，手臂向前向上举起，抬举至头顶并伸直，掌心相对；屈肘，两掌掌心向下按至于胸前，眼看前方；随后双臂外旋，掌心向上掌指顺着腋下向后插，眼睛看着前方；两手掌心贴着脊柱向下至臀部；随后上半身前俯向前弯腰，掌心经双腿碰到脚面，然后将头抬起，眼睛向上看；将头低下，身体缓慢升起，两手沿着双腿缓慢轻抚上移，移至腰部时托住腰部身体回正，将手臂放于身体两侧。注意在上身前俯和后仰时，不要直身而动，应像蛇似的，使脊椎骨一节一节地卷屈和展开，这样做，不但起到了固肾腰的作用，而且颈椎、胸椎和腰椎都得到了锻炼，从而整个脊椎的伸缩性和灵活性都提高了。为了避免头部的血流量起伏波动太猛烈，从而引起头晕恶心等不良反应，故动作的速度要适当慢些。

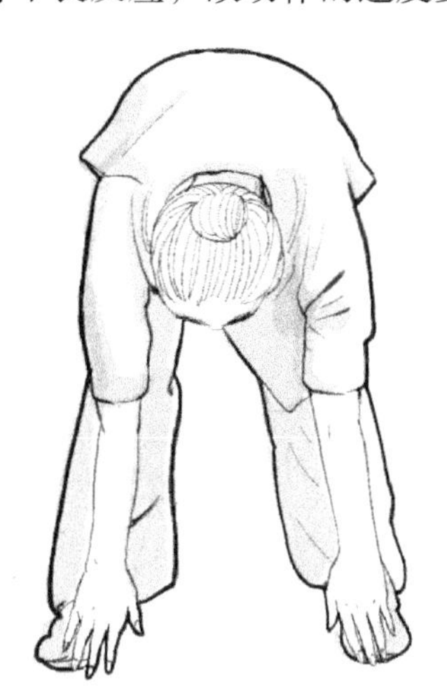

图 7–2–7　两手攀足固肾腰

（2）健身功效

这一式中既有前俯，又有后仰，可充足屈伸腰背肌肉，另外双臂也尽可能往下屈伸，坚持不懈地练习双手攀足可让腰椎间盘拓宽，使腰部各组织和人体内脏，尤其是肾脏功能等获得提高，既有利于预防普遍的腰肌劳损等病，又能增强全身功能。由于双手按摩腰背下肢后方，所触及的地方为督脉和足太阳膀胱经所过，当督脉和膀胱经得到拉伸牵扯，对生殖系统、泌尿系统及腰背部的肌肉都有调理作用。

（八）第七式：攥拳怒目增气力（图 7-2-8）

（1）动作要领

紧接两手攀足固肾腰式。身体重心右移；左脚向左开步，两腿徐缓屈膝下蹲成马步，同时，两手握固，收至腰间，拳眼朝上，目视前方。上动不停，左拳缓慢向前冲出，与肩同高，肘关节微屈，拳眼朝上，当肘关节离开肋部时，拳越握越紧，眼睛注视左拳并逐渐睁大。同时，脚趾抓地，目视左拳。上动不停，向右转腰顺肩，同时，左臂内旋，左拳变掌前伸，掌心朝外，掌指朝前，目视左掌。上动不停，左掌指向下、向右、向上、向左、再向下依次旋腕一周，随之握固，拳心朝上。同时，脚趾抓地，眼睛睁圆，目注掌动。上动不停，左拳回收，随屈肘收至腰间，拳眼朝上；同时，脚趾放松；眼睛放松，目视前方。注意整体动作要在马步蹲稳之后进行，先敛神聚气于小腹的下丹田，入静片刻，当下丹田有充实感后，用意想着把丹田的气力运往双手，紧接着怒目挥拳，并要配合短促有力地呼气。做此动作要体现出排山倒海雄健的意境。这样做，有鼓荡气血、通经活络的生理效应，故而

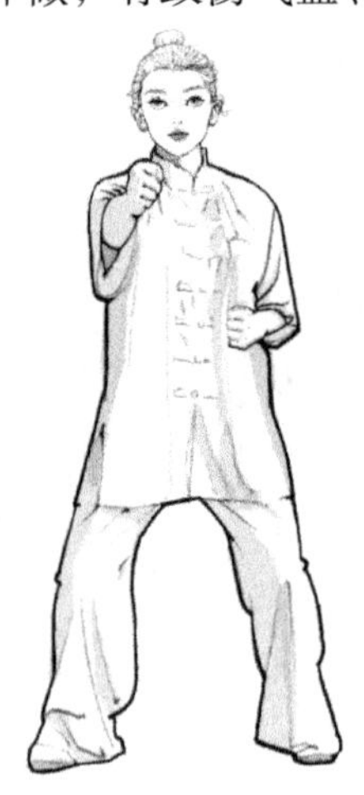

图 7-2-8　攥拳怒目增气力

做完本节动作后，全身温热有微汗。

（2）健身功效

中医认为，肝在体合筋，开窍于目。这一式马步冲拳、怒目瞪眼，均可刺激肝经系统，使肝血充盈，肝气疏泄，经脉得以涵养，从而筋骨强健。久练攥拳，则气力倍增。攥拳怒目一则养血、二则疏肝，这对那些长期静坐卧床少动、气血多有瘀滞的人群，尤为适宜。并且该动作锻炼数十下之后，人会感觉全身气血流通，筋骨壮满有力，双目炯炯有神，面色红润，信心倍增！倦怠、萎靡、消极的情绪一扫而空。

（九）第八式：背后七颠百病消（图7–2–9）

（1）动作要领

两脚并排站立，两脚脚跟向上提起，头向上顶，手臂放于身体的两侧；手臂下落同时脚跟下落，轻震地面，眼睛看向前方。它虽动作简单，但也要认真去做，才能发挥其应有的功效。

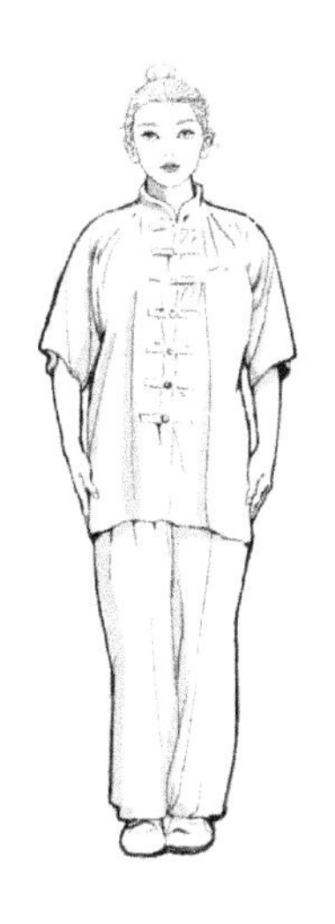

图7–2–9　背后七颠百病消

（2）健身功效

这一式动作简单，颠足而立，拔伸脊柱，下落振身，按摩五脏六腑。俗话说：百步走不如抖一抖。这一式下落振荡导致全身的抖动，十分舒服，不仅有利于消除百病，也正好可以作为整套功法的收式。

三、八段锦的功法特点

从中医角度看，近几年出现的新型冠状病毒感染属于中医“疫病”范畴，对于“疫病”的预防，提高自身的抗病能力是关键，而要提高机体的免疫能力，最重要的是养护好人的“正气”，正如《素问·刺法论》所言“正气存内，邪不可干”。而健身气功八段锦作为传统导引术之一，简单易学，且所受条件限制很少，练习者所获得的养生效果又十分理想，而且八段锦动作柔和缓慢，圆活连贯；松紧结合，动静相兼；神与形合，气寓其中。因此它是一种老少咸宜的锻炼方法。这也成为八段锦流传度颇广的原因。当然大家在习练时还需按照功法特点，这样才能使效果达到最佳。

（一）柔和缓慢，圆活连贯

柔和，是指习练时动作不僵不拘，轻松自如，舒展大方。缓慢，是指习练时身体重心平稳，虚实分明，轻飘徐缓。圆活，是指动作路线带有弧形，不起棱角，不直来直往，符合人体各关节自然弯曲的状态。它是以腰脊为轴带动四肢运动，上下相随，节节贯穿。连贯，是要求动作的虚实变化和姿势的转换衔接，无停顿断续之处。

柔和缓慢的运动能让生命机体充分放松，更好地发挥人体自身的调节功能，因而有利于机体的全面康复。八段锦导气引体、调畅气血的原理是通过对外在肢体躯干的屈伸俯仰和内部气机的升降开合，使全身筋脉得以牵拉舒展，经络得以畅通。《内经》明确记载“骨正筋柔、气血自流。筋长一寸、寿延十年”，即经络气血流畅是身体健康的重要基础。

（二）松紧结合，动静相兼

松，是指习练时肌肉、关节及中枢神经系统、内脏器官的放松。在意识的主动支配下，逐步达到呼吸柔和、心静体松，但同时要求松而不懈，保持正确的姿态，并将这种放松程度不断加深，贯穿动作的始终。紧，是指习练中适当用力，且缓慢进行，主要体现在前一动作的结束与下一动作的开始之前，即在动作衔接的一瞬间。动，就是在意念的引导下，动作轻灵活泼、节节贯穿、舒适自然。静，是指在动作的节分处做到沉稳。

松紧和动静的这种密切配合和频繁转换，有利于调节机体的阴阳协调能力，从而促使经气流通，滑利关节，活血化瘀，强筋壮骨。从现代运动科学的角度看，这是一种小负荷的运动应激。研究结果表明，练习八段锦对血压、心率、血糖、甲状腺功能等具有双向调节功能，从而增强了机体的适应能力和预防疾病的能力。

（三）神与形合，气寓其中

神与形合其中的神，是指人体的精神状态和正常的意识活动，以及在意识支配下的形体表现。神与形是相互联系、相互促进的整体，即“神为形之主，形乃神之宅”。气寓其中，是指通过精神的修养和形体的锻炼，促进了真气在体内的运行。

中国传统文化认为，人的生命是形、气、神的三位一体。《遵生八笺·清修妙论笺》说：“形者，生之舍也；气者，生之元也；神者，生之制也。”也就是说，人的形体是生命的依托和基础；气是充实生命的源泉，是联系形、神两者的纽带；而神则是生命最重要的主宰。八段锦通过收视返听、精神内守，而率先“将养其神”，强化“神”对生命的主宰功能和作用；进而以意念引动形体，全神贯注于形体运动之中，做到意动形随、形动气随。气寓其中，是人体生命活动的必然，故健身气功八段锦亦十分注重呼吸的运用。功法中有逆腹式呼吸、提肛呼吸等多种呼吸方法，主要目的是通过对呼吸方式的主动干预来刺激机体产生积极的健身效应。但需注意的是，功法锻炼无论运用何种呼吸方式，都应做到顺其自然，绝不可强吸硬呼，要随着动作的熟练和练功的深入，逐渐形成细、匀、深、长的腹式呼吸，继而进入不调而自调的状态。

总的来说就是八段锦简单易行，不拘于场地空间，随时随地，可以八式同时练完，也可以抽出其中一二式进行习练。或几分钟，或十几分钟。每日一两次，只要功夫深，铁杵磨成针。如能坚持不懈练习，定能锻炼出好身体，以达到延年益寿的目的。

第三节　太极拳

太极拳作为非物质文化遗产，是以中国传统儒家、道家哲学中的太极、阴阳辨证理念为核心思想，集颐养性情、强身健体、技击对抗等多种功能为一体，结合易学的阴阳五行之变化、中医经络学、古代的导引术和吐纳术形成的一种内外兼修、柔和、缓慢、轻灵、刚柔相济的中国传统拳术。与其他导引术不同的是，太极拳最初是以技击对抗为主要内容，传统太极拳的套路、功法、推手、散手等练习内容都是为了攻防技击这个主体服务的，演练传统太极拳时，特别强调“无人若有人”，每一招每一式都有规范，“差之毫厘，谬以千里”，必须做到“无过不及”，手臂的正旋、反旋、顺逆互变，以及足的步法、手的位置、手指手心的方向都要注意保持最佳的攻防技击效果。作为一种文化体育活动，太极拳既可以锻炼身体，又能够陶冶情操。太极拳不仅具有很好的健身效果，而且还具有一定的观赏性。太极拳的运动特点：中正安舒、轻灵圆活、松柔慢匀、开合有序、刚柔相济，动如“行云流水，连绵不断”。这种运动既自然又高雅，可亲身体会到音乐的韵律、哲学的内涵、美的造型、诗的意境。

一、太极拳的发展历程

太极拳作为中国武术中比较晚形成的一个流派，它借鉴了许多其他武术流派的理论和技术精华。所以从太极拳身上看到很多其他武术拳种的痕迹也是正常的。太极拳的理论基础是中国传统文化中的阴阳思想，而这种阴阳思想在古代很早以前就已经发展得很系统，如《内经》是早期最为系统地将阴阳思想与人体健康相结合的著作，被中医奉为经典。在《周易》中，对于阴阳、八卦的理论学说阐述得很透彻，我们在后来的太极拳理论中不难发现，处处都有对这些早期哲学、医学著作的借鉴、衍化和使用。

所以说太极拳的相关理论在很早以前就已经有了。从技术上来说，也不难在古代的导引术、养生术和武术中看到太极拳的影子。一个突出的例子就是马王堆导引图。这是1973年在长沙马王堆出土的文物，在一个帛片上生动记载了当时人们运动肢体锻炼的动作，栩栩如生。比较精妙的是，我们复原后的导引图惊奇地发现，其中很多动作和现代的太极拳动作相似，这种相似不仅有形似，还有神似的成分。

但是确有文字记载的太极拳发展的成形时期为明清时期，明洪武七年从山西洪洞迁至河南温县陈家沟（时名“常阳村”）的陈氏一族，精习武术。传八世到了明崇祯至清康熙年间时，第九世的陈王廷文武兼备。当时，经明代戚继光和程冲斗等著名武术家规范提倡的武术套路运动形式已经成为各家拳法传播的重要形式，并且出现了将导引和吐纳术渗入武术锻炼的趋势。连少林寺武僧也于此时开始兼习“易筋经”强身功法，出现了“始有内外交修之旨，身心两修之功”的少林拳体系。陈王廷顺应这一趋势，为了“教下些弟子儿孙，成龙成虎任方便"，于晚年着手创编拳架。据《陈氏拳械谱》，陈王廷所造拳架共7套，包括太极拳五路、长拳一百八势一路、炮捶一路。在陈王廷所造拳架中，有29势同于戚继光综合古今十六家拳法编成的《拳经》32势拳套。此外，在《陈氏拳械谱》中，还有"红拳""盘罗棒"等谱，以及"古刹登出少林寺"这样的词语，说明陈王廷是在总结民间和军队中流行拳法的基础上，取众家之长编创出太极拳早期拳架的。

到了明末清初，完整的太极拳概念的理论、技术架构开始出现了。清朝中叶，太极拳走完了它的幼稚期，进入了成熟期。这一时期的代表人物有陈氏十四世的陈长兴、陈有本，长兴之徒——永年人杨露禅，有本之徒——陈氏十五世陈清平，还有兼得杨露禅和陈清平之传的永年人武禹襄。在这期间，太极拳出现了突出健身功能的拳架、从太极拳实践中总结出的太极拳经典文论及太极拳走向社会化的趋势。在清代，太极拳出现第一次发展的高峰，这一时期的重要成果是几大主要太极拳流派的开始出现。一些太极拳家以深厚的武术素养和服务于社会的责任感，以及变革的巨大勇气，对太极拳推陈出新，在陈氏太极拳的基础上，相继诞生了杨式、武式、吴式、孙式太极拳。为后来太极拳的发展与繁荣奠定了坚实基础。现在国内外广泛流行的几个重要的太极拳流派都是从那时起逐渐衍化、发展起来的。

20世纪的上半叶，太极拳开始由局部地区、由家族走向社会。在这一时期，太极拳的研究工作也得到开展，一些有识之士积极倡导太极拳的学术化、科学化。其中比较有代表性的如史学家唐豪、徐哲东等，他们对太极拳的历史投入了大量精力进行研究论证。

新中国成立后，太极拳得到空前的发展。太极拳真正成了为大众服务的运动健身方法，并且大规模走向世界，使中华民族优秀文化为全世界所共享。20世纪50年代，对太极拳发展具有重大价值的事件就是24式简化太极拳的创编。当时国家体委运动司武术科组织多位太极拳专家，经过调研、讨论，在传统杨式太极拳的基础上，选取24个动作，进行科学编排，创立24式简化太极拳。这是太极拳适应时代发展的一个重大举措。24式简化太极拳问世的重要意义在其后的太极拳发展中越来越显著。据保守估计，24式简化太极拳推出后，已有100多个国家的十几亿人习练过。

如今，太极拳已经成为具有广泛影响和吸引人广泛参与的世界性的健身运动。就其参与人数之多和影响之大来说，有国际文化专家称之为"世界第一健身品牌"。

二、太极拳八法五步

太极拳流派分支众多，为了便于在广大群众中推广太极拳，国家体育部门已经推出了多个版本的“简化太极拳”。太极拳“八法五步”是国家体育总局为了更好地宣传、推广、普及太极拳运动，弘扬中国优秀传统文化，本着科学化、规范化、简易化的原则，由国家体育总局武术运动管理中心组织专家创编的一个简单易学的太极拳入门套路，是在各式太极拳的基础上，将太极拳中共性的、核心的“八法五步”技术内容进行了整理规范，即围绕着太极拳“掤、捋、挤、按、採、挒、肘、靠”八种劲法，结合“进、退、顾、盼、定”五种步法，以及站桩和行进两种锻炼形式进行梳理提炼，从而形成了一套具有文化性、健身性和简易性的太极拳普及套路。它动作结构简单，数量合理，内涵丰富，易学易练，是继24式简化太极拳之后推出的又一个更加简化、较为理想的太极拳入门套路。太极拳八法五步的动作名称如下。

（一）起势（图7–3–1）

动作：身体自然站立，两臂松垂，左脚向左侧横跨一步，与肩同宽，两臂由体侧向前、向上平举，与肩同高，屈膝下按，按至腹前。头正颈直，目视前方。

要点：心静体松，立身中正。

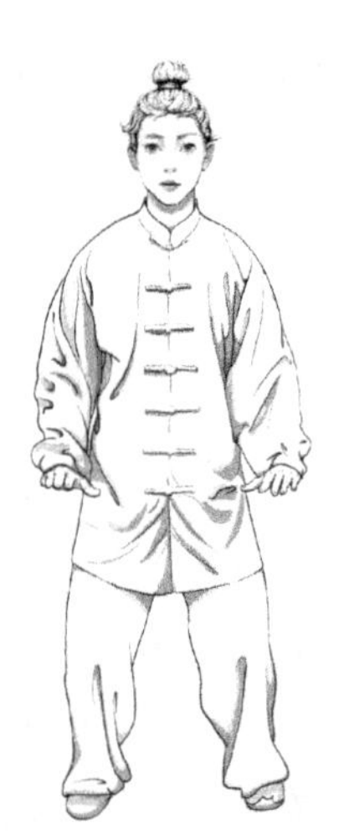

图7–3–1　起势

（二）左掤势（图7–3–2、图7–3–3）

动作：身体右转，右手向上划弧至右胸前，掌心向下；左手收至腹前，掌心向上。身体左转，左臂向前掤出，与肩同高，右手下按至右胯旁，目视前方。

要点：掤势力点在手臂外侧，下按手与掤手形成对拉劲。

（三）右捋势（图7–3–4）

动作：身体微左转，两臂向前伸展，左掌心向下，右掌心向上；身体右转，两臂向右、向下捋带，目视右手方向。

要点：捋势意在两掌，注意以腰带臂。

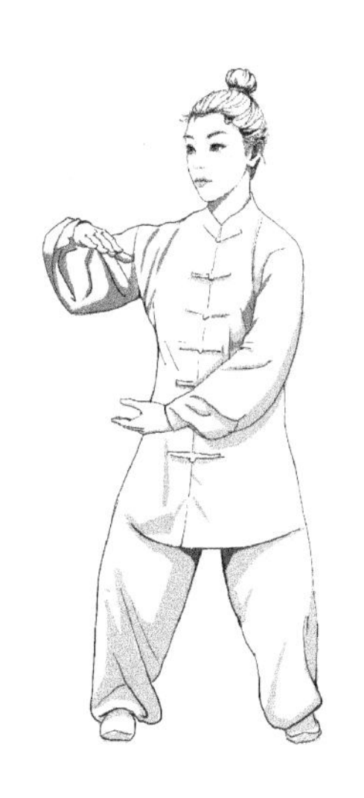
图 7-3-2　左掤势 1

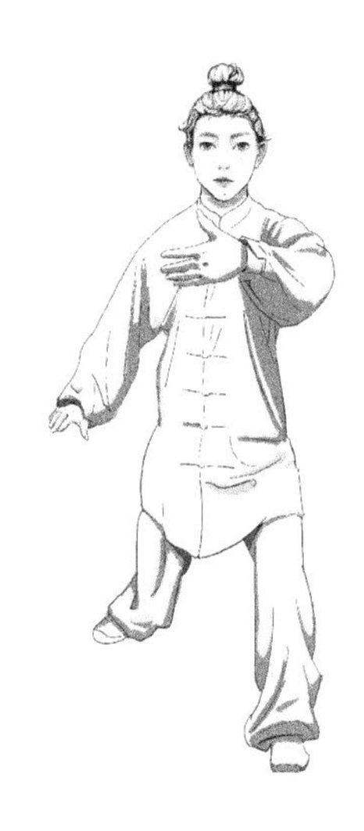
图 7-3-3　左掤势 2

（四）左挤势（图 7-3-5）

动作：身体左转，两掌在胸前相搭，左掌在外，向前挤出，左掌心向内，右掌心向外，目视前方。

要点：挤势力点在左手背，要有挤压之势。

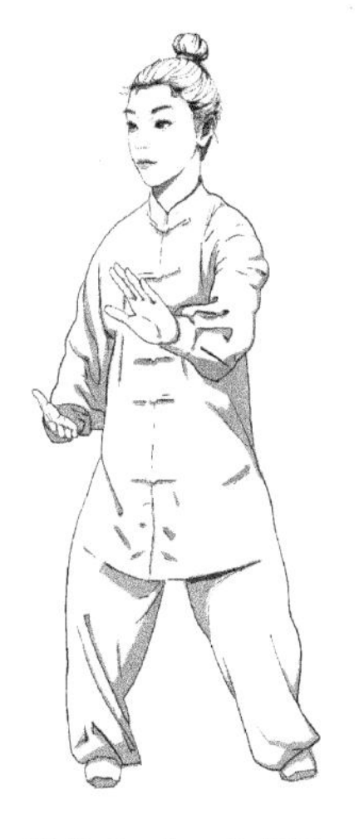
图 7-3-4　右捋势

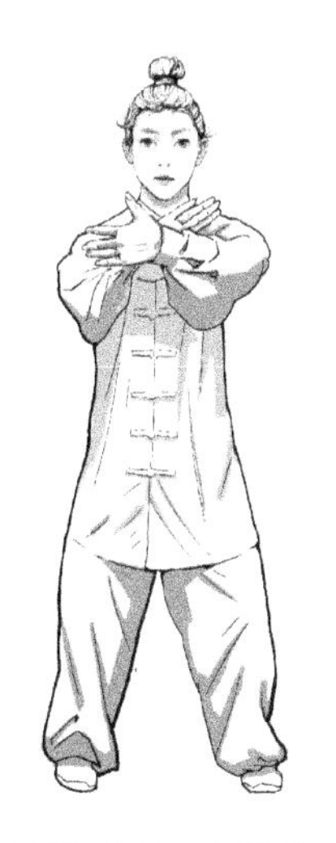
图 7-3-5　左挤势

（五）双按势（图 7–3–6）

动作：两掌平抹分开，掌心向下，身体微右转，两掌回收、向下、再向前划弧前推，力达掌根，目视前方。

要点：按势意在腰背成弓形，含胸拔背。

（六）右採势（图 7–3–7）

动作：两掌变拳，身体右转，向右、向下採拉，右拳心向下，左拳心向上，目视右下方。

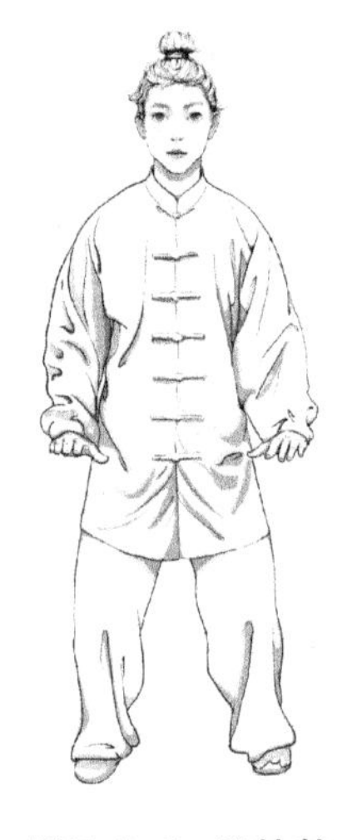

图 7–3–6　双按势

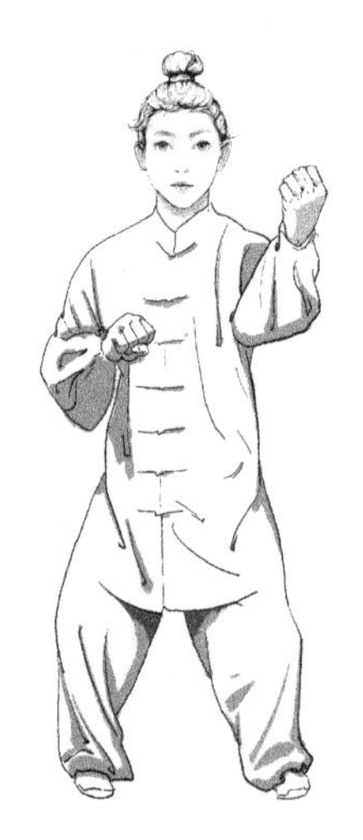

图 7–3–7　右採势

要点：採势意在手指拿捏，随腰转动顺势下拉。

（七）左挒势（图 7–3–8）

动作：身体左转，两拳变掌，向左横挒，右掌心向上，左掌心向外，目视前方。

要点：挒势意在以腰带臂，横向用力。

（八）左肘势（图 7–3–9）

动作：身体右转，左掌变拳，拳眼向上，屈臂向前以肘击打，右手附于左臂外侧，目视前方。

要点：肘势意在以肘尖为力点攻击，先屈臂再发力。

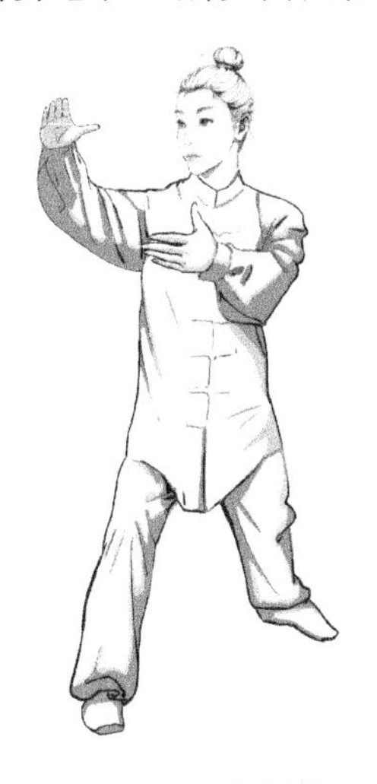
图 7-3-8　左㧑势

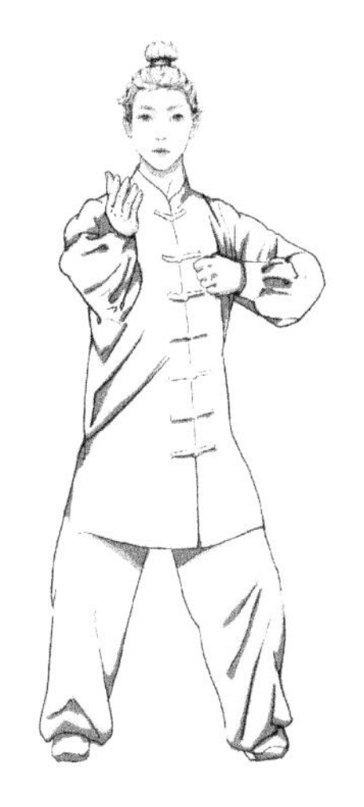
图 7-3-9　左肘势

（九）右靠势（图 7-3-10）

动作：身体左转，右掌变拳，左拳变掌，两臂环绕，右臂撑圆，拳眼向内，用右肩臂向前靠击，左掌收至右肩旁，掌心向外，目视前方。

要点：靠势意在以肩臂为力点，利用整个身体前移撞击。

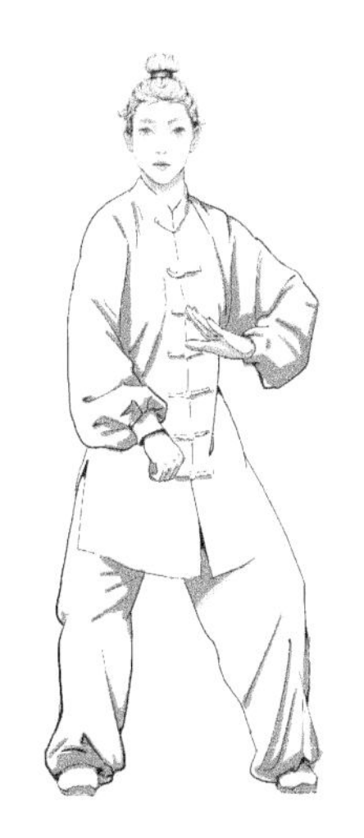
图 7-3-10　右靠势

（十）右掤势

动作：身体左转，两掌相抱，掌心相对，右臂向前掤出，与肩同高，左手下按至左胯旁，目视前方。

要点：掤势力点在手臂外侧，下按手与掤手形成对拉劲。

（十一）左捋势

动作：身体微右转，两臂向前伸展，右掌心向下，左掌心向上；身体左转，两臂向左、向下捋带，目视左手方向。

要点：捋势意在两掌，注意以腰带臂。

（十二）右挤势

动作：身体右转，两掌在胸前相搭，右掌在外，向前挤出，左掌心向外，右掌心向内，目视前方。

要点：挤势力点在右手背，要有挤压之势。

（十三）双按势

动作、要点见前“双按势”。

（十四）左採势（图 7-3-11）

动作：身体左转，两掌变拳，向左、向下採拉，右拳心向上，左拳心向下，目视左下方。

要点：採势意在手指拿捏，随腰转动顺势下拉。

（十五）右挒势（图 7-3-12）

动作：身体右转，两拳变掌，向右横挒，右掌心向外，左掌心向上，目视前方。

要点：挒势意在以腰带臂，横向用力。

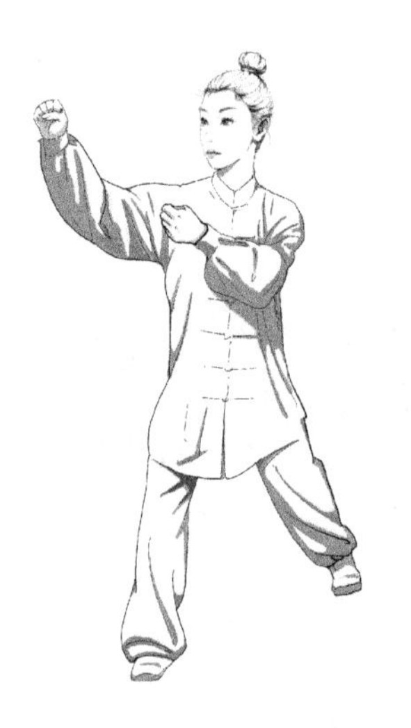

图 7-3-11　左採势

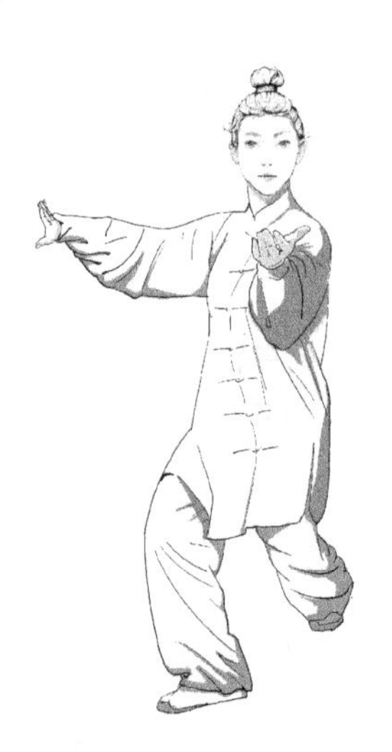

图 7-3-12　右挒势

（十六）右肘势

动作：身体左转，右掌变拳，拳眼向上，屈臂向前以肘击打，左手附于右臂外侧，目视前方。

要点：肘势意在以肘尖为力点攻击，先屈臂再发力。

（十七）左靠势

动作：身体右转，左掌变拳，右拳变掌，两臂环绕，左臂撑圆，拳眼向内，用左肩臂向前靠击，右掌收至左肩旁，掌心向外，目视前方。

要点：靠势意在以肩臂为力点，利用整个身体前移撞击。

（十八）进步左右掤势

动作：左拳变掌，两掌相抱，左掌在上，身体右转，右脚尖外摆，两掌翻转相抱，右掌在上，收左脚向前上步成弓步，同时左臂向前掤出，右手下按至右胯旁；重心后移，左脚尖外摆，收右脚抱掌，左掌在上，右脚上步成弓步，同时右臂向前掤出，左手下按至左胯旁，目视前方。

要点：移动重心要平稳、缓慢，上下肢要协调一致。

（十九）退步左右捋势

动作：两臂向前伸展，右掌心向下，左掌心向上，重心后移，右脚尖翘起，身体左转，两掌向左、向下捋带，提右脚向后撤步，两臂翻转，两掌向右、向下捋带，目视右侧。

要点：撤步位置不要在一条直线上，两臂捋带要以腰为轴。

（二十）左移步左挤势

动作：左脚向左侧开步，脚掌着地，两掌相搭，左掌在外，右脚跟步，两掌经胸前向左侧发力挤出，目视左侧。

要点：发力前要蓄劲，以腰带动，跟步与挤出要同时发劲。

（二十一）左移步双按势（图 7-3-13）

动作：左脚向左开步，脚跟着地，身体右转，同时两掌展开，右脚跟半步，两掌经右肩向前推按，与肩同高同宽，力达掌根，目视前方。

要点：左脚上步和两掌展开要协调一致，右脚跟步和两掌向前推按也要协调一致。

（二十二）右移步右挤势

动作：左脚内扣，右脚向右侧开步，脚掌着地，两掌相搭，右掌在外，身体右转，左脚跟步，两掌经胸前向右侧发力挤出，目视右侧。

要点：发力前要蓄劲，以腰带动，跟步与挤出要同时发劲。

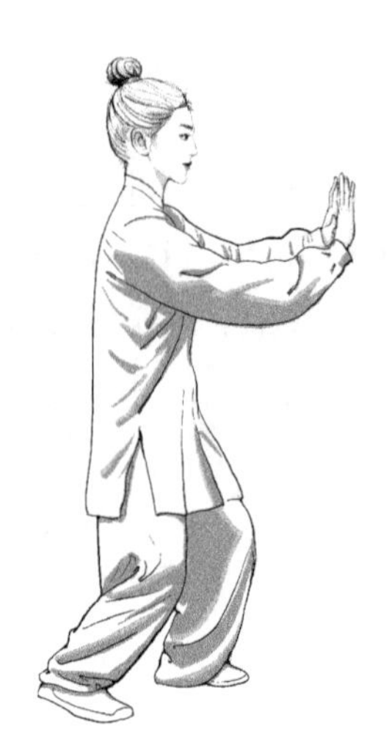

图 7-3-13　左移步双按势

（二十三）右移步双按势

动作：右脚向右开步，脚跟着地，身体左转，同时两掌展开，左脚跟半步，两掌相合经左肩向前推按，与肩同高同宽，力达掌根，目视前方。

要点：右脚上步和两掌展开要协调一致，左脚跟步和两掌向前推按也要协调一致。

（二十四）退步左右採势

动作：身体左转，右脚内扣，左脚向后撤步，两掌变拳，随重心后移向左、向下採拉，右拳心向上，左拳心向下，右脚尖翘起，提右脚向后撤步，两臂翻转，两拳向右、向下採拉，目视右下方。

要点：重心后移与两手採拉要协调一致，提脚时保持中正稳定。

（二十五）进步左右挒势

动作：左脚摆步，身体左转，两拳变掌，向左横挒，右掌心向上，左掌心向外；右脚上步外摆，身体右转，两臂翻转，向右横挒，右掌心向外，左掌心向上，目视前方。

要点：左右摆步时分清虚实，重心移动要平稳，挒劲要以腰带动。

（二十六）右移步右肘势（图 7-3-14）

动作：左脚收至右脚内侧，右脚向右侧上步，右掌变拳收至右腰侧，右脚尖内扣，左脚跟步，同时右手屈臂向右侧肘击打，左手附于右臂外侧，目视右肘方向。

要点：步法清晰，跟步与肘击发力要协调一致。

（二十七）右移步右靠势（图 7–3–15）

动作：右脚向右开步，脚尖向右，成半马步，右臂撑圆，拳眼向内，用右肩臂向前靠击，左掌收至右肩旁，掌心向外，目视右前方。

要点：注意半马步两脚夹角成 90°，重心偏左腿。

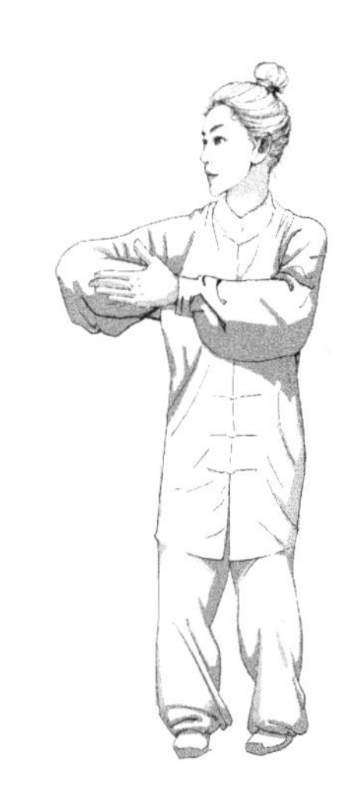

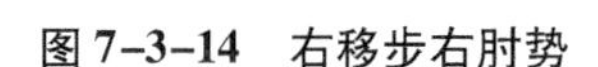

图 7–3–14　右移步右肘势

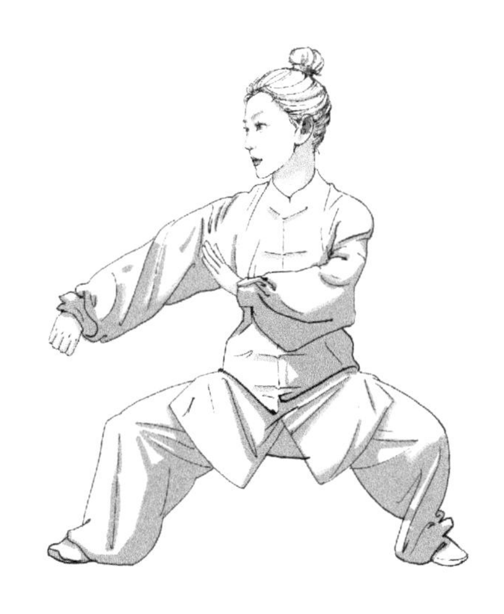

图 7–3–15　右移步右靠势

（二十八）左移步左肘势

动作：右脚内扣，身体左转，左脚脚尖先翘起后内扣，左掌变拳收至左腰侧，右拳变掌在胸前伸展，左脚尖内扣，右脚跟步，同时左手屈臂向左侧以肘击打，右手附于左臂外侧，目视左肘方向。

要点：步法清晰，跟步与肘击发力要协调一致。

（二十九）左移步左靠势

动作：左脚向左开步，脚尖向左，成半马步，左臂撑圆，拳眼向内，用左肩臂向前靠击，右掌收至左肩旁，掌心向外，目视左前方。

要点：注意半马步两脚夹角成 90°，重心偏右腿。

（三十）中定左右独立势（图 7–3–16）

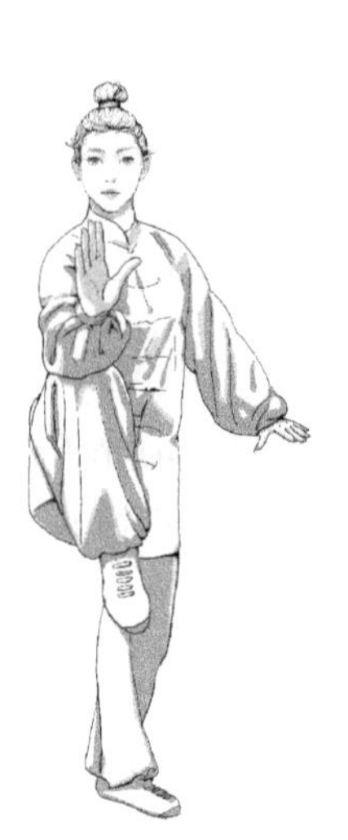

图 7–3–16　中定左右独立势

动作：左脚尖内扣，左拳变掌，两掌分开，右脚收回半步，脚尖稍外摆，提左膝成独立势，同时左掌向上挑掌，右掌按至右胯旁；左脚下落至右脚内侧，脚尖稍外摆，提右膝成独立势，同时右掌向上挑掌，左掌按至左胯旁，目视前方。

要点：独立势要中正平稳，提膝高过水平，上挑掌和下按掌形成对拉平衡。

（三十一）十字手

动作：右脚下落，左脚内扣，两脚平行同肩宽，两臂相合于胸前，左掌在外，两掌掌心均向内，目视前方。

要点：两臂有外撑之劲，屈膝松胯，沉肩坠肘。

（三十二）收势

动作：两臂翻转，平抹分开，掌心向下，缓缓下落收至大腿两侧，同时身体慢慢直立，左脚收至右脚内侧，目视前方。

要点：收势和起势有所不同，意识内敛，周身放松。

练习太极拳需要注意的几个要点是心静体松、圆活连贯、虚实分明、呼吸自然。所谓“心静”，就是在练习太极拳时，思想上应排除一切杂念，不受外界干扰；所谓“体松”，可不是全身松懈疲沓，而是指在练拳时保持身体姿势正确的基础上，有意识地让全身关节、肌肉及内脏等达到最大限度的放松状态。并且太极拳练习所要求的连贯是指多方面的，动作之间应该没有间断和停顿，虚虚实实但是绵绵不断。在呼吸方面，则需要遵循自然匀细、徐徐吞吐的原则，与动作保持着自然配合。总的来说就是静心用意、意动身随、开合有序、刚柔相济，能够长期坚持练习的人，一定会不负自己的身心！

三、太极拳的养生机理

《素问·上古天真论》中讲：“上古之人，其知道者，法于阴阳，和于术数，食饮有节，起居有常，不妄作劳，故能形与神俱，而尽终其天年，度百岁乃去。今时之人不然也，以酒为浆，以妄为常，醉以入房，以欲竭其精，以耗散其真，不知持满，不时御神，务快其心，逆于生乐，起居无节，故半百而衰也。”这就是人类历史上对养生重要性的感悟。在养生的过程中，我们应当注意把握原则，遵循规律，形式和方法在原则与规律的统领下，才能更好地发挥作用。《内经》既主张劳动和锻炼，又反对过度劳累，“形劳而不倦”则是对劳动和锻炼养生的原则要求。

（一）天人合一

太极拳是非常讲究天人合一、形神合一的养生导引术，太极拳的动静结合、动中求静、以静御动和虽动犹静，使太极拳更符合运动适度的健身原则；同时太极拳独特的心静用意，使心更易入静，可有效阻断过分亢进和炽烈的七情对气血的干扰和逆乱影响，护卫“元神”正常发挥其调控人体身心健康的功能。

（二）意气结合

太极拳主张“以意导气，以气运身”，强调全身心的放松。“练意、练气、练身”，内外统一的内功拳运动，形成刚柔相济、快慢有节、蓄发互变，以内劲为统驭的独特拳法，从而有利于经络的疏通。经络不通，就有不健康的地方，行动不利索、血液不畅通，有可能引发心脑血管疾病。

（三）虚实变换

阴阳在太极拳中就称为虚实。拳谱曰：“虚实宜分清楚，一处有一处虚实，处处总此一虚实。”太极行拳时，分虚脚和实脚。常人走路，也是靠虚脚和实脚的变换来完成的。太极拳中，腰部的旋转、四肢的屈伸所构成的缠绕运动和虚实转换会对全身 300 多个穴位产生不同的牵拉、拧挤和压摩作用。这实际上是一种自我按摩，能起到类似针刺的作用，疏通经络，激发经气，加强维持并联系各组织器官的生理功能，使其处于协调有序状态。

（四）缓柔运气

太极拳是一种注重内功的拳术，而调节呼吸对太极拳运动起着特殊的作用。在太极拳运动中，正确运用呼吸方式，能促使呼吸与动作、意识三者紧密结合、内外合一，进而可以为太极拳的健身和技击创造良好条件。太极拳全身性的轻慢松柔的适当运动，会使周身暖意融融，可加快经络传导速度和强度，有利于脉气在全身上下、内外循环无端的经络系统中运行，有助于经络畅通透达，使气血充盈全身，濡养各脏腑组织器官，维持和保护机体功能，增强抗御病邪和自我修复能力。

（五）上下皆盛

上下皆盛需要做到的是上下相随，上身与下身和两臂与两腿动作的上下相随。上下相随的主宰在腰部。重心的转移、虚实的调整、开合的变换，都要基于腰带顺序和太极理法，依次到位，一动俱动，有一不动，身便散乱。这也无时无刻不体现了中医的整体观念。因此太极拳重视人体下盘功力训练，这样有利于气血下行，调整人体上盛下衰状态。“上盛下衰”指的是中老年人肝肾两亏、阴虚阳浮，出现血压升高、心虚失眠、畏寒怕冷、四肢发凉、食滞便秘等症状。

太极拳作为中华武术与传统导引术相结合且最具有代表性的拳种之一，其内涵博大精深，养生和以柔克刚的实战功效已被越来越多的人所喜爱。同时，太极拳难练也是大家所公认的。过去有“十年太极不出门”的说法，说明太极拳比较吃功夫，比较难练，出功夫时间比较长。不少人知难而退，选择了柔道、跆拳道等见效快的健身方法。许多人都有这样的疑问，学习太极拳有没有快速的方法？一般得到的答案是没有，必须下苦功，没有捷径可循。

第四节　五禽戏

五禽戏是模仿虎、鹿、熊、猿、鸟五种动物的动作和神态，并结合人体脏腑、经络和气血的功能而编成的一套具有我国民族风格和特色的导引健身术。将五禽戏整理总结成一种疗法的是我国古代著名医家华佗。《三国志·华佗传》载：“吾有一术，名五禽之戏，一曰虎，二曰鹿，三曰熊，四曰猿，五曰鸟。亦以除疾，并利蹄足，以当导引。体中不快，起作一禽之戏，沾濡汗出，因以著粉，身体轻便，腹中欲食。”

“禽为鸟兽之总称”，由此得名的“五禽戏”（图 7-4-1）。五禽戏能使人动作灵敏、协调平衡，改善关节功能及身体素质，不仅有利于高血压、冠心病、高脂血症等的防治，而且对癌症患者的康复有较好的医疗保健作用。根据《三国志》记载，华佗的弟子吴普就是常年练习五禽戏，活到了 90 多岁，仍然耳聪目明。

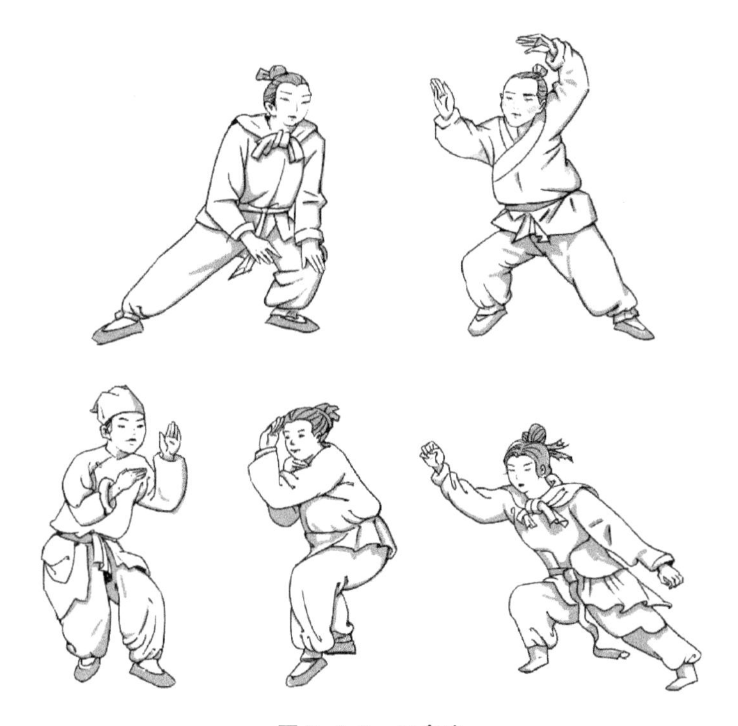

图 7-4-1　五禽戏

一、五禽戏的发展历程

春秋和战国时期是五禽戏的雏形时期。“五禽戏”是华佗模仿虎、鹿、熊、猿、鸟五种动物的动作特点而编的，所以就不得不追溯到春秋战国时期所盛行的导引术。导引在《说文解字》中有着详细解释，“导，导引也”“引，开弓也”。所以导引术就是肢体做拉伸动作。根据《吕氏春秋·古乐》的记载，在陶唐氏已经用“舞”来强身祛病了，所以导引术的产生可追溯到原始社会，而“舞”就是导引术的原型。到了春秋战国时期，人们开始在“舞”的基础上模仿动物的动作，以此来达到健身祛病和长寿的目的。由于人类模仿的天性，使得“五禽戏”的出现成为可能。并且因为导引术在当时的出现和盛行，人们发现了动物生命力的顽强，也就自然而然地模仿动物的动作进行健身，“熊经鸟伸”也就流行起来，这也为后来华佗编创“五禽戏”创造了基础。

西汉前期，尤其是汉武帝时，董仲舒虽然提出“罢黜百家，独尊儒术”，但是同时将阴阳五行神秘化。董仲舒重建后的理论，维护了汉王朝的集权统治，并且融入了儒家思想，在无形中也使中医得到了发展。故在这个儒家和道家特殊结合的时期，“五禽戏”也就应运而生了。

东汉末年，华佗受“天人合一”、五行思想和传统养生术等理论的影响，再加上他多年的实践经验，在仿生类导引的基础上自创了“五禽戏”。但华佗身处群雄逐鹿、动荡不安的东汉末年，并且当时的造纸术普及程度不深，华佗仅仅将“五禽戏”口传于自己的弟子，并没有写进书册进行转载。特别遗憾的是，华佗晚年所写的所有书籍也在被曹操杀害的同时被焚烧了。所以五禽戏早期的传播只能是靠口耳相传和言传身教的方式，传播并不广泛。

魏晋南北朝至隋唐时期，是封建社会的快速发展时期，尤其到了隋唐时期，封建社会达到了鼎盛阶段。在这600多年的时间里，政治几经变动，既有战事不断、政局混乱的南北朝和五代，也有相对和平、政局稳定的隋唐时期。魏晋时期，由于战事频繁，民族杂居，文化交流频繁；再者，由于连年战乱，人们没有稳定的生活，只能通过求神拜佛来祈求健康长寿，这个时期导引术并没有科学地发展。而到了隋唐时期，统治者注重收集整理各学科文献，恢复礼乐，这也积极影响着中医导引养生学。而“五禽戏”的最早文献记载和文字详解也正是出自西晋时期的《三国志》和南北朝时期的《养性延命录》，所以，晋唐时期，导引养生正是在曲折中得到了进步和发展。

明清时期，华佗五禽戏有了较大发展，研究专著不断问世。影响较大的有明代周履靖的《赤凤髓》，他将华佗五禽戏的动作精心绘成图案，编入《夷门广牍》一书。清代曹若水的《万寿仙书》和席锡蕃的《五禽舞功法图说》等著作中，都详细地描述了五禽戏的习练方法。这些五禽戏功法与《养性延命录》所载的有较大出入，五禽动作均为单式，排序也变为“虎、熊、鹿、猿、鸟”。但其文字说明不仅描述了五禽的动作，而且还有神态上的要求，并结合了气血的运行。这些宝贵的文献资料为后人的研究提供了重要依据。

1982年6月28日，中华人民共和国卫生部、教育部和当时的国家体育运动委员会发出通知，把五禽戏等中国传统健身法作为在医学类大学中推广的“保健体育课”内容之一。2003年国家体育总局把重新编排后的五禽戏等健身法作为“健身气功”的内容向全国推广。

华佗五禽戏作为中国传统文化的重要组成部分，在其孕育、发展、演变的漫长历史进程中，不断地与哲学、文学、美学等其他文化形态相互交流与渗透，从而使中国传统文化的基本精神和中华民族独特的思维方式、审美观念、心态模式、价值取向等都得以体现。五禽戏内和五行，外和三才，仿生自然，和谐统一，从动作、节奏和风格上都充分地表现出了中国传统文化中“视自然万物为一体”的整体观念，充分体现了传统文化的意境美。

二、五禽戏的健身功效

五禽戏最初的动作主要是模仿虎的扑动前肢、熊的伏倒站起、鹿的伸转头颈、猿的脚尖纵跳、鸟的展翅飞翔。通过模仿这五种动物（图 7-4-2）的动作，不仅能锻炼四肢的筋骨，而且能使五脏六腑得到全方位的运动。

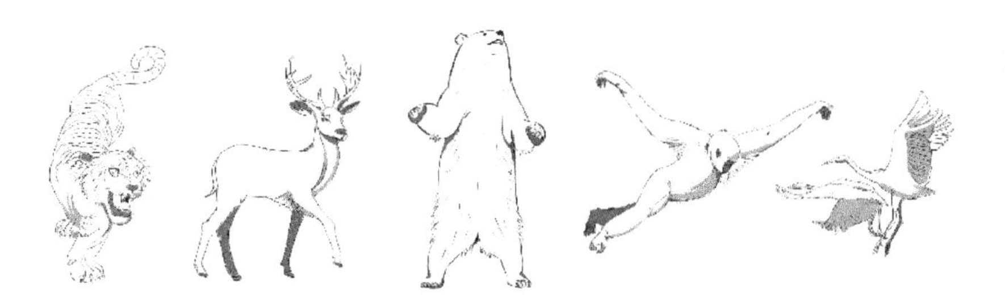

图 7-4-2　五禽所指的五种动物

（一）虎戏

1）动作要点：习练虎戏时，手足着地，身躯前纵后退各 3 次，接着上肢向前下肢向后引腰。然后面部仰天，恢复起始动作，再如虎行般前进后退各 7 次。

2）健身功效：虎戏气势威猛，能升肾水之气以固肾，肾气固则精气足，精气足则五脏六腑皆固。久练能通督脉，督脉通诸脉皆通，精力自然充沛。

（二）鹿戏

1）动作要点：习练鹿戏时，需双足着地，回头顾盼两次，然后左脚右伸、右脚左伸 2 ~ 3 次。

2）健身功效：较之虎戏的威猛，鹿戏则显得安详，需要以意领气，气蓄于丹田，能使气盈溢而散布到人体内各处，配合呼吸，气行血走，血液循环周流。正如华佗所述：血脉通，病不得生。

（三）熊戏

1）动作要点：习练熊戏时，需仰卧，两手抱膝抬头，躯体向左、右倾侧着地各7次，然后蹲起，双手左右按地。

2）健身功效：熊戏沉稳，模仿熊的形象，取其体笨力大敦厚之性。习练时，意随形动，形随意动，达到形意一体。熊戏主脾胃，练熊戏能起到四肢筋腱、肌肉发达、增长力气、灵活关节、强身壮体的作用。

（四）猿戏

1）动作要点：习练猿戏时，需双手攀物悬空，伸缩躯体7次，或以下肢钩住物体使身体倒悬。然后手勾物体做引体向上7次。

2）健身功效：猿戏灵巧，仿效猿的动作，外可练肢体灵活，内可抑情志动荡，即可练心。心神主血脉，血脉疏通可提神，因此久练猿戏，能够灵活脑筋、增强记忆、开阔心胸，也可防治健忘、心脑疾病等。

（五）鸟戏

1）动作要点：习练鸟戏时，需一足立地，两臂张开做鸟飞状。然后取坐位，下肢伸直，弯腰用手摸脚尖，再屈伸两臂各7次。

2）健身功效：鸟戏轻盈，仿效鸟展翅飞翔的动作，具有运行气脉、增强肺活量、疏通经络、灵活关节、疏导真气、通三关达顶门的效果，使上下运行而得安静，神静则气足，气足而生精，精溢而化气，从而达到精、气、神三元合一，体健身轻，延年益寿。

练虎戏时要表现出威武勇猛的神态，柔中有刚，刚中有柔；练鹿戏时要体现其静谧恬然之态；练熊戏时要在沉稳之中寓有轻灵，将其剽悍之性表现出来；练猿戏时要仿效猿敏捷灵活之性；练鸟戏时要表现其展翅凌云之势，方可融形神为一体。常练五禽之戏，可活动腰肢关节，壮腰健肾，疏肝健脾，补益心肺，从而达到祛病延年的目的。人们可以通过体会及练习得知自己身体在哪一方面的功能不好，可以选择相应的动作来进行练习，以达到改善心肺功能、强腰壮肾、增强体质等目的。在练习五禽戏时神态的展示要形象，刚柔相济，以意领气，以意领动。

三、五禽戏的养生思想

（一）“天人合一”的大自然整体观念

导引法的雏形出现于原始社会，由于生存条件艰难，人与动物为食相争，先民始感自然强大，敬其力量、悟其规律，观鸟兽虫鱼，察日月星辰，道法自然，理仿生物，于是，出现了仿生类的操舞。人们发现一些动物有神奇生存能力，于是产生了羡慕向往之情，就有了效仿的动机，特别是通过模仿动物的动作进行练习而使身体趋向强壮、灵活的时候，对于大自然的敬畏和依赖的心情都会更为深厚。人在大自然中生存，由大自然赋予生命与生存的物质、能量，对自然产生崇拜是必然的，会深刻地感受到人与自然的统一，感受人与自然和谐相处的重要性。奠定中医学理论基础的《内经》就是一本阐述天人合一思想的经典著作，作为中医巨匠的华佗自然也深受这个思想的熏陶，他所创造的五禽戏也是天人合一思想的代表作。

（二）“长生久视”的道家重生理念

在导引法发展过程中，形成了儒家、道家、释家的不同流派，但无论在养生理论还是实践方面，儒、释亦难以望道家之项背。作为医道同源的道家，看重“长生久视”并以此为修炼目标。华佗作为道家理论与实践方面的专家，把道家的理念融入他所创编的五禽戏思想里，体现在天运五行规律而长存、人集五禽活动精髓而长寿的生命追求当中。华佗五禽戏通过模仿五种动物的捕食、打斗、飞奔和跳跃等动作及其神韵，从而刺激人体的脏腑器官，通达六道，调畅气、津、血、精，调和阴阳，借以拉伸经络、练肌壮骨、柔利筋节，并配合呼吸吐纳、养心调神，以期达到强身健体、益寿延年的效果。正如《养性延命录》所记载：“夫五禽戏法，任力为之，以汗出为度，有汗以粉涂身，消谷食，益气力，除百病，能存行之者，必得延年。”

（三）“不治已病治未病”的养生思想

《素问·四气调神大论》曰：“是故圣人不治已病治未病，不治已乱治未乱，此之谓也。”《素问·刺热》载：“病虽未发，见赤色者刺之，名曰治未病。”

华佗是我国东汉末年杰出的医学家及养生专家，不仅擅长外科手术，发明了世界上最早的全身麻醉剂“麻沸散”，被后世尊之为“外科鼻祖”，而且兼通数经，精通内、妇、儿科，以及针灸、药物。他在长期的医疗实践中，逐步认识到预防疾病的重要性。他继承了《内经》“不治已病治未病”的学术思想，要人们参加适当的运动，以增强体质，减少疾病，未病先防，从而形成了积极的健身学说。其“治未病”思想有诸多方面，但其中的五禽戏在华佗的“治未病”思想中有不可忽视的地位。人的健康状况、疾病的发生与否，取决于人体正气的盛衰，五禽戏通过姿势的调整、呼吸的锻炼、心神的修养来疏通筋脉、活跃气血、协调五脏六腑、平衡阴阳，达到锻炼真气、培育元气、扶植正气的效果，达到抵御外邪、祛病强身的目的。五禽戏是一种自我身心锻炼的运动，它依靠自身锻炼，掌握一定的方法和要领，逐渐获得效果，增进健康，达到“治未病”的目的。

综上所述，五禽戏作为一种有效的养生保健运动方式，自从其发明以来一直被后人所继承和发扬。因此，为了使自己有一个健康的体魄，大家应当充分重视这样的中医养生方式的练习。同时，在健身和养生的过程中，务必抓住各个运动养生方式中的各个动作的核心要领并根据自身的身体状况进行针对性的练习，从而达到舒筋活络、协调脏腑，以及提高自身机体免疫力的养生目的。

第八章　体质养生

凡欲养生，必先了解自身体质。随着中医药文化的广泛传播与普及，越来越多的人了解到体质因人而异。伴随着体质的差异，个体的皮肤特征、生理功能、心理特性、患病倾向性、环境适应能力等也会有所不同。古人在生活中实践，在实践中总结，从而在《内经》中归纳与记载了不同类型体质的形成、特征和分类，以及体质对于疾病的发生、发展、预后和转归的影响。相信在对前人智慧结晶的汲取中，我们也会更深层次地理解关于体质养生在《内经》中的诠释，我们的养生方法也必然会更加科学，更加高效。

（一）体质的概念

想要调和体质，首先要明白何为体质，在中医学中，从生理的角度出发，体质是一个人以先天禀赋和后天所获所形成的形态结构、生理功能、心理状态为基础所综合而成的相对稳定的个性化特征，是人类在生长发育过程中所形成的与自然、社会环境相适应的个体特征，表现为形态结构、生理功能及对外界刺激等方面的个体差异性。从病理的角度而言，主要表现在对某些疾病的易感性，以及疾病传变转归中的某种倾向性。这种体质特点会隐约地体现于健康和疾病过程之中，所以体质也是机体在应对不同疾病时，表现出的不同生理反应。

（二）体质具有个体差异性

1. 外部形态结构具有差异性

体质差异最直观的反映是人体的面色、毛发、体格、体型、体重、舌象和脉象等。如体格主要反映人体生长和发育程度、营养程度和锻炼状态的程度，通俗来讲就是人身体各部分的形状、尺寸、匀称、强弱程度。体型便是身体各个部位的大小比例所呈现出来的形态特征。通过观察人体肥瘦高矮、皮肉厚薄松紧、皮肤黑白老嫩等的差异来区分体质特征。在《灵枢·逆顺肥瘦》中就有相关记载，“年质壮大，血气充盈，肤革坚固，因加以邪，刺此者，深而留之，此肥人也”。“瘦人者，皮薄色少，肉廉廉然，薄唇轻言，其血清气滑，易脱于气，易损于血”。从形体的肥瘦壮弱上，人被分为“肥人”“瘦人”“壮士”及“常人”，其中肥胖体质的人，通过其形态特征等方面分为肉型、脂型和膏型。

2. 内部形态结构具有差异性

人体内部以五脏六腑和经络为主，以精、气、血、津液为物质基础，来调节身体内外环境的平衡。经络连通人体气血运行，是沟通内外的通路，从而协调脏腑功能。脏腑经络的盛衰维持人体正常的生命活动，决定体质的差异性。故不同的个体，其机体的脏腑功能、阴阳盛衰及气血经络的多少，会影响体质差异性。精的盈亏是决定体质差异的根本原因。精主要由先天之精和后天之精构成，二者相互结合，共同发挥作用，充养形体，化生脏腑气血，调节推动机体的生理功能及心理活动。气的盛衰直接影响脏腑的生理功能和形态结构，以产生不同体质类型。血和津液由水谷之精化生而来，后者输布运行全身，滋养脏腑，载气化神，故气血盈亏或精血多少，都会在一定程度上影响体质。

3. 从生理功能角度论述体质差异性

形态结构特点的差异与人体生理功能直接相关、相互影响。一方面，由于人体生理功能反映了其内部结构形态，体内的脏腑、经络及精气血津液等功能的不同会直接导致生理功能的差异，主要表现在呼吸、食欲、气色、寒热、二便、生育、活动能力、睡眠状况等方面；另一方面，生理功能的差异又反作用于机体形态结构，造成机体形态的差异。可以说，生理功能的差异性，是机体体质特征组成的重要部分。

4. 从心理特征角度论述体质差异性

中医学讲求形神统一，心理特征在中医学中属于神的范畴，然而心理也是脏腑功能在外界信息的反映，主要表现在人体的思维、感觉、直觉、情感、记忆、性格等方面，总而言之，可以概括为人格、气质和性格。由于人体的脏腑和精气功能不同，所以不同个体的情志活动各有差异，生活经历和社会文化环境等亦各有差异。因此，即便人体形态结构、生理功能完全相同，也可以表现为不同的心理特征。

综上所述，体质学说研究了正常人体的生理特殊性，强调脏腑经络、精、气、血、津液及阴阳的偏颇对于体质的影响，阐述了不同个体间差异的规律、特征和机理，这种差异性也影响着疾病的发生、发展、变化和个体的转归预后，故了解体质对于临床诊断、治疗疾病具有重要的意义。人们常说的“因人制宜”，就是体质学说的具体应用。中医体质养生是以中医理论为指导理论，根据不同的体质类型，采用相应的养生方法和措施，调和不良体质，从而达到预防疾病、延年益寿的目的。参考医学文献的记载，体质对于某些疾病的易感性具有极强的关联性。根据《灵枢·五变》“肉不坚，腠理疏，则善病风”可以看出体质因素决定了个体对于某种疾病具有易感性。而人们在医学实践中，也明确了体质不是永恒不变的，其除了受到先天禀赋影响，也受到后天经历的影响，如生活环境、营养条件、情志活动等。因此，调理自身的体质，也并非毫无可能，我们可以通过加强营养摄入、增强体育锻炼、调整心态等方式来调理自身体质，从而提高对疾病的免疫力。

（三）理想体质的标准

理想体质是指人体具有良好的质量，是以充分发挥遗传潜力为基础，通过后天的积极调理，使人体的形态结构、生理功能、心理状态和对内部、外界环境的适应能力等各方面均衡发展，从而达到比较良好的状态。理想体质具有明显的人群与个体差异（如地域、种族、性别、年龄、职业、生活条件等）。

1. 理想体质的主要标志

（1）机体内部的结构和功能正常且协调，身体健康。

（2）生长发育条件良好，体格健壮，体型匀称，体态正常。

（3）心血管、呼吸与运动系统功能良好。

（4）身体的基本活动能力较强，能够满足正常生命活动。

（5）心理发育健全，积极向上，意志坚定，有较强的抗干扰和自我调整能力。

（6）对自然、社会和精神心理环境有很强的适应能力。

2. 理想体质的主要作用

（1）判断人体的形态结构

主要分为观察人体的体表形态、体型、体格、面色、毛发和内部身体结构和功能的完整性。

（2）判断人体的生理功能

主要包括人体内五脏六腑的运化和气血津液的输布功能，自身的新陈代谢水平和心血管、内分泌、呼吸系统的功能及人体的运动能力，含体力、力量、协调性、敏捷性、速度和人体的正常活动能力等方面。

（3）判断人体的心理特性

观察人体的精神情志、性格、心态、智力、思维敏锐程度及感觉和知觉等方面。

（4）判断人体的适应能力

主要通过观察人体对于自然环境、社会环境及精神环境的调整能力，或者是人体对于疾病的抵抗、调理控制和恢复能力。

第一节　体质分类与平和体质

一、体质分类

（一）《内经》与体质

《内经》分为《灵枢》和《素问》两部分，是一本综合性的医书。它根据道家理论，从宏观的角度来对医学进行论述，建立了属于中医学的“阴阳学说”“五行学说”“脉象学说”“藏象学说”“经络学说”“病因学说”“病机学说”及“养生学”等学说。其中主要强调整体观念，呈现自然－生物－心理－社会的“整体医学模式”。其基本素材主要来源于中国古人对生命现象的长期观察、大量的临床实践及简单的解剖学知识的运用。而从《内经》学体质养生，正是属于“治未病”理论，其中也详细记载了关于养生、摄生、益寿、延年的原理及方法。

探究《内经》中关于体质分类的具体阐述，其根据人体脏腑、气血、津液的功能状态，阴阳的平和与否及正邪斗争中邪气是否亢盛，对体质类型进行了分类，如《灵枢·通天》中，根据阴阳的偏颇与否将体质分为“太阴”“少阴”“太阳”“少阳”“阴阳平和”5 种类型，认为阴阳相对平衡才是正常体质。《灵枢·阴阳二十五人》中又以五行属性将阴阳五态进一步细分为木、火、土、金、水 5 种，与五音（角、徵、宫、商、羽）相结合，将上述木、火、土、金、水 5 型中的每一类型再分为 5 个亚型，成为“五五二十五”种体质类型，即“阴阳二十五人”，这是《内经》中最系统而全面的体质分类法。

（二）现代中医体质九分法

国内中医体质学者经过近30年的研究，根据人体形态结构、生理功能、心理特点及反应状态，对中医体质进行了分类，分为平和体质、阳虚体质、阴虚体质、特禀体质、气虚体质、气郁体质、血瘀体质、湿热体质及痰湿体质9种基本类型（图8-1-1）。其中，阴虚体质、阳虚体质都是因为机体正气虚弱而导致患病，因此被归类为异常体质中的虚性体质；而气郁体质、血瘀体质、湿热体质和痰湿体质都是因为人体邪气亢盛致病，故被划分为实性体质。至于复合型体质，多为兼具虚证和实证的不良体质，如痰湿体质多与气虚体质并见，也存在两种虚证或实证体质并见的情况。

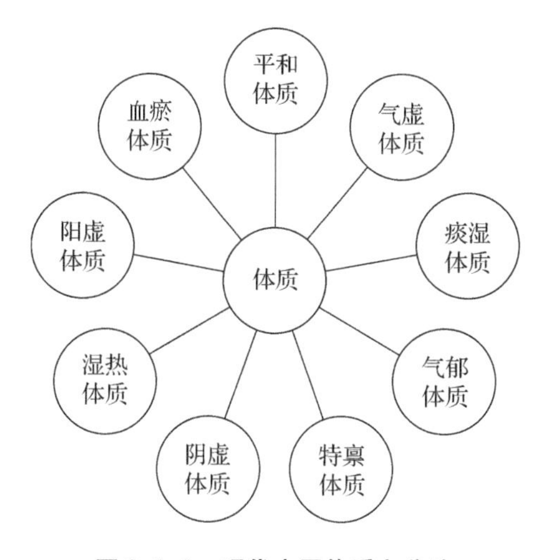

图8-1-1 现代中医体质九分法

二、平和体质

平和体质（图8-1-2）是最为健康和优质的体质，平和体质的人有的是先天禀赋良好，也有的是后天调养得当。他们通常都比较健康，脏腑功能正常，阴阳二气平和，气血津液输布通利，即便是有外邪入侵，也多病位在表、病程较短、病势较轻且预后良好。这类人不仅身体功能健全，而且心情舒畅，精神状态良好。

（1）主要特征

面色明亮而红润，表情自然，肌肉不削，体表肤色红黄隐隐，明润含

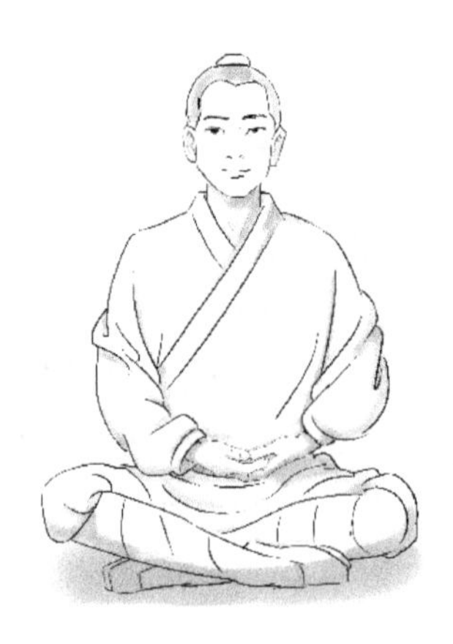
图 8-1-2　平和体质

蓄，体格健硕，体形匀称，耐受寒热，神采奕奕，双目清澈明亮且富有神韵，嗅觉通利，胃纳佳，四肢有力，思维敏锐，动作灵活，情志舒畅，二便通畅，脉象和缓有力、节律一致，舌质饱满红润，舌苔薄白，对社会和自然环境的适应能力较强。

（2）调养原则

先天禀赋良好的人自身免疫机制正常，环境适应性强，对疾病的耐受也良好，坚持正常的生活规律即可。伴随着年龄增长，属于平和体质的人也逐渐变少，后天调养得当的人为了调养到这种理想的体质状态，要尽可能做到少熬夜、营养充足、精神情志顺畅、保持适当的运动，以及饮食清淡、减少肥甘厚味的摄入。

（3）易患疾病

属于此类体质的人较少患病，他们大多正气充足，自身免疫能力强，抵抗力强，寒热耐受能力强，环境适应能力强，不易受外邪侵袭。但也需要注意爱护自己的身体，避免因为保养不当而导致患病。例如，在运动时要注意自我保护，避免运动性损伤的出现；在季节更替时及时加减衣物，以防罹患外感性疾病。

（4）养生方法

1）四时养生：尽管平和体质的人体内阴阳处于相对平衡的状态，但我们仍需注意自然界阴阳四时的变化，顺应四季的变化来调养身体，使得机体和自然界达到一种相对协调的状态。基本原则是春夏养阳，秋冬养阴，春捂秋冻，慎避外邪。起居有节、作息有常对于人体健康十分重要，这也是最为普遍的养生之法。《素问·上古天真论》有言“起居无节，故半百而衰也”，是指人起居要根据天时运转而安排，不可白天睡觉，晚上活动，起居作息毫无规律，这一切和阴阳相悖，与天道相逆，因此导致神的耗散，年过半百身体就开始衰弱了。阳从阳，阴从阴，白天而作夜晚而息，亥子丑合阴之时，宜休息以安定心神、养精蓄锐，早晨寅卯之时，宜活动以提振肝气、长补阳气。现代医学证明，睡眠对于保护人的身体健康与维护人的正常心理活动极其重要。良好的睡眠具有补充人体能量，增强自身抵抗力，促进人体正常代谢和生长发育，使身体和精神得到充分休息等功能。

一般在严寒已过、春季来临之时，阳气初升，万物复苏，这个时期适合运动，保持精神愉悦，使人的精神和气血舒展畅达，生机盎然，饮食宜进辛甘发散的食物，避酸涩之物；夏季天气炎热，需顺应阳盛于外的特点，择清晨或傍晚适当运动，辅以子午觉避热消疲，促使体内的阳气向外散发，饮食宜清淡，不可贪凉、以冷制热，应以凉除热，进清热利湿的时令果蔬，忌肥甘厚味；秋天阳气渐敛，阴气始生，活动时以静为主，而秋季多燥，易伤津液，宜少食辛燥，增食酸品，注重滋阴润肺；冬季寒气袭人，阴气极为旺盛而阳气却稍有不足，需注意保暖御寒，防止寒邪入体，饮食以护阴潜阳为原则，宜温补，减少食盐摄入量以减轻肾脏的负担，增加苦味以健肾养心。

2）饮食养生：饮食养生要遵循一定的原则和法度。中医理论中，食物有性味归经之分，食物味道不同，对脏腑、经络的营养作用也有侧重。《素问·至真要大论》曰："五味入胃，各归所喜，故酸先入肝，苦先入心，甘先入脾，辛先入肺，咸先入肾，久而增气，物化之常也。"因此饮食一要"和五味"，即食不可偏，合理配膳，全面营养；二要"有节制"，即定时定量，不可过饱，也不可过饥；三要注意饮食卫生，防止病从口入；四要注意饮食禁忌，因时制宜。

3）运动养生：俗话说，"生命在于运动"，适量且适时的运动能够在一定程度上帮助身体更好地吸收营养和促进新陈代谢。运动时间应顺应阳气的升发，如一年之中阳气"春生、夏长、秋收、冬藏"，在春季阳气升发之季可多运动舒展机体阳气，流通气血，冬天阳气由"收"转"藏"，应减少运动，使身心得以调养，阳气得以潜藏。运动强度以周身发热为宜，如自觉运动后疲劳乏力、胃纳差等则说明锻炼过度。运动方式也需因体力强弱而定，对于老年人或身体虚弱人群，宜选择步行、太极拳、八段锦等动作缓慢柔和的运动；对于身强力壮的人，可选择打篮球、踢足球和跑步等有氧运动。

4）情志养生：平和体质人群普遍性格随和开朗。《三因极一病证方论·七气叙论》曰："喜伤心，其气散；怒伤肝，其气击；忧伤肺，其气聚；思伤脾，其气结；悲伤心包，其气急；恐伤肾，其气怯；惊伤胆，其气乱。"一旦"喜、怒、忧、思、悲、恐、惊"这七种最常产生的情绪变化波动过度，就会导致机体气血不和、阴阳失调而引发各种疾病，因此，保持乐观的心态，避免七情过激不失为一种养生的方式。

5）中医养生：平和体质者可以选用艾灸、按摩的方法自我调护，以温通经络、行气活血，保持阴平阳秘的和谐状态，常见穴位可选择足三里、关元、神门、合谷、涌泉、三阴交等穴（图 8–1–3），艾灸时间为每日 1 次，每次 3～15 分钟，直至皮肤产生红晕。穴位按摩常采用点法、按法、揉法及捏法，以拇指指腹垂直于穴位上，施加一定向下的力量，使按摩穴位产生一定得气的感觉，即酸、麻、胀、痛感。

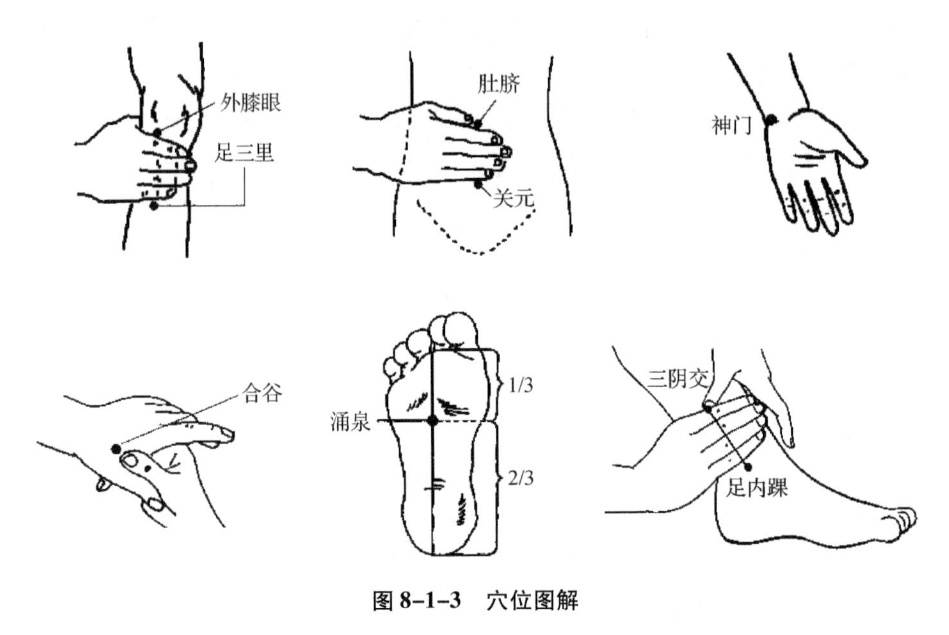

图 8–1–3　穴位图解

①足三里

【位置】位于小腿前外侧，当犊鼻下 3 寸，距胫骨前缘一横指。

【功效】强脾健胃、补中益气、调和气血、疏通经络，能提高机体免疫力。

②关元

【位置】位于下腹部，前正中线上，当脐中下 3 寸。

【功效】为小肠募穴。可固本培元、温阳固脱。

③神门

【位置】位于腕部，腕掌侧横纹尺侧端，尺侧腕屈肌腱的桡侧凹陷处。

【功效】可助眠，补益心气、安定心神。

④合谷

【位置】位于手背，第 1、第 2 掌骨间，当第 2 掌骨桡侧的中点处。

【功效】为大肠经原穴，可升清降浊、疏风散表、宣通气血。

⑤涌泉

【位置】位于足跖屈卷足时，在足心前1/3的凹陷处。

【功效】补益肾气、充沛精力、养心安神、缓解精神压力、益寿延年。

⑥三阴交

【位置】位于小腿内侧，当足内踝尖上3寸，胫骨内侧缘后际。

【功效】健脾和胃、调补肝肾、行气活血、疏经通络。

第二节　阳虚体质与养生

阳虚体质是当人体脏腑功能失调时，出现体内阳气不足，机体温煦、推动、蒸腾与气化等作用减退，且“阳消阴长”，阴寒之气偏盛而生里寒。常表现为面色苍白、气息微弱、体倦嗜卧、畏寒肢冷、全身无力，或出现水液停留的证候（图8-2-1）。阳气不足多因先天禀赋不足、寒邪湿邪外侵或过食寒凉之品、忧思过极、房事不节、久病不愈所致。

（1）主要特征

机体生理功能和代谢功能减退，脏腑功能减弱，畏寒肢冷，四肢不温，喜食热饮，肌肉松软，精神萎靡，性格多内向、沉静，舌苔胖嫩，脉象沉迟。此类人因阳气虚衰，产热不足，平素畏寒，耐夏不耐冬，较正常人着装厚实，夏天也很少吹空调，稍遇冷则出现大便稀溏或腹泻，一些女性易发生小腹冷痛，表现出虚寒之象。

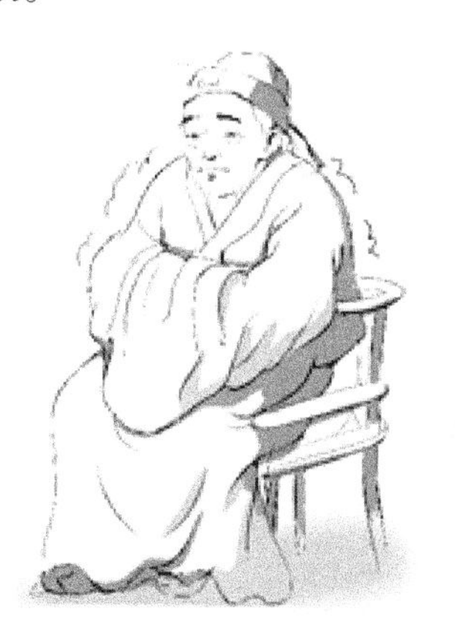

图8-2-1　阳虚体质

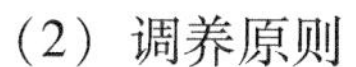

（2）调养原则

补阳温中，化湿通阳。

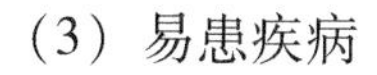

（3）易患疾病

心阳虚、肾阳虚、脾阳虚、胃阳虚、泄泻、寒痹、宫寒等。

1）心阳虚：主要是指心阳虚衰，温运失司，虚寒内生，故见畏寒喜暖、四肢逆冷；寒凝经脉，血行不畅而致血瘀、心脉痹阻，可见心悸怔忡、胸闷刺痛。心阳不足的人群易患心律失常、冠心病、充血性心力衰竭、心源性休克等循环系统疾病。

2）肾阳虚：肾阳为人体阳气的根本，肾阳亏虚，机体失其温煦，则阳虚之证迭出，男性阳痿早泄，女性宫寒不孕。除此之外，“肾主水”，肾阳对水液有蒸腾气化作用，若肾阳不足，蒸腾气化无力，则出现小便清长等表现，严重者可伴有肾脏的病理改变。水液代谢不利，水湿内停，则身浮肿，腰以下尤甚，治疗应温肾化气利水。

3）脾阳虚：脾主升清、运化和统摄血液，《素问·经脉别论》曰：“饮入于胃……上输于脾，脾气散精。”脾阳虚衰，失于温运，阴寒内生，表现出纳少、腹胀、腹痛、便溏等阳虚症状，脾阳虚患者易患慢脾风、脾疳、脾劳等病。

4）胃阳虚：主要是指胃阳不足，胃失温煦，表现为胃脘冷痛及阳虚症状，易患胃痛、胃痉挛等疾病。通常这种情况可以通过食用温补性的食物来进行改善，如大枣、花生、桂圆、肉桂等，也可在医师的指导下，通过白术、莲子、扁豆、陈皮等中药进行调理，或通过刮痧、艾灸、拔罐等中医技术辅助缓解。平时生活中避免摄入过多寒凉性食物，以免刺激肠胃引起胃脘部不适。

5）泄泻：是常见的消化系统症状，主要表现为大便次数增多、性状稀溏、病程较长。这类症状在阳虚体质患者中较为多见，原因主要为脾胃虚寒，因此治则以祛寒温补为主，常常使用白术、黄连、补骨脂和白芍。白芍具有缓急止痛、柔肝和营之效，同赤芍并用可治疗久痛血瘀，同防风配伍适用于腹泻且腹痛者。而白术具有健脾燥湿之功效，补运相济，补而不滞，可与茯苓、甘草、炒山药配伍。此外，补骨脂可以温肾涩肠，与黄连搭配，不但可以清除肠腑内部的潜在之热，还可以涩肠而不敛邪。对于久泻粪质较稀的患者，可以使用益智仁同补骨脂搭配，增加温脾的功效。

6）寒痹：寒痹的发生与以阳虚为主要表现的阳虚体质有着密切的关系。《类证治裁》曰：“诸痹……良由营卫先虚，腠理不密，风寒湿乘虚内袭，正气为邪所阻，不能宣行，因而留滞，气血凝涩，久而成痹。”患者素体阳虚，寒邪侵袭，水寒不化，侵袭筋脉骨节，闭阻经络，气血运行不畅故致寒痹。病机特点前期以阳虚为主，后期则因虚致瘀。其证痛处固定，冷感明显，多伴见形寒肢冷，腰膝酸软无力，甚则弯腰驼背疼痛较剧，痛有定处，遇寒痛增，得热痛减，局部皮色不红，触之不热，苔薄白，脉弦紧。寒痹发作时，可通过中药沐足、热熨敷、艾灸等驱寒除湿的方法来缓解疼痛。

7）宫寒：阳虚体质在女性身上的最直接体现便是“宫寒”，女性肾阳不足，胞宫失去温煦而出现证候，常伴下腹部坠胀、疼痛及水样白带。临床常表现为痛经、月经失调、闭经、不孕、流产及妊娠后胎儿发育迟缓等。可因脾肾阳虚，无法正常运化水湿而使寒凉之气停滞在人体经脉脏腑导致内寒积聚；也可因外来寒邪凝聚胞宫而发病。

（4）养生方法

1）饮食养生：阳虚体质的人群应多食用有温阳效果的食物，如牛肉、羊肉、韭菜、核桃、栗子、鸡肉等，也可饮用生姜茶以补充阳气。不宜多食性寒、生冷、黏腻之物，如甲鱼、螃蟹、鸭肉、凉茶、绿豆、西瓜、苦瓜、冰淇淋、冷冻饮料等。如脾胃虚弱则不宜过食肥甘之味，以清淡易消化食物为宜。

饮食助升阳，也需顺应四时阴阳变化。《素问·四气调神大论》曰："夫四时阴阳者，万物之根本也，所以圣人春夏养阳，秋冬养阴。"《备急千金要方》载，春季饮食宜"省酸增甘，以养脾气"。根据"春夏养阳"的养生指导，春天是肝旺之时，多食酸性食物会使肝火偏亢，损伤脾胃，故春日养阳宜多食甘而少食酸，如瘦肉、禽蛋、牛奶、蜂蜜、豆制品、新鲜蔬菜等。夏月阳热盛于外，伏阴潜于内，这时地上为热、地下为凉，人体体表为热、体内为凉。按照《伤寒论》中"五月之时，阳气在表，胃中虚冷，以阳气内微，不能胜冷"的论述，夏季饮食不可过寒贪凉，过食冷饮则易伤脾胃。夏季在五行属心，心属火，心火过旺则克制肺金，火之味为苦，苦味之物能助心气而制肺气，因此，夏季应少食苦味，多食酸味、咸味。夏季人体出汗多，腠理发泄，多食咸味，补充因汗出过多而丢失的盐分，以防损伤心气；酸味可起到收敛作用，服用可固肌表，防汗出过多，如小豆、酸梅汤等。民间有"冬吃萝卜夏吃姜"之说，夏日食姜也是"春夏养阳"理论的实际应用。

2）运动养生："动"为养阳非常重要的环节，《内经》云："静则生阴，动则生阳。阳虚动之，阴虚静之。"适度运动能激发身体阳气，因此阳虚体质人群应根据自身耐受能力，选择太极拳、养生操、八段锦等运动方法以扶助阳气。

日出时，我们可以面向太阳升起的地方，舒展身体进行深呼吸，使得阳气通过口鼻和皮肤进入人的体内，随后把双手的劳宫（位于掌心，在第2、第3掌骨之间偏向于第3掌骨处）正对太阳，以养心肺。在正午时分，阳气最旺盛，此时可以站在户外，进行深呼吸，这样阳气便会从头顶的百会进入体内，保持一段时间后，进行低头，使阳气通过风池进入身体。最后在傍晚时，可以用手按揉命门（位于第2腰椎和第3腰椎棘突之间），人体先天的阳气藏于命门之中，在这时按揉命门能吸收当日太阳的最后一波阳气。

3）情志养生：阳虚体质的人多比较沉静，因阳气不足容易心情不畅。因此要善于调节自己的悲观情绪，以此来避免不良情绪对身体造成的负面影响。

4）中医养生：阳虚体质者应当多温阳驱寒，常采用的中医外治法为艾灸法，《灵枢·禁服》云："陷下者，脉血结于中……血寒，故宜灸之。"灸法正是应用其温热刺激，起到温通经络、扶助阳气的作用。对于阳虚体质患者，可以灸命门，每日灸1次，每次3～15分钟，直至皮肤出现红晕，这样做可以温肾纳气，接续督脉气血。再者可以灸关元，每日1次，每次5～15分钟，直至皮肤出现红晕，以此来培元固本。也可以灸中脘、足三里、神阙、阴陵泉等穴位来缓解病情。

中医药方面可以选择金匮肾气丸、理中丸等，金匮肾气丸源自《严氏济生方》"加味肾气丸"，具有温补肾阳、化气行水之功效。主治肾虚水肿、腰膝酸软、小便不利、畏寒肢冷；理中丸，出自《伤寒论》，具有温中祛寒、补气健脾之功效，主治脾胃虚寒、阳虚失血等症。但切记服用药物一定要在医师的指导下选择使用。此外，还可通过进食膏方以提升阳气。膏方是中药的一种传统剂型，是通过将中药饮片加水煎煮，进行去渣浓缩，添加蜂蜜或阿胶等物熬制形成的稠厚半流体制剂，如川贝枇杷膏等。膏方的优势是可以补虚扶弱、补中寓治、治中寓补、随证加减等，可以更好地调理和治疗多种慢性疾病和体质虚弱的人，膏方四季皆宜，疗效肯定，一般而言，服用滋补膏方以冬季为最佳。

第三节　阴虚体质与养生

凡具有凝聚、滋润、抑制、宁静等作用或表现的物质及功能，统属于阴。在人的机体内，以气、血、精、液四种主要的形式存在。津液作为"阴"的一部分，对调节人体的阴阳平衡起着重要作用。在正常情况下，人体阴阳之间处于相对的平衡状态，根据阴阳制约的原则，每当体内的阴气过少，便会导致阳气亢盛，人体内津液亏损，从而导致虚热内生，整个人的身体都呈现出一种缺水的状态。伴随着衰老，人体里的"阴"会逐渐减少。肾藏有"先天之精"，为脏腑阴阳之本、生命之源，在五行属水，能将具有濡养、滋润脏腑组织作用的津液输布五脏六腑。《素问·上古天真论》中论述了“肾”贯穿人的一生，对人体的生老病死起到重要作用的内在因素即为“肾”，肾精、肾水都属阴，而肾阴不足，五脏六腑缺少滋养，就整体出现一个阴虚的状态（图 8-3-1）。

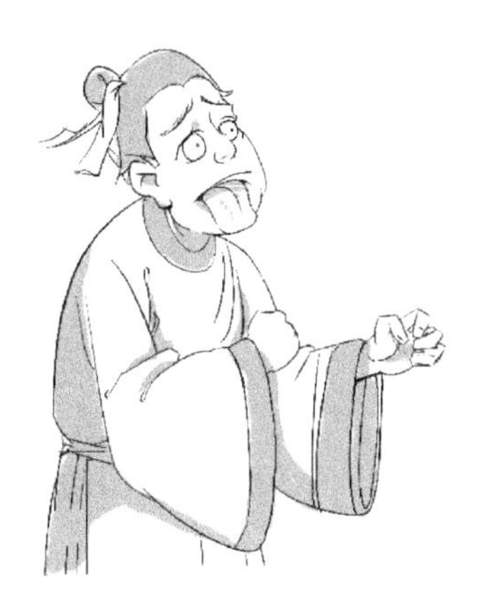

图 8-3-1　阴虚体质

（1）主要特征

当脏腑功能失调时，易出现体内阴液不足、阴虚生内热的证候。导致这种体质的原因多是燥热之邪外侵、过食温燥之物、房事不节、忧思过度。同时久病过后，阴液耗损也多会发病。常表现为形体消瘦，两颧潮红，手足心热，潮热盗汗，心烦易怒，视野模糊，口干，口臭，尿黄，大便干燥，头发、皮肤干枯，舌干红、少苔，甚至光滑无苔。应以滋补阴液、佐以清热为治则，还应针对相关脏腑阴虚辨证，分别选用滋养五脏之阴液、佐以清五脏之虚热的方药。

（2）调养原则

降火养阴，滋阴润燥。

（3）易患疾病

心阴虚、肝阴虚、肺阴虚、胃阴虚、肾阴虚、消渴、肺痨、不寐等。

1）心阴虚：主要是指阴液亏损、心与心神失养，或阴不制阳、虚热内生。以五心烦热、潮热、盗汗、口渴咽干、面红升火、舌红、脉细数等为特征，可见于心悸、怔忡、虚劳、不寐、心律失常、贫血、神经症等疾病。

2）肝阴虚：肝脏在体合筋，其华在爪，在窍为目，在液为泪，故肝阴不足，不能上滋头目，则导致头晕耳鸣、两目干涩、视力减退；络脉失养，虚火内灼则胁肋隐痛；筋脉失养，虚风内动，故手足蠕动。肝阴虚易诱发高血压、慢性肝炎、早期肝硬化、甲状腺功能亢进症等疾病。

3）肺阴虚：多由肺热日久伤及阴津，或虚热内生，津液不能荣养肺脏所致，主要表现为干咳少痰而黏，或干咳无痰，或痰中带血，以及鼻咽干燥不适、声音嘶哑等，或伴有其他阴虚症状。

4）胃阴虚：主要指胃阴亏虚，胃失濡养，胃失和降，主要表现为胃脘隐痛、饥不欲食及阴虚症状。容易患上萎缩性胃炎，表现为胃痛、食欲不振、消化不良、腹胀等。

5）肾阴虚：若肾阴不足，则津液分泌减少，各个脏腑组织失去滋养，表现为阴虚内热及阴虚阳亢之象，其病位在肾，常涉及肺、心、肝等脏。症见头晕耳鸣、腰膝酸痛、失眠多梦、咽干颧红、小便短黄或大便干结、舌红少津、脉细数等，肾阴虚在情志方面可导致情绪异常、易怒易激惹、五心烦热、焦虑、抑郁，也可引起身体虚弱，或者是皮肤干燥、牙齿脱落的表现，以及精力不足、记忆力下降或者注意力不集中等。男性可兼见阳强易举、遗精、早泄，女性见经少或经闭、崩漏等生殖系统症状。

6）消渴：消渴是中医学的病名，其发病多因食饮不节、七情郁结、肾阴亏虚而致脾、肺、肾三脏阴亏燥热，继使津液消灼，水谷转输失常。因其乃消灼津液而致口渴，故总名消渴。《古今录验》云“消渴病有三：一，渴而饮水多，小便数，有脂，如麸片甜者，是消渴也；二，吃食多，不甚渴，小便少，似有油而数者，是中消也；三，渴饮水，不能多，但腿肿，脚先瘦小，阴痿弱，数小便者，是肾消也”。现代医学的糖尿病类属于中医之消渴，可见疖、痈、眩晕、胸痹、耳聋、目盲、肢体麻疼、下肢坏疽、肾衰水肿、中风昏迷等兼症。

7）肺痨：肺痨是具有传染性的慢性虚弱疾病，以咳嗽、咯血、潮热、盗汗及身体逐渐消瘦为主要临床特征。《丹溪心法》中提到肺痨“主乎阴虚”，其病理性质主要在阴虚，并可导致气阴两虚，甚则阴损及阳。肺喜润恶燥，痨虫犯肺，侵蚀肺叶，肺体受病，阴分先伤，故见阴虚肺燥之候。肺阴亏损为肺痨初期表现，主要反映出“阴虚生内热”的病变，以肺阴虚与肺失清肃最为突出；而虚火灼肺多见于肺痨病中期或晚期，此时肺病及肾，肺肾阴伤，水亏火旺，劳热阴精大耗，虚火内灼，涉及多个脏腑系统。

8）不寐：中医病名，是以经常不能获得正常睡眠为特征的一类病证。《医宗必读》中提及“不寐之故，大约有五：一曰气虚，一曰阴虚，一曰痰滞，一曰水停，一曰胃不和”。阴虚所致不寐一为阴虚不能纳阳，二为阳盛不得入于阴。病理性质有虚实两面，虚证多属阴血不足，心失所养，临床特点为体质瘦弱、面色无华、神疲懒言、心悸健忘；实证为邪热扰心，临床特点为心烦易怒、口苦咽干、便秘溲赤。

（4）养生方法

1）饮食养生：阴虚体质的饮食宜进滋阴清热之品，宜多选择味甘性寒凉、具有滋阴功效的食物，如荸荠、梨、银耳、鸭肉、百合等，也可多吃蔬菜海鲜类食物，以清淡为主，如苦瓜、丝瓜、油菜、白菜、番茄、黄瓜、茄子、菠菜、蘑菇、白萝卜、胡萝卜等。关于肉类，阴虚体质的人并不适合食用羊肉、牛肉等性温热的肉，反而可以选择一些性平的肉类，如猪肉、鸭肉等，而大部分鱼类和贝类，都比较适合阴虚体质的人，如鲫鱼、海参等。忌食肥甘厚味、燥烈之物，如麻辣火锅、烧烤等，这些食物通常偏燥性，会耗损阴津。

从“秋冬养阴”的理论角度，秋属金而通于肺气，故秋季饮食顺应肺气清肃下降的特点，宜进苦味、酸味，《素问·脏气法时论》说：“肺主秋……肺苦气上逆，急食苦以泄之……肺色白，宜食苦，麦、羊肉、杏、薤皆苦。”酸味收敛，有利于肺气之收，辛味发散泄肺，秋天宜收不宜散，故尽可能少食葱、姜等辛味之品，而秋燥易伤津，又常引起肺燥咳嗽，故秋季适当食些滋阴养血、清燥润肺之品，如芝麻、糯米、蜂蜜、菠萝、乳品等润燥生津。冬主水而通于肾气，冬季要顺应自然界阴气闭藏而注重养护肾气，使肾精充足。饮食上要多食苦味及辛味食物，《素问·脏气法时论》曰：“肾主冬……肾苦燥，急食辛以润之……肾欲坚，急食苦以坚之……肾色黑，宜食辛，黄黍鸡肉桃葱皆辛。”冬季阳气衰微，腠理闭塞，很少出汗，多食些辛味，如谷类、鸡肉、葱椒等，达到开通腠理、畅通气机、化生津液、润燥益肾的功效。

2）生活养生：阴虚体质的人适合居住在环境安静、坐南朝北的地方，平时要保证良好的睡眠质量，要注意休息，不要熬夜，可以适当地增加睡眠时间，建议每天中午小睡，因为良好的睡眠可以保障心、肺、肝、脾、肾等脏器得到充分的休养，从而达到养阴的目的，同时也需要节制房事，避免耗损津液。

3）中医养生：可以按揉太冲，位于脚背第1、第2脚趾根部的结合处后方凹陷处，按摩方法是握住前足部，用大拇指或示指点按太冲半分钟，先从顺时针方向按揉1分钟，随后又从逆时针方向按揉1分钟，直至产生局部的酸痛。也可按揉迎香，位置在鼻孔两侧的鼻唇沟上，按摩方法为被按摩者处于仰卧位，按摩者坐在其头后方或侧方，用双手的拇指顺时针轻揉迎香1分钟，再逆时针按揉1分钟，直至产生局部的酸胀感。此穴位的功效是可以辅助调理阴虚体质，治疗鼻炎等症。

阴虚者适宜选择滋阴的药物来进行清补，如麦冬、玉竹、百合、石斛等，亦可选用何首乌、熟地黄、当归等养血补阴的药物。同时也可以使用中成药，心阴虚者，可服用天王补心丹（出自《校注妇人良方》）；肝阴虚者，宜服用一贯煎（出自《续名医类案》）和长生保命丹（出自《摄生众妙方》）；肾阴虚者，可服用六味地黄丸（出自《小儿药证直诀》）；肺阴虚者，可服用百合固金汤（出自《慎斋遗书》）。

第四节　气虚体质与养生

气虚体质是指当人体脏腑功能失调，气的化生不足时，易出现气虚，常表现为语声低微，形体消瘦或偏胖，面色苍白，气短懒言，精神不振，体倦乏力，常自汗出、动则尤甚，舌淡红，舌边有齿痕，苔白，脉虚弱。气虚可因各种病因而发病，因心、肺、脾、肾气虚部位不同而并见不同的症状（图8-4-1）。

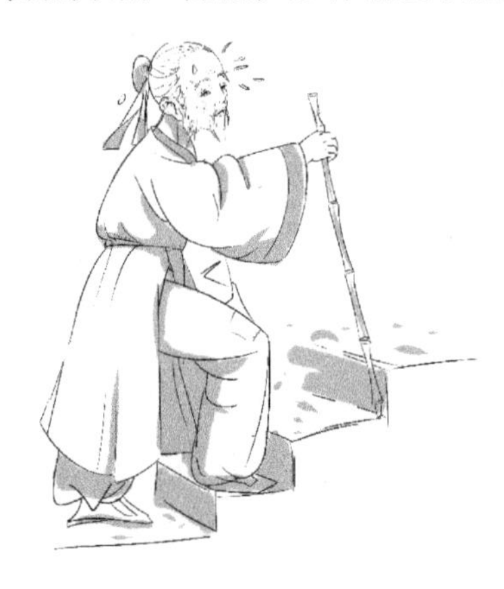

图8-4-1　气虚体质

（1）主要特征

气虚主要为元气不足，以疲乏、气短、自汗为主要特征，还可表现为肌肉松软不实，平日里声音低沉且微弱，少气懒言，神疲乏力，精神不振，性格内向，容易出汗，舌淡红，舌边有齿痕，脉弱，通常不耐受风、寒、暑、湿邪。

（2）调养原则

补气养气。

（3）易患疾病

肺气虚、脾气虚、心气虚、低血压、郁证、痒证等。

1）肺气虚：是指肺气虚弱，宣肃、卫外能力减弱，主要表现为气喘、咳嗽、自汗、易于感冒及气虚等症状，易患慢性支气管炎、支气管扩张、支气管哮喘等疾病。

2）脾气虚：是指脾气不足，运化失职，主要表现为纳少、腹胀、便溏及气虚等症状，易患感冒、贫血、消化不良等疾病。

3）心气虚：气血亏虚，心失于濡养，主要表现为心悸、失眠、多梦及气血虚等症状，易患鼻出血、腹泻、心脏疾病等。

4）低血压：中医多称之为“眩晕”“虚劳”等。人体内的血液循环很大程度上都是靠体内的元气推动，气虚体质的人气血阴阳不足，则血液生成减少或不能推动血液的运行，故而出现血压低的表现。中医辨证可分为气虚、气血两虚、肾阳虚、阴阳两虚等证。由于气虚引发的低血压，除有低血压症状以外，还可伴有脘腹胀满、食少纳呆、少气懒言、胸闷气短、舌质淡、苔白、脉弱等症状，治疗原则是以补气为主。

5）郁证：《临证指南医案·郁》载："郁则气滞，气滞久则必化热，热郁则津液耗而不流，升降之机失度，初伤气分，久延血分。"故气虚、气滞为郁证的症状之一。临床上可表现为情绪低迷，时常感到烦恼；对生活中的一切都没有兴趣；有极度的悲观情绪甚至有自杀的想法；记忆力下降，反应迟钝，思考事物的能力减弱；语速慢，声音低，没有逻辑；不爱说话，不爱与周围的人接触；白天昏昏欲睡，晚上却时而失眠，常常感到胸闷心烦意乱；脾胃功能下降，常常无法吸收营养且食欲下降，出现体重减轻等。

6）痒证：气虚可以导致皮肤瘙痒。中医认为，气虚则卫外不固，血虚则可生风，气血两虚则肌肤失于濡养，营卫失和易受风寒、风热的侵扰。《金匮要略》称："邪气中经，则身痒而瘾疹。""邪气"不外乎内邪和外邪，中医有"风盛则痒"一说，风盛水少，致使阴虚阳亢，皮肤干燥。这一症状的易感人群为老年人，老年人抵御外邪的能力减弱，且体内自由水的含量很少，容易受到风邪的侵袭。气虚导致的皮肤瘙痒需要和过敏反应引起的皮肤瘙痒相区别，后者是过敏原通过皮肤、呼吸道、食道等途径入侵人体，通常出现的病证是荨麻疹、丘疹、湿疹等，也有可能出现皮下出血或红斑、水疱等症状。

（4）养生方法

1）饮食养生：日常要注重食疗调养，在平时可以多吃一些参麦茯苓粥、元肉枸杞炖鸡汤、党参猪心汤、桂圆大枣黑糯粥及百合南瓜粥等食物，这些食物有补心气、安心神之效，对于缓解心气虚的症状有较好效果。要注意多吃新鲜蔬菜和水果。饮食应该均衡化，保证身体营养各项的需求，可以吃一些豆制品、鱼肉、瘦肉等食物，这些食物成分中还有丰富的蛋白质，可以提高身体免疫力，促进病情的康复。平时还可以吃莲子、大枣、枸杞子、党参、黄芪等具有补心益气、养血安神功效的食物。

春季万物复苏，人体经过春夏升浮之气，体表毛孔打开，卫气浮于体表，气血也相对在外。卫气功能的发挥主要依赖于肺，因此气虚者可在春季较多地选择补益肺气的食物，更多地吃一些性平或温和、味甘的食物，如粳米、糯米、牛肉、香菇、大枣、土豆等，慎食性凉、生冷之物。

在夏季，人的精神情志处于一个比较高的水平，脏腑功能的活动也较为强盛，体内的新陈代谢也极为旺盛，伴随着能量的消耗，人也需要通过相应的营养物质来加以补充。气虚体质的人，多脾胃虚弱，对食物的运化功能有所减弱，因此对营养的吸收能力较差，且卫表不固，过于炎热的天气会导致人体出汗不止，使得营养不断随着汗液流失，从而加重人体的气虚，出现神疲乏力、虚汗口渴等症状。由此看来，气虚体质的人在夏季宜以健脾养胃为主，加强体内的运化能力，故应当饮食清淡，容易消化，且避免油腻，每顿适量进食，少食多餐。此外，大量的出汗会导致伤津耗气，进食时，除了要补气益气外，也要注意适当食用一些养阴生津的食物，如桃子、杨梅、豆腐等。

秋季来临，空气较为干燥，肺为娇脏，喜湿润而恶干燥，因此，肺易受燥邪侵袭，气虚体质的人此时容易耗伤肺气，从而引发哮喘、咳嗽、流涕等呼吸道疾病。凡气虚体质者，在秋天更应该补益脾肺，避免燥邪，在饮食上宜多食用性平、味甘的食物，而少食辛辣油腻的食物。因此，在这个季节，可多使用黄豆、蚕豆、兔肉、山药、南瓜、番薯、荔枝、苹果、栗子等。

至冬季，空气十分寒冷并且干燥，容易耗损体内阳气，气虚也会伴随阳气的虚弱而到来。这个季节，气虚体质者主要会表现为肾气不足，由此看来，在饮食上要多补肾气，宜食性平或温、味甘等补气的食物，如山药、蜂蜜、板栗、蘑菇等。

2）生活养生：平时要确保充足的睡眠时间，避免身体过于疲劳，并且注意劳逸结合，可以适当进行身体锻炼，多到户外进行体育锻炼，提高机体的抗病能力，而且要正常排便、注意保暖。除了日常的生活起居之外，对于情绪的控制调节也是至关重要的。《素问·天元纪大论》中讲道："人有五脏，化五气，以生喜、怒、思、忧、恐。"由此看来"五脏化五气"是产生精神情志的基础，情志活动也会影响五脏六腑的功能。长期的情绪低沉、心情压抑，会大量耗损脏腑的气血，从而影响人们的健康。因此，平时应尽量保持平稳的情绪，留意身体的变化情况，定期进行身体复查，了解身体的健康情况。

3）中医养生：可以选择艾灸、针刺、穴位按摩等中医外治法。艾灸气海，每日施灸 1 次，每次 5 ~ 15 分钟，向左右方向平行往复旋转，直至皮肤产生红晕，得以温阳益气、扶正固本、培元补虚。也可以针膻中，每日 1 次，每次 3 ~ 7 分钟，从而活血通络、清肺止咳、舒畅心胸。还可以采用温和灸法艾灸内关，每日 2～3 次，每次 10～20 分钟，从而宁心安神、理气止痛、降逆和胃。可在医师指导下，服用人参归脾丸、补中益气丸、四君子汤等益气补血、健脾养心的药物。

第五节　痰湿体质与养生

痰湿体质是指当人体脏腑功能失调时，易引起气血津液运化失调、水湿停聚、聚湿成痰而成痰湿内蕴表现。中医有“百病皆由痰作祟”之说，此痰非有形实邪。中医认为水液是人体的重要组成部分，也是生命活动的基础之一，承担着人体内营养物质的输布，参与机体新陈代谢过程。当水液代谢在体内输布障碍，新陈代谢功能失调时，水液就会停滞在机体经络、脏腑、筋肉等部位当中，同体内排出的各种废物结合在一起，形成一种黏腻且浑浊的状态，堆积起来从而形成病理产物（图 8-5-1）。

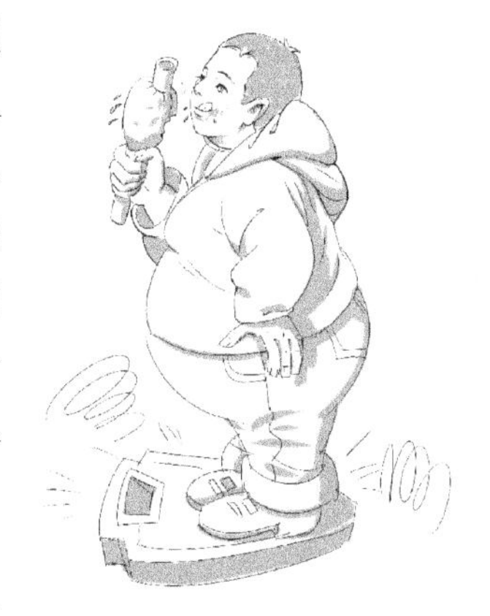

图 8-5-1　痰湿体质

（1）主要特征

包括痰湿凝聚，体形肥胖，腹部肥满，口黏苔腻。这种体质的人通常面部皮肤油脂较多，多汗且黏腻，胸闷，痰多，口渴，口黏腻或甜，喜食肥甘甜腻，大便不成形，手足冰冷，眼胞微浮，身懒乏力，嗜睡，苔腻，脉滑，肥胖，腹部肥满松软，对梅雨季节及潮湿环境适应能力差。多由于先天遗传、后天喜食肥甘厚味，或寒湿侵袭等原因引起体内津液代谢失调。

（2）调养原则

健脾补气，祛湿化痰，畅达气血。

（3）易患疾病

肥胖、2 型糖尿病、久咳、原发性高血压等。

1）肥胖：中医有“肥人多痰湿”之说，《内经》中主要把人的体型分为 3 种，分别是脂型、膏型和肉型，其中肉型是最为健康的体型，其体内脂肪含量不多，体格壮实；脂型相对健康，尽管他们身体肥胖，但脂肪含量分布不集中，比例较合适；膏型则属于痰湿体质常见的类型，主要表现在腹部脂肪厚且多，皮肤松弛。产生这种体型的原因，主要是人体内水液运行不畅，身体的代谢水平较低。痰湿体质者普遍伴有阳虚，阳虚会造成气化不利，导致痰浊水饮内停，并积滞于皮下，造成身体发胖，久之便会形成肥胖症。此类人群可通过大黄、番泻叶粥以泻下通便，或食用青椒饭、木耳汤、萝卜汤、薏米粥等以化痰祛脂，或食用玉米粥、扁豆粥、冬瓜粥等以健脾利尿。

2）2 型糖尿病：相关研究表明，2 型糖尿病患者大多形体肥胖、饮食不节，痰湿是 2 型糖尿病的发生条件。《素问·奇病论》载："肥者令人内热，甘者令人中满，故其气上溢，转为消渴。"此类病证主要由脾气虚发展而来，日久发为气阴两虚。气虚不能推动津液运行，津液停聚成痰；气虚不能运化水湿，蕴而成痰。阴虚不能制火，虚火炼液生痰。消渴气虚日久，气虚运血无力，可致血脉不通，形成瘀血。血瘀阻塞气道，致津液运行不畅，积而生痰。

3）久咳：体内湿气壅盛，引起痰的堆积，而痰壅滞于肺，就会引发咳嗽，时常嗓子里会感觉有痰，同时伴有四肢无力的症状。生活中我们经常会听说可以通过吃梨来止咳，但吃梨真的是一定有效的吗？并非如此，梨有滋阴润燥之效，对于阴虚所致咳嗽的止咳效果显著。而对于痰湿壅滞引发的咳嗽，食用梨反而可能会加重体内的痰湿，适得其反，此类患者可选用生姜和橘皮熬水，对祛湿化痰很有帮助。

4）原发性高血压：痰湿体质会导致痰湿中阻，清阳不升，浊阴不降。久之便会引起头目清窍失荣，导致头晕和头痛等现象，许多单纯舒张压增高的高血压患者都是痰湿体质。

（4）养生方法

1）饮食养生：痰湿体质人群应控制饮食总量，以七分饱为宜，进食速度不宜过快，忌暴饮暴食。饮食过剩易导致体内痰湿积聚；梅雨季节常易引起湿热加重，停滞中焦，以致大便黏腻、小便浑浊，晚上阳气不能潜藏，出现失眠、多梦等症状；湿易困脾，使脾胃功能被遏制。故痰湿体质人群宜低盐低脂清淡饮食，进健脾利湿、宣肺化痰之品，如白萝卜、山药、木瓜、芡实、紫菜、白果、大枣、辣椒、大蒜、生姜、杏仁、绿豆、白菜、茼蒿、冬瓜、金针菇等。高粱有燥湿祛痰、养胃止泻之效。生姜能散湿、暖脾胃、促发汗，适合痰湿体质人群食用，如取姜配红糖、大枣，煮几分钟，以茶饮形式在夏季服用，一般人群可用三四片姜，痰湿体质症状明显者可加量到七片。

2）生活养生：这类人群不宜住在潮湿的环境下，如南方地区天气多数潮湿，阴雨季节需特别注意湿邪的侵袭；“天为阳，地为阴”，也不宜经常睡在地板上，以防湿气入侵身体致使四肢酸痛，同时要保持室内的干燥和通风。

衣着宜透气，不能穿未晾干的衣物。运动大量出汗后，忌立刻吹空调、风扇或冲凉，此时湿邪最易入侵机体，宜在身体干燥之后再洗温水澡。痰湿体质的人也要多晒太阳，阳光能够振奋阳气，也可以选择泡浴、汗蒸等，促进湿气排出。

多数痰湿体质患者容易虚胖，体质比较丰满，喜欢吃甜食，容易打瞌睡，行动比较懒，因此痰湿体质人群需注意定期对血脂、血糖、血压等方面进行检查，早预防、早发现、早治疗。

3）运动养生：痰湿体质者多肥胖，故应长期坚持体育锻炼，如散步、慢跑、球类运动、游泳、武术、八段锦、五禽戏等。活动量循序渐进，逐步增强，让疏松的皮肉逐渐转变成结实、致密的肌肉。

4）中医养生：党参、白扁豆、砂仁、陈皮、淮山药、薏苡仁、赤小豆、白芥子、冬瓜皮、茯苓等，都有一定的祛痰湿的作用。但是根据药物作用及配伍不同，祛痰湿的部位也会产生变化，如白芥子、陈皮，主要祛除肺部的痰湿；使用陈皮搭配党参、白扁豆，可以祛除中焦的痰湿；至于赤小豆，主要是让湿气走于下。

常用的中成药：参苓白术散、绞股蓝总苷片、陈夏六君子丸、排毒养颜胶囊。

常用的中医外治法：以艾灸调养为主要方式，经络可选足太阴脾经、足阳明胃经、手太阴肺经、手阳明大肠经，取太渊、中府、尺泽、列缺等穴。以温法、补法为主，以 10 天为 1 个疗程，每天 1 次，每次灸 10～20 分钟。也可选取刮痧、耳穴压丸、穴位按摩等方法。

第六节　湿热体质与养生

人体湿气有两种类型，即中医说的内湿和外湿，前者是一种病理产物，常因饮食不节、脾失运化等，致水液运化输布失常，与肺、脾、肾关系密切；后者是因外界环境的干扰所致，通常发生于长期生活在潮湿闷热环境的人群，又或是受到湿邪侵袭的人群，尤其是在夏季和初秋时分，这段时间湿气主令，人体最易产生湿热。如果抵抗力较弱的人，外界的湿热邪气便会乘虚而入，造成人体内的运化功能失调，使得湿浊之气留存其中。机体内的热气不断炙烤着这些湿浊之气，从而“化热”，形成湿热体质（图 8-6-1）。这类人群通常湿和热是并行的，有湿重于热、热重于湿、湿热并重之分。此外，人体阴虚也同样会导致虚热内生，这种内热与湿邪之气结合同样也会形成湿热。如果湿热存留体内无法缓解，便多会在皮肉关节、五脏六腑蓄积，引发皮肤、泌尿、肝胆等系统的疾病。

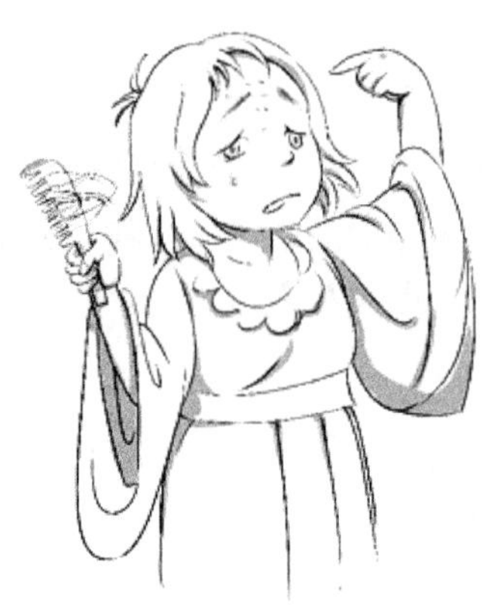

图 8-6-1　湿热体质

（1）主要特征

情绪激动、心烦易怒，头昏沉不适，肢体沉重，胸痞，口苦，发热，尿黄而短，大便黏滞不爽，有排便不尽感，舌质红，舌苔黄腻，脉濡数。关节部分会出现湿热痹证，侵犯脏腑时，可出现脾胃湿热、肝胆湿热、膀胱湿热、肠道湿热等。

（2）调养原则

疏肝利胆，清热祛湿。

（3）易患疾病

湿热体质也是较为常见的一种体质类型，通常表现为肢体沉重，经常出现疲劳感，多在午后发热明显，舌苔黄腻，关节易出现肿痛，伴或不伴有脘闷腹满、恶心厌食、大便稀溏、小便短赤、脉濡数等。这类体质人群易罹患酒渣鼻、毛囊炎、湿疹、体癣、脂溢性皮炎、痤疮、脚气病等，同时也易患尿道炎、膀胱炎、阴道炎、宫颈炎等泌尿生殖系统疾病。湿热留于脾胃，可见口臭、体味重，可伴有肥胖、牙龈出血、嗜食冷饮、善饥易饱及口唇周围起痤疮、粉刺等症状。

1）湿疹：急性期主要表现为皮肤出现红斑、丘疹、水疱、渗出和结痂等，呈对称分布，病程较短；亚急性期主要表现为小丘疹和结痂，偶尔出现丘疱疹和小水疱；慢性丘疹主要表现为皮肤干燥、肥厚、皲裂、苔藓等，多为急性丘疹反复发作。对此，除药物常规治疗外，饮食需特别注意进食以新鲜水果和蔬菜为宜；避免生冷刺激或发物类，以及易引发过敏反应的食物，如芒果、海鲜、牛奶等；少吃一些滋补作用明显的药物，如黄芪四物汤。

2）脚气病：脚气病又有“脚弱”之称。《脚气治法总要》曰：“在黄帝时，名为厥。两汉之间，多为缓风。宋齐之后，谓为脚弱。至于大唐，始名脚气。其号虽殊，其实一也。”可因寒湿外侵、湿热内蒸而感，前者十居六七，后者《景岳全书・脚气》云：“自内而致者，以肥甘过度，酒醴无节，或多食乳酪湿热等物，致令热壅下焦，走注足胫，而日渐肿痛。”湿热下注型脚气病者，应多食清热利湿的食物，如薏苡仁、山药、白扁豆、白豆蔻、绿豆、芹菜、金针菜、香椿、冬瓜、黄瓜、苦瓜、西瓜、鲫鱼、黑鱼等。

3）肝胆湿热：湿热内蕴，致肝胆疏泄功能失调。因肝位于右胁下，胆附着于肝，肝胆互为表里，经脉互通，故出现胁下胀痛，口苦食欲差，或身目发黄，或发热怕冷交替，脉弦数等症状，病位在肝胆，往往涉及脾胃。临床上注重疏肝健脾、胆胃同治以顾护正气。

4）下焦湿热：见尿频、尿急，涩少而痛，色黄浊。大肠湿热见腹痛腹泻，甚至里急后重，泻下脓血便，肛门灼热、口渴。湿热熏蒸大肠、膀胱等，可有大便黏腻臭秽、便秘便干、热结旁流、小便灼痛，男性阴囊潮湿，女性带下色黄、量多、味秽等症状，易得便秘、泌尿系统感染、盆腔炎等疾病。

（4）养生方法

1）饮食养生：湿热体质的患者，饮食多以清淡为主，应当食用能够利湿清热的食物，如赤小豆、薏苡仁、莲子、土茯苓、木棉花、猪小肚、苦瓜、茵陈、鸡骨草、溪黄草、车前草、绿豆、空心菜、西瓜、黄瓜、冬瓜、丝瓜等，此外也可饮用金银花茶、绿茶、菊花茶等。但要避免性热、生湿、油腻的食物，如羊肉、牛肉、狗肉、韭菜、核桃仁、辣椒、火锅、烧烤等。湿热体质者春季可多吃白萝卜、梨、空心菜等，不适宜吃生冷黏腻等阻碍阳气升发、助湿生痰的食物。夏季暑湿很重，是湿热体质人群需要重点关注的季节，应适当减少户外活动，避免烈日直晒，同时也需要疏肝利胆、养脾除湿。湿热体质的调理在清热化湿的基础上，还需根据病因病机不同，调以宣肺解表、健脾、补肾，加强利湿效果，可用生姜、紫苏、薄荷、葱白、苍耳子、荆芥等解表、宣通肺气；小麦、青粱米、粳米、猪肚、鲤鱼、甘草、蜂蜜等补脾；乌鸡、黑豆、猪肾补肾，助肾健运水湿。

2）生活养生：改善湿热体质，需养成科学规律的生活习惯，这类体质的人睡眠通常都不好，主要有两种情况，湿邪重者多嗜睡；或湿热重者，因为体内阳气太旺而扰乱心神，使人心情烦躁，影响睡眠质量。

因此在睡眠时首先需要注意顺应四时变化，遵循“春夏养阳，秋冬养阴”的养生规律，选择卧位时，应当春夏头朝东、秋冬头朝西。其次，不要为了贪图一时凉爽而睡在直面风口的地方。最后，睡眠前的一段时间尽量保持情绪平稳，不适合思考问题，不要看一些激情或者容易使人产生惊恐的电影，也不要饮用浓茶、咖啡等饮料。

穿着方面可选用丝绸和棉等材质的衣物，能够帮助人体的肌肤散湿、排热，帮助人体气血津液的通畅运行。

3）运动养生：湿热体质的人可以做一些强度比较大的运动，如各种球类、游泳、跑步等，以促进体内多余的热量和水分向外排出，从而达到清热除湿的目的。

4）情志养生：凡是湿热体质者，阳气偏盛，性情较急躁，因此这类体质者要多注意控制自己的情绪，平日要加强道德修养和意志锻炼，保持积极乐观的心态和良好的情绪。

5）中医养生：对于湿热体质的患者，适宜服用一些清热泻火、利水除湿的药物，如泽泻、白鲜皮、车前子、白扁豆、龙胆草等。也可使用中成药来进行调养，如果湿热体质者平日里症状不明显，可不用服药。如果病证严重，调理时就需要注意，尽管湿和热并非独立存在，但二者也不是完全并重，如若湿气重，则应该主要化湿，此时可以选用六一散、三仁汤等；倘若热气更甚，则应当以清热为主，选用茵陈蒿汤或葛根芩连汤；如伴有湿疹，则应当加入一些紫花地丁、野菊花、白鲜皮和车前草等；又或是伴有关节肿胀疼痛，也可加入桂枝、忍冬藤等；若伴有腹泻乃至痢疾，可以选用一些地榆、车前子等。

每当气候比较湿热时，体内的湿热之毒也会过度积累，这时，仅通过大小便和出汗是无法尽快排除体内毒素的，对此，可以选择拔火罐的方法来进行治疗。如没有时间去拔罐，则可以考虑通过按摩的方式来调养身体，可以按压曲池，每天进行 1 ~2 次，每次按揉 3 分钟左右，这样细微的动作也有助于改善湿热体质。

此外也可以通过按摩脊柱的方法来进行调养，位于脊柱正中位置的是督脉，脊柱两侧是足太阳膀胱经，膀胱经与肾经相表里，膀胱和肾主导全身的水液代谢，因此脊柱联系全身气血运行。按摩方法有一定讲究，应当使用拇指、示指和中指三指轻微按捏腰椎正中的肌肉，按捏住后，拇指不离开皮肤向前推，示指、中指也微微向前挪动。在按摩完毕后，可采用相同的手法按摩脊柱两侧的膀胱经，由此可以疏通脏腑的气机和全身的气血，这样人体内的湿热积聚便会有所消散，气血功能会逐渐畅通。

第七节　血瘀体质与养生

血瘀体质主要有两个因素，首先是内因，内因主要是因为人有七情，即喜、怒、忧、思、悲、恐、惊，而情志不和会导致人体内的脏腑功能运行紊乱，致使血脉瘀阻于内，长此以往便形成了血瘀体质（图 8-7-1）。然后是外因，外因是由于六淫，即风、寒、暑、湿、燥、火的侵袭。

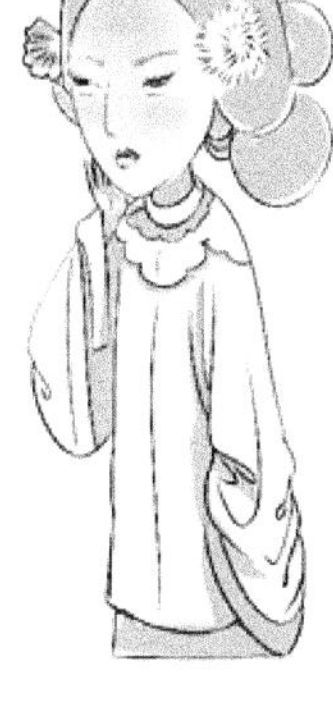

图 8-7-1　血瘀体质

（1）主要特征

血瘀体质的主要征候是血行迟缓不畅，其较多原因是情绪意志长期抑郁，久居严寒地区，以及脏腑功能失调等，主要为身体瘦弱的人。其临床表现为当血瘀滞于脏腑、经络某一局部时，发为疼痛，痛有定处，且得温而不减，甚至形成肿块。此类型的人，有些年纪不大竟会出现老人斑，有些常有身上某部位疼痛的困扰，如女性生理期容易痛经、男性身上多有瘀青、身上的疼痛会在夜晚加重等。尽管血瘀部位不同会导致发病情况各异，但其主要的共同表现为疼痛、拒按，也可以出现包块或瘀斑，面色发青发紫，舌质紫暗，脉搏涩滞。

（2）调养原则

养阴活血，活血化瘀，疏肝理气。

（3）易患疾病

血瘀体质常见面色晦暗，皮肤粗糙呈褐色，色素沉着，或有紫斑，口唇暗淡，舌质青紫或有瘀点，脉细涩。常随瘀血阻滞脏腑经络部位病变不同而出现不同的症状。易患癥瘕（癥：结块有形，固定不移，痛有定处；瘕：结块无常，时聚时散，痛无定处）、痛证及血证。

1）瘀阻于肺：胸痛咳嗽，气促，甚者喘息不能平卧，胸闷如塞，心悸不宁，舌质紫暗或有瘀斑、瘀点，脉弦涩。

2）瘀阻于心：胸闷疼痛，痛引肩背，心悸，口唇青紫，舌质青紫或有瘀斑、瘀点，脉涩或结代。

3）瘀阻于胃：胃痛，按之痛甚，食后加剧或有包块，入夜尤甚，甚者便血或呕血，舌有瘀斑、瘀点，脉弦涩。

4）瘀阻于肝：胁痛痞块，入夜尤甚，舌质紫暗或有瘀斑、瘀点，脉弦涩。

5）瘀阻于肢体：肢体局部可见肿痛或青紫，舌质紫或有瘀斑、瘀点，脉涩。

6）瘀阻于胞宫：少腹疼痛，月经不调，痛经，经色紫黑有块，舌质紫暗或有瘀斑、瘀点，脉弦涩。

7）瘀阻脑窍：眩晕，头痛经久不愈，兼见健忘、失眠、心悸、耳鸣耳聋，舌质紫暗或有瘀斑、瘀点，脉弦涩。

（4）养生方法

1）饮食养生：对于血瘀体质的人来说，调理其体质的主要原则是活血化瘀，因此平时应当多吃行气散结、疏肝解郁、活血化瘀的食物，如油菜、山楂、金橘等。此外适度饮酒对于这类体质的人也略有益处，酒可以舒筋活血、行气助阳。适度地饮酒，可以扩张血管刺激循环系统运行，也可以刺激唾液和胃液的分泌，从而起到活血健胃的作用，可以选择黄酒、米酒、白酒和红葡萄酒。瘀血会导致新血无法生成，会呈现出一种“血不养神”的症状。因此，不但要活血，而且要补血和养血，使得人体内气血充足，五脏六腑得以被滋养，所以可以食用一些大枣和丝瓜等食物。反之，要避免盐、味精等过咸的食物，以及一些油炸类食物和冷饮。

2）生活养生：血瘀体质的人在生活中要保证规律的睡眠，应当按时就寝。血瘀体质的人群中部分是因为肝气不舒，子时胆经当令，因此，提倡23点前睡觉，这样能让肝胆得到好的休息，肝血化生充足。在清晨醒来之后，可以仰卧几分钟，按摩头部和四肢，进行深呼吸、伸懒腰、打哈欠，然后缓慢坐起，饮一杯水，防止血液黏稠。同时也需要保证大小便的通畅，保证每天饮水量不低于2000 mL，如果补充水分不足，就会使得机体血液更加黏稠，加重瘀血的情况。

3）运动养生：血瘀体质的人，可以多做有益于心脏血脉的活动，来使全身的经络、气血运行通畅，调和脏腑功能。研究证实，低强度有氧运动能有效预防与控制心血管疾病的发生。年轻人可以通过登山、跑步、游泳、瑜伽等方式来进行日常运动，而老年人适宜太极拳、散步、五禽戏等运动项目。

4）情志养生：七情不和也易导致血瘀，如肝主疏泄喜条达，若情绪长期抑郁，肝失疏泄，气机郁滞，气滞则血瘀；心主血脉，思虑过度，劳伤心神，易致心失所养，血液运行不畅而成血瘀。因此，要培养乐观心态，精神愉快则气血和畅，反之，抑郁、焦虑会加重血瘀倾向。

5）中医养生：寒凝血瘀者用药可以适当偏热，如当归、红花、川芎、山楂等药；热性致瘀的人可以服用丹参、益母草、生地等中药。关于中成药，血瘀体质的人可以服用桂枝茯苓丸、大黄䗪虫丸和血府逐瘀胶囊等，以帮助行气活血、散结消瘀。

气机推动无力会导致血瘀，以此可以选取以下穴位来进行艾灸。如血海，取坐位，采用温和灸，用手指粗艾条点燃一端来对准穴位，在距离皮肤2厘米的地方施灸。每日可灸1～2次，每次20分钟，直至皮肤产生红晕，以此来养血润燥。也可以灸合谷，每日灸1～2次，每次20分钟，直至皮肤产生红晕，从而达到通络活血、调气镇痛的效果。

第八节　特禀体质与养生

特禀体质又称特禀型生理缺陷、过敏，是指由于遗传因素和先天因素所造成的特殊状态的体质，主要包括过敏体质、遗传病体质、胎传体质等。特禀体质为卫气虚损不能抵御外邪所致（图8-8-1）。中医认为，“肾为先天之本”“脾为后天之本”，特禀体质养生以健脾、补肾气为主，以增强卫外功能。

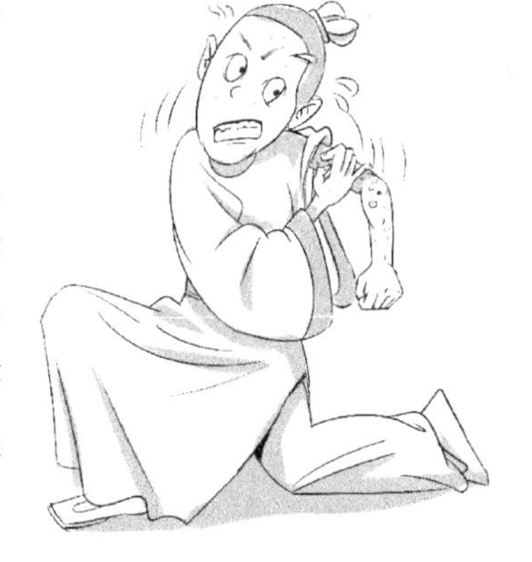

图8-8-1　特禀体质

（1）主要特征

特禀体质有多种表现，过敏体质可有鼻塞，打喷嚏，流鼻涕，容易患哮喘，易对药物、食物、气味、花粉、季节过敏，从而导致皮肤起荨麻疹，或出现紫红色瘀点、瘀斑，甚至出现呼吸困难、昏厥等危重症。先天禀赋异常者或有畸形，或有生理缺陷。

（2）调养原则

养血消风，益气固表。

（3）易患疾病

特禀体质包括过敏体质，这类人群易患过敏性鼻炎、荨麻疹、过敏性哮喘等过敏性疾病。

1）过敏性鼻炎：遇到冷空气或尘螨、花粉等而引发喷嚏、鼻痒、鼻塞、流涕等。从中医学角度，此病属于“鼻鼽”范畴，病机与肺、脾、肾相关，由患者体质特异及卫外功能不固等引起。这类人群在生活中要谨慎食用虾、螃蟹及其他异性蛋白质性食物，可在医师指导下服用脱敏止嚏汤（辛夷、苍耳子、鹅不食草、细辛、乌梅、蝉蜕、黄芩、百合），主治伏热蕴肺、外邪诱发、鼻窍不利所致的过敏性鼻炎，或服用附子理中丸、小建中胶囊以增强体质。

2）荨麻疹：多急性起病，其典型表现是突然自觉皮肤剧烈瘙痒，随即瘙痒部位出现大小和形态不一的鲜红色或苍白色、皮肤色风团，伴或不伴有恶心、呕吐、头晕等症状，严重者还可有呼吸短促、血压下降等全身症状。中医称之为“瘾疹”“风团”，禀赋不耐为本病发生的重要病因，可由多种因素诱发，如药物、寒冷、昆虫叮咬、羊毛和某些食物等。过敏体质患者需了解自身的过敏原，注意避免和接触这些过敏物质。

3）过敏性哮喘：多在婴幼儿时期发病，临床症状以反复发作性的喘息、胸闷、咳嗽或气急等症状为主。从中医学角度，过敏性哮喘在“哮病”的范畴中，基本病机为“宿痰伏肺，遇诱因引触，致痰阻气道，气道挛急，肺失肃降而成”。“宿痰伏肺”是“哮病”发作的内因，“诱因引触”即气候、饮食、情志、劳累等诱发因素为外因。对于这类患者主要有 3 个防治要点。首先是要避免接触过敏原，严禁使用刺激性强或者过热过冷的食物；其次是要注意防寒保暖，冬天寒冷，昼夜温差大，很容易引起呼吸道感染；最后是要注意补肾纳气、健脾化痰，可以服用香砂养胃丸、六君子汤等增强体质。对外邪引动所致肺热内蕴、肺气郁闭的支气管哮喘，可服用脱敏定喘汤（炙麻黄、杏仁、生石膏、炙甘草、乌梅、蝉蜕、金荞麦、黄芩、百合）。

（4）养生方法

1）饮食养生：特禀体质的人群应慎食辛辣刺激性食物，忌食腥膻发物及含致敏物质的食物。其不宜食物主要有以下几种。

海鲜类：海鲜属于比较容易引起过敏反应的食物，因为海鲜中异性蛋白含量较高，易过敏人群摄入后可刺激机体免疫细胞，诱发过敏症状。常见容易导致过敏的海鲜有螃蟹、小龙虾、扇贝、鱿鱼、金枪鱼、蛤蜊等。

果蔬类：部分人群食用柠檬、杧果、桃子、猕猴桃、菠萝、榴梿、草莓、蘑菇、芹菜、西红柿、竹笋等，也会出现过敏反应，如出现腹泻、恶心、皮疹，甚至喉头水肿等。

酒：含有大量乙醇，过量饮酒会产生多种症状，重者可使中枢神经受损，以致呼吸停顿。

其他不宜食用的食物：鹅肉、鲤鱼、鸡蛋、牛奶、浓茶、咖啡等。

2）起居调摄：保持室内清洁、通风，被褥、床单要经常洗晒，可防止对尘螨过敏。夏季易患光敏性皮炎，注重防晒。春季室外花粉较多时，要减少室外活动时间，可防止对花粉过敏。不宜养宠物，以免对动物皮毛过敏。

3）运动养生：建议做适量的运动以增加自己的抵抗力，可以适当地采取一些低强度运动的方式，来使自己的身体处于一种放松的状态。同时也要注意避免在陌生的环境中进行经常性户外活动，以免接触各种致敏的动植物。

4）中医养生：常用的中药有荆芥、防风、乌梅、黄芪、益母草、白术、当归、生地黄、黄芩、牡丹皮等。而常用的中成药有玉屏风散，主要含有白术、黄芪、防风三味中药，有敛汗固表之效。

穴位按摩同样可以帮助患者调理改善特禀体质，可选足三里，传统中医认为，按摩足三里有调节机体免疫力、增强抗病能力、燥化脾湿、补中益气、扶正祛邪的作用，采用大拇指或中指点按，小腿两侧穴位均可，每次按压5~10分钟，每日2次，10天为1个疗程。或按压尺泽，尺泽为手太阴肺经合穴（图8-8-2），按摩此穴可治疗无名腹痛、皮肤痒、过敏等病，配穴膻中、定喘治疗胸满、哮喘，长期按压此穴，有很好的调理保健功效，同样以点按法，指腹按压，以酸麻胀痛感为度，每次左右两手各按压1~3分钟。

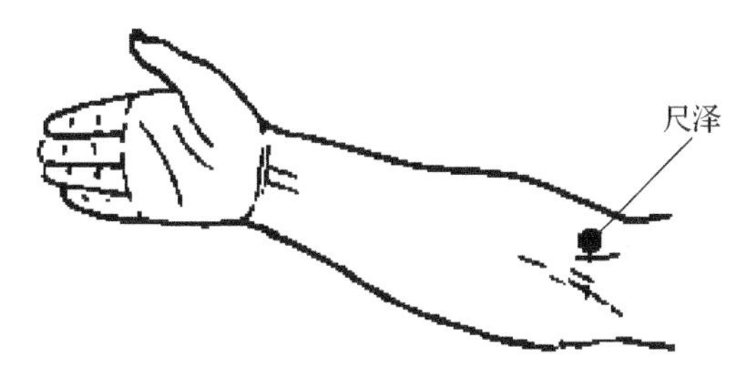

图8-8-2 尺泽穴位置

可以通过艾灸来健脾益气、通行气血，从而调畅全身气机，增强自身的免疫力和对环境的适应能力。可以自己悬灸足三里，取坐位，取点燃的艾条，距离皮肤1.5~3厘米，直到皮肤产生红晕，以此来激发气血运行，提高人体的免疫力。然后可以选择灸曲池，每日1次，每次30分钟，直至皮肤产生红晕，其目的是清热祛火。再者，可以灸风门穴，每日 1 次，每次 10 ~ 15 分钟，以达到祛除风寒、醒脑安神的效果。

第九节　气郁体质与养生

气郁体质是由于长期情志不畅、气机郁滞而形成的以性格内向不稳定、忧郁脆弱、敏感多疑为主要表现的体质状态。处于这种体质状态者，多见于中青年，以女性多见，性格多孤僻内向，易多愁善感，气量较狭小（图 8–9–1）。气郁体质者的发病以肝为主，兼及心、胃、大肠、小肠。易伤情志及饮食，易产生气机不畅，如郁病、失眠、梅核气、惊恐等，现代研究发现此类体质易生肿瘤。调理治疗宜调畅情志、疏通气机。

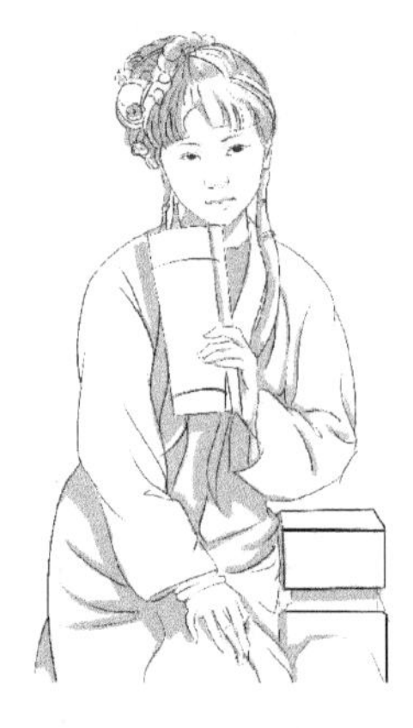

图 8–9–1　气郁体质

（1）主要特征

以形体瘦者居多，主要体现为性格内向不安宁、忧虑脆弱、敏感多疑，对于精神刺激顺应能力较差，素常忧郁，神情多沉闷不乐。时常伴有胸胁胀满、胸痛、气促、嗳气、呃逆、泛吐酸水、咽有异物感、乳房胀痛、月经不调、睡眠不佳、食欲减退、惊悸怔忡、健忘、痰多、腹痛、肠鸣、大便干结、舌淡红、苔薄白、脉弦细等。

（2）调养原则

疏肝理气，调畅气机。

（3）易患疾病

抑郁症、焦虑症、乳腺增生、慢性胆囊炎、月经不调等。

1）抑郁症：抑郁症和气郁体质有关，气郁体质的人更容易患抑郁症。除此之外，气郁体质的人还容易出现失眠、神经衰弱等问题。当抑郁症逐渐恶化时，还可能引起自残、自杀等倾向。

2）焦虑症：气郁体质的人一般在遇到挫折时，易出现心情焦虑、情绪易怒失控的情况，反复多次可能引发焦虑症。可以通过遵医嘱服用药物来缓解焦虑症状，同时也可以配合认知行为治疗。

3）慢性胆囊炎：可表现为胁痛加重或复发，疼痛为游走性胀痛，患者会出现食欲下降、经常打嗝、大便时干时稀、头晕目眩等症状。

4）月经不调：气郁体质的女性很容易出现经期推迟和延长的情况，伴或不伴有月经量少、颜色暗红、排出不畅、腹部胀痛等症状。中医认为，气郁体质的人常常容易郁闷生气、情志不畅，身体衰弱乏力，气血运行受阻。肝藏血，肝气郁结会使得月经迟来，经血颜色暗淡、量少和结块等。因此保持心情的舒畅，帮助月经恢复正常，使气血通行流畅，是解决月经不调的重要方法。

5）乳房胀痛：气郁体质多为情志不畅、气郁日久而伤肝，气血郁积在乳房中，易导致筋脉阻塞不通、引发疼痛，更有甚者发展为乳腺增生。

6）慢性胃炎：慢性胃炎是气郁体质者易患的疾病之一，中医将其归为“胃脘痛”“嘈杂”“纳呆”“痞满”“吞酸”等病的范畴。其形成是由长期精神抑郁、饮食无序、过度劳累、作息不规律，导致肝气郁结、脾运失调、胃气不和，久而久之便出现了胃胀、胃痛、反酸、食欲不振等不适症状，或者引起腹痛、肠鸣、大便不畅等消化不良的症状。此类患者应多食疏肝理气之物，如豌豆、胡萝卜、甘蓝等，不宜食用一些容易导致气机阻塞的食物，如番薯等。

（4）养生方法

1）饮食养生：凡是气郁体质者，宜进疏肝理气、补益肝血之品，少食收敛、酸涩的食物，如石榴、乌梅、青梅、杨梅、草莓、阳桃、酸枣、李子、柠檬等。

行气解郁的食物有荞麦、大蒜、高粱、佛手、柑橘、刀豆等。玫瑰花具有一定的行气解郁、和血止痛的功效，属于药食同源的食物，泡水喝有利于缓解气郁。也可食用一些有利于活血化瘀的食物，如韭菜、山楂、桃等。小麦有安心养神、健脾养胃之效，可帮助睡眠、缓和情绪。牛奶能安神，利于睡眠。山楂可以开胃消食、化滞消积、活血化瘀，食用可帮助调畅气机。

2）生活养生：气郁体质者气血瘀滞不畅，因此尽量选择温暖明亮的向阳居室，保持相对安静，室温适宜，以利于调养。睡前可用温水泡脚，以30～40分钟为宜，以促进气血运行，缓解疲劳，促进入睡。着装应当舒适合身，宽松透气，衣服选色应明亮鲜艳，如暖黄色、红色、粉色、米色等，能使人心情愉快。

3）情志养生：气郁体质的人群情绪通常不稳定，常处于忧郁状态，根据“喜胜忧”的原理，鼓励常看喜剧、相声及充满正能量的影视剧，欣赏节奏欢快、旋律优美、能振奋精神的乐曲，多读一些积极、幽默风趣、展现美好生活的书籍，以保持乐观积极向上的心态。

如果出现气郁，建议及时治疗，否则可能会出现肝郁乘脾，引起脾虚症状，如消化不良等。平时要注意少吃辛辣刺激的食物，尽量避免情绪激动，防止气郁加重，如果出现情况严重，建议到医院咨询专业医师进行治疗。

4）运动养生：可以对身体进行适当的按摩或者拍打，这样有利于通畅气血、放松肌肉、疏通经络等。可以选择性地拍打头面部、胸背部、四肢，以此来放松自己的身体。

5）中医养生：普通的气郁体质可以服用逍遥散等疏肝解郁的药物进行调理。如果肝郁化火，出现目赤肿痛、口干口苦等症状，可以用丹栀逍遥散等药物进行调理，这样可以达到疏肝理脾、开郁散结的作用。如果肝郁引起血瘀，出现面色黧黑、舌质紫暗、女性月经色暗等症状，可以用红花逍遥颗粒等药物进行治疗。但是仍然需要注意，以上药物并非适用于所有的气郁体质患者，因此每当在使用药物之前需要咨询专业医师。

为了疏理肝气，气郁体质者可以通过艾灸来进行调养。可以采用温和灸法，灸太冲，取坐位，对准穴位，在距离皮肤 3 厘米的地方施灸，直到施灸处感到温热为止，每天灸 1 次，每次 20 分钟，以此行气解郁。再者可以灸神门，达到行气化瘀、补脾养血的功效。同时也可以灸阳陵泉和三阴交来对身体进行调养。

第九章　经络养生

第一节　经络的基本知识

经络学说是中华民族医学的瑰宝，从古至今，一直为保障中华民族的健康发挥着重要的作用。经络的概念最早源于战国时期的《内经》。千百年以来，经络学说作为中医基础理论之一，对人体生命活动的认识、解释人体生理功能和病理现象等具有重要的意义，在指导中医临床各科的诊疗和养生防病中发挥着重要作用。

一、经络的发现

经络是经脉和络脉的总称，是人体运行气血、沟通内外、联系上下、维系生命的重要通道。《灵枢·经别》说："夫十二经脉者，人之所以生，病之所以成，人之所以治，病之所以起，学之所始，工之所止也，粗之所易，上之所难也。"阐述了人体因经脉而生，疾病因经脉而成；健康因经脉而治，疾病因经脉而起；初学者始于经脉，业医者止于经脉；一般的医师认为经脉简单容易，高明的医师认为经脉复杂深奥。可见经络对人体生命活动的重要性。

中国人是怎样发现经络的？迄今为止，还没有人在古人所描述的经络循行线路上发现任何与之相对应的管道系统或特殊结构，所以有人怀疑经络是否真的存在，也有人称之为"千古之谜"，神秘而又玄妙。事实上，古人的绝大部分知识都不是杜撰出来的，都是有真凭实据的。他们的一个重要研究方法就是观察，《易经》就提出要"仰观天象，俯察地理，中通人情"。他们对自然观察之耐心、细致和专一，远远超出现代人的想象。比如阴阳的概念，就是从日月、水火、寒暑等现象抽象概括出来的，而标本的概念则是通过观察树木的根与枝叶的不同作用总结出来的。古人通过观察自然及人体自身，从中总结概括出规律性的认识。经络的发现也是通过对人体生命现象的长期观察而得出的。

“经络”一词最早见于《内经》,《内经》在说明“经络”问题时,往往以“经脉”“络脉”为名予以论述。无论是经脉还是络脉,均与“脉”有关。由此可见,血脉与经络有渊源关系,这也为追溯经络概念的起源提供了重要线索。

在远古时期,人类在原始的生活和劳动中,身体常受外物所伤。当人体体表被荆棘、尖石等锐物刺破后,会发生出血现象。这一经常可能发生的事使人类首先对“血”有了感性认识。当人体体表被锐物刺伤出血后,偶尔会使原有的病痛减轻或消除,产生类似“出血立已”的效果。久而久之,人类自觉地用锐物,如砭石、竹针、骨针等消肿止痛,放血疗疾。这样,对血就有了更多的了解。在观察出血现象的同时,对体表暴露的血管也必然进行观察,由此而产生相应的认识。血是流动的,如同自然界之水。“所行道也”(《说文》),水与血均各行其道,载水而行者为水道,载血而行者为血脉(或称脉道)。由血继而到血脉,这是必然的,也是原始的、浅显的认识。综上所述,经络起源于对脉的认识,最初应是从对血的认识开始的。对有形之血和有形之脉的原始观察,使人类对人体内的一大物质形态(血)和一大物质结构(脉)有了初步的认识,这种认识是经络形成的起源。

因此,无论从词源学还是从医学角度都可以得出这样的结论,在古人的眼里,经络就是血管。经脉是深而不可见的大血管,如《灵枢·经脉》说“经脉者常不可见也”;络脉是皮下看得见的小血管,如《灵枢·经脉》说“脉之见者皆络脉也”;而孙脉就是更加细小的血管分支。古人甚至“解剖而视之”(《灵枢·经水》),并度量过“脉”的长短和其中所运行气血的多少(《灵枢·脉度》)。然而,令人疑惑不解的是,当人们沿着古人所描述的经络路线解剖时,却没有发现与经脉循行(尤其是十二正经)相对应的血管分布,也没有发现任何与经典经络循行路线相符合的其他管道系统,如神经、淋巴管等,或其他特殊的结构。

除了肉眼所见到的血管外,经络是否还包括其他可以观察或感知的状态呢?在实际运用经络理论进行针灸治疗疾病时,我们常常会注意患者对刺激所反映出酸、麻、胀、痛的感受,以及是否会出现局部或者远端的循行路径传导,《内经》将这种感觉称为“得气”“气至”,如果感觉传导在病变部位,则称为“气至病所”。通过对针灸刺激得气传导反应出现的感觉传导现象进行反复地总结，发现绝大部分的感觉传导路径都与经典的经络循行路径一致。当然，有关感觉传导也有个体差异，《灵枢·行针》做了详细的描述，如“黄帝问于岐伯曰：余闻九针于夫子，而行之于百姓，百姓之血气各不同形，或神动而气先针行，或气与针相逢，或针已出气独行，或数刺乃知”，并且认为人体气血多少是产生这种现象的原因。

除循经感传现象外，人体受到刺激或者体内发生病理改变时，还可能沿着经络路径呈现可见或可感知的变化，如疼痛感觉异常、皮肤显痕等，这些现象统称为“经络现象”，它们也具有循经改变的特征，如《内经》描述的手阳明大肠经的“脉所过者热肿”，足阳明胃经的“循膺、乳、气街、股、伏兔、骭外廉、足跗上皆痛”等。

综上所述，虽然古人认识经络最初是通过对人体血管的直观观察提出来的，但实际上更多是对经络现象特别是人体受到针灸等刺激时产生的感觉传导现象的记录，并没有过多地追究产生这种感觉的形态结构到底是什么。有关经络循行的描述，为中国传统医学所特有，不见于任何其他民族的医学体系，也无法完全用已知的现代医学理论解释，它是古代中国人对世界医学的重大贡献。

二、经络学说的发展

经络学说的形成和发展经历了一个从脉、经脉、络脉等概念的提出到研究总结的漫长过程，并且一直都在不断地发展和完善。

现存最早的经络文献是在马王堆出土的《足臂十一脉灸经》和《阴阳十一脉灸经》。据考证，这两部著作成书于战国时期，两本书中均只记载了十一条经脉，较《灵枢·经脉》描述的十二经脉少手厥阴心包经一种。两本书主要记录了经络的名称和数目、经络排列和走向、相互交接和脏腑，列举了有关脉的主病病候。虽已涉及经络学说的有关知识，但这些知识较为粗浅、简略，尚未形成较为完整和系统的经络学说。

《内经》是我国现存最早的中医学经典著作之一，分为《灵枢》《素问》两部分，是经络学说从出现走向成熟的标志性文献。《内经》全面而系统地论述了中医学、针灸学基本理论，尤其确定了经络的基本概念、经络系统的基本组成，阐述了经络的生理功能、病理变化及经络与脏腑的相互关系等，对经络学说的重要内容做了较为详尽的论述。可以认为，《内经》标志着经络学说的基本形成。

《难经》首次提出“奇经八脉”，并集中阐述了奇经八脉的循行分布及病候。

东汉张仲景“勤求古训，博采众方”，撰写《伤寒杂病论》，将经络学说、脏腑理论等与临床实践相结合，首创六经辨证，并建立了较为完整的理、法、方、药辨证施治体系。

晋代皇甫谧“取黄帝素问针经明堂三部之书”，去其重复，择其精要，撰成《针灸甲乙经》。该书全面论述了脏腑经络学说，发展和确定了349个腧穴的位置、主治、操作，介绍了针灸方法、宜忌和常见病的治疗，是继《内经》之后对针灸学的又一次总结，是我国现存最早的较全面、系统的针灸学专著。

唐代孙思邈所著之《备急千金要方》，广涉中医各科医方5000余首，专门论述和散见各章的针灸内容亦有1000余条。孙思邈注重“依图知穴，按经识分”。首载阿是穴法和指寸法，广泛地收入了前代各家的针灸临床经验，并绘制了《明堂三人图》，“其十二经脉五色作之，奇经八脉以绿色为之，三人孔穴共六百五十穴”，成为历史上最早的彩色经络腧穴图。王焘于唐天宝十一年（公元752年）著《外台秘要》，书中按十二经脉的分布绘制有“十一人图”。将所有经穴均与相应经脉归为一体，有其特点。

宋代王惟一重新考订厘正了354个腧穴的位置及所属经脉，增补了腧穴的主治病证，于公元1026年撰成《铜人腧穴针灸图经》，并刻于石碑供人们参抄拓印。还创造性设计、铸造两具铜人模型，其外刻经络腧穴，内置脏腑，作为针灸教学的直观教具和考试针灸医师之用，促进了经络腧穴理论知识的统一、普及和发展。公元1027年，王惟一用青铜打造出两个铜人，身高七尺五寸，面容俊朗，头戴发髻，一般无二，这就是举世闻名的“天圣针灸铜人”。

金代医家将古代“候气而刺”“顺时而刺”的思想发展为具体的子午流注针法。何若愚著《流注指微赋》和《流注指微针赋》，根据经络气血流注盛衰状况来确定开穴闭穴。元代滑伯仁著述颇丰，其中《十四经发挥》三卷，分为“手足阳明流注篇”“十四经脉气所发篇”“奇经八脉篇”，对经络系统中有本经所属经穴的十二经脉和任督二脉进行了考证，首次提出“十四经”的概念，并按经脉循行，对所属经穴分别加以整理，形成了较为完整的十四经穴体系。

明代是针灸学发展的高峰时期，名医辈出，针灸著作大量问世，还编撰了不少经络学专著。杨继洲所著《针灸大成》内载了更丰富的经络穴位资料。明英宗诏令工匠们根据“天圣铜人”的记载及轮廓复刻出一具一模一样、不差毫厘的“明正统针灸铜人”，置于药王庙内。

清代太医院在光绪二十八年（1902 年）改建新署时铸制了一具新铜人——清光绪铜人，1925 年移交故宫。

新中国成立以来，针灸医学得到前所未有的普及和提高，经络学说也得到肯定和运用，对经络的研究引起了学术界高度重视。1956 年，经络的研究就被列为第一次全国科学技术发展远景规划的重点项目。1980 年后，全国高等中医药学院相继开办针灸专业，培养针灸本科和研究生人才。2006 年 12 月新修订并予以实施的国家标准（GB/T 12346—2006）《腧穴名称与定位》，确定经穴总数达 362 个。

2017 年 1 月 18 日，国家主席习近平赠给世界卫生组织针灸铜人。到 2020 年底，已颁布 22 项针灸技术操作与国家标准。

三、经络养生

经络养生就是在中医经络理论的指导下，通过针刺、灸法、推拿按摩、气功、导引等方法，调理人体的经络系统，使气血通畅，脏腑功能协调，机体处于阴阳平衡状态，从而达到防病治病、强身益寿的目的。

自《内经》以来，医家们非常重视经络对人体的保健作用，尽管现代对经络的实质研究没有取得突破性的进展，但现代研究对经络养生方法的内在机制进行了探讨，证实了经络养生的科学性。另外各种调理经络的方法在临床实际运用中所取得的医疗效果，足以证明经络的作用不仅仅是治疗已发生的疾病，更重要的是通过养生来预防未病，经络养生是预防疾病的最佳选择之一，在治未病中具有广阔的应用前景。

《吕氏春秋·古乐》载：“昔陶唐氏之始，阴多，滞伏而湛积，阳道壅塞，不行其序，民气郁阏而滞着，筋骨瑟缩不达，故作为舞以宣导之”。远古先民们在寒冷潮湿的生活环境中易患筋骨关节疾病，因而创造出健身舞蹈以宣导病邪、保持健康。长沙马王堆汉墓出土的文物中有《导引图》帛画，该画绘有 40 余种导引姿势，展示有“熊经鸟伸”“龙登猴喧”样练习动作。《尚书》有“鸟兽跄跄”“凤凰来仪”“百兽率舞”等记载，描述了人们装扮成鸟兽、模仿动物起舞的形象和情景。东汉华佗创立的五禽戏，即是一套模仿熊、猿、虎、鹿、鸟五种动物的导引健身法。都是以经络理论为基础的养生实践之法。

四、经络系统的组成

经络系统是由经脉和络脉组成的。以十二经脉为主干，“内属于脏腑，外络于肢节”，将人体内外连贯，上下相通，成为一个有机的整体。十二经别是十二正经别行深入体腔的支脉，主要分布在胸腹腔和头面，加强经脉与脏腑、经脉与头面，以及表里经之间的联系。十五络脉是十二经脉和任、督二脉在四肢部及躯干前、后、侧三部的重要支脉，起沟通表里经和渗灌气血的作用。奇经八脉是具有特殊作用的经脉，起统率、联络和调节经脉气血的作用。此外，人体的筋肉、皮肤也可以根据十二经脉循行分别划分为十二经筋和十二皮部（图 9–1–1）。

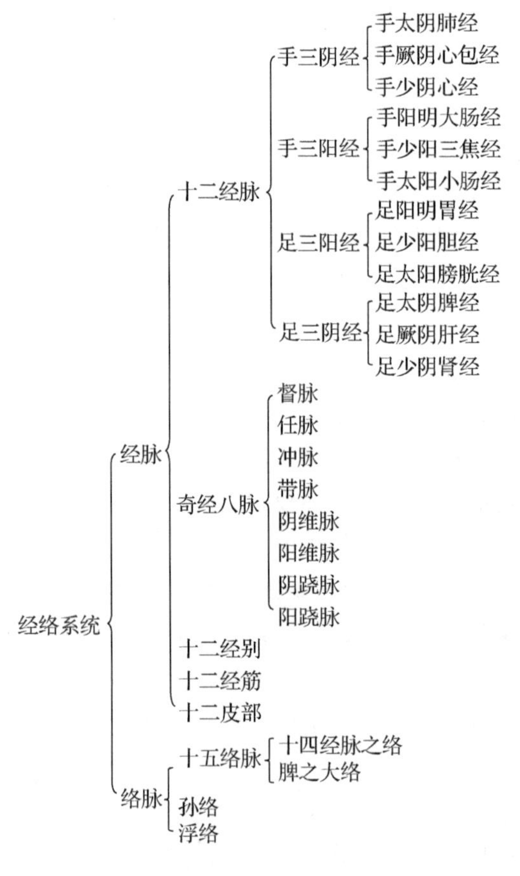

图 9–1–1　经络系统的组成

五、十二经脉

十二经脉是指十二脏腑所属的经脉，是经络系统的主干，故又称为“十二正经”。十二经脉对称地分布在人体两侧，分别循行于上肢或下肢的内侧或外侧，每一经脉分别属于一个脏或一个腑，因此，十二经脉中各个经脉的名称，包括手足、阴阳、脏腑3个部分。

（一）十二经脉分布规律（图9-1-2）

1. 体表分布规律

头面部：分布规律是“阳明在前，少阳在侧，太阳在后，厥阴在巅顶”。

躯干部：手三阳经行于肩胛部；手三阴经走出于腋下；足三阳经中阳明经行于前（胸腹面），少阳经行于侧面，太阳经行于后（背面）；足三阴经均行于腹面。循行于腹面的经脉由内向外，其顺序为足少阴、足阳明、足太

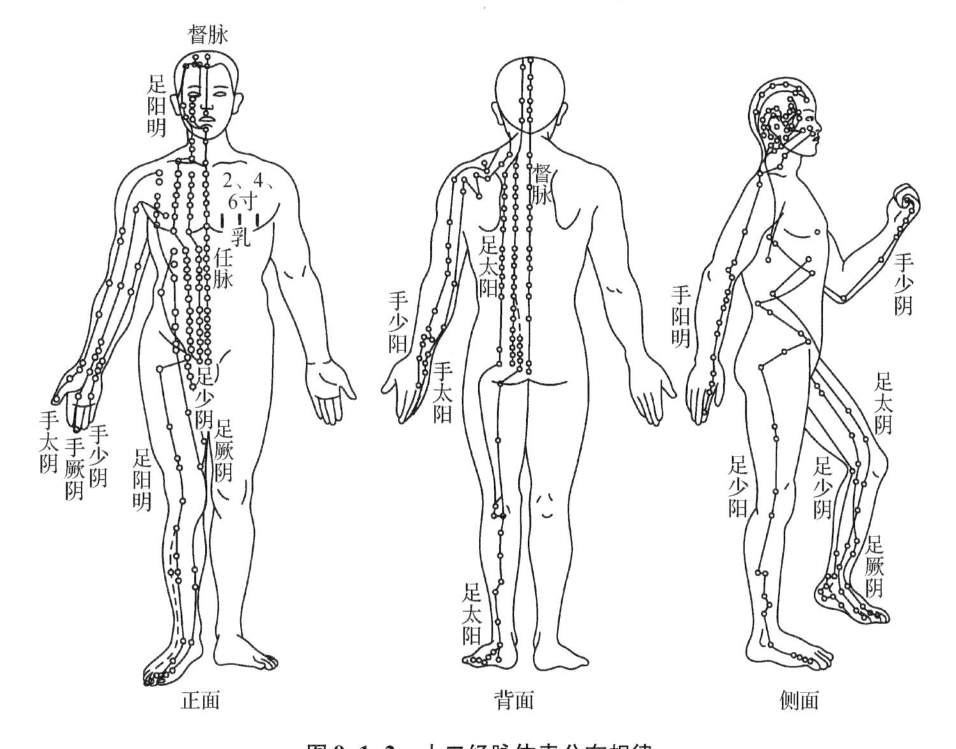

图9-1-2　十二经脉体表分布规律

阴、足厥阴。

四肢部：上肢内侧（手掌侧）为阴，从前到后分别是手太阴→手厥阴→手少阴；上肢外侧（手背侧）为阳，从前到后分别是手阳明→手少阳→手太阳。

足三阴经也是内侧为阴、外侧为阳，与上肢分布基本一致。但足三阴经的排列略有不同。足厥阴、太阴经在内踝上 8 寸的位置前后交叉，所以在内踝上 8 寸以下足三阴经从前到后的排列为足厥阴→足太阴→足少阴；而在内踝上 8 寸以上的排列则为足太阴→足厥阴→足少阴。

2. 十二经脉的气血流注规律（图 9–1–3）

经络是气血运行的通道，十二经脉相互衔接，组成了一个闭环系统，气血就在这个圆环内运行，周流不息。正如《灵枢·脉度》所说“气之不得无行也，如水之流，如日月之行不休。故阴脉荣其脏，阳脉荣其腑，如环之无端，莫知其纪，终而复始”。《灵枢·逆顺肥瘦》将经脉相互衔接的规律总结为“手之三阴，从脏走手；手之三阳，从手走头。足之三阳，从头走足；足之三阴，从足走腹”，即相表里的经脉在四肢末端衔接，如手太阴肺经与手阳明大肠经衔接于示指桡侧端；手足同名阳经在头面部衔接，如手足阳明经衔接于鼻旁；手足阴经在胸中衔接，如足太阴脾经与手少阴心经衔接

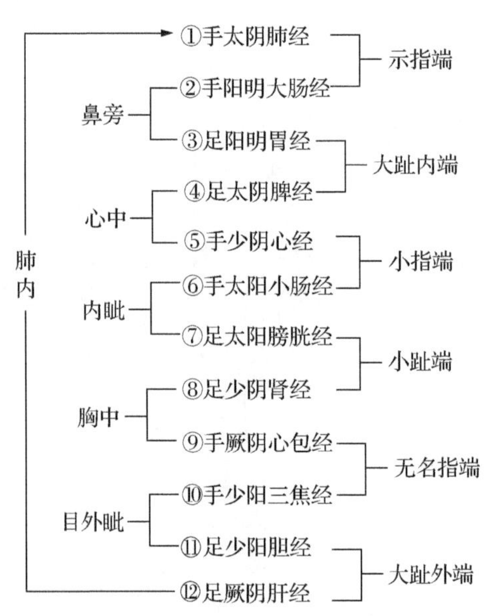

图 9–1–3　十二经脉的气血流注规律

于心中。

同时，古人认为气血循环还会受到自然节律的影响，比如气血会在不同时辰运行到不同的经脉内，“与天地同纪”（《灵枢·营卫生会》）。后世还将奇经八脉中的任脉、督脉也纳入到这个环状系统内，形成十四经脉的循环（图9-1-4）。

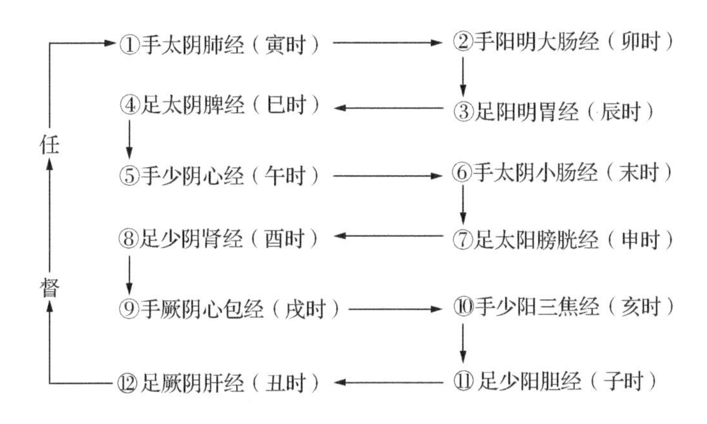

图9-1-4　十四经脉的循环

综上所述，气血在十二经络或者十四经络中的循环运行一方面进一步说明了人体气血是在循环流动的，人的健康也是以气血循环通畅为基础的，此谓“流水不腐，户枢不蠹，动也”；另一方面，也表明了在不同时间、不同季节，气血在人体脉中的运行情况可能也有所不同，各个经脉之间可能存在一定的差异。

（二）十二经脉的循行

1. 手太阴肺经

手太阴肺经（图9-1-5）起于中焦，下络大肠，反向上沿胃上口，过横膈，属肺，向上至气管、喉咙，沿锁骨横行至胸部外上方（中府），出腋下，沿上肢内侧前缘下行，经肘中，循前臂内侧前缘入寸口，上鱼际，至拇指桡侧端（少商）。

分支：从腕后（列缺）分出，沿手掌背侧走向示指桡侧端（商阳），交于手阳明大肠经。

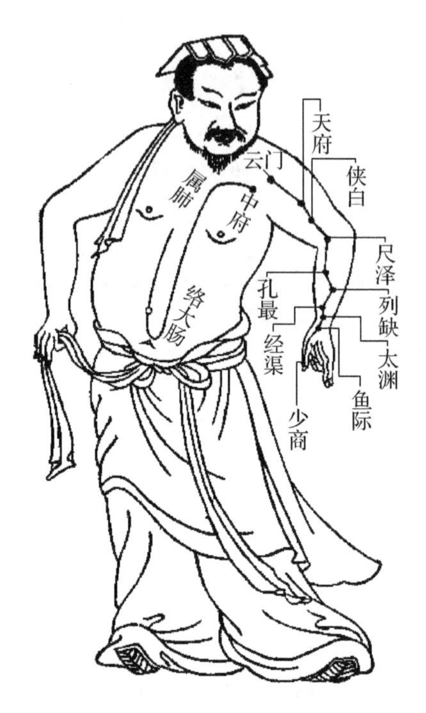

图 9-1-5 手太阴肺经

引自：元代滑寿《十四经发挥》。

2. 手阳明大肠经

手阳明大肠经（图 9-1-6）起于示指桡侧端（商阳），沿示指桡侧上行，经过合谷进入两筋（拇长伸肌腱和拇短伸肌腱）之间，沿上肢外侧前缘，向上至肩关节前缘，向后到第七颈椎棘突下（大椎），再向前下行入锁骨上窝，进入胸腔，络肺，通过横膈，属于大肠。

分支：从锁骨上窝上行，过颈部至面颊，入下齿龈，再出来挟口两旁，左右交叉于人中，到对侧鼻翼旁，交于足阳明胃经。

3. 足阳明胃经

足阳明胃经（图 9-1-7）起于鼻翼旁，挟鼻向上，左右交会于鼻根，向侧行入眼内角（与足太阳经相交于睛明），向下沿鼻柱外侧，入上齿龈，还出，挟口环唇，在颏唇沟承浆处左右相交，退回沿下颌骨后下缘至大迎穴，沿下颌角上行，过耳前，经上关，沿发际，到达额前。

分支：从大迎前方下行至人迎，沿喉咙向下向后至大椎，折向前，入缺

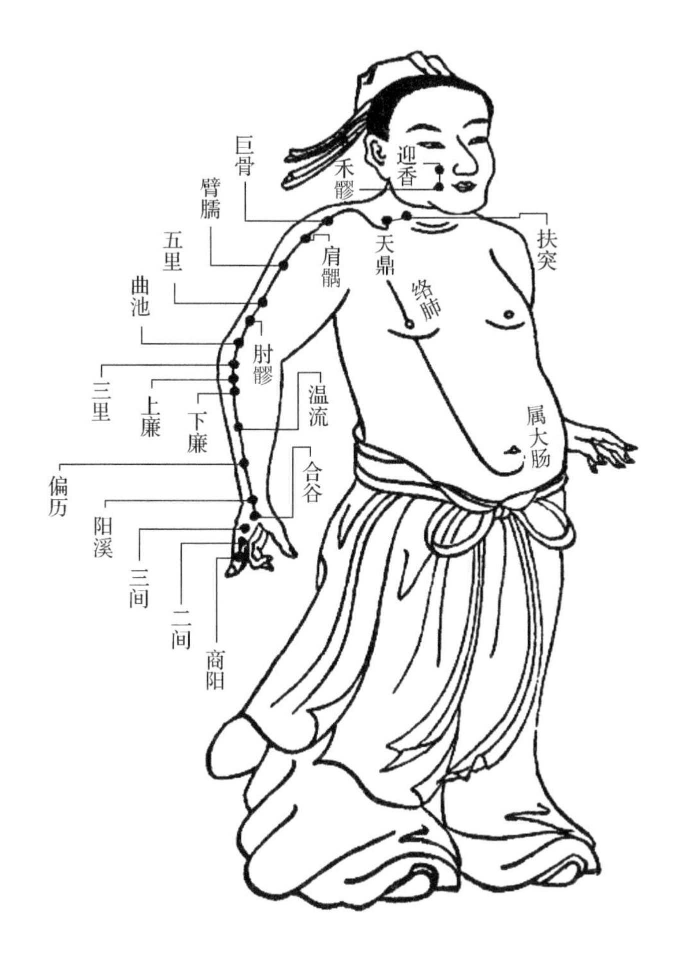

图 9-1-6 手阳明大肠经

引自：元代滑寿《十四经发挥》。

盆，下行过横膈，属胃，络脾。直行：从缺盆出体表，沿乳中线下行，挟脐旁（中线旁开二寸），下行至腹股沟气街。

分支：从胃下口幽门处分出，沿腹腔内下行到气街，与直行之脉会合，后下行大腿内侧，沿下肢外侧前缘，过膝盖，沿下肢胫骨外侧前缘向下至足背，进入第二足趾外侧端（厉兑）。

分支：膝下三寸（足三里）分出，下行入第三足趾外端。

分支：足背（冲阳）分出，前行入足大趾内侧端（隐白），交于足太阴脾经。

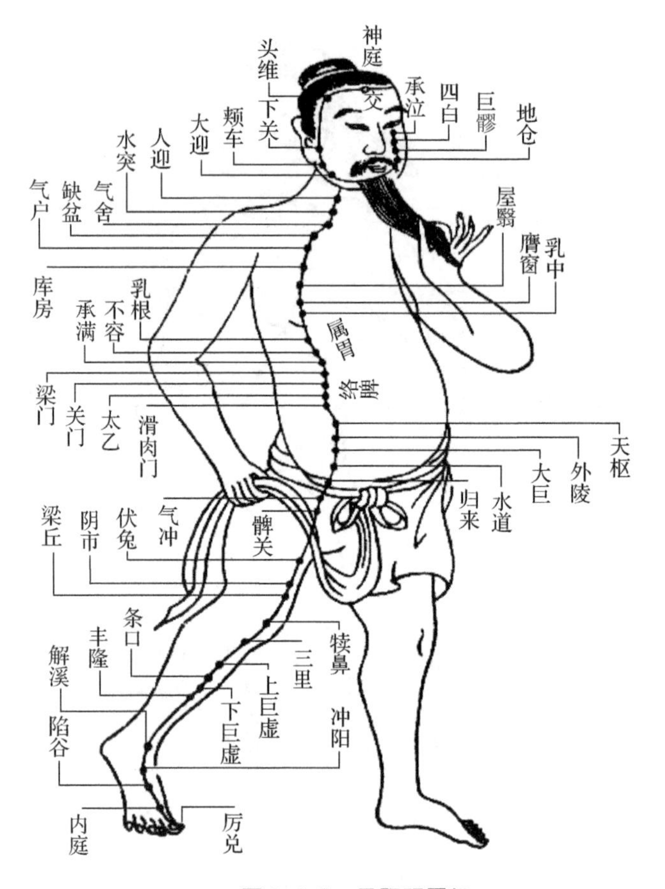

图 9–1–7　足阳明胃经

引自：元代滑寿《十四经发挥》。

4. 足太阴脾经

足太阴脾经（图 9–1–8）起于足大趾内侧端（隐白），沿足内侧赤白肉际，上行经过内踝前缘，沿小腿内侧正中线上行，在内踝上八寸处走出足厥阴肝经前面，上行沿大腿内侧前缘，入腹，属脾，络胃。向上过横膈，沿食道两旁，连于舌根，散舌下。

分支：从胃部分出，上行过横膈，注入心中，交于手少阴心经。

5. 手少阴心经

手少阴心经（图 9–1–9）起于心中，走出后属心系（心脏与其他器官相联系的脉络），向下过横膈，络小肠。

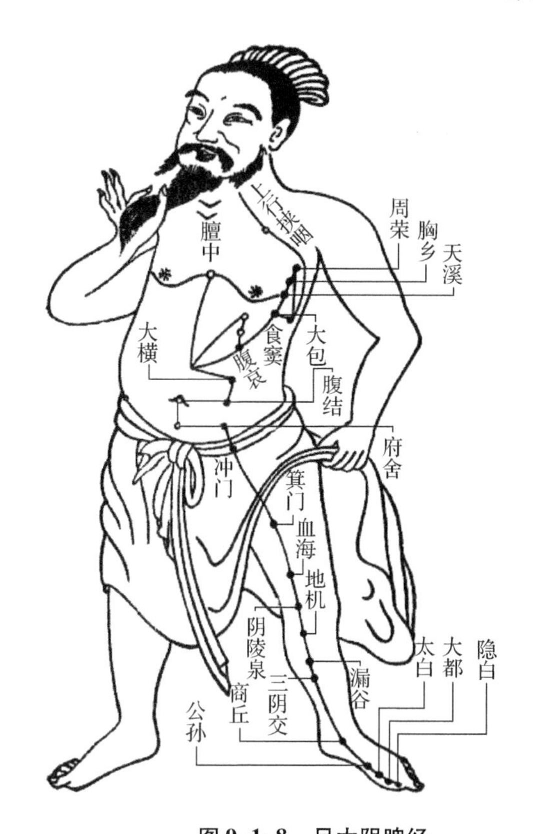

图 9-1-8 足太阴脾经

引自：元代滑寿《十四经发挥》。

分支：从心系分出，挟咽喉，经颈、颜面深部联系于目系（眼球内连于脑的脉络）。

直行者：从心系出，退回上行经过肺，向下浅出腋下，沿上肢内侧后缘，行于手太阴、手厥阴经之后，下行过肘中，沿前臂内侧后缘至腕尺侧，进入掌内后缘，沿小指桡侧，出小指桡侧端（少冲），交手太阳小肠经。

6. 手太阳小肠经

手太阳小肠经（图 9-1-10）起于小指尺侧端（少泽），沿手背尺侧，直上过腕外侧，出尺骨小头部，沿前臂外侧面后缘上行，经尺骨鹰嘴与肱骨内上髁之间，沿上臂外侧后缘，出于肩关节后面，绕行于肩胛冈上窝以后，交会于大椎，前行经锁骨上窝进入胸腔，络于心，沿食管，传过横膈，到达胃，下行，属于小肠。

分支：从缺盆沿颈向上至面颊，上至外眼角，折入耳中。

分支：从颊部向目眶下缘，直达鼻根进入内眼角（睛明），交于足太阳膀胱经。

7. 足太阳膀胱经

足太阳膀胱经（图9–1–11）起于内眼角，上行额部，交会于头顶。

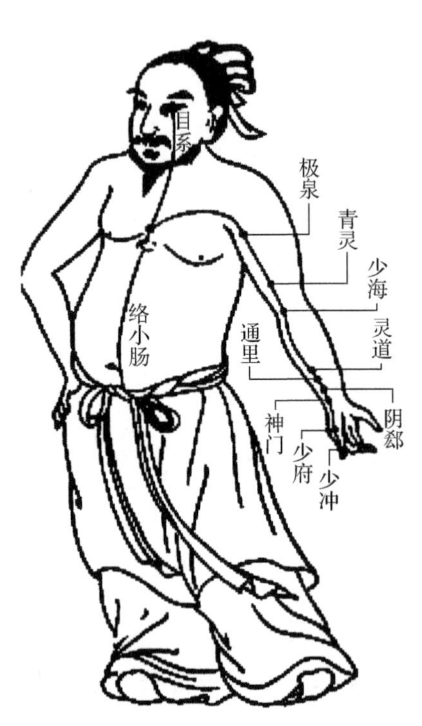

图9–1–9　手少阴心经

引自：元代滑寿《十四经发挥》。

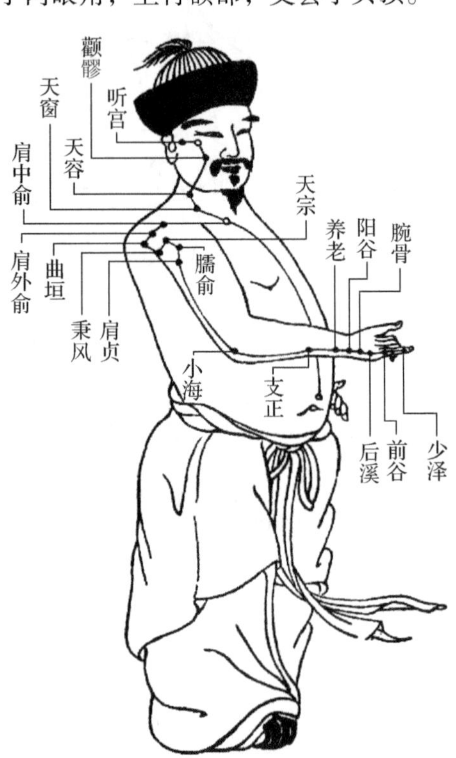

图9–1–10　手太阳小肠经

引自：元代滑寿《十四经发挥》。

分支：从巅顶（百会）分出至耳上角。

直行者：从巅顶下行入颅内络于脑，复返出来行至项后（天柱），下行交会于大椎，再分左右沿肩胛内侧，挟脊旁，沿背中线旁一寸五分，下行进入脊柱两旁的肌肉，络于肾，属膀胱。

分支：从腰中分出，沿脊柱两旁下行，穿过臀部，经大腿后面进入腘窝中（委中）。

分支：从项部分出下行，通过肩胛，沿背中线旁三寸下行，过臀部，经

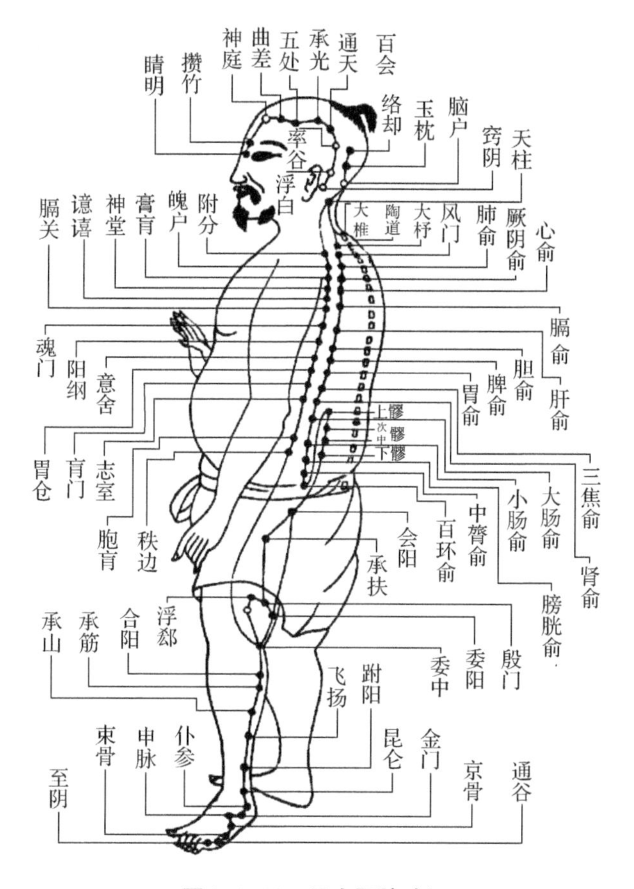

图 9-1-11　足太阳膀胱经

引自：元代滑寿《十四经发挥》。

过髋关节部。沿大腿外侧后缘下行，会合于腘窝中，向下通过腓肠肌，经外踝后面，在足根部折向前，经足背外侧至足小趾外侧端（至阴），交于足少阴肾经。

8. 足少阴肾经

足少阴肾经（图 9-1-12）起于足小趾端，斜行于足心（涌泉），出舟骨粗隆下（然谷），经内踝后进入足跟。再向上沿小腿内侧后缘上行，出腘窝内侧，直至大腿内侧后缘，入脊内，穿过脊柱，属于肾，络于膀胱。

直行者：从肾上行，穿过肝，上经横膈，进入肺中，沿喉咙，向上至舌根两侧。

分支：从肺中分出，络于心，注胸中，交手厥阴心包经。

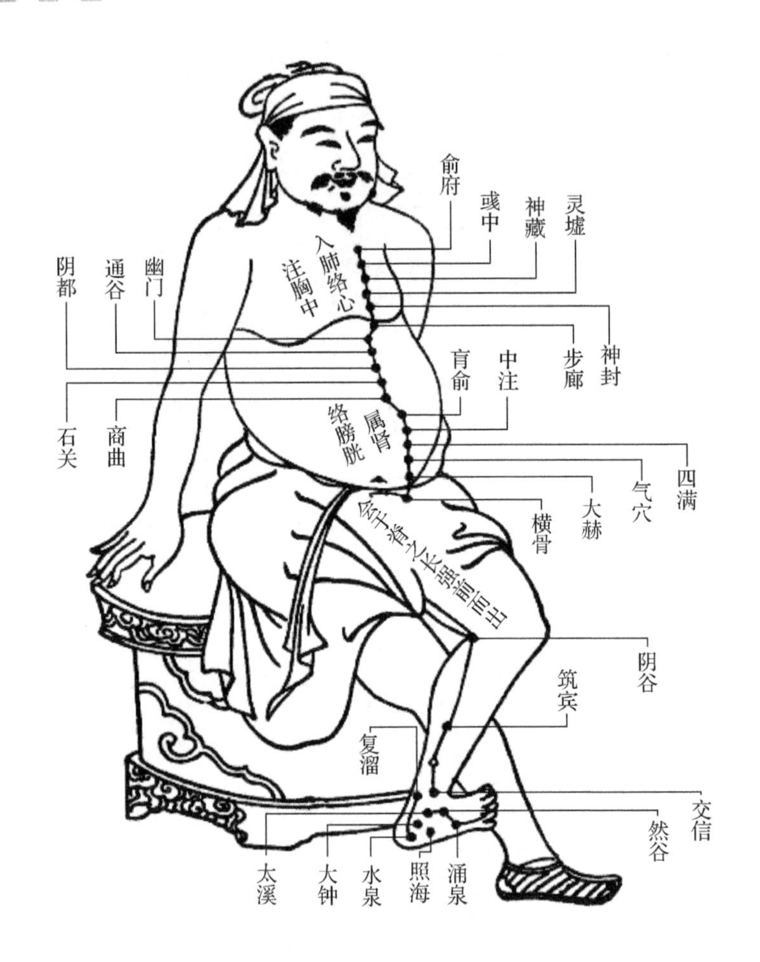

图 9-1-12　足少阴肾经

引自：元代滑寿《十四经发挥》。

9. 手厥阴心包经

手厥阴心包经（图 9-1-13）起于胸中，浅出属于心包络，过横膈，依次络于上、中、下三焦。

分支：从胸中浅出胁部，经腋下三寸处（天池），上行至腋窝，沿上肢内侧，行于手太阴、手少阴之间，进入肘中，下行至前臂，行于两筋（桡侧腕屈肌腱与掌长肌腱）之间，过腕部，入掌心（劳宫），沿中指桡侧，出中指桡侧端（中冲）。

分支：从掌中分出，沿无名指尺侧端（关冲），交手少阳三焦经。

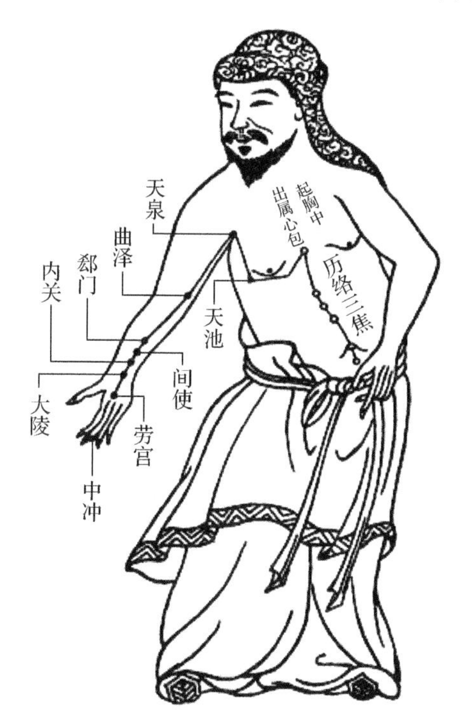

图 9-1-13　手厥阴心包经

引自：元代滑寿《十四经发挥》。

10. 手少阳三焦经

手少阳三焦经（图 9-1-14）起于无名指尺侧端（关冲），沿无名指尺侧缘，向上过手背，出于前臂伸侧两骨（尺骨、桡骨）之间，直上穿过肘部，沿上臂外侧，上行至肩部，交足少阳经的后面，入缺盆，分布于膻中，散络于心包，穿过横膈，依次属于上、中、下三焦。

分支：从膻中分出，上行出缺盆，至项后与大椎交会，向上至项部，沿耳后（翳风）上行至耳上方，再屈曲向下走向面颊部，至目眶下。

分支：从耳后分出，进入耳中，出走耳前，经上关，在面颊部与前一分支相交，至眼外角，交足少阳胆经。

11. 足少阳胆经

足少阳胆经（图 9-1-15）起于眼外角（瞳子髎），向上到达额角部，下行至耳后（完骨），外折向上行，经额部至眉上（阳白），复返向耳后（风池），再沿颈部侧面行于手少阳三焦经之前，至肩上退后，交出于手少

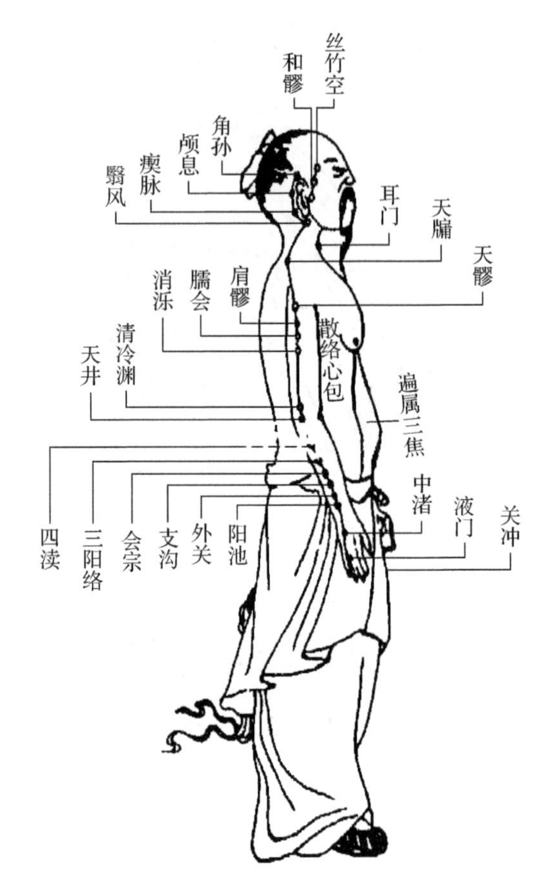

图 9-1-14　手少阳三焦经

引自：元代滑寿《十四经发挥》。

阳三焦经之后，前行进入缺盆部。

分支：从耳后分出，进入耳中，出走耳前，至眼外角的后方。

分支：从眼外角分出，下行至下颌部大迎，与手少阳经分布在面部的支脉相合，行于目眶下，向下经过下颌角部行至颈部，与前脉会合于缺盆，进入体腔，穿过横膈，络于肝，属于胆，沿胁里浅出气街，绕阴部毛际，横向进入髋关节部（环跳）。

直行者：从缺盆分出，向下至腋窝，沿胸侧部，经过季胁，下行至髋关节部与前脉会合，向下沿大腿外侧，出膝关节外侧，行于腓骨前面，直下至腓骨下段，浅出外踝之前，沿足背外侧进入第四足趾外侧端（足窍阴）。

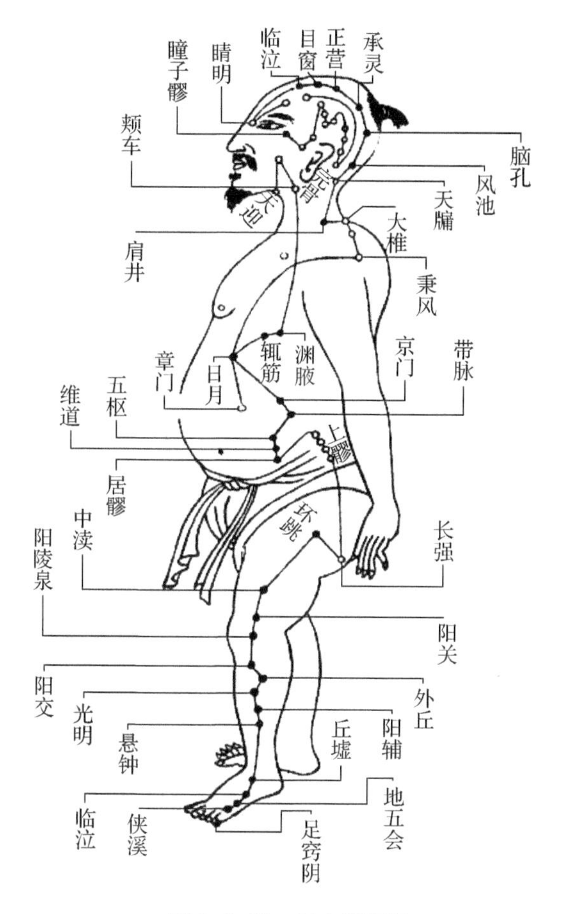

图 9-1-15　足少阳胆经

引自：元代滑寿《十四经发挥》。

分支：从足背（临泣）分出，前行出足大趾外侧端，折回穿过爪甲，分布于足大趾爪甲后丛毛处，交于足厥阴肝经。

12. 足厥阴肝经

足厥阴肝经（图 9-1-16）起于足大趾爪甲后丛毛处（大敦），沿足背内侧向上，经过内踝前一寸处（中封），向上沿胫骨内缘，至内踝上八寸处交出于足太阴脾经的后面，上行至膝内侧，沿大腿内侧中线进入阴毛中，环绕过生殖器，至小腹，挟胃两旁，属于肝，络于胆，向上通过横膈，分布于胁肋部，沿喉咙之后，向上进入咽喉部，连接目系，上行出于额部，达巅顶与督脉交会。

分支：从目系走向面颊的深层，下行环绕在口唇的里边。

分支：从肝分出，穿过横膈，向上注入肺，交于手太阴肺经。

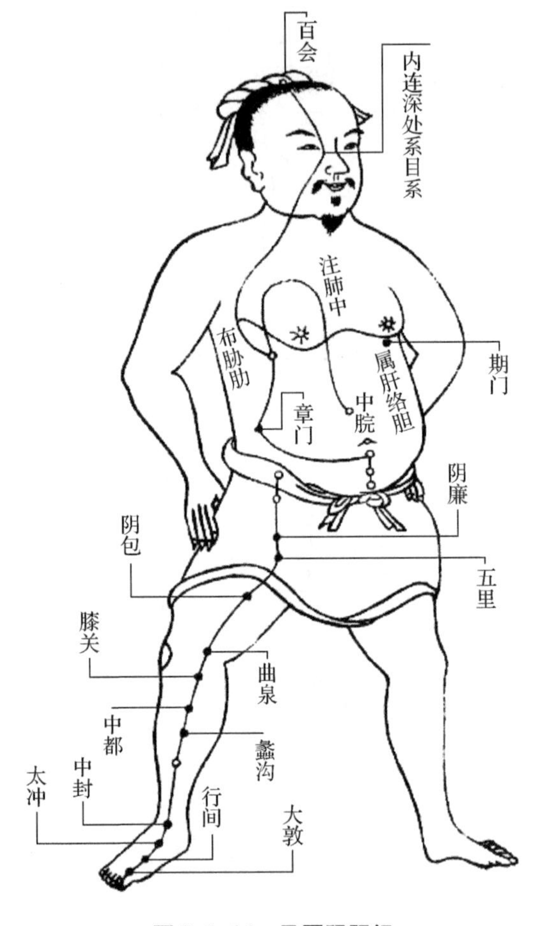

图 9-1-16 足厥阴肝经

引自：元代滑寿《十四经发挥》。

六、奇经八脉

奇经八脉指十二经脉之外，别道奇行的八条经脉，是经络系统的重要组成部分，包括督脉、任脉、冲脉、带脉、阳跷脉、阴跷脉、阳维脉、阴维脉。奇经八脉中的督、任、冲脉三者起于胞中（子宫），出于会阴，后各行其道，分别循行于人体前后正中线和腹部两侧，故有“一源三歧”之称。

其分布部位与十二经脉纵横交错，加强了十二经脉之间的联系，发挥着沟通、联络相关经脉气血、协调阴阳的作用。同时，对十二经脉气血有着蓄积和渗灌的调节作用。如果把十二经脉比喻成江河，那么，奇经八脉就好比是湖泊，气血运行就是水流。当十二经脉气血充盛时，则溢入奇经储存；当十二经脉气血衰退时，奇经的气血则可流入十二经脉补充。

（一）任脉

任脉分布于腹、胸、颏正中；总任六阴经，调节全身阴经气血，故称“阴脉之海”；调节月经，妊养胎儿。

循行：起于胞中，下出会阴，经阴阜，沿腹胸正中线上行，到下颌部，环口唇，交会于督脉的龈交，沿面颊，分行至目眶下。分支：由胞中贯脊，向上循行至背部。

（二）督脉

督脉分布于腰、背、头面正中；总督六阳经，调节全身阳经气血，故称“阳脉之海”；主生殖，关脑、肾、脊髓。

循行：起于胞中，下出会阴，沿脊柱后面上行，至项后（风府）入颅内，络脑，并沿头部正中线，经头顶、额部、鼻，过人中，到上唇系带（龈交）。分支：从脊柱后面分出，属肾。分支：从小腹内部直上贯脐，上贯心，到喉部，向上到下颌部，环口唇，向上至两眼下部中央。

（三）带脉

带脉起于胁下，环腰一周，状如束带；约束纵行于躯干的各条经脉。

循行：起于季胁，斜向下到带脉穴，绕身一周，在腹面的带脉下垂到少腹。

（四）冲脉

冲脉与足少阴经相并上行，环口唇，与任、督、足阳明等有联系；涵蓄十二经脉气血，故称“十二经之海”“血海”；主生殖。

循行：起于胞中，下出会阴，从气街部起和足少阴经相并，挟脐向上，散布于胸中，再向上经喉，环口唇，到目眶下。分支：从气街分出，沿大腿内侧进腘窝，再沿胫骨内缘下行到足底；又有支脉从内踝后分出，向前斜入足背，进大趾。分支：从胞中向后与督脉相通，上行于脊柱内。

（五）阴维脉

阴维脉分布于小腿内侧，并足太阴、足厥阴经上行，至咽喉合于任脉；调节六阴经经气。

循行：起于小腿内侧足三阴经交会之处，沿下肢内后侧上行，到腹部，与足太阴脾经同行，到胁部，与足厥阴肝经相合，然后上行到咽喉，与任脉相合，止于廉泉。

（六）阳维脉

阳维脉分布于足跗外侧，并足少阳经上行，至项后会合于督脉；调节六阳经经气。

循行：起于外踝下，与足少阳胆经并行，沿下肢外侧后缘向上，经躯干部后外侧，从腋后上肩，经过颈部、耳后，前行到额部，分布于头外侧和项后，与督脉相合。

（七）阴跷脉

阴跷脉分布于足跟内侧，伴足少阴等经上行，到目内眦与阳跷脉会合；调节肢体运动，司眼睑开合。

循行：从内踝下照海，通过内踝上行，到胸部入缺盆，出行于人迎之前，经鼻旁，到眼内角，与手足太阳经、阳跷脉会合。

（八）阳跷脉

阳跷脉分布于足跟外侧，伴足太阳等经上行，到目内眦与阴跷脉会合；调节肢体运动，司眼睑开合。

循行：从外踝下（申脉）分出，沿外踝后上行，经腹，沿胸部后外侧，经肩部、颈外侧。上挟口角，到眼内角，与足太阳经、阴跷脉会合，再向上，进入发际，向下到达耳后，与足少阳胆经会于项后的风池。

七、十五络脉

络脉是由经脉分出的行于浅表的支脉。《灵枢・经脉》曰：“经脉十二者，伏行分肉之间，深而不见……诸脉之浮而常见者，皆络脉也。”络脉由十五络脉、孙络和浮络组成。十五络脉是十二经脉和任、督二脉各自别出一络，加上脾之大络，较为粗大。浮络是浮行于浅表部位的络脉。孙络是络脉中最细小的分支，遍布全身。《灵枢・脉度》中也指出："经脉为里，支而横者为络，络之别者为孙。"

十二经脉和任、督二脉各自别出一络，加上脾之大络，共计 15 条，称为十五络脉。十二经脉的别络均从本经四肢肘膝关节以下的络穴分出，走向其相表里的经脉，即阴经别络走向阳经，阳经别络走向阴经。任脉、督脉的别络及脾之大络主要分布在头身部。任脉的别络从鸠尾分出后散布于腹部；督脉的别络从长强分出后散布于头，左右别走足太阳经；脾之大络从大包分出后散布于胸胁。此外，还有从络脉分出的浮行于浅表部位的浮络和细小的孙络，分布极广，遍布全身。

四肢部的十二经别络，加强了十二经中表里两经的联系，沟通了表里两经的经气，补充了十二经脉循行的不足。躯干部的任脉别络、督脉别络和脾之大络，分别沟通了腹、背和全身经气。

八、十二经别

十二经别是十二正经离、入、出、合的别行部分，是正经别行深入体腔的支脉。因其是十二经脉分出，故而也按照十二经脉命名，即有手三阳经别、手三阴经别、足三阳经别、足三阴经别。十二经别多从四肢肘膝关节附近的正经别出（离），经过躯干深入体腔与相关的脏腑联系（入），再浅出于体表上行头项部（出），在头项部，阳经经别合于本经的经脉，阴经经别合于其相表里的阳经经脉（合）。十二经别按阴阳表里关系汇合成六组，故有"六合"之称。

由于十二经别有离、入、出、合于人体表里之间的特点，不仅加强了十二经脉的内外联系，更加强了经脉所属络的脏腑在体腔深部的联系，补充了十二经脉在体内外循行的不足，扩大了经穴的主治范围。足阳明胃经没有直接联系心，手少阴心经也未循行于胃，但由于足阳明经别"上通于心"，所以临床上常常采用和胃安神之法治疗胃气不和所致的夜卧不安等症。十二络脉则各有所属穴位，十二络脉在其分出处各有一络穴，也有其独立的虚实病候，如手厥阴络脉"实则心痛，虚则烦心"，并可取其络穴内关治疗。此外，络穴也常用于治疗表里两经的疾病。如手太阴肺经的络穴列缺，除可治疗咳嗽、哮喘、咽喉肿痛等本经病证外，还可治疗头痛、牙痛、颈项强痛等手阳明大肠经的病证。

九、十二经筋

十二经筋是十二经脉之气濡养筋肉骨节的体系，是附属于十二经脉的肌肉系统。经筋与经脉有一定区别，经筋能够产生力量和维持肌肉屈伸运动活动。其分布与同名经脉分布基本一致，故按十二经脉循行部位分为十二组，仍以手足三阴三阳命名。

其循行分布均起始于四肢末端，结聚于关节、骨骼各部，走向躯干头面。十二经筋行于体表，不入内脏，有刚筋、柔筋之分。刚（阳）筋分布于项背和四肢外侧，以手足阳经经筋为主；柔（阴）筋分布于胸腹和四肢内侧，以手足阴经经筋为主。足三阳之经筋起于足趾，循股外上行结于颜（面）；足三阴之经筋起于足趾，循股内上行结于阴器（腹）；手三阳之经筋起于手指，循臑外上行结于角（头）；手三阴之经筋起于手指，循臑内上行结于膺（胸）。

经筋具有约束骨髓、屈伸关节、维持人体正常运动功能的作用，正如《素问·痿论》所说“宗筋主束骨而利机关也”，经筋为病，多为转筋、筋痛、痹证、口眼歪斜等，针灸治疗多局部取穴而泻之，如《灵枢·经筋》记载：“治在燔针劫刺，以知为数，以痛为输。”

十、十二皮部

十二皮部是十二经脉功能活动反映于体表的部位，也是络脉之气散布之所在。十二皮部的分布区域是以十二经脉在体表的分布范围，即十二经脉在皮肤上的分属部分为依据而划分的，故《素问·皮部论》指出：“欲知皮部，以经脉为纪者，诸经皆然。”

由于十二皮部居于人体最外层，又与经络气血相通，故是机体的卫外屏障，起着保卫机体、抗御外邪和反映病证的作用。

第二节　疏通经络的方法

经络是气血运行的通道，所以疏通经络对健康至关重要。《灵枢·经脉》言：“经脉者，所以能决死生，处百病，调虚实，不可不通。”强调经络不通畅，脏腑就失去正常联络，功能不能正常发挥，气血运行不畅，阴阳失和，则影响健康。故《医论三十篇》说："人之经络不通，则转输不捷。"《素问·灵兰秘典论》则说："使道闭塞而不通，形乃大伤。"《素问·生气通天论》谓："气血以流，腠理以密……长有天命。"只有经络通畅，气血才能川流不息地营运于全身。所以说，经络以通为用，经络通畅与生命活动息息相关。一旦经络阻滞，则影响脏腑协调，气血运行也受到阻碍。先人们经过长期实践，总结出了诸多通络之法。

一、穴位通络

中国传统养生理论认为，经脉中的有些腧穴，如头部的百会、印堂；上肢的内关；胸部的膻中；腹部的神厥、气海、关元，背部的命门、肾俞；足部的涌泉；下肢的足三里等，对养生抗衰均具有十分重要的意义。唐代医学家孙思邈在《备急千金要方》中就指出："若要安，三里常不干。"《灵枢·逆顺》云："上工，刺其未生者也……上工治未病，不治已病。"《素问·刺法论》指出："刺法有全神养真之旨，亦法有修真之道，非治疾也。故要修养和神也。"《扁鹊心书》中亦说："人之衰，由阳气衰竭，故宜常灸关元、气海、命门、中脘……虽未得长生，亦以保百余年寿矣。"现代医学研究也已证实，针刺或艾灸上述腧穴，确有提高人体免疫功能的效果。腧穴刺激的方法除了针刺、艾灸以外，还包括腧穴贴敷、手指点穴、耳穴压丸等中医特色养生方法。

二、温经通络

经络循行在人体，外邪内伤皆可导致经络阻滞不通。尤其是寒凝经脉，导致血行不畅，凝滞于脉道，"不通则痛"，引起肌肉组织活动不利，酸痛不适；风寒湿邪侵袭人体，阻塞脉道，气血运行不畅，出现痛、肿、麻木等表现。要让经脉疏通，"升温"是最管用的方法，常常选用中药热敷、艾灸、熏蒸等疏通经络、调节气血。

三、循经通络

《灵枢·卫气失常》曰："血气之输，输于诸络。"指出气血输布通过网状分布的络脉系统渗灌濡养五脏六腑、四肢百骸。同时医家十分重视经脉气血的冲和通畅，如"疏其血气，令其条达，而致和平"（《素问·至真要大论》），"周身之气，通而不滞，血活而不瘀，气通血活，何患疾病不除"

（《医林改错》），分别从生理、疾病状态下阐释络通、气血通对身体健康的重要作用，亦提出“动摇则谷气得消，血脉流通，病不得生”（《三国志·方技传》），即动则经脉流通而身体不衰的养生观。

在日常生活中，我们常常会有局部按压痛、活动不利的表现，这些看似为局部腧穴不通，实则为经络阻滞、气血不畅而引起的局部功能异常。可通过分经辨证，找准病变经络，沿循病变经络予以刺激，疏通被阻滞的经络，从而改善局部症状。常用的循经通络方法包括推拿按摩、刮痧、经络拍打、中药熏蒸等。

四、导引通络

合理的导引锻炼能够助气行血、疏通血脉、强筋健骨，也有达郁消积、防治疾病之作用。导引动作只是疏通经络的辅助，同时必须结合调神、调息、调形，才可流通营卫、宣导气血、扶正除邪，达到未病先防的目的。《素问·移精变气论》言：“动作以避寒，阴居以避暑。”《吕氏春秋·古乐》载：“民气郁阏而滞着，筋骨瑟缩不达，故作为舞以宣导之。”“但觉不适，便以舞而宣导之。”《汉书·艺文志》言“导令气和，引令体柔”，指出导引可以促使外部的气进入经络，以调息、凝神、调形，加速改善气血循环。同时通过行精、炼气，以达到“水谷得消、血脉流通、病不得生”之目的。《吕氏春秋》言：“流水不腐，户枢不蠹，动也。形气亦然，形不动则精不流，精不流则气郁。”进一步表明通过导引锻炼，可调动人体之气，改善循行于全身经络之气。《灵剑子》总结：导引者，“疗其未患之疾，通其未和之处，故动而欲伸，行而欲出，达则百关俱开，必色三关血凝，是为去病之至术，养生之大律矣”。运用不同功法及动作调整脏腑功能，使后天精气充实，从而达到防病治病目的。

故古人在此基础上，发明了太极拳、八段锦、五禽戏、易筋经、六字诀等养生导引锻炼，通过鼓舞人体正气，疏通经络，保持经络气血的正常循行，从而达到调养全身脏腑、形体官窍的作用。因此，经常练习导引功法对延缓衰老、益寿延年是颇有裨益的，这正是我国导引功法源远流长、经久不衰的原因。

五、药物通络

药物的“归经”理论，是古人对药物选择性作用的认识，也是一种对药物效用的抽象归类方法。归经显示某种药物对人体某些脏腑、经络、部位等的突出作用。归经的“归”包含归属和趋向，“经”则是指以脏腑为中心的经络学说。中医学还认为，药物的归经与“味”有一定的联系。《素问·至真要大论》记载：“夫五味入胃，各归所喜，故酸先入肝，苦先入心，甘先入脾，辛先入肺，咸先入肾，久而增气，物化之常也。”《素问·宣明五气》有“五味所入：酸入肝，辛入肺，苦入心，咸入肾，甘入脾，是谓五入”的记载，这些五味的定向、定位概念成为指导归经学说发展的理论依据，得到了后世医家的认可和发展。几乎同时代的《神农本草经》载：“大枣……安中养脾，助十二经，平胃气，通九窍。”“粟米，味咸，微寒。主养肾气，去胃脾中热，益气。陈者，味苦，主胃热，消渴，利小便。”这些药物对脏腑的特殊作用虽然没有被作为专门的理论阐释，但足以说明古代医家已经对药物对机体作用的选择性有了一定的认识。运用药物的归经理论，可以更进一步地发挥药食同源在疏通调理经络方面的作用。

第三节　常用保健穴位

经络作为人体联系脏腑、沟通表里的重要存在，是人体的重要支撑，经络不通畅了，疾病就会不断找上门。通常，我们采用刺激经络上的穴位进行调理，以达到养生保健、祛病固体、延年益寿的目的。

一、穴位的基本概念

穴位的学名称为腧穴，是脏腑经脉气血精华集中输注、渗灌的部位，是体表与脏腑器官及有关部位联系的特殊区域。腧穴并不是孤立于体表的点，而是与深部组织器官有着密切联系、互相输通的特殊部位。当然，这种“输通”是双向的，既包括从内通向外，反应病痛；又涵盖从外通向内，接受刺激，防治疾病。

目前，人体腧穴大体可分为经穴、奇穴和阿是穴三大类。一般来讲，一条经脉隶属于某一脏或腑，腧穴又各归某一条经络，内脏有病时，便可在其相应的经脉循行部位出现各种不同的症状和体征，诸如“心病者，胸中痛，胁支满，胁下痛，膺背肩胛间痛，两臂内痛”。经穴不仅可以致病，还能治病。因此，我们往往在相应穴位上或针或灸或推拿，或施以火罐来治病或防病。

二、穴位的定位方法

经络的通畅与否关系着人体的健康状态，我们往往通过各种方法刺激经络腧穴，达到治疗疾病、养生防病的目的。准确掌握穴位定位方法尤为关键，我们常规腧穴定位有如下方法。

（一）体表标志取穴

体表标志取穴就是以人体的各种体表标志作为取穴的依据，来确定穴位位置的方法。根据人体体表的骨性标志和肌性标志，又可分为固定标志定位和活动标志定位。固定标志定位一般是指在五官、毛发、爪甲、乳头、骨节突起等固定标志来取穴，如两眉间的印堂、两乳连线中点的膻中、正在肚脐的神阙等。活动标志定位一般是利用皮肤、肌肉、关节在活动情况下出现的凹陷、孔隙、皱纹等活动标志来定位，如曲肘时在肘横纹头部的曲池，上臂外展时肩峰前下端凹陷中的肩髃，张嘴时耳屏前凹陷处的耳门、听宫、听会等。但值得注意的是，体表标志取穴法只适合部分穴位，使用范围较为局限。

（二）骨度分寸法取穴

骨度分寸法，古称“骨度法”，是以骨节为标志测量周身各部大小、长短，根据其尺寸按照比例折算进行定位的方法。其中应注意的是，分部折寸要以被施术者自身的身材为依据进行骨度分寸取穴，而不能以施术者的骨度分寸进行定位取穴（图9–3–1）。为了方便，目前已有折合好的骨度分寸图表，直接选用即可。

（三）同身寸法取穴

同身寸法是指以患者本人的手指为尺寸折量标准进行量取穴位的定位方法。其中，患者拇指指骨间关节宽度为1寸，患者中指屈曲时中节为1寸，患者的示指、中指、无名指并拢时4指宽度为3寸（图9–3–2）。

（四）简便取穴法取穴

简便取穴法，顾名思义，就是一种简便易行的腧穴定位方法，可以根据一些特定的手势或者方法进行穴位的快速定位。常见的有两手虎口自然平直

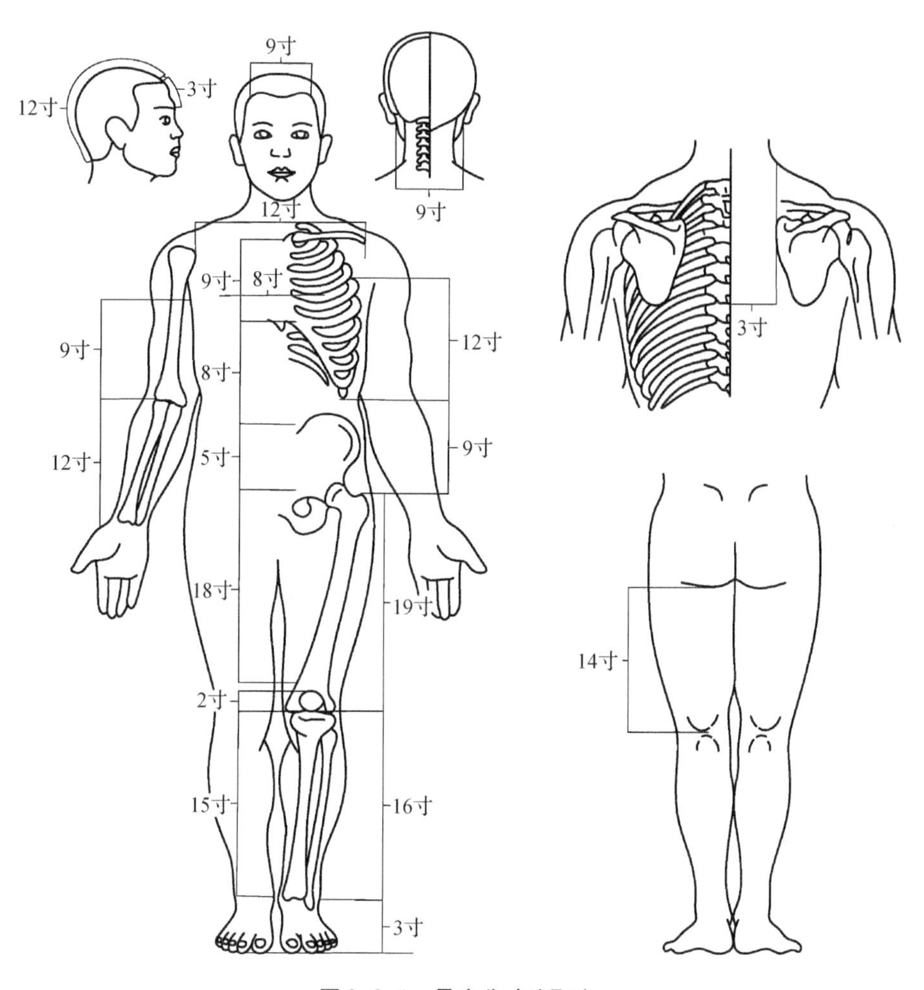

图 9-3-1　骨度分寸法取穴

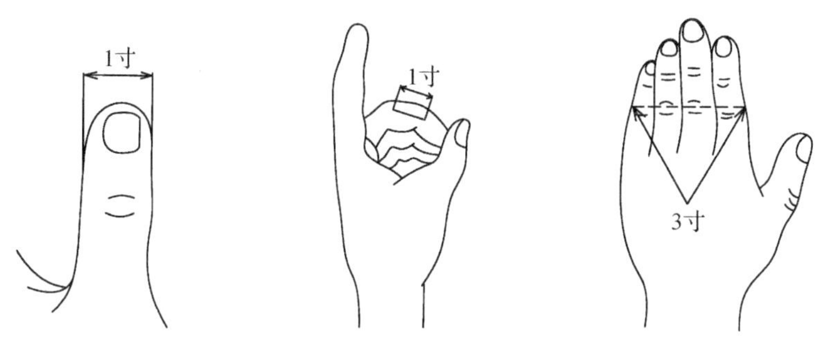

图 9-3-2　同身寸法取穴

交叉，一手示指按在另一手桡骨茎突上，指尖下凹陷中即为列缺；半握拳时中指指端所在处即为劳宫；两手自然下垂于大腿外侧，中指指端处即为风市等。

三、头面部常用保健穴位

（一）百会（图9-3-3）

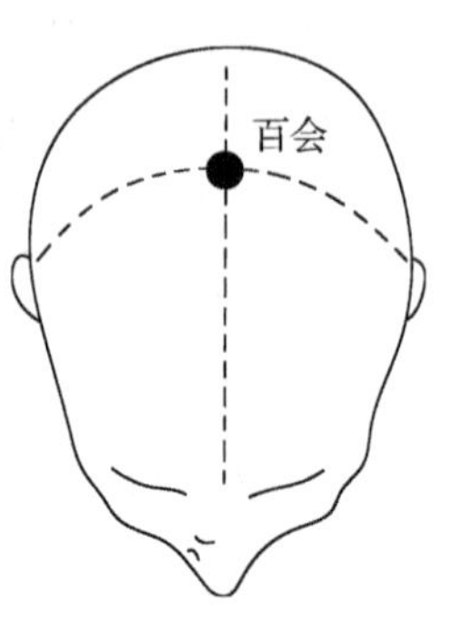

图9-3-3　百会穴位置

【归经】督脉。

【定位】在头部，前发际正中直上5寸；或折耳，两耳尖连线的中点。

【功效】醒脑开窍，宁心安神，平肝潜阳，升阳固脱。

【养生保健作用】疏通脑部经络，升举阳气，强健精神。适用于头痛、眩晕、中风失语、癫狂病、失眠、健忘、脱肛、阴挺、久泄等病证。

【操作方法】常采用按揉法。选用合适的体位，用手掌按摩头顶中央的百会，或用示指、中指附于穴位上进行由轻到重按摩，每次按顺时针方向和逆时针方向各按摩50圈，每日2~3次。日常按摩刺激该穴位能够提神醒脑，提高记忆力和注意力，使人充满精力。也可配伍四神聪以增加醒脑开窍、增强记忆力的作用。

（二）四神聪（图9-3-4）

【归经】经外奇穴。

【定位】巅顶部，在百会前、后、左、右各旁开1寸处，共4穴。

【功效】清利头目，醒脑开窍。

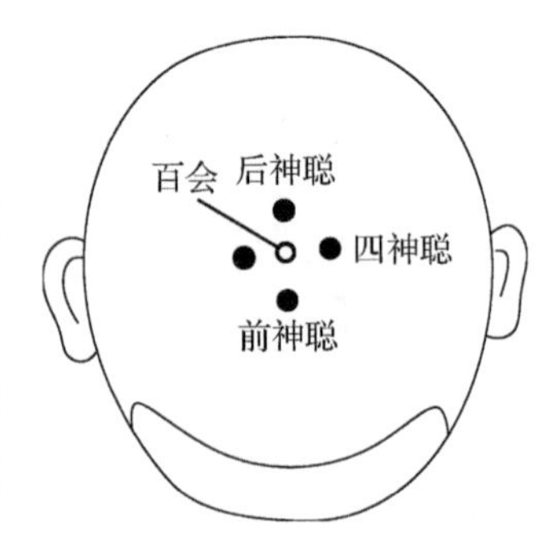

图9-3-4　四神聪位置

【养生保健作用】本穴具有健脑益智、宁心安神的作用。适用于头痛、眩晕、失眠、健忘、癫狂、痫证、中风、偏瘫、大脑发育不全、脑积水、头顶疼痛等病证。

【操作方法】选用合适的体位，可选用推揉、点、按等手法，按揉时力度要缓和、适中，每次施治时间为3~5分钟，每日2~3次即可。配合百会以增强提神醒脑、增强记忆力的作用。

（三）风池（图 9-3-5）

【归经】足少阳胆经。

【定位】在颈项部，当枕骨之下，后发际正中线直上 1 寸，与风府相平，胸锁乳突肌与斜方肌上端之间的凹陷处。

【功效】平肝息风，祛风解表，清头利窍。

【养生保健作用】疏通经络，醒脑明目，疏散风寒，通利肩背。适用于头痛、眩晕、目赤肿痛、耳鸣、鼻渊、失眠、中风、癫痫及局部颈项痹痛等病证。

【操作方法】选用合适的体位，两手拇指放在枕后风池处，其余四指自然分开放在头两侧，力度由轻到重反复按揉。

（四）翳风（图 9-3-6）

【归经】手少阳三焦经。

【定位】在颈部，耳垂后方，乳突下前方凹陷中。取正坐或侧伏，耳垂微向内折，于乳突前方凹陷处取穴。

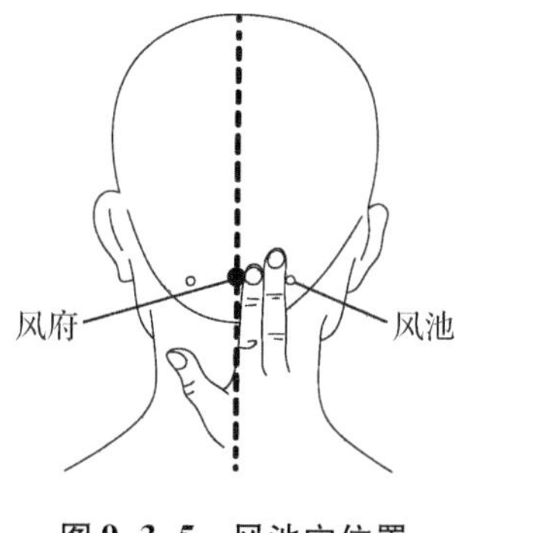

图 9-3-5　风池穴位置

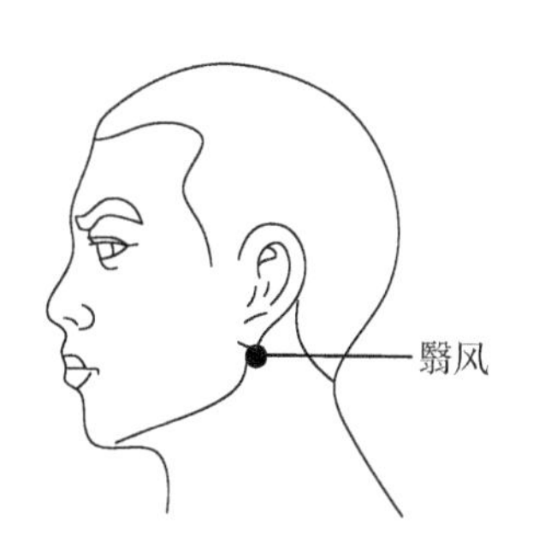

图 9-3-6　翳风穴位置

【功效】聪耳利窍，祛风通络，化痰散结。

【养生保健作用】翳风具有清热泻火、清利头目的作用，可以纠正因面神经损伤引起的口眼歪斜，可改善侧颈、疏通膈肌。适用于耳鸣、耳聋、口眼歪斜、牙关紧闭、牙痛、侧颈和下颌疼痛肿胀及颈部淋巴结肿大、膈肌痉挛等病证。

【操作方法】选用合适的体位，按揉翳风，将拇指或示指按压穴位，缓缓用力，持续数秒，再慢慢地松开双手，如此反复操作；此外，亦可将手指着力于穴位上，做来回轻柔缓和的环旋转动。在日常生活中，可根据自身情况，把按法和揉法组合起来，每次按揉10～15分钟。一天之中择方便的时候做1～2次即可。经常按摩此穴，可预防听力下降，同样也可改善耳鸣、耳聋等症状，老年人可长按揉。

（五）太阳穴（图9-3-7）

【归经】经外奇穴。

【定位】在头部颞区，眉梢与目外眦之间，向后约一横指的凹陷中。

【功效】醒脑明目，清热除烦，疏风止痛。

【养生保健作用】本穴为人头部的重要穴位，在《达摩秘方》中将按揉此穴列为“回春法”，认为常用此法可保持大脑的青春常在，使人返老还童。适用于头胀痛、目赤肿痛、偏头痛、口眼歪斜等病证。

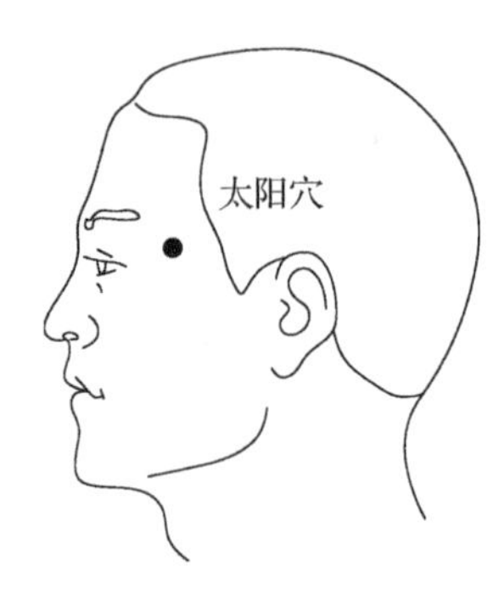

图9-3-7　太阳穴位置

【操作方法】选用合适的体位，坐或站好后将手掌搓热，贴于太阳穴，稍稍用力，先顺时针转揉，再逆时针按揉10～20次。此外，也可将手掌贴在头上，以拇指指肚分别按在两边的太阳穴上，稍用力按压太阳穴，以微疼感为度，顺逆各转相同的次数。可根据自身的需求选择按揉的次数。

（六）印堂（图9-3-8）

【归经】经外奇穴。

【定位】在头面部，两眉毛内侧端中间的凹陷中。简便定位：人体两眉头间连线与前正中线的交点处。

【功效】疏风清热，明目通鼻，宁心安神。

【养生保健作用】经常按摩印堂，可增强鼻黏膜上皮细胞的增生能力，并能刺激嗅觉细胞，使嗅觉灵敏，还能预防感冒和呼吸系统疾病。

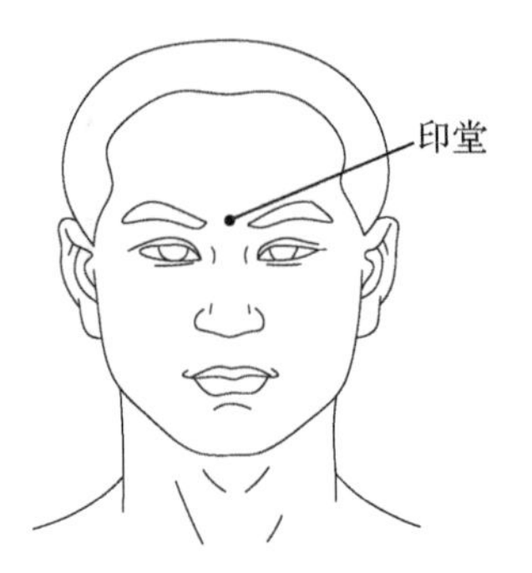

图9-3-8　印堂穴位置

【操作方法】选用合适的体位，用两手拇指螺纹面，按于印堂皮肤，用前臂力量，带动拇指，自鼻根向额头，做双手交替、有节律的抹法。双手共

20次，注意力量轻柔，以前额皮肤不变红为度。

（七）睛明（图9–3–9）

【归经】足太阳膀胱经。

【定位】在面部，位于目内眦近鼻根处，在目内眦上方内侧壁凹陷中。

【功效】清热明目，疏经活络。

【养生保健作用】睛明具有清热明目、疏经通络、通利泪道的作用，适用于近视、目赤肿痛、目眩、视力疲劳、泪道不通等病证。经常按摩此穴可以缓解眼疲劳、提高视力、缓解头昏胀等。

【操作方法】选用合适的体位，轻闭双眼，用两手中指分别按于两侧睛明，轻轻揉动20~30次，可选择顺时针按揉或逆时针按揉，不拘方向。也可换其他手指进行穴位按揉。

（八）迎香（图9–3–10）

【归经】手阳明大肠经。

【定位】在面部，鼻翼外缘中点旁，鼻唇沟中。

【功效】通利鼻窍，散风通络，杀虫止痒。

【养生保健作用】宣通鼻窍、泪道，开窍醒脑，常按摩可增强免疫功能、预防感冒。适用于免疫力低下、过敏性鼻炎和慢性鼻炎、泪道不畅等病证。

【操作方法】选用合适的体位，以两手拇指或示指螺纹面分别按于两侧迎香上，垂直按压或顺/逆时针按揉，每次1~3分钟，也可沿着鼻翼两旁上下推抹数次，可以疏通鼻窍，增强抗病能力，预防感冒。

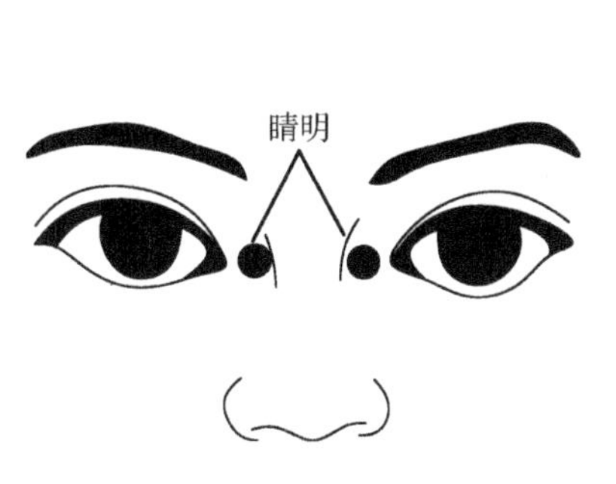

图9–3–9　睛明穴位置

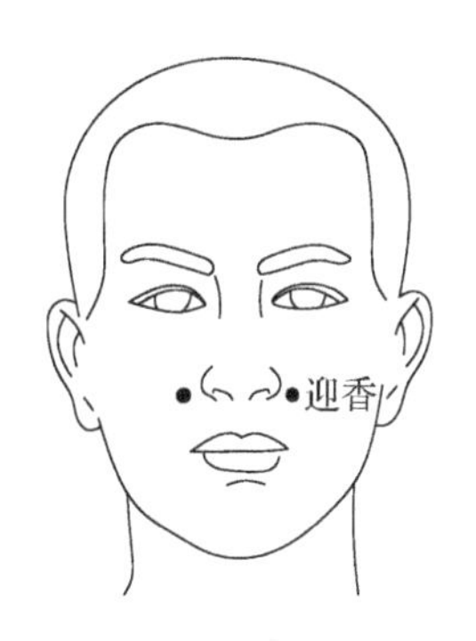

图9–3–10　迎香穴位置

（九）听宫（图 9–3–11）

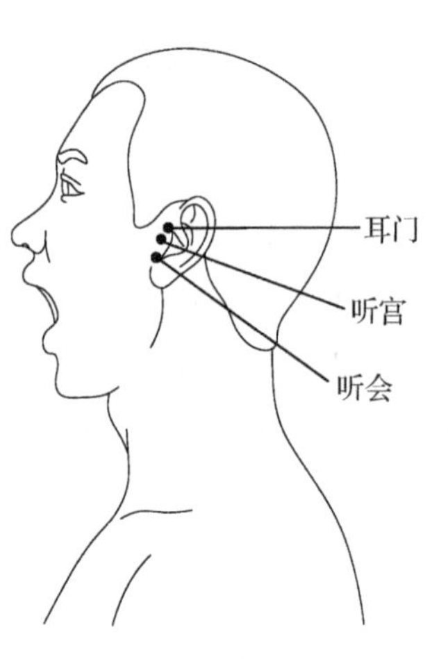

图 9–3–11　听宫穴位置

【归经】手太阳小肠经。

【定位】在面部耳屏前，耳屏正中与下颌骨髁突之间的凹陷中。

【功效】聪耳明目，疏经活络，安神定志。

【养生保健作用】按揉此穴位可改善耳鸣耳聋，缓解牙痛，尤其适合耳部疾病。适用于神经性耳聋、中耳炎、外耳道炎、聋哑、癫狂、齿痛、目眩头昏、周围性面瘫等。

【操作方法】选用合适的体位，用双手中指指腹按揉听宫，由上而下按摩，每次按摩 2 分钟。若出现耳鸣症状，可用两手拇指端分别按揉两侧听宫，以感觉酸胀为佳。按揉时应适当张开嘴，以更准确地取穴。

（十）水沟（图 9–3–12）

【归经】督脉。

【定位】在面部，鼻下人中沟的上 1/3 与中 1/3 的交点处。

【功效】苏厥开窍，息风止痉，通利腰脊，祛风通络。

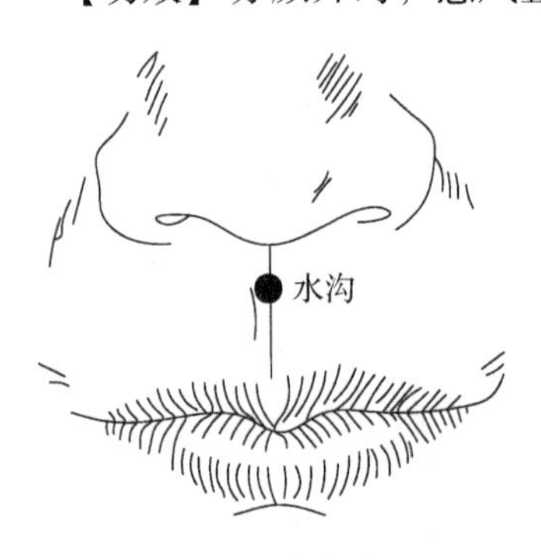

图 9–3–12　水沟穴位置

【养生保健作用】本穴具有开窍清热、安宁神志、疏利腰脊等作用，适用于人事不省、牙关紧闭、心腹绞痛、急性腰背痛、暑病、癫狂痫证、急慢惊风、鼻塞、鼻出血、风水面肿、牙痛、黄疸、消渴、霍乱、瘟疫、挫闪腰疼等。

【操作方法】选用合适的体位，示指弯曲，用指尖按揉水沟，力度以有刺痛感为准，两手可交替进行按揉，每次按揉 1 ~ 3 分钟。若需要急救，则应用指尖掐按 1 ~ 3 分钟。本穴很重要但也很危险，故在日常保健中，力度不可太强烈。

（十一）地仓（图 9-3-13）

【归经】足阳明胃经。

【定位】在面部口角外侧，口角旁开指寸 0.4 寸，向上直对瞳孔。

【功效】疏风止痉，通络止痛。

【养生保健作用】具有安神利窍、舒筋活络、止痛祛风的功效，适用于口角歪斜、齿痛、流涎、三叉神经痛、眼睑跳动、口渴、喑哑、眼花等病证。

【操作方法】选用合适的体位，用两手示指垂直向下按揉两侧地仓，也可稍用力掐揉，每次持续 1～3 分钟，坚持按揉对口角歪斜、流涎有一定的改善作用。

（十二）颊车（图 9-3-14）

【归经】足阳明胃经。

【定位】在面部，下颌角前上方一横指（中指）处。

【功效】祛风止痉，通络止痛。

【养生保健作用】日常按揉本穴，能缓解面部疾病，如面神经麻痹、三叉神经痛、腮腺炎、牙痛、口歪、颊肿、下颌关节炎等病证。

【操作手法】选用合适的体位，以大拇指指腹为操作点，按揉颊车 1～3 分钟。两侧穴位可交替或同时按揉，力度不可过大。也可采用刮痧法，选用合适的刮痧工具，用 45°倾斜的方法自上向下刮拭 1～3 分钟，每日 1 次。

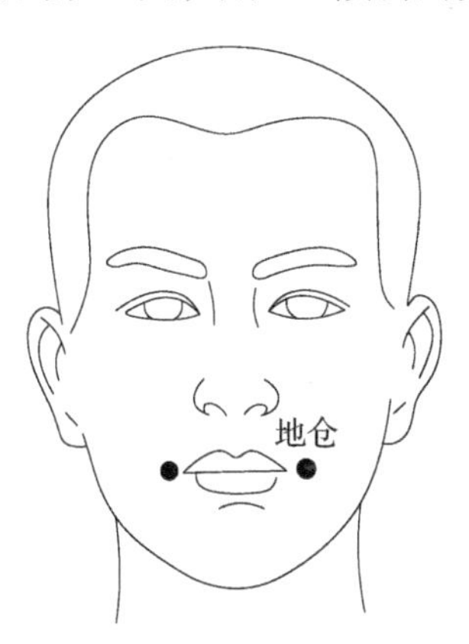

图 9-3-13 地仓穴位置

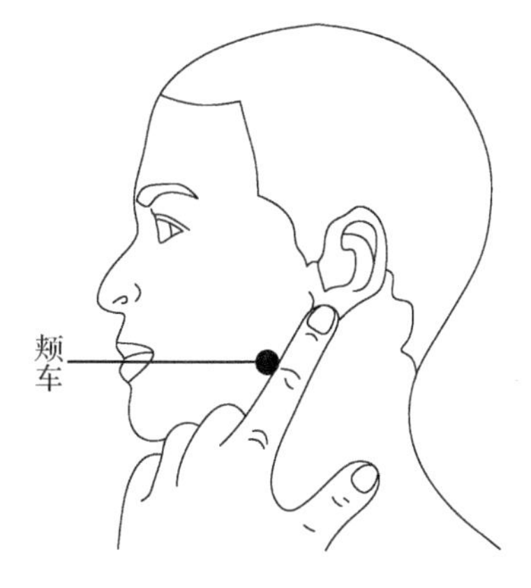

图 9-3-14 颊车穴位置

四、胸腹部保健穴位

（一）膻中（图 9-3-15）

【归经】任脉。

【定位】在胸部，横平第 4 肋间隙，前正中线上。

【功效】止咳平喘，宽胸通乳，和胃降逆。

【养生保健作用】本穴位于两乳头连线的中点，具有宽胸理气、活血通络、清肺止喘、舒畅心胸等功能，适用于呼吸系统、消化系统、心血管系统及产后缺乳等病证的治疗。

【操作手法】选用合适的体位，以拇指肚稍用力压两乳头连线中点处，即膻中，约 30 秒后立即放开，如此重复 5 次。还可采用艾条灸的方式，温和灸膻中，每次 5～10 分钟，有豁胸、顺气、镇痛、止喘、通乳汁等作用。

（二）中脘（图 9-3-16）

【归经】任脉。

【定位】在上腹部，脐中上 4 寸，前正中线上。

【功效】健脾和胃，宁心安神，疏肝利胆。

【养生保健作用】日常生活中进行穴位按摩刺激，可改善腹胀、腹痛、消化不良、失眠、免疫力低下等症，适用于消化系统、免疫系统等疾病。

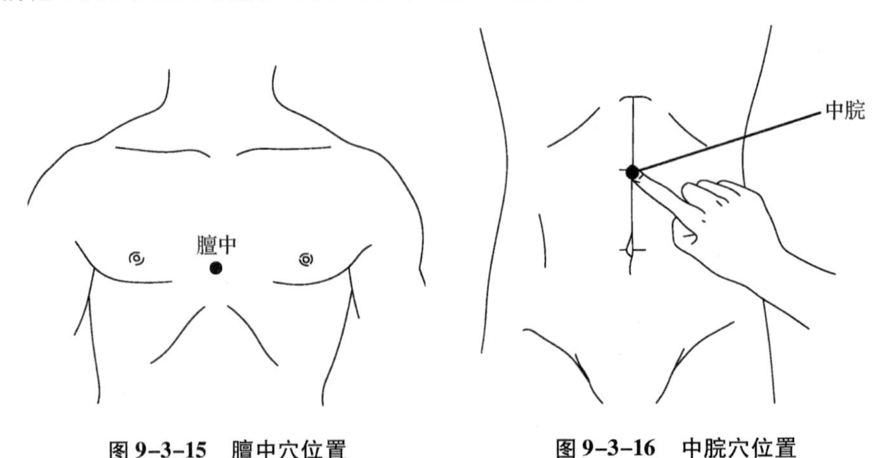

图 9-3-15　膻中穴位置　　　图 9-3-16　中脘穴位置

【操作方法】选用合适的体位，用指端或掌根在中脘上揉 2～5 分钟。

亦可以选择用掌心或四指摩中脘5~10分钟。在安全的条件下也可选择艾灸，可提高免疫力，促进消化。

（三）天枢（图9-3-17）

【归经】足阳明胃经。

【定位】在腹部，横平脐中，前正中线旁开2寸。

【功效】通腑理肠，调经止痛。

【养生保健作用】天枢居于人体肚脐旁开2寸位置，在里对应肠道，日常生活中按揉天枢可促进肠道蠕动，增强胃动力，适用于腹胀、消化不良、月经不调等证。

【操作手法】选用合适的体位，采用按揉的方法，主要以大拇指按揉为主，力度以人体耐受为准、以穴位酸胀感为佳。同时也可采用摩法，以肚脐到一侧天枢连线为半径画圆。在腹痛、腹泻时，可选用逆时针摩法以止泻；若腹胀、便秘时，则采用顺时针摩法以通便。

（四）气海（图9-3-18）

【归经】任脉。

【定位】在下腹部，脐中下1.5寸，前正中线上。

【功效】升阳补气，益肾调经，通调二便。

【养生保健作用】本穴在脐下，为人体元气之海，也为任脉中补虚要穴。适用于胃肠疾病、下腹部疾病、虚证、遗精、月经不调、痛经等。

【操作手法】选用合适的体位，日常以合适的力度按揉气海以补气益气。此外还可选择艾灸方式，温和灸气海，每次10~15分钟。

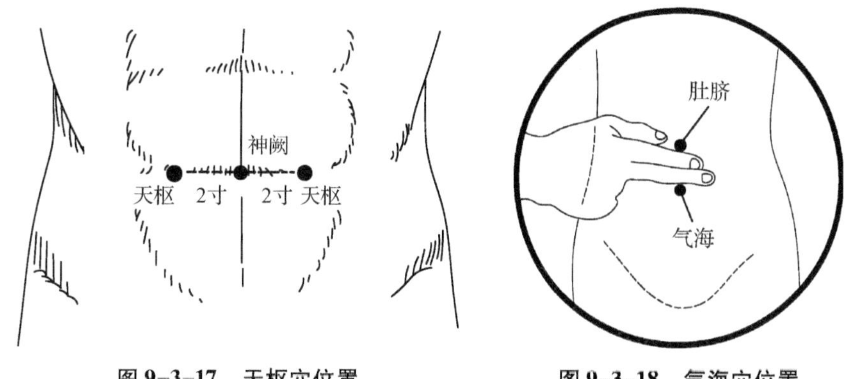

图9-3-17　天枢穴位置　　**图9-3-18　气海穴位置**

（五）关元（图 9-3-19）

【归经】任脉。

【定位】在下腹部，脐中下 3 寸，前正中线上。

【功效】升阳举陷，益肾调经，通利小便，健脾止泻。

【养生保健作用】关元为任脉重要穴位之一，也是关藏人体一身元气之处。常按揉还可补肾壮阳，适用于女性月经不调、痛经、白带过多，男性遗精、阳痿，以及不孕不育、胃肠疾病、小儿发热、体胖浮肿、脂肪肝等。

【操作手法】选用合适的体位，将双手手掌搓温热，后轻轻放于关元上，再用手指指腹按压此穴，提高刺激时的舒适度。日常按揉此穴还可益肾壮阳。

（六）中极（图 9-3-20）

【归经】任脉。

【定位】在下腹部，脐中下 4 寸，前正中线上。

【功效】通利小便，益肾调经。

【养生保健作用】中极为膀胱募穴，对于泌尿系统疾病及妇科、男科疾病有较好的疗效。适用于尿频、尿急、遗精、阳痿、前列腺疾病、月经不调、痛经、夜尿症等。

【操作手法】选用合适的体位，以中指指腹为中心，选择人体能耐受的力度按揉中极，每次 1 ~ 3 分钟，每日可早晚各进行 1 次。日常按揉对男女生殖系统均有保健作用。

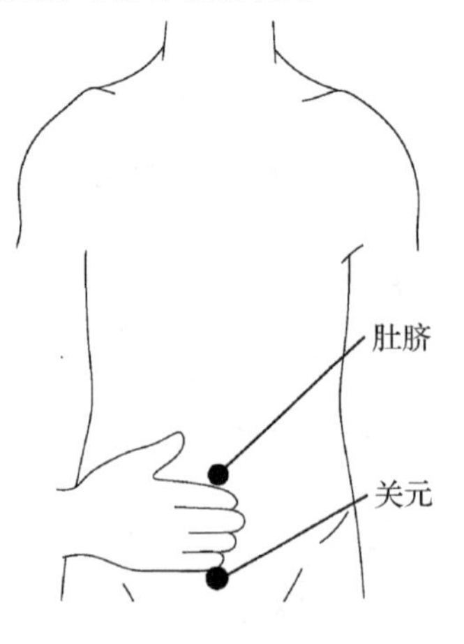

图 9-3-19　关元穴位置

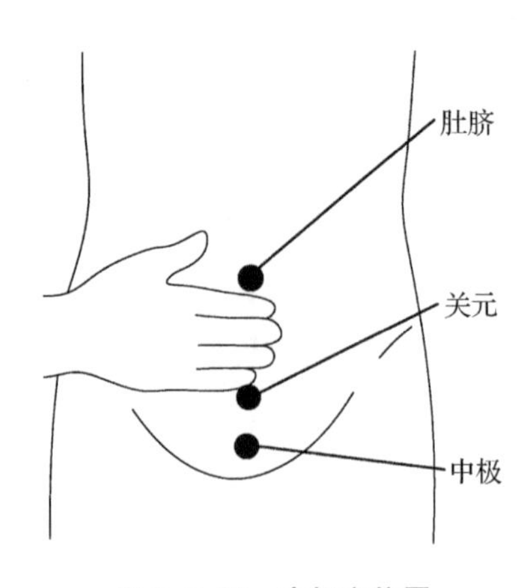

图 9-3-20　中极穴位置

（七）归来（图 9-3-21）

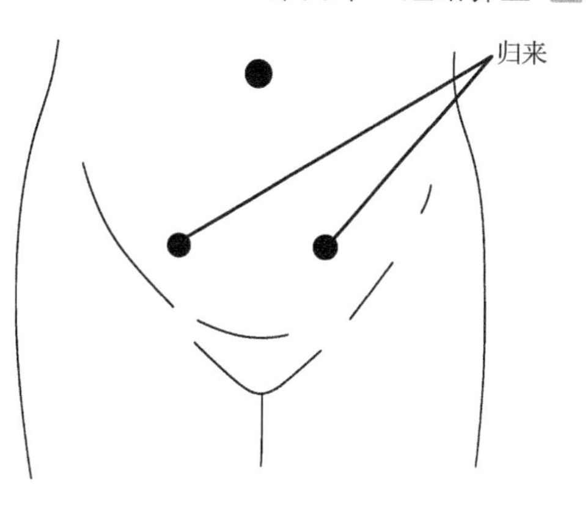

图 9-3-21　归来穴位置

【归经】足阳明胃经。

【定位】在小腹部，脐中下 4 寸，前正中线旁开 2 寸。

【功效】理气止痛，调经止带，益气升提。

【养生保健作用】归来具有归复还纳的功效，为女性重要穴位，适用于月经不调、痛经、闭经，以及阳痿、遗精、不孕不育、白带过多等。

【操作手法】选用合适的体位，以两手中间三指指腹为施术部位，选用人体耐受的力度垂直向下按揉，可由内向外按揉此穴，每次按揉 1 ~3 分钟，每日早晚各按揉 1 次。

五、腰背部保健穴位

（一）大椎（图 9-3-22）

【归经】督脉。

【定位】在脊柱区，后颈部，第 7 颈椎棘突下方凹陷中，后正中线上。

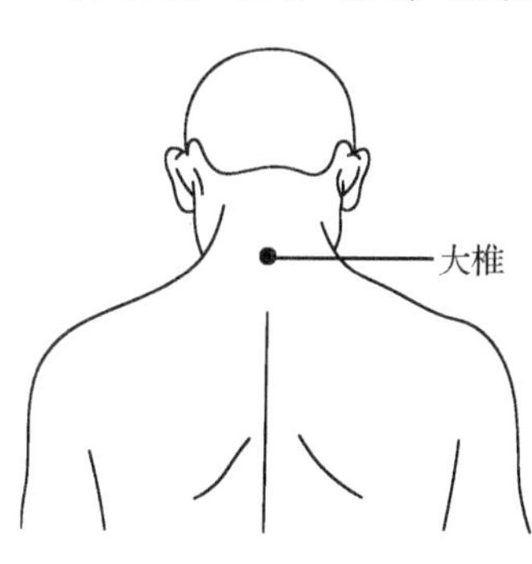

图 9-3-22　大椎穴位置

【功效】解表退热，止咳平喘，宁心安神，清热凉血，强壮腰脊。

【养生保健作用】大椎为督脉重要穴位之一，日常按揉可缓解局部经络不通导致的疼痛等，适用放血、拔罐等法，对于外感热证、颈椎病、手足怕冷、扁桃体炎、痤疮等效果明显。

【操作手法】选用合适的体位，选择合适的手指指腹，按揉大椎，可以缓解颈项部疼痛。此外可选择拔罐疗法，每次留罐 20 ~ 30 分钟，对于某些热证效果较好，如感冒、咳嗽、头痛等。

（二）肩井（图 9-3-23）

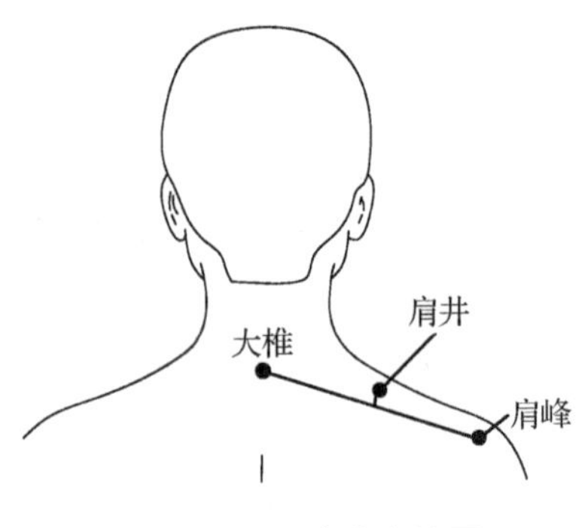

图 9-3-23 肩井穴位置

【归经】足少阳胆经。

【定位】在肩胛区，第 7 颈椎棘突与肩峰最外侧点连线的中点。

【功效】活络止痛，理气通乳。

【养生保健作用】肩井主治循经部位的疼痛不适、颈椎病、落枕、肩周炎、情志障碍、乳房疾病、更年期综合征、小儿脊柱侧弯等疾病，日常按揉可缓解上述疾病相关症状。

【操作手法】选用合适的体位，用一手中指指腹吸定肩井，做左右回旋按揉动作，或用中间三指指腹按揉肩井区。按揉的手法要均匀、柔和、渗透，以局部有酸胀感为佳。早晚各 1 次，每次按揉 2～3 分钟，左右手交替按揉。经常按揉此穴，可以改善肩颈部疼痛不适，还可治疗乳腺炎。

（三）肺俞（图 9-3-24）

【归经】足太阳膀胱经。

【定位】在脊柱区，第 3 胸椎棘突下，后正中线旁开 1.5 寸，左右各一。

【功效】宣肺理气，滋阴清热，疏经活络，祛风止痒。

【养生保健作用】此穴为肺的背俞穴，对于呼吸系统疾病疗效显著，日常按揉可缓解肺经及其相关疾病。适用于咳嗽、胸闷、哮喘等肺系疾病，以及耳聋、感冒、酒渣鼻等。

【操作手法】选用合适的体位，充分暴露背部，定位准确后，用两手手指指腹端揉压此穴，每次 2～3 分钟。

（四）心俞（图 9-3-24）

【归经】足太阳膀胱经。

【定位】在脊柱区，第 5 胸椎棘突下，后正中线旁开 1.5 寸，左右各一。

【功效】宁心安神，宽胸理气，滋阴降火。

【养生保健作用】心俞为心之背俞穴，日常按揉此穴，对于心肺系统疾

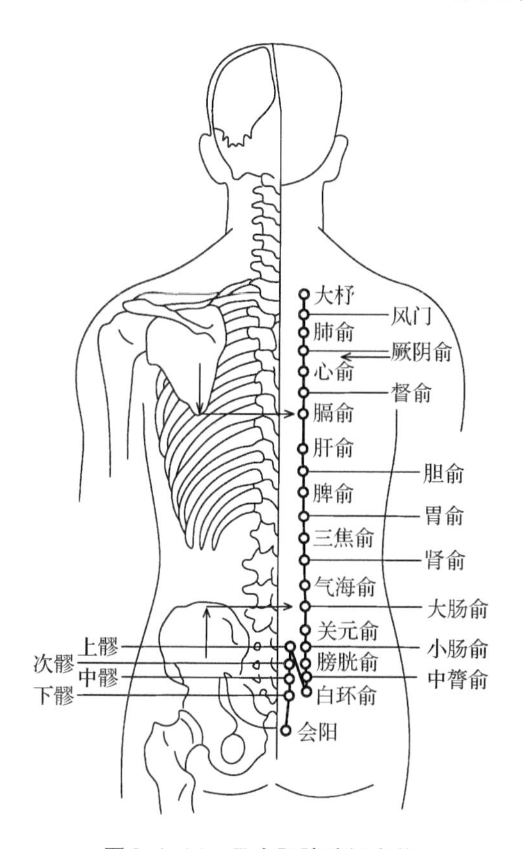

图 9-3-24　足太阳膀胱经穴位

病均有益处。可治疗心痛、心悸、心烦、失眠、健忘、癫痫、狂躁、咳嗽等证，也可用于治疗冠心病、心绞痛、神经衰弱等病。

【操作手法】选用合适的体位，充分暴露穴位，定位准确后，用两手手指指腹端揉压此穴，每次 2～3 分钟。

（五）脾俞（图 9-3-24）

【归经】足太阳膀胱经。

【定位】在脊柱区，第 11 胸椎棘突下，后正中线旁开 1.5 寸，左右各一。

【功效】健脾利湿，疏经活络。

【养生保健作用】此穴为脾的背俞穴，也是促消化的重要穴位。适用于腹胀、腹痛、呕吐、腹泻、神经性皮炎、小儿感冒、发热、咳嗽等。

【操作手法】选用合适的体位，充分暴露穴位，定位准确后，用两手手指指腹端揉压此穴，每次 2 ~ 3 分钟。

（六）肝俞（图 9–3–24）

【归经】足太阳膀胱经。

【定位】在脊柱区，第 9 胸椎棘突下，后正中线旁开 1.5 寸，左右各一。

【功效】疏肝利胆，清肝明目，息风定志，活血止痉。

【养生保健作用】此穴为肝的背俞穴，为肝气转输于背部的穴位。主治黄疸、各类肝炎、头晕眼花、月经不调、痛经、腹泻等疾病。

【操作手法】选用合适的体位，充分暴露穴位，定位准确后，用两手手指指腹端揉压此穴，以回旋运动为主要手法，手法可由轻至重到不能承受为止，每次 2 ~ 3 分钟。

（七）肾俞（图 9–3–24）

【归经】足太阳膀胱经。

【定位】在脊柱区，第 2 腰椎棘突下，后正中线旁开 1.5 寸，左右各一。

【功效】补肾填精。

【养生保健作用】此穴为肾的背俞穴，为护肾强肾的重要穴位。主治遗精、阳痿、不孕不育、月经不调、痛经、小便不利、水肿等。

【操作手法】选用合适的体位，充分暴露穴位，定位准确后，用两手手指指腹端揉压此穴，每次 2 ~ 3 分钟。此外还可选择艾灸法，每次 10 ~ 20 分钟，可起到补肾壮阳的作用。

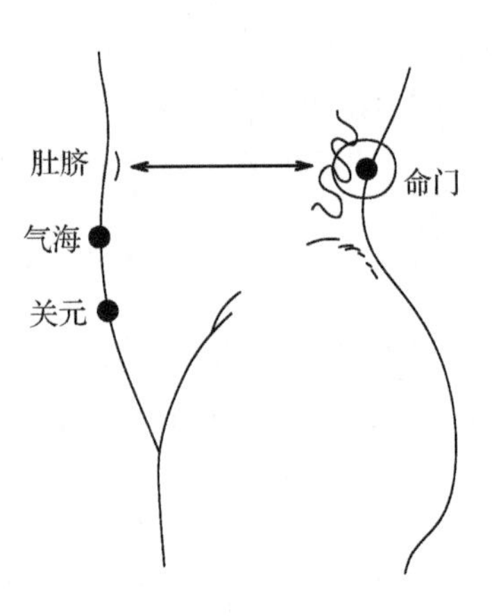

图 9–3–25　命门

（八）命门（图 9–3–25）

【归经】督脉。

【定位】在脊柱区，第 2 腰椎棘突下凹陷处，后正中线上。

【功效】补肾培元，强壮腰脊。

【养生保健作用】命门为肾气出入的门户，日常按揉对于激发肾气、补肾壮肾效果明显。适用于遗精、阳痿、不孕不育、腰背疼痛、下肢痿痹等。

【操作手法】选用合适的体位，充分暴露穴位，定位准确后，用两手手指指腹端揉压此穴，每次 2～3 分钟。

（九）腰阳关（图 9-3-26）

【归经】督脉。

【定位】在脊柱区，第 4 腰椎棘突下凹陷处，后正中线上；也可按照两髂嵴连线中点取穴。

【功效】调血固精，壮腰健膝。

【养生保健作用】本穴位于腰部转动之处，如同腰之机关。日常按揉此穴可改善阳虚症状。适用于腰背部疼痛、阳痿、早泄、遗精、月经不调、下肢痹痛等。

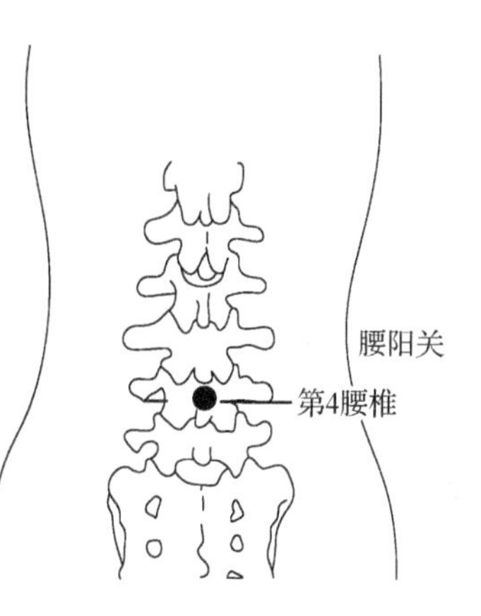

图 9-3-26　腰阳关位置

【操作手法】选用合适的体位，充分暴露穴位，定位准确后，以左手或右手握拳，用示指掌指关节最突起处按揉腰阳关，每次 2～3 分钟。

六、四肢保健穴位

（一）上肢部位的保健穴位

1. 少商（图 9-3-27）

【归经】手太阴肺经。

【定位】在手指，拇指末节桡侧，指甲根角侧上方 0.1 寸。

【功效】宣肺利咽，清热解暑，醒脑开窍，通络止痛。

【养生保健作用】为肺经首穴，在五行中，金对应五脏为肺，故少商为金气起始的部位。适用于感冒、咳嗽、咽痛、慢性咽炎、扁桃体炎、急性中风、小儿惊痫、中暑、热病等。

【操作手法】选用合适的体位，以一手拇指用力按揉少商，或指尖掐此穴，能缓解急性呃逆、咽痛等症状。

2. 劳宫（图 9-3-28）

【归经】手厥阴心包经。

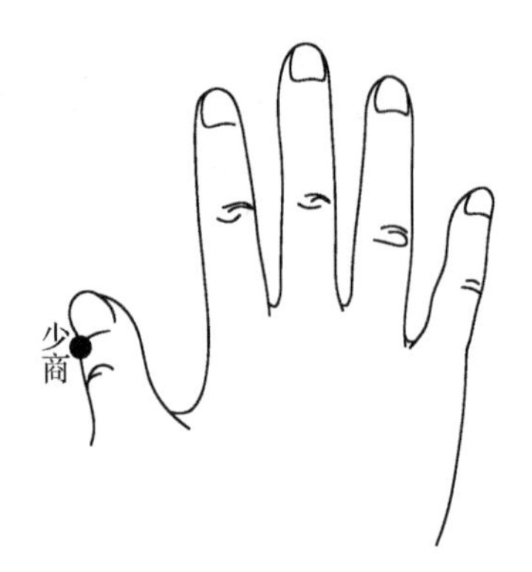

图 9-3-27　少商穴位置

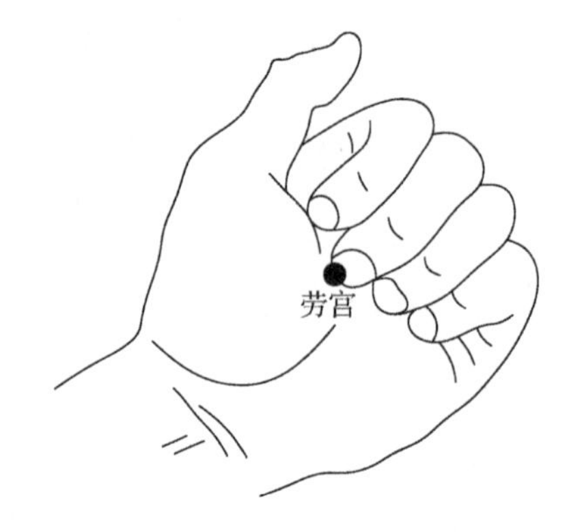

图 9-3-28　劳宫穴位置

【定位】在掌区，横平第 3 掌指关节近端，当第 2、第 3 掌骨之间偏于第 3 掌骨。握拳屈指时，中指尖处，在第 3 掌骨桡侧。

【功效】醒神开窍，宽胸理气，清心泻火，祛风止痒。

【养生保健作用】劳宫为心包经的荥穴，主治热病、多汗、心烦、口腔溃疡、中风昏迷等。

【操作手法】选用合适的体位，以一手的拇指指腹按揉另一手劳宫，每次 2 ~ 3 分钟；或者在危急情况下用拇指指尖掐按此穴能有一定的急救作用。

3. 神门（图 9-3-29）

【归经】手少阴心经。

【定位】在前臂内侧，腕掌侧远端横纹尺侧端，尺侧腕屈肌腱的桡侧缘。

【功效】宁心安神。

【养生保健作用】神门为心经之门户。主治心烦、失眠、头痛、痴呆、心悸、目眩、冠心病、上肢疼痛等。

【操作手法】选用合适的体位，以一手拇指指尖垂直按揉神门，每次 1 ~ 3 分钟，每日早晚各按揉 1 次，可调节心血管疾病。

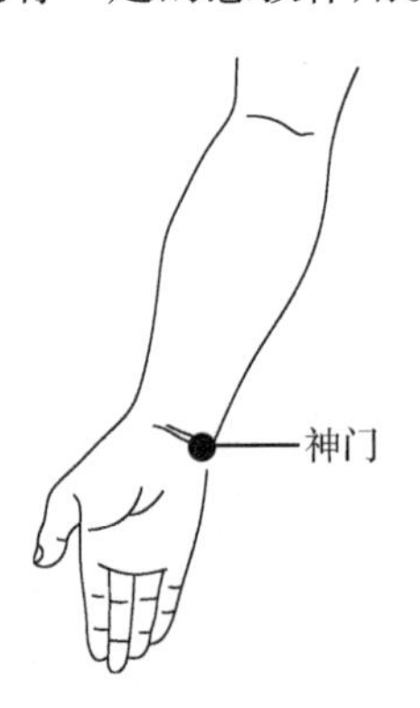

图 9-3-29　神门穴位置

4. 合谷（图 9-3-30）

【归经】手阳明大肠经。

【定位】在手背，第 2 掌骨桡侧的中点处。或以一手的拇指指关节横纹

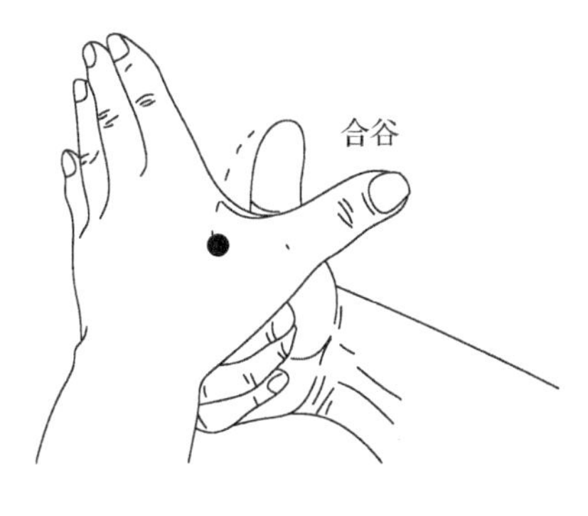

图 9-3-30 合谷穴位置

正对另一手拇指、示指之间的指蹼缘上，拇指指尖下的穴位即为合谷。

【功效】镇痛利窍，清热解表，调经利产，疏经活络。

【养生保健作用】“面口合谷收”，合谷能鼓舞头面气血，缓解面肌痉挛，通利五官，通经止痛，疏散风热邪气。适用于外感热病之发热恶寒、头晕胀痛、目赤肿痛、鼻衄、牙痛、面瘫，以及其他头面部疼痛不适等病证。

【操作手法】选用合适的体位。合谷属于手阳明大肠经，其经络循行经过下牙龈，出现下牙疼痛时，可按揉合谷 5 分钟，以减轻牙痛不适。此外中暑、中风、虚脱等导致晕厥等危急情况下，合谷还是急救穴位，用拇指以较大的力度掐捏患者合谷，持续 2 ~ 3 分钟，晕厥一般可缓解。如果同时配合指尖掐按患者人中，可以更好地醒脑回苏。合谷为全身反应的最大刺激点，对降低血压、镇静有一定作用，常用拇指指腹垂直按压此穴，每次持续 1 ~ 3 分钟，还有健脾胃的作用，对头痛、失眠、神经衰弱、耳聋、视力模糊等症都有很好的调理保健功能。

5. 太渊（图 9-3-31）

【归经】手太阴肺经。

【定位】在腕前区，桡骨茎突与手舟骨之间，拇长展肌腱尺侧凹陷中。

【功效】宣肺利咽，益气复脉，通络止痛。

【养生保健作用】太渊为肺经的五输穴之一，也为八脉交会穴之脉会，其下有桡动脉、桡静脉，对于血液运行失常、出血、肺部疾病、高血压等有

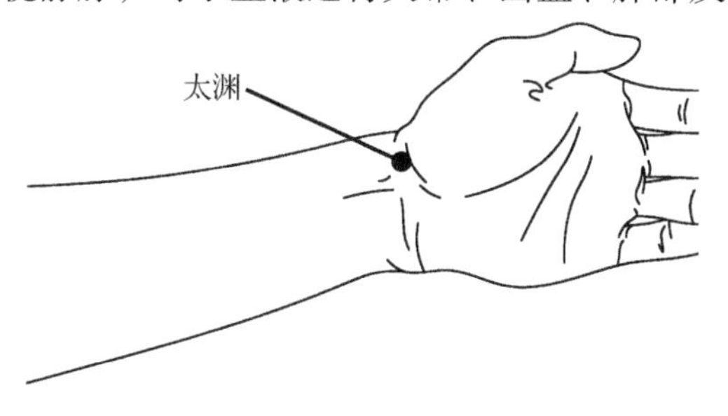

图 9-3-31 太渊穴位置

治疗作用。适用于咳嗽、气喘、无脉症、循经部位疼痛等。

【操作手法】选用合适的体位，用一手的拇指指腹用力按揉此穴，每次1～3分钟，力度以能耐受为度；此外还可选择灸法治疗，艾炷或艾条灸3～5分钟。

6. 内关（图9-3-32）

【归经】手厥阴心包经。

【定位】在前臂前区，腕掌侧远端横纹上2寸，掌长肌腱与桡侧腕屈肌腱之间。

【功效】宽胸理气，和胃止呕，疏经止痛，宁心安神。

【养生保健作用】调畅情志、宁心安神、行气宽胸、和调脾胃。适用于情志不舒、胸闷痛、失眠纳差、心慌心悸、胃脘胀满不舒、呃逆呕吐等病证。

【操作方法】选用合适的体位，充分暴露内关，以左手的拇指螺纹面按压在右手的内关上，后用右手拇指螺纹面按压于左手的内关上，两手交替进行回旋按揉动作，每次按压2～3分钟即可。操作时动作不可过重，以感酸胀为度。

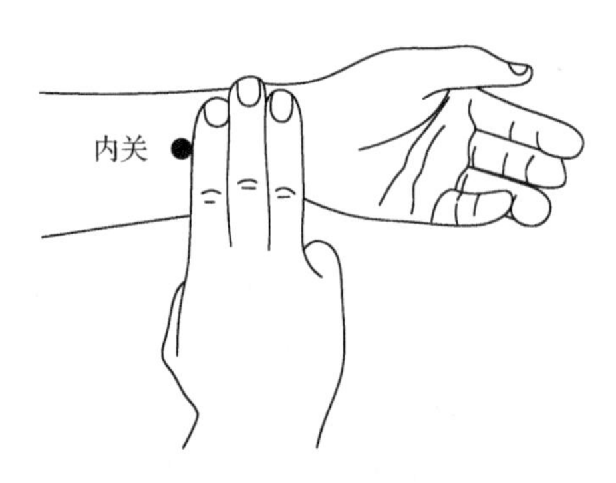

图9-3-32　内关穴位置

7. 外关（图9-3-33）

【归经】手少阳三焦经。

【定位】在前臂后区，腕背侧远端横纹上2寸，尺骨与桡骨间隙的中点。

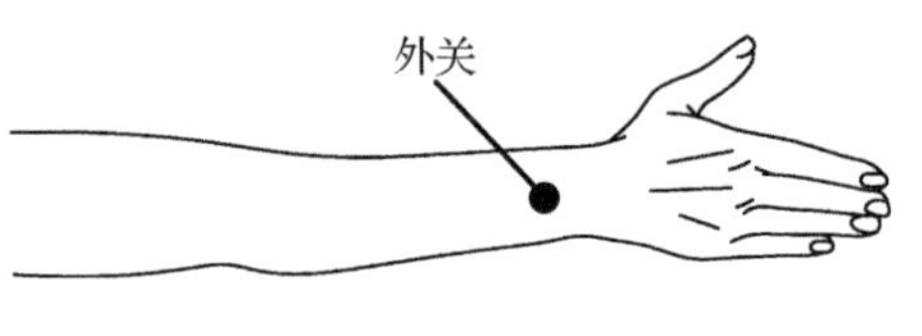

图9-3-33　外关穴位置

【功效】清热利窍，通络止痛，清热解表疏风。

【养生保健作用】缓解腰痛、治疗风湿之重要穴位。主治外感疾病、头痛、三叉神经痛、落枕、颈椎病等。

【操作手法】选用合适的体位，充分暴露外关，以左手的拇指螺纹面按压在右手的外关上，后用右手拇指螺纹面按压于左手的外关上，两手交替进行回旋按揉动作，每次按压2～3分钟即可。操作时动作不可过重，以感酸胀为度。

8. 曲池（图9-3-34）

【归经】手阳明大肠经。

【定位】在手肘区，尺泽与肱骨外上髁连线的中点处。

【功效】清热利窍，疏经活络，祛风凉血，理气通腑，活血调经。

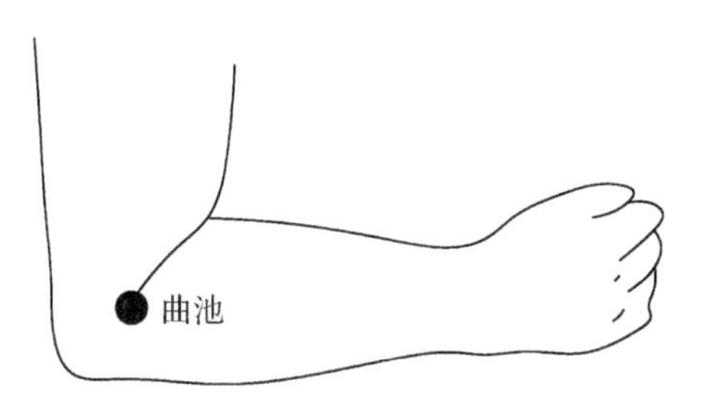

图9-3-34　曲池穴位置

【养生保健作用】此穴能调畅气血，为运行经气之关冲，通上达下，通里达表，内泄邪热，外散风热，与合谷配伍能提高疏散风热、增强阳经气血的作用，常用于外感热病或感冒的防治，能预防高血压、抗过敏、调节胃肠功能等，适用于热病、咽痛目赤、腹痛腹泻、眩晕、湿疹、瘾疹等病证。

【操作手法】选用合适的体位。外感热病时可以选用刮痧法，用刮痧板在穴位进行由远及近的刮痧动作，以解表退热。此外可以用拇指螺纹面垂直按压曲池，每次2～3分钟，早晚各1次，可改善局部疼痛，预防和缓解高血压。经常按揉此穴，能预防外感发热及咽痛等。

（二）下肢部位的保健穴位

1. 血海（图9-3-35）

【归经】足太阴脾经。

【定位】在股前区，髌骨底内侧端上2寸，股内侧肌隆起处。

【功效】调经统血，清热凉血。

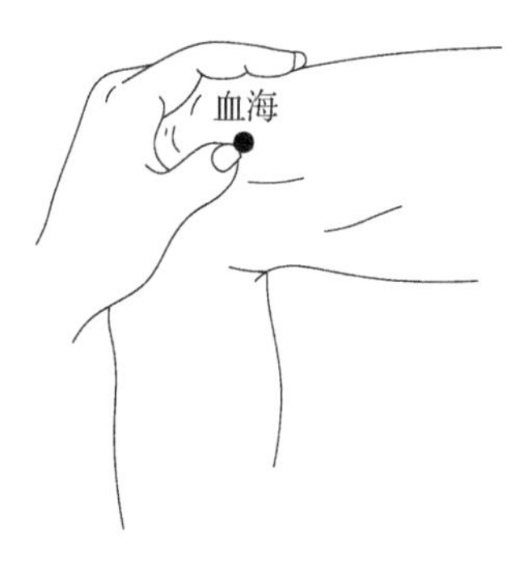

图9-3-35　血海穴位置

【养生保健作用】血海为足太阴脾经中化血为气、运化脾血的重要穴位。适用于月经不调、闭经、崩漏、皮肤疮疡、荨麻疹、湿疹、腹胀痛、水肿、黄疸、小便不利、遗尿、尿失禁、阴部痛、膝痛等。

【操作手法】选用合适的体位，确定好穴位位置，采用手指指腹进行穴位按揉，每侧 2 ~ 3 分钟，可两侧同时进行按揉，也可交替按揉。注意要选择合适的力道，不可太大力，以穴位有酸胀感为度。

2. 阳陵泉（图 9–3–36）

【归经】足少阳胆经。

【定位】在小腿外侧，腓骨小头前下方凹陷中。

【功效】疏肝利胆，通络止痛，息风止痉。

【养生保健作用】阳陵泉为胆经的合穴，汇聚胆经之气血，同时也是八会穴之筋会，下肢诸多筋都汇聚于此，也是强筋壮骨、疏通经脉的重要穴位。适用于口苦、黄疸、呕吐、呃逆、胁肋疼痛、下肢痿软、肩痛等。

【操作手法】选用合适的体位，选用一手拇指或者示指的指间关节，对阳陵泉进行按揉，每次按揉 3 ~ 5 分钟，力度中等，以人体能耐受为度。还可选择用艾条对阳陵泉使用艾灸疗法，每周 2 ~ 3 次，每次 20 ~ 30 分钟。

3. 阴陵泉（图 9–3–37）

【归经】足太阴脾经。

【定位】在小腿内侧，胫骨内侧髁下缘与胫骨内侧缘之间的凹陷中。

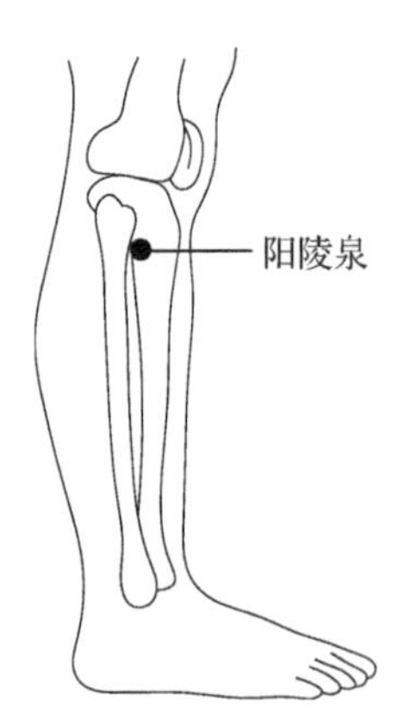

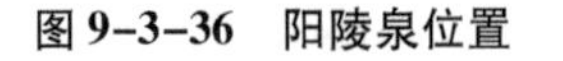
图 9–3–36　阳陵泉位置

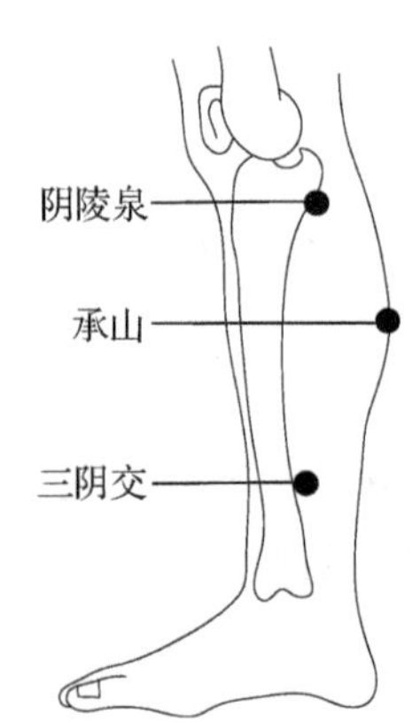

图 9–3–37　承山、三阴交、阴陵泉位置

【功效】健脾渗湿，通利下焦，通络止痛。

【养生保健作用】阴陵泉为脾经之合穴，脾主运化，可运化水谷，亦可运化水湿，故可治疗各种水肿、黄疸、胸闷痞满、小便不利等。

【操作手法】选用合适的体位，选用一手拇指或者示指的指间关节，对阴陵泉进行按揉，每次按揉3～5分钟，力度中等，以人体能耐受为度。还可选择用艾条对阴陵泉使用艾灸疗法，每周2～3次，每次20～30分钟。

4. 委中（图9-3-38）

【归经】足太阳膀胱经。

【定位】在膝后区，腘横纹中点，腘窝正中。

【功效】疏经活络，通调胃肠，利水通淋，凉血解毒。

【养生保健作用】“腰背委中求”，在腰背部出现疾病时可按揉此穴以改善疼痛不适症状，适用于腰背疼痛、坐骨神经痛、膝关节疼痛、下肢活动不利及发热、皮肤瘙痒等。

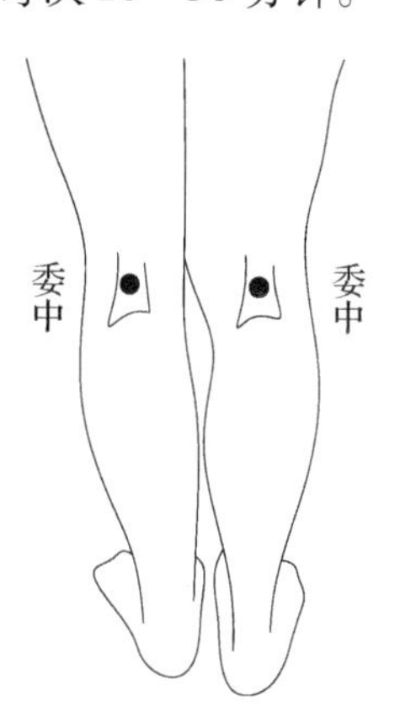

图9-3-38 委中穴位置

【操作手法】选用合适的体位，采取点按的方法，一点一放，同时与腿部的屈伸相配合。运用外来点按刺激与机体肌肉的配合，可以达到治疗腰痛的作用，同时还可有效解除腿部的酸麻和疼痛，对一些下肢疾病有很好的保健护理作用。

5. 足三里（图9-3-39）

【归经】足阳明胃经。

【定位】在小腿外侧，外膝眼（犊鼻）下3寸，犊鼻与解溪的连线上。

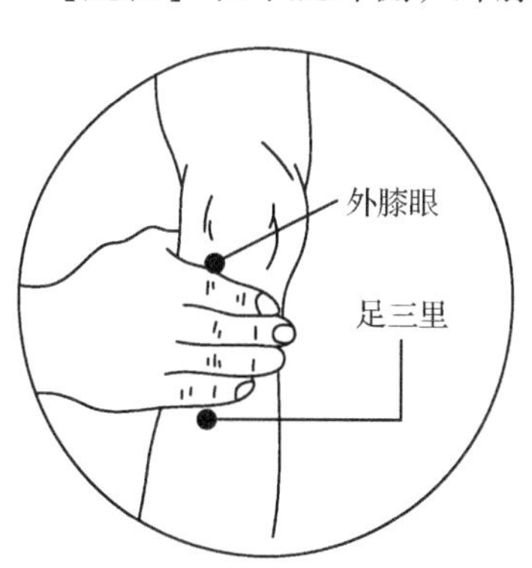

图9-3-39 足三里位置

【功效】健脾和胃，疏经活络，祛痰镇静，消痈止痛，强壮保健。

【养生保健作用】本穴为养生、保健要穴，具有理上、理中、理下的作用；也可抗衰老，日常按揉可延年益寿。适用于治疗胃肠疾病、神志疾病、外科病证、虚劳病及下肢痿痹等。

【操作手法】选用合适的体位，大拇指或中指按压足三里1次，每次每穴按压5～10分钟，每分钟按压15～20次，注意每次按压要使足三里有针刺一样的酸胀、发热的感觉。此外还可选用艾灸，每周艾灸本穴1～2次，每次灸15～20分钟，艾灸时应让艾条的刺激温度稍高一点，使局部皮肤发红，艾条缓慢沿足三里上下移动，以不烧伤局部皮肤为度。

6. 承山（图9–3–40）

【归经】足太阳膀胱经。

【定位】在小腿后区，腓肠肌两肌腹与肌腱的交角处。

【功效】疏经活络，通畅大肠。

【养生保健作用】本穴为膀胱经的重要穴位，是治疗小腿痉挛、腿转筋的重要穴位。日常按揉可振奋膀胱经阳气，适用于便秘、痔疮、腰背部疼痛、下肢转筋、肢体不仁等。

【操作手法】选用合适的体位，确定穴位位置，用拇指指腹按摩承山，力度由轻到重，然后用手掌在穴位四周搓擦，令皮肤感到发热，可缓解小腿抽筋。此外还可选择按揉法按揉此穴，每次按揉1～2分钟，力度可稍强。

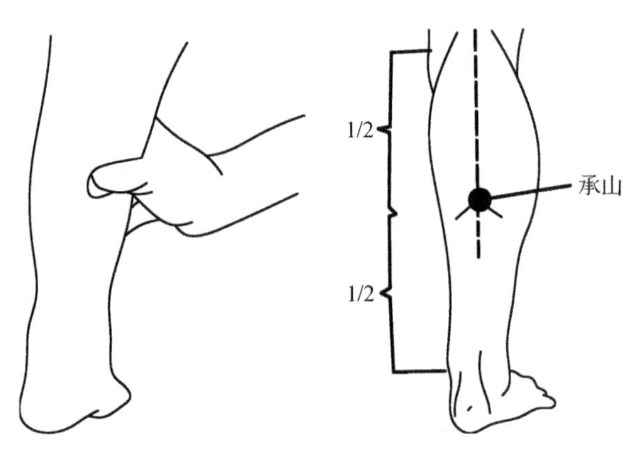

图9–3–40　承山穴位置

7. 三阴交（图9–3–41）

【归经】足太阴脾经。

【定位】在小腿内侧面，内踝尖上3寸，胫骨内侧缘后际。

【功效】健脾利湿，调经助产，宁心安神，调和肝肾，疏经活络。

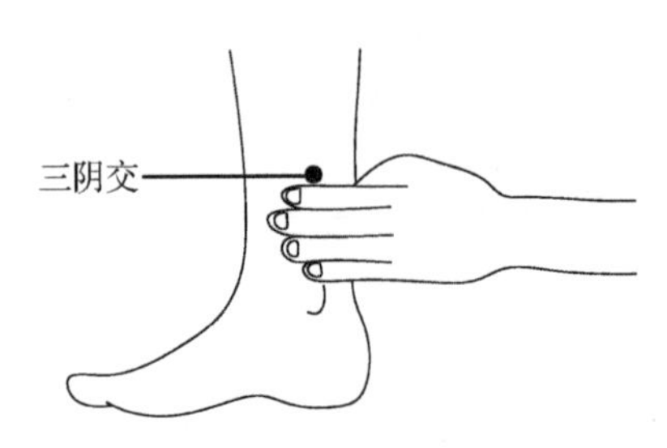

图9–3–41　三阴交位置

【养生保健作用】此穴在肝、脾、肾经脉交汇处，通达三经，是强身健骨要穴之一。对于妇科疾病疗效显著，对于男科疾病也有一定的效果，同时还能改善消化系统功能。

【操作手法】选用合适的体位，以大拇指指尖垂直按压穴位，每次左右足各揉按1～3分钟，可早晚各按揉1次；或者选择将拇指放于三阴交处，向胫骨方向用力按揉。注意：孕妇不可按揉此穴。

8. 涌泉（图9-3-42）

【归经】足少阴肾经。

【定位】在足底，屈足卷趾时足心最凹陷中；或卷足时足前部凹陷处，约当足底第2、第3趾蹼缘和足跟连线的上1/3和后2/3的交点凹陷中。

【功效】醒神开窍，平肝息风，益肾调便，利咽润肺，滋阴清热。

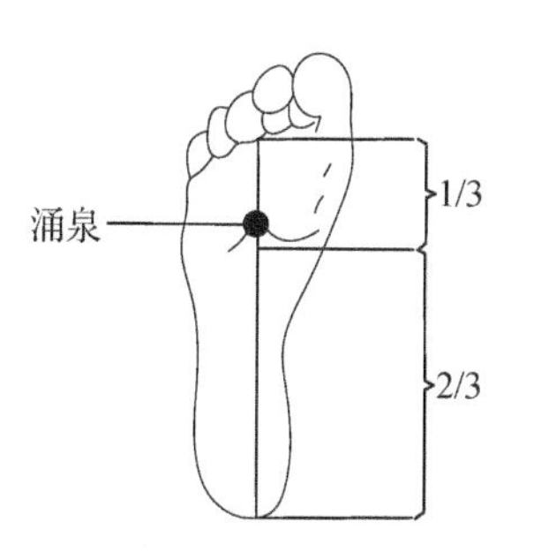

图9-3-42 涌泉穴位置

【养生保健作用】《灵枢·本输》指出“肾出于涌泉，涌泉者，足心也”。肾经经气如同涌出的泉水以濡养周身，是滋阴降火的重要穴位，重视日常保健可缓解阴虚引起的口干、头晕、烦躁等。

【操作手法】选用合适的体位，确定穴位后，以大拇指指尖按揉穴位，可用稍强的力道按揉1～3分钟，以自身能承受力度为准，可在晨起或睡前按揉。

第四节 常用外治法

中医养生方法有很多，利用砭、针、灸、推拿等中医外治法益寿强身，是中医养生方法的特色之一。常用外治法养生是以中医经络学说为基础，以刺激腧穴、调整经络气血为基本手段，从而激发营卫气血的运行，和阴阳、养脏腑，达到增强体质、防病治病、益寿延年的目的。

一、砭石养生

《山海经》载：“高氏之山，其上多玉，其下多箴石。”用于治病的石头称为砭石，用砭石治病称为砭术或砭疗。《素问·宝命全形论》将其与治神、养身、用药和诊断脏腑气血并列为五法，“治砭石大小”为医家必备的基本技能。《史记》记载了战国时期名医扁鹊“使弟子子阳厉针砥石，以取外三阳五会”治疗虢太子尸厥的著名病案。古时多以此法排脓泻血。《素问·异法方宜论》载：“故东方之域，天地之所始生也。鱼盐之地，海滨傍水，其民食鱼而嗜咸，皆安其处，美其食。鱼者使人热中，盐者胜血，故其民皆黑色疏理。其病皆为痈疡，其治宜砭石。故砭石者，亦从东方来。”

人类在旧石器时代将天然石块稍加打制，制成能对人体产生刺激作用的石器，形成了砭石的雏形。

在新石器时代，石器已经从粗糙的打制石器过渡到了较为精致的磨制石器，出现了石镰、石锛、石镞、石棒等器型。在医疗方面可以用来实施切割、按摩、叩击、点刺和熨烫等砭术，用以切开引流、放血、破痈、去腐肉。

新石器时期的考古实物中发现了骨针、草木针，之后逐渐制作出专供医疗的简单粗制的陶针。

青铜器时代，在内蒙古自治区达拉特旗树林召公社出土了一根“青铜砭针”，在针出现以后一个相当长的历史时期，砭、针是同用的。

砭石疗法在东汉以后逐渐式微。唐代颜师古指出：“古者攻病则有砭，今其术绝矣。”近年来，秉承古砭石疗法，制作砭具，创制了新砭石疗法，曾经在古代广为使用的外治方法又重新被人们认识、接受，成为治病保健的新方法。

二、针刺养生

针刺是借用针具刺激穴位，或用手指代替针具刺激穴位的方法。通过激发人体经络，以达到疏通经络、调畅气血、增强体质、益寿延年和平衡阴阳的目的。关于针刺养生的方法，早在《内经》就有许多记载，开创了针刺养生之先河，如《灵枢·逆顺》云：“上工，刺其未生者也……上工治未病，不治已病。”《素问·刺法论》指出：“刺法有全神养真之旨，亦法有修真之道，非治疾也。故要修养和神也。”唐代针灸保健盛行，深知足三里有防病抗衰之功，将其称为“长寿穴”。从古至今，针刺养生已经成为中医药疗法别具特色的方法之一，石器时代就有针刺工具出现，制针的材料也不断涌现，如青铜针、银针、金针。

《灵枢·九针十二原》详细描述了九种形制不同、用途各异的针具，即镵针、圆针、鍉针、锋针、铍针、圆利针、毫针、长针、大针（图9-4-1）。《灵枢·官针》记载：“九针之宜，各有所为，长短大小，各有所施也。”《灵枢·九针十二原》详细描述“九针之名，各不同形：一曰镵针，长一寸六分；二曰圆针，长一寸六分；三曰鍉针，长三寸半；四曰锋针，长一寸六分；五曰铍针，长四寸，广二分半；六曰圆利针，长一寸六分；七曰毫针，长三寸六分；八曰长针，长七寸；九曰大针，长四寸。”表明当时针具制作的精巧及针刺疗法较高的发展水平。

针刺养生常用穴位有足三里、关元、气海、曲池、三阴交、中脘等。

同时，针刺养生应注意选穴精准得当，针刺力度和缓，严格把握针刺适应证与禁忌证，及时处理针刺意外情况等。

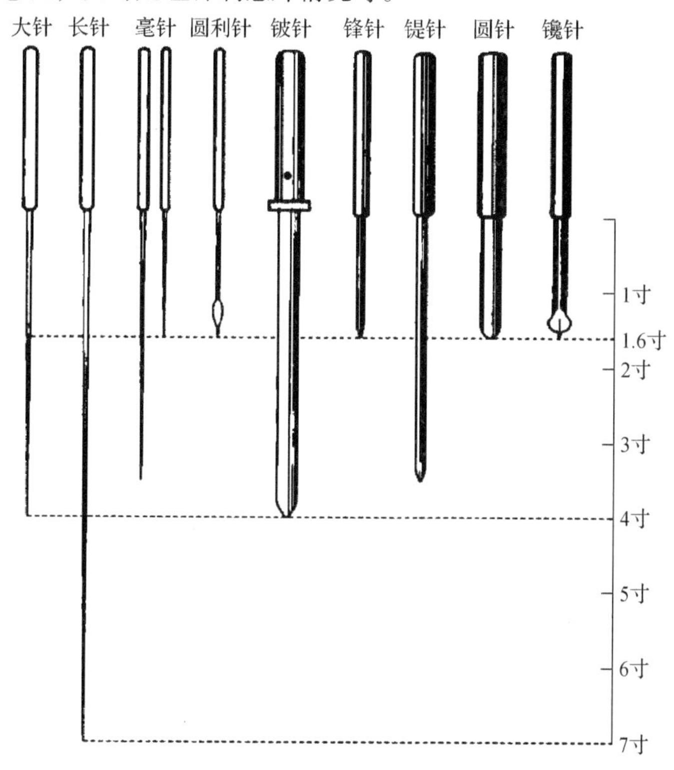

图 9-4-1　古代九针

三、艾灸疗法

灸法源于火，其性以热为用，血得温则运，灸法可加强疏通经络。《说文解字》云：“灸，灼也，从火，久声。”宋代窦材的《扁鹊心书》云：“人于无病时常灸关元、气海、中脘……虽未得长生，亦可保百余年寿矣。”艾灸作为易行有效的自然疗法之一，可以温通经脉、行气活血、祛湿逐寒、扶阳祛邪，自古便是养生保健常用的中医技术。我国现存最早的医学典籍《内经》中即提到阳气为人体生长安康之本，故有“劳者温之”“损者温之”的治疗方法。艾灸养生以温为养，调和阴阳以平衡为度。

艾灸是温热疗法，有其特定的适应证，即便用于养生，仍应该遵循中医理论基础，三因制宜、辨证施灸。其中常见适应证包括艾灸预防传染病、风疾，疾病初起防治中风、脚气，隔蒜灸法防治痈疽初起，百会艾灸防治心病悲伤抑郁，艾灸防治疟疾、呼吸系统疾病、痔疮、多眠嗜卧等；常见艾灸养生穴位主要包括神阙、关元、气海、足三里及背俞穴等。常用灸法为艾炷灸、隔物灸和艾条温和灸，频次依据个体差异辨证施灸。

俗话说“五月的角，六月的蒿，七月八月当柴烧”，说明灸法的主要材料也十分重要。较好的材料为艾绒，艾绒是由艾叶加工而成的。选用野生向阳处 5 月份长成的艾叶，风干后在室内放置 1 年后使用，此称为陈年熟艾。取陈年熟艾去掉杂质粗梗，碾轧碎后过筛，去掉尖屑，取白纤丝再行碾轧成绒。也可取当年新艾叶充分晒干后，多碾轧几次，至其揉烂如棉即成艾绒。

灸法的种类有很多（图 9-4-2）。艾灸以其疗效好、易操作等优势，受到古今大众的热烈推崇和广泛使用，但是在使用过程中仍要遵循养生宜忌原则。晋代医家葛洪有“养生以不伤为本”之论，灸性温热，艾灸养生需遵循宜忌，其中禁灸部位为头颈部血管及眼球周围腧穴、怀孕女性腹部等；艾灸禁忌病候主要包括热证、阴虚、疮疡坏证、孕妇、酒醉等。艾灸养生要遵循中医三因制宜、辨证施灸的理论，以防任意滥施，产生坏证、灸误之弊。

四、推拿疗法

推拿主要通过手法作用于体表的特殊部位，对机体产生影响，以达到疏通经络、行气活血、理筋整复、滑利关节、调和脏腑、强健体魄等作用，是诊治疾病和养生保健的一种中医技术。《素问·异法方宜论》载：“中央者，其地平以湿，天地所以生万物也众。其民食杂而不劳，故其病多痿厥寒热。其治宜导引按跷，故导引按跷者，亦从中央出也。”

有关推拿的养生保健作用及其对亚健康状态调治的作用机理，从现代生理学上可解释为推拿的保健按摩通过一定的手法对身体的相应器官进行外部刺激，从而产生神经性的条件反射，增加对机体的调节，改善各种神经内分泌功能，改善大脑皮质的兴奋抑制过程，解除大脑的紧张和疲劳，促进血液循环，加速新陈代谢，提高消化系统的功能，解除肌肉痉挛，消除身体疲劳，增强抗病能力，从而促使机体从亚健康状态向健康状态转化。因而经常接受推拿治疗，能够改善皮肤肌肉血液循环，加强组织器官的新陈代谢，促

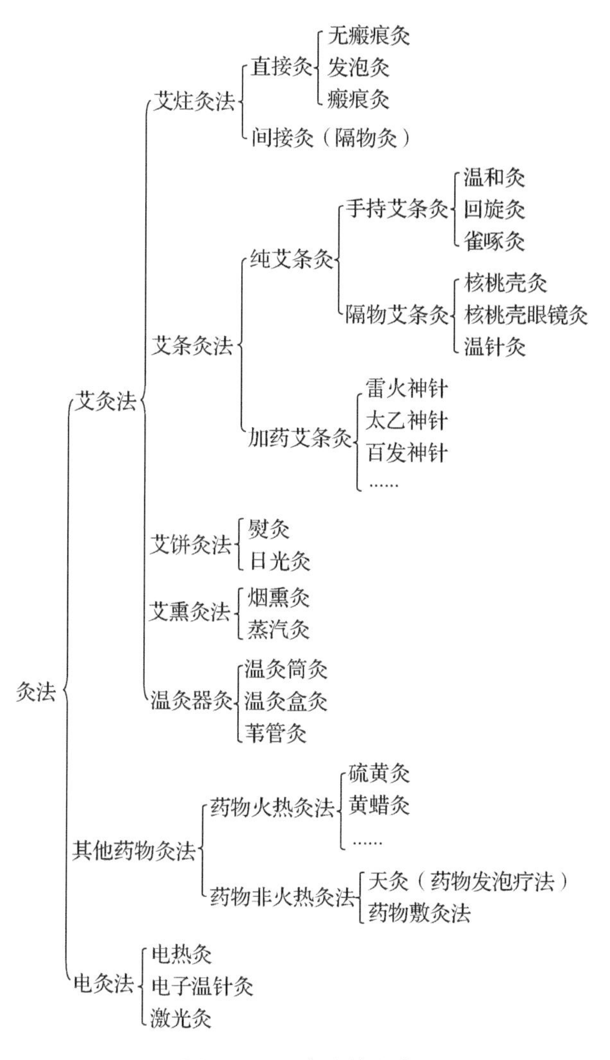

图 9-4-2　灸法的分类

进肠胃功能，增强机体免疫力，调节心率、心律、心功能，改善微循环，改善脑组织的供氧状况，促进消化，具有抗衰老、延年益寿的功用。具体操作如一指禅推法、㨰法、揉法、摩法、推法、擦法、抹法、按法、捏法、拿法、搓法、捻法、弹拨法、振法、抖法、拍法、击法、扳法、摇法、拔伸法，见图 9-4-3 ~ 图 9-4-22。

推拿养生常用部位及方法：揉太阳、点睛明、揉丹田、摩中脘、搓大包、揉肩井、擦颈百劳、搓劳宫、按肾俞、点环跳、擦涌泉等。

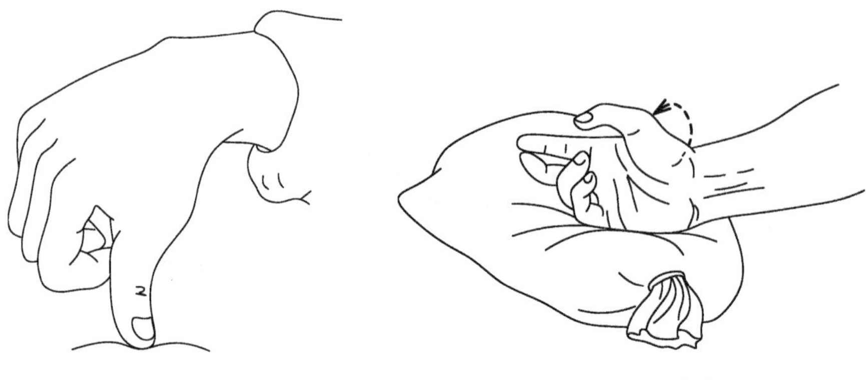

图 9-4-3　一指禅推法　　　　图 9-4-4　㨰法

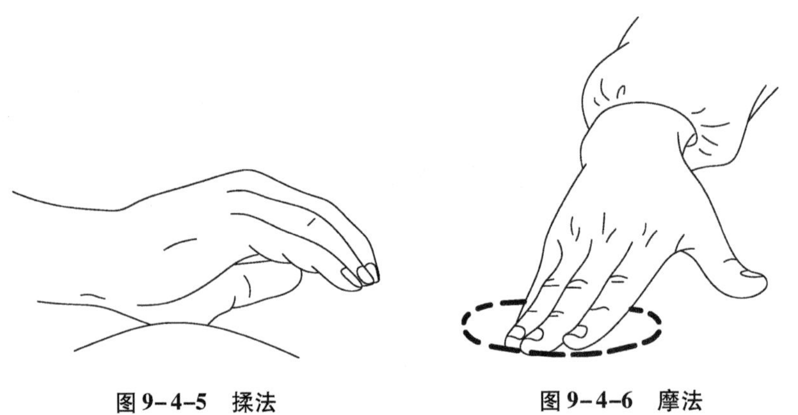

图 9-4-5　揉法　　　　图 9-4-6　摩法

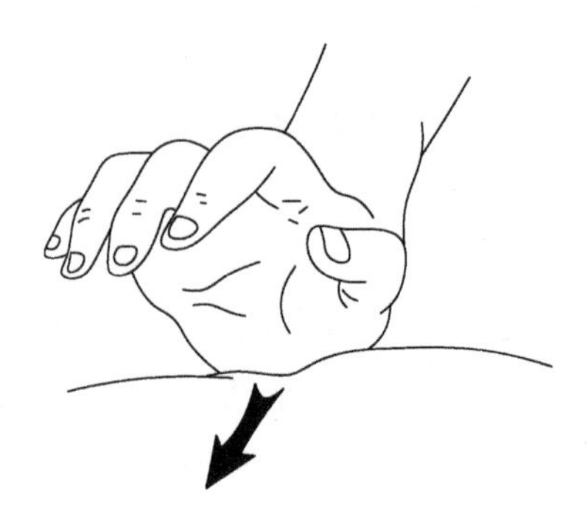

图 9-4-7　推法

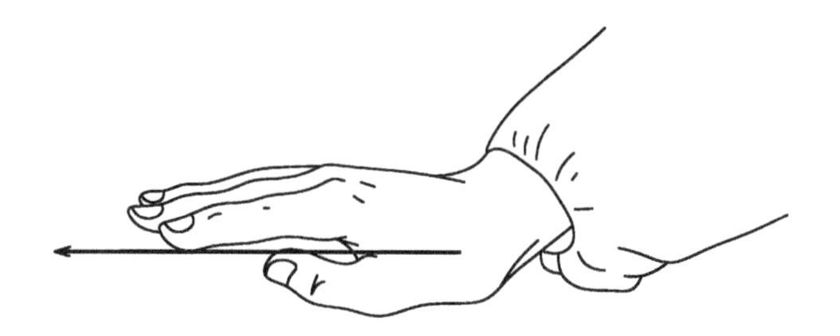

图 9-4-8　擦法

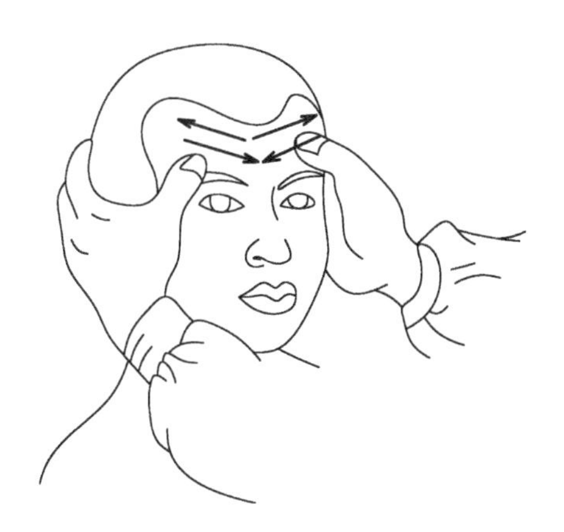

图 9-4-9　抹法

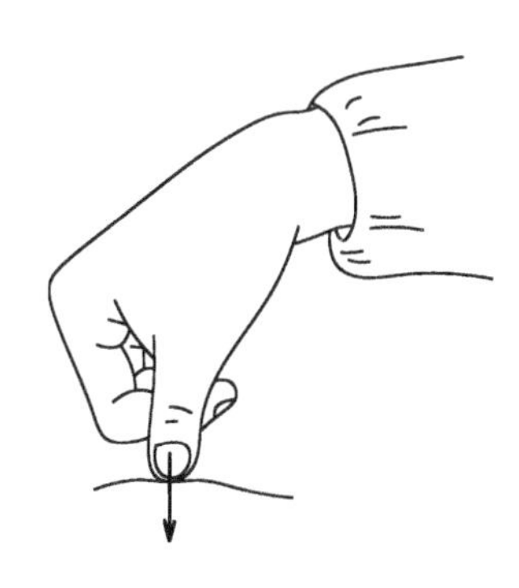

图 9-4-10　按法

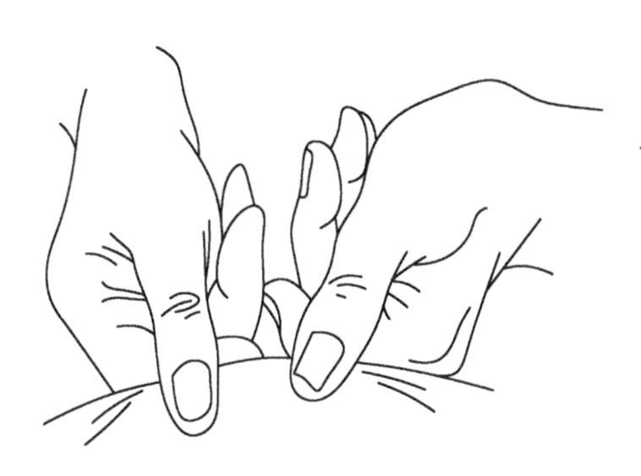

图 9-4-11　捏法

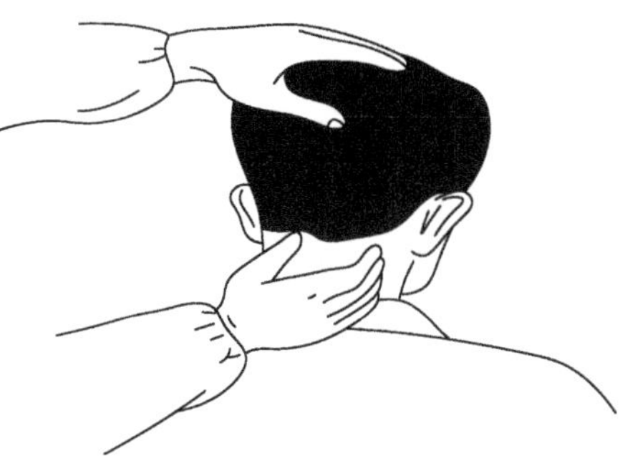

图 9-4-12　拿法

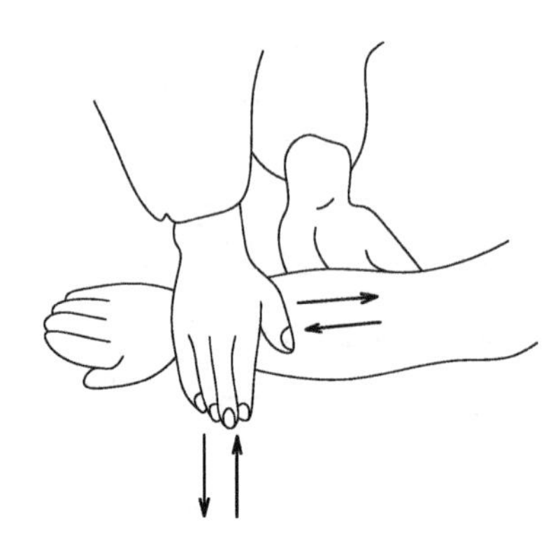

图 9-4-13　搓法

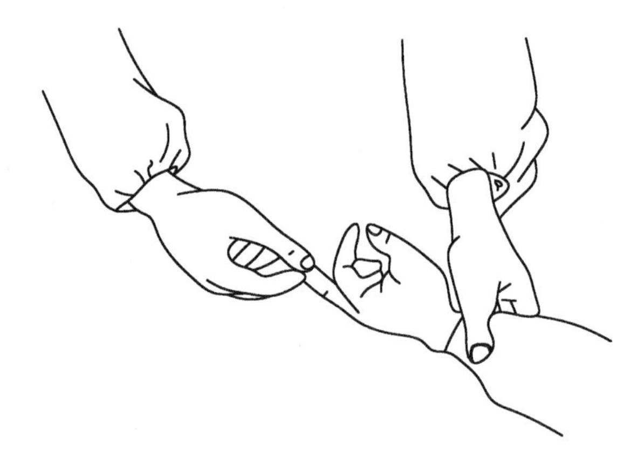

图 9-4-14　捻法

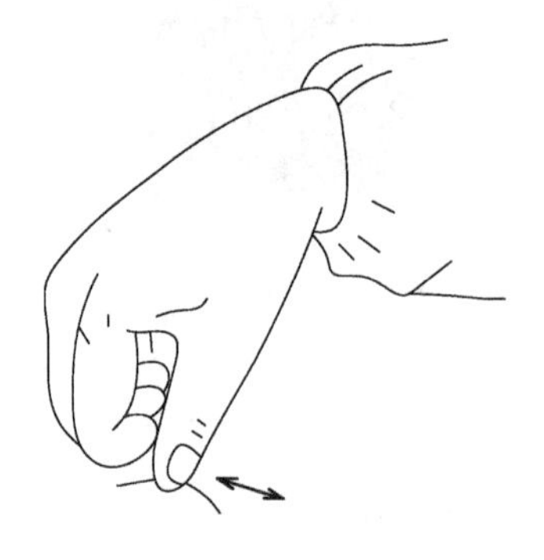

图 9-4-15　弹拨法

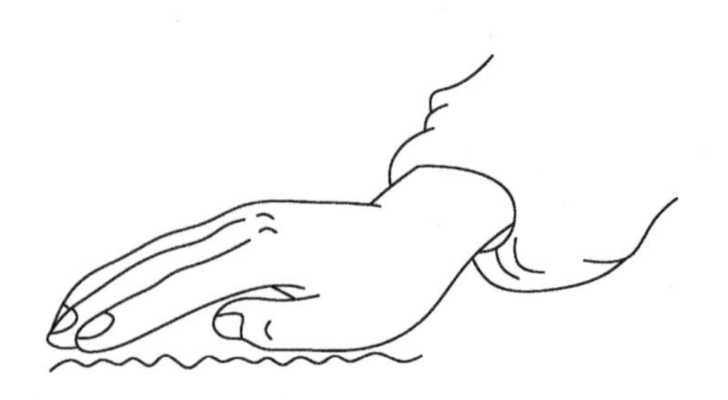

图 9-4-16　振法

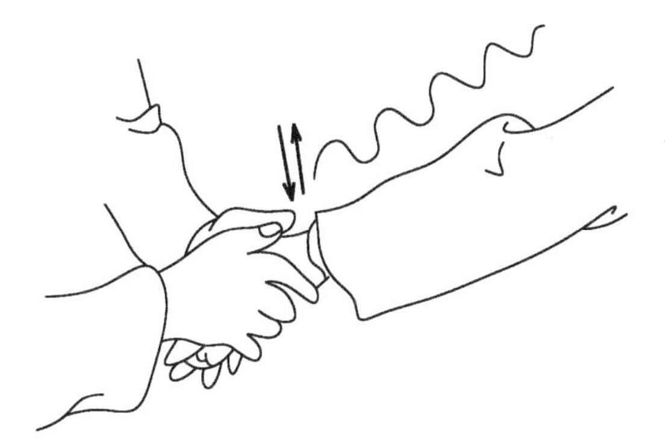

图 9-4-17 抖法

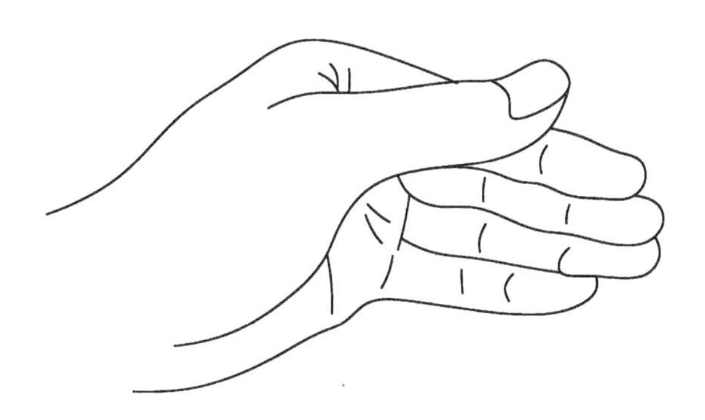

图 9-4-18 拍法

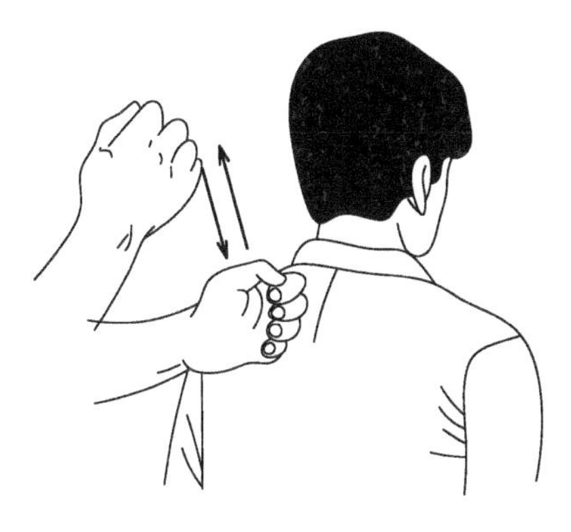

图 9-4-19 击法

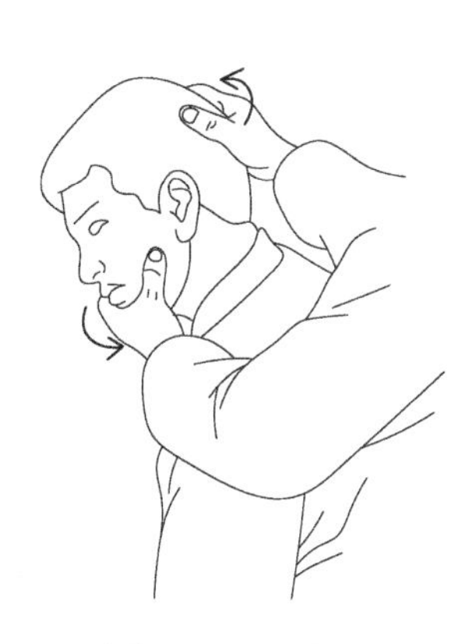

图 9-4-20 扳法

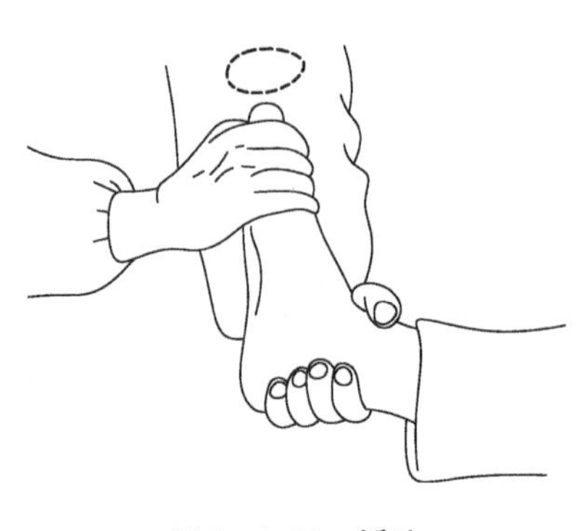

图 9-4-21　摇法

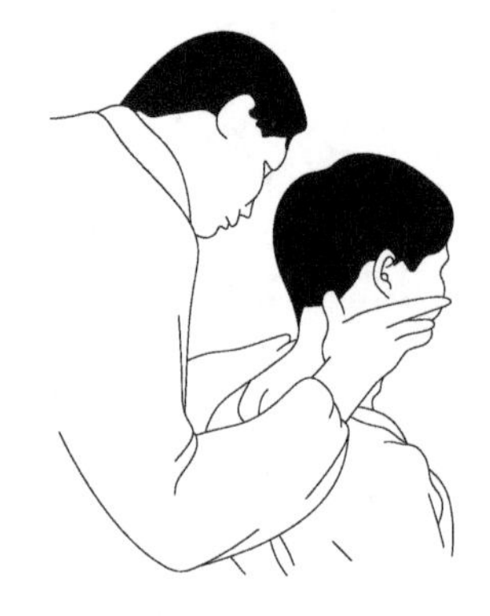

图 9-4-22　拔伸法

五、拔罐疗法

拔罐，是一种以罐为工具，借助燃火、抽气等方法，将罐内的空气抽出，以形成负压，使之吸附于腧穴或病变部位，使局部皮肤充血、瘀血，以达到治病防病作用的疗法。在古代，拔罐叫“角法”，又称“吸筒法”，早在《五十二病方》就有“牡痔……以小角角之”的记载，起初使用拔罐疗法的古人，采用的是兽角制成的罐，随着历史演变和社会发展，拔罐疗法的罐具已由兽角，发展为竹罐（图 9-4-23）、土罐（图 9-4-24）、玻璃罐（图 9-4-25）、金属罐，以及新近发展的抽气罐（图 9-4-26）、挤压罐、多功能罐等，拔罐器具也逐渐向更方便人们使用演进。

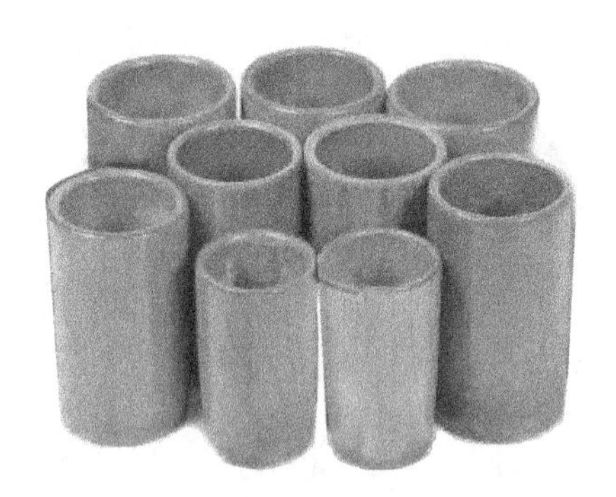

图 9-4-23　竹罐

中医拔罐技术是通过长期检验和实践而流传下来的，在其安全性方面有着很大的保障，在拔罐完毕之后，其身体上会留下罐斑，也就是皮肤会发生

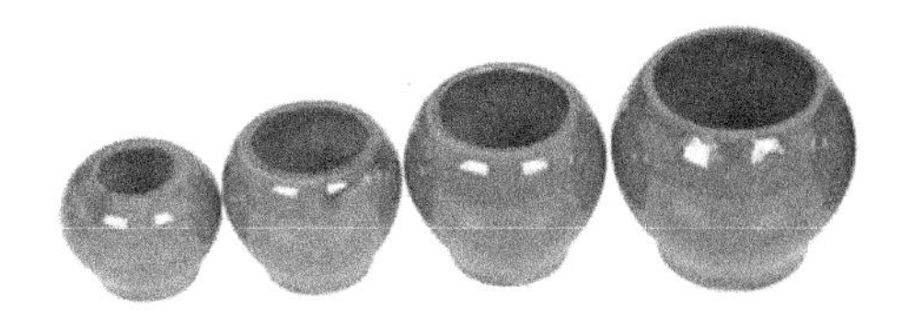

图 9-4-24　土罐

一些变化，罐斑主要和此部位的毛细血管破裂、血液溢于皮下有关。因此，拔罐疗法在治疗疾病、调理身体方面发挥着重要的作用。拔罐的具体作用包括改善皮肤温度，加快新陈代谢；改变血氧状态，调节免疫功能；促进血液循环；疏通经络，解乏减压等。

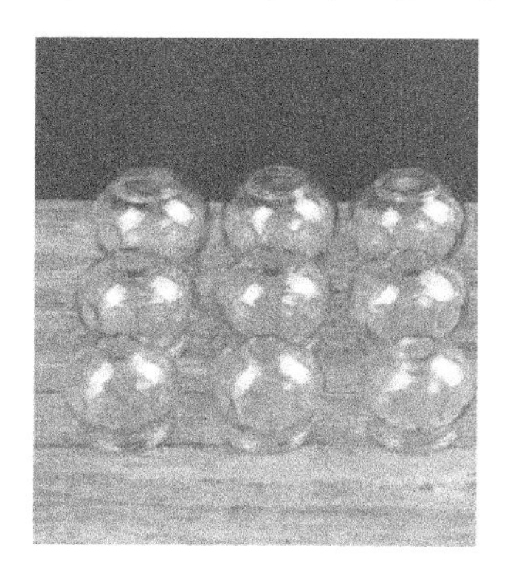

图 9-4-25　玻璃罐

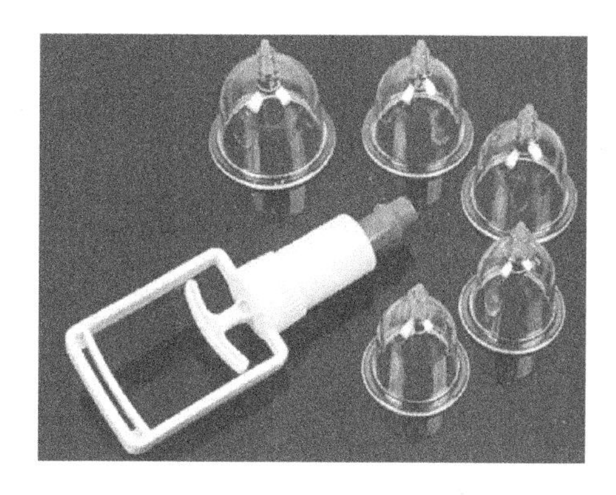

图 9-4-26　抽气罐

目前，拔罐疗法在临床及民间的应用都十分广泛。但是，即便拔罐疗法应用甚广，仍存在很多禁忌证和临床需要注意的事项。如拔罐前注意保持暴露部位的温度，清洁消毒，合理的体位等；在运用火罐操作时，注意避免烫伤，注意罐体掉落，每次留罐时间不超过 15 分钟；刺络拔罐时每次出血量不宜超过 10 毫升。同时还应注意不宜/禁忌拔罐的疾病，如有出血倾向或者凝血机制不全的患者禁用拔罐；有肺结核/肺气肿的患者不宜在胸部拔罐；有心脏衰竭的患者不宜拔罐；新伤骨折的患者不宜拔罐等。

拔罐养生常用穴位：背俞穴、涌泉、三阴交、神阙、足三里、关元、膻中、大椎、内关、合谷等。

六、刮痧疗法

刮痧，起源于旧石器时代，是一种传统的自然疗法，它是在中医经络腧穴理论的指导下，以经络皮部理论为基础，用器具在皮肤相关部位刮拭，以达到疏通经络、活血化瘀之目的。明代郭志邃著有《痧胀玉衡》一书，完整地记录了各类刮痧适应证百余种。现代科学也证明，刮痧可以扩张毛细血管，增加汗腺分泌，促进血液循环。

刮痧的用具主要是边缘比较圆滑的东西，如梳子、搪瓷杯盖子、牛角（图9-4-27）、玉石（图9-4-28）、砭石（图9-4-29）等，都可以用来刮痧。早期，古钱币是刮痧疗法的最常用工具。目前已经发展到使用专业刮痧板。另外，刮痧之前，为了防止划破皮肤，还要在皮肤表面涂一层润滑剂，如香油、色拉油或中药调和制剂等。

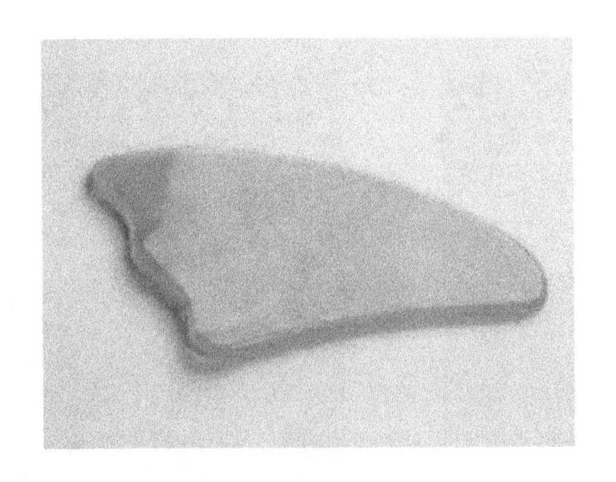

图9-4-27　牛角痧板

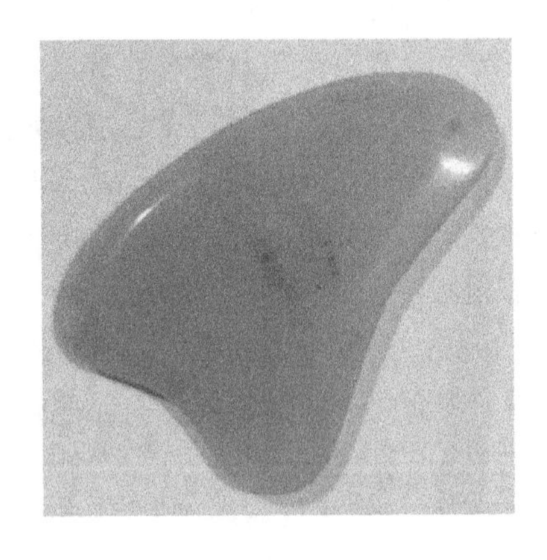

图9-4-28　玉石痧板

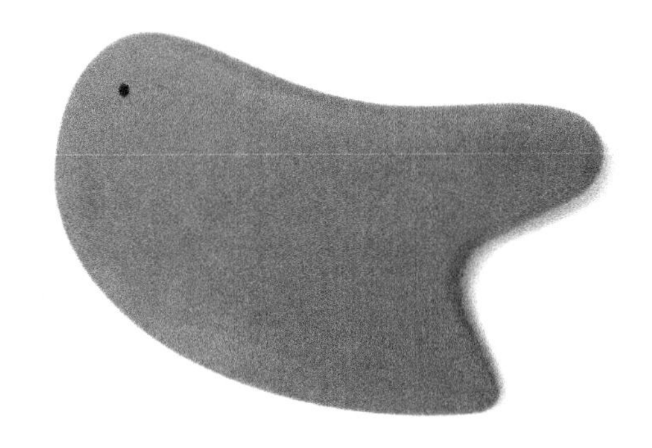

图 9-4-29 砭石痧板

刮痧因其简、便、廉、效的特点，临床应用广泛，适合医疗及家庭保健。已被广泛应用于内、外、妇、儿科的多种病证及美容、保健领域。尤其适用于疼痛性疾病，骨关节退行性疾病如颈椎病、肩周炎的康复；对于感冒发热、咳嗽等呼吸系统病证临床可配合拔罐应用；对于痤疮、黄褐斑等损容性疾病可配合针灸、刺络放血等疗法；还适用于亚健康、慢性疲劳综合征等疾病的防治。同时，还可配合针灸、拔罐、刺络放血等疗法使用，加强活血化瘀、驱邪排毒的效果。

同时，刮痧时应注意室内保暖，刮痧出痧后 30 分钟以内忌洗凉水澡。前一次刮痧部位的痧斑未退之前，不宜在原处进行再次刮试出痧。刮痧出痧后最好饮一杯温开水（以淡糖盐水为宜），并休息 15～20 分钟。刮痧疗法适应病种广泛，是一种既可保健又可治病的绿色生态自然疗法。它不像针灸等其他中医手艺那般深奥，它深入浅出、简单易行，可以通过自学掌握，将其作为个人日常养生保健之法。

头部刮痧养生常用部位：从头部两侧太阳穴开始至风池，经过穴位为头维、颔厌等；刮拭前头部，从百会经囟会、前顶、通天、上星至头临泣；刮拭后头部，从百会经后顶、脑户、风府至哑门；刮拭全头部，以百会为中心，呈放射状向全头发际处刮拭，经过全头穴位和运动区、语言区、感觉区等。

面部刮痧养生常用部位：刮拭前额部，从前额正中线分开，经鱼腰、丝竹空朝两侧刮拭；刮拭两颧部，由内侧经承泣、四白、下关、听宫、耳门等；刮拭下颌部，以承浆为中心，经地仓、大迎、颊车等。

颈部刮痧养生常用部位：刮督脉颈项部分，从哑门刮到大椎；刮拭颈部两侧到肩，从风池开始经肩井、巨骨至肩髃。

背部刮痧养生常用部位：背部刮痧一般背部由上向下刮拭，先刮后背正中线的督脉，再刮两侧的膀胱经脉和夹脊穴。

腹部刮痧养生常用部位：刮拭腹部正中线，从鸠尾经中脘、关元刮至曲骨；刮拭腹部两侧，从幽门刮至日月。

四肢刮痧养生常用部位：刮拭上肢内侧部，由上向下刮，尺泽可重刮；刮拭上肢外侧部，由上向下刮，在肘关节处可作停顿，或分段刮至外关；刮拭下肢内侧，从上向下刮，经承扶至委中，由委中至跗阳，委中可重刮；刮拭下肢外侧部，从上向下刮，从环跳至膝阳关，由阳陵泉至悬钟。

七、耳穴疗法

耳与经络关系密切。人的五脏六腑均在耳朵上有相应的位置，当人体有病时，往往会在耳郭上的相关穴区出现反应点，刺激这些相应的反应点及穴位，可起到防病治病的作用，这些相应的反应点及穴位就是耳穴。《内经》中指出："手足三阴三阳之脉皆入耳中。"《灵枢·口问》曰："耳者，宗脉之所聚也。"故刺激脏腑经络相对应的耳穴可调节其相应经络脏腑的功能，从而达到治疗的目的。

根据耳郭的位置，将耳穴分为了耳轮穴位、耳舟穴位、对耳轮穴位、三角窝穴位、耳屏穴位、对耳屏穴位、耳甲穴位、耳垂穴位、耳背穴位、耳根穴位10个不同的区，共计93个耳穴（图9-4-30）。

数年以来，耳穴之所以能日益引起我们的关注，广泛运用于临床，并迅速得到发展，是由于耳穴疗法具有安全可靠、简便经济、适应证广等优势，可以治疗各种疼痛、炎症、功能性紊乱、变态反应等。同时，耳穴既能治病，又可防病。《养生方》中载："以手摩耳轮，不拘遍数，所谓修其城郭，以补肾气，以防聋聩也。"实践证明耳穴疗法可以提高机体免疫力，增强抗病能力，并能弥补体针等其他治疗方法之不足。

耳穴的刺激方法有很多，包括耳穴针刺法、耳穴电针法、耳穴埋针法、耳穴压丸法、耳穴放血法等。其中，耳穴压丸法是日常养生保健中应用较多的简易方法，主要是选用王不留行籽等材料按压贴敷在耳穴上，耳穴贴压期间，患者每日自行按压数次，每次每穴1～2分钟。同时，耳穴按摩疗法也是自我养生运用最广的方法之一，常常采用的耳穴按摩手法有全耳按摩，是用两手掌心依次按摩耳郭腹背两侧至耳郭充血发热为止；手摩耳轮，两手握

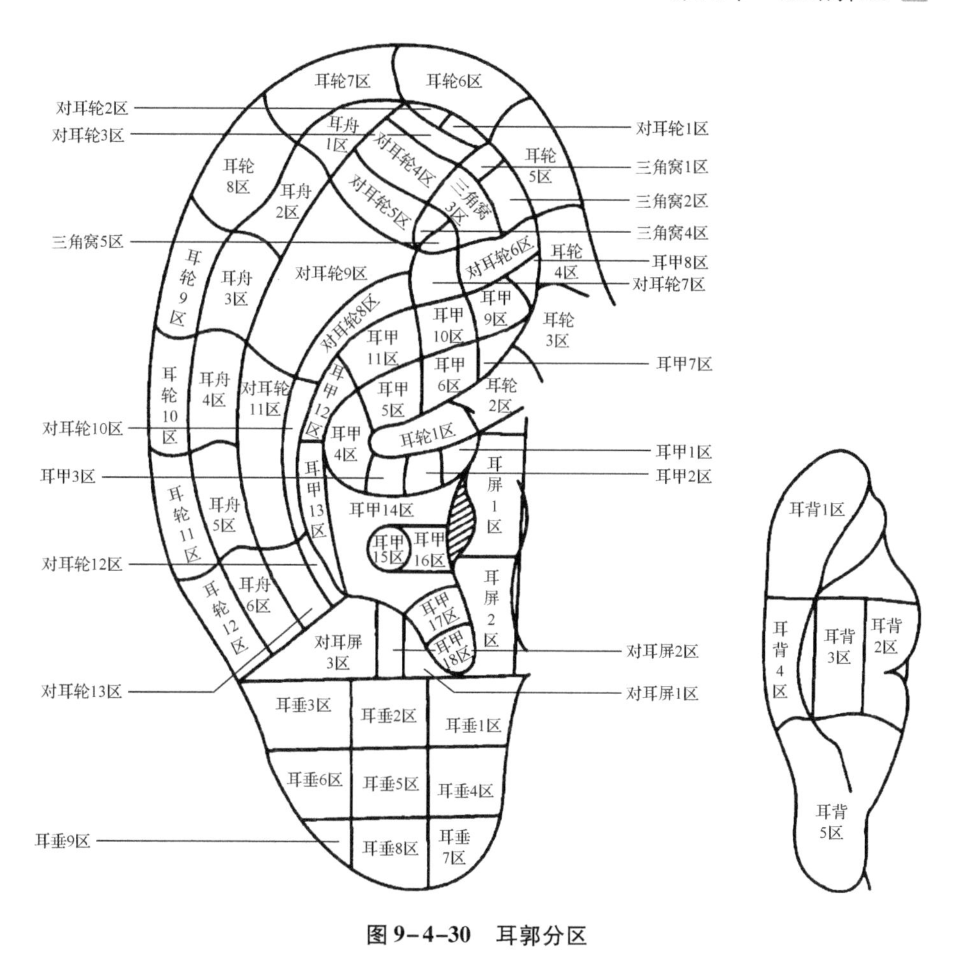

图 9-4-30　耳郭分区

空拳，以拇指、示指沿着外耳轮上下来回按摩至耳轮充血发热为止；提捏耳垂，是用两手由轻到重提捏耳垂 3～5 分钟。以上方法可用于多种疾病的辅助治疗和养生保健。

八、穴位贴敷疗法

穴位贴敷法是指在穴位上贴敷药物，通过药物和腧穴的共同作用以防治疾病的方法。若使用某些带有刺激性的药物贴敷穴位，引起局部发泡化脓如“灸疮”，则又称为“天灸”或“自灸”，现代也称“发泡疗法”。我们常见用于“冬病夏治”的“三伏贴”就是穴位贴敷疗法。

历代文献对穴位贴敷的记载十分丰富。如《太平圣惠方》记载：“治疗腰脚风痹冷痛有风，川乌头三个去皮脐，为散，涂帛贴，须臾即止。”《本草纲目》亦载：“以赤根捣烂，入麝香三分，贴于脐心，以帛束之，得小便利即肿消。”穴位贴敷的机制与西医学的透皮给药技术颇有相似之处。通过穴位贴敷，可使药物经皮肤吸收，极少通过肝脏代谢，也不经过消化道，避免了肝脏及消化液、消化酶对药物成分的分解破坏，因而保持了更多有效成分，同时也减少了一些不良反应的发生，可更好地发挥治疗作用。本法一般无危险性和不良反应，使用安全、方便，对于衰老、稚弱、药入即吐的患者尤为适宜。但应该注意观察皮肤反应，避免药物、胶带等过敏反应。

本法适用范围较为广泛，主要用于慢性病的治疗，也可治疗某些急性病，如哮喘、咳嗽、腹痛、面瘫、便秘、小儿咳嗽、小儿哮喘、小儿泄泻、腰腿痛、乳癖、鼻渊、口疮、遗精、阳痿、经行腹痛、月经不调、蛇串疮等。此外，现在还广泛用于治未病、养生调理等。

九、穴位埋线疗法

穴位埋线疗法是针刺疗法留针理念的延伸和发展。随着科技进步和时代发展，穴位埋线主要是指将可吸收性外科缝线置入穴位内，通过穴位持续刺激，调整人体脏腑、协调阴阳以达到治病防病的效果。相比于其他方法，穴位埋线治疗操作简便、创伤小，能持久刺激穴位，且不良反应少，目前，被广泛应用于内、外、妇、儿、五官、皮肤各科及美容、保健等领域，成为针灸医学的主要疗法之一。比如当前应用广泛的各大美容机构的减肥、淡斑等项目。

现在，穴位埋线在原有埋线方式的基础上又有了创新。埋线的工具上，除一次性埋线针具外，还出现了“埋线针刀”。埋线材料上，由原来的羊肠线等动物组织发展为医用高分子生物降解材料。当然，穴位埋线在取穴上仍应该遵循辨病取穴、辨证取穴等原则。

在实际运用中，穴位埋线除遵循针灸施术的注意事项外，还应该注意严格的无菌操作，埋线后应定期随访，注意术后反应，有异常现象时应该及时处理。

第五节　经络与美容

经络将人体所有的内脏、器官、皮毛、孔窍、筋骨等构成了一个完整、有机的统一整体，并借以行气血、营阴阳，使人体各部的功能活动得以保持协调和相对的平衡，以进行正常的生命活动。因此，从某种意义上来说，经络是人体的总控制系统。若体内某一脏腑功能失常，必然会通过经络影响到有关形体官窍而出现异常。

《内经》对于中医美容学多有论述。其中“天人相应”的整体观念，奠定了中医学的理论基础，关于脏腑、经络、气血与颜面、五官、体态、气质和自然衰老的过程及外部特征的论述和治疗原则，为中医美容学的发展打下了基础，指导着中医美容的实践。《素问·六节藏象论》论述了五脏与五华（面、毛、爪、唇、发）之间的关系，五华是五脏活动表现于外的现象，五脏功能正常则外表健康荣润。《灵枢·邪气脏腑病形》中论述了机体的气血盛衰对于人体和脏腑功能及肌肤腠理等外候表现的影响。气血津液依赖于神、气而存在，气血充盈则神旺，神旺则形健容美。《灵枢·邪气脏腑病形》言：“十二经脉，三百六十五络，其气血皆上于面而走空窍”，由此可知，面部色泽和经络运行气血密切相关。经络所运行的气血来自功能正常的脏腑，气血津液得以正常化生而来，脏腑功能可以正常地化生气血，这是人体美容顺利的基础。根据这一机制，人们常通过针灸、按摩、气功等方法刺激经络，促使气血流通，从而达到维护和增进人体美的目的。经络有感应传导和调节机体平衡的作用，当人体气血不和、阴阳偏盛偏衰而使容颜不正和发生碍容性疾病时，此时应用针灸、按摩等方法可以激发经络的调节作用，以“泻其有余，补其不足，阴阳平复”。

一、经络与美容的关系

（一）手太阴肺经与美容

手太阴肺经属肺，肺主皮毛，主宣发津液、卫气，津液濡养皮毛，卫气则温煦并协皮肤发挥防御抵抗作用。毛发干枯、黧黑斑、痤疮、酒渣鼻、皮肤过敏等损容性疾病均与肺经异常相关，特别是肺经郁热。

（二）手阳明大肠经与美容

手阳明大肠经属大肠，“大肠者，传道之官，变化出焉”，司传化糟粕，清理身体的内在环境。从美容角度分析，大肠排泄畅通意为深层清洁。大肠经行于面部，因此痤疮、面游风等疾病与大肠经有密切联系。

(三) 足阳明胃经与美容

足阳明胃经属胃，胃主受纳、腐熟水谷，为气血化生提供物质基础，因此足阳明胃经为多气多血之经。其起于面颊，面颊皮肤属阳明皮部，所以阳明经对面部皮肤的营养代谢起关键性作用。胃经对脾胃有良好的双向调节功能，无论是脾胃虚弱、气血化生乏源所致的失养性改变，如面色无华、皮肤干枯、口唇色淡；还是脾胃积滞、排泄不畅引起的一系列损容性疾病，如皮肤油腻不洁、痤疮等，都可以通过刺激胃经进行调理，因此足阳明胃经是名副其实的美容经络。

(四) 足太阴脾经与美容

足太阴脾经属脾，脾为后天之本、气血化生之源，是形神美容的重要基础。脾主肌肉、其华在唇，直接影响肌肤弹性、口唇的丰润色泽；脾主运化水液，与形体肥瘦关系密切。脾虚，气血化生乏源，会出现肌肉松弛、形体无力、皮肤干枯、口唇色淡等；脾失健运，痰湿内生，会出现肥胖臃肿。此外，便秘、月经不调等引起的痤疮等损容性疾病也可通过调理脾经腧穴进行治疗。

(五) 手少阴心经、手厥阴心包经与美容

手少阴心经属心，心主血脉，其华在面，心的“赤化”作用是血液生成的重要环节。手厥阴心包经属心包，助五脏六腑之大主——心的功能正常发挥，代心受邪。血液化生和运行正常是美容的重要基础，因此，心经或心包经异常会出现血液化生和运行失常导致的皮肤黝黑、萎黄、粗糙、干燥、脱屑、起皱等损美现象。

(六) 手太阳小肠经与美容

手太阳小肠经属小肠，小肠主受盛化物、泌别清浊，小肠主液，参与津液的生成，小肠功能失调也会引起皮肤美容的问题。此外，心与小肠相表里，心火上炎引起的皮肤、毛发和五官等损容性疾病也可以通过配以小肠经腧穴进行治疗。

（七）手少阳三焦经与美容

手少阳三焦经属三焦，是水液运行的通道。三焦异常会导致疥疮、酒渣鼻、痤疮等损容性疾病，因此针灸学中将手少阳三焦经列为治疗疥疮、酒渣鼻和痤疮的主要经络。

（八）足太阳膀胱经与美容

足太阳膀胱经属膀胱，其循行部位中直行者分左右纵贯背部，背俞穴与五脏六腑相应，被视为美容重要穴位。因此，脏腑气血失和、寒热虚实失调等引起的一系列美容问题，如肥胖、面色不华、皮肤油腻或干燥、皮肤过敏、早衰等都可通过调理膀胱经相应腧穴进行治疗。

（九）足少阴肾经与美容

足少阴肾经属肾，肾藏精，为先天之本，肾中精气是主宰人体生长壮老的重要物质。因此皮肤的衰老与肾、肾经也密切相关。

（十）足少阳胆经与美容

足少阳胆经属胆，胆为中精之腑，内藏胆汁，胆汁泄于肠道助水谷腐熟和运化。胆经失常，胆汁排泄不畅，影响脾胃运化，会引起痤疮、黑斑等疾病。

（十一）足厥阴肝经与美容

足厥阴肝经属肝，肝藏血、调节血量，肝主疏泄、调畅全身气机。气血平和则面色红润光泽，因此肝经与美容密切相关。血行不畅，瘀滞于面，出现面色发青或黧黑斑；肝血不足，出现面部失于血液濡养而暗淡无光。

二、中医美容部位与常用养生方法

（一）驻颜防衰

驻颜防衰一般是针对中老年人而言的，是抗衰老的目的或结果之一。当人体衰老时，在颜面的表现是肌肤枯瘪无泽、荣华颓落，或苍白，或焦黑，弹性减弱，干燥粗糙，萎缩，皱纹增加。容颜衰老的原因有很多，主要包括以下几个方面。

肾虚：先天禀赋不足，容易早衰、早夭。后天损耗过度，如纵欲房劳、起居无节、妄干劳作等，过度竭其肾精，致肾所藏之精气耗损等。

脾胃虚损：脾胃为后天之本、气血生化之源，首先，脾胃虚损则生化之源不足，既不能滋养先天肾精，又不能濡养脏腑，致使人体各器官功能减退，因而易衰老；其次，使皮肤、肌肉、五官失于濡养，亦可加速面焦、肌肤松弛等颜衰状态；最后，脾胃虚弱，运化无权，水湿不化，停聚致痰浊，这些病理产物又可成为各种疾病的诱因，从而影响人体健康，加速衰老。同时，饮食失节，气血生化不足；饮酒过度变生湿热，阻滞气血；情志失常，气机不畅等都是容颜早衰的原因。

常用抗衰驻颜的方法有很多，均确有效，但须在医师指导下，辨证施治、持之以恒，推荐以下几种方法。

1. 内服

1）容颜不老方

【来源】《奇效良方》。

【组成】生姜 480 克，大枣 250 克，白盐 50 克，甘草 90 克，丁香、沉香各 15 克，茴香 15 克，茵陈 120 克。

【功效】温补脾肾，悦泽容颜。主治颜面苍老。

【制法】上药共捣成粗末，和匀备用。

【用法】清晨煎服或沸水泡服，每次约 5 克。

2）神仙驻颜延年方

【来源】《太平圣惠方》。

【组成】熟地黄、生地黄、甘菊花、天门冬各 500 克。

【功效】悦泽容颜，聪耳明目，黑发坚齿。

【制法】制成散剂或小蜜丸。

【用法】每次 12 克，饭前服。

2. 外用

定年方

【来源】《太平圣惠方》。

【组成】白及 75 克，白术 150 克，白芷 60 克，细辛 60 克，白附子 60 克，防风 60 克，白矾 45 克，当归 30 克，藁本 45 克，川芎 45 克，白茯苓 60 克，白石脂 60 克，土瓜根 60 克，蕤仁 60 克，玉竹 60 克，白玉屑 250

克，琥珀末15克，钟乳粉15克。

【功效】消黑气，嫩肌肤，驻颜色。主治面容苍老，肤色沉暗，皮肤粗糙，皱纹较多。

【制法】以上药物，捣成细末，取鸡子白并白蜜等和匀，捻作挺子，入布袋盛，于阴凉处风干。

【用法】每晚用之涂面，使用时可将挺子捣研为末，然后以面脂调之。

3. 推拿按摩

自身耳穴按摩（《耳穴诊断治疗学》）。

第1步，全耳按摩。双手掌心摩热后，摩耳背面5～6次，正反转各揉18～27次。

第2步，摩耳轮数十次。

第3步，揉捏、拽拉耳垂10余下。

第4步，双手拇示两指相对按摩耳屏和对侧耳屏各10～20次。

第5步，用双手示指尖按揉三角窝、耳甲艇和耳甲腔各数次。

4. 灸法

其一，灸足三里。用艾炷直接灸2～3壮或艾条悬灸3～5分钟。

其二，隔物灸神阙。药物为彭祖固阳固蒂长生延寿丹（《医学入门》），药料：麝香4.5克，丁香9克，青盐12克，夜明砂15克，乳香、木香各6克，小茴香12克，没药、虎骨、蛇骨、龙骨、朱砂各15克，雄黄3克，白芥子15克，人参、附子、胡椒各21克，五灵脂15克。诸药为末。另用白面作条，圈于脐上，先填麝香1.5克，入脐眼内，又将其余药1/3入面团内，按药令紧，中插数孔，外用槐皮1片，盖于药上，艾火灸之。若妇人，麝香改为樟脑3克。一年四季，各灸1次。

5. 气功《回春功》

第1步，预备。两脚分开与肩同宽，双手自然下垂，头正背，直舌抵上腭，两目视而不见，调匀呼吸，意守丹田3～5分钟。

第2步，提肛运气。逆腹式呼吸法，吸气时舌抵上腭，缩颈、耸肩、收胸、收腹、提肛，同时慢提脚跟，足尖点地，运气沿督脉上行至顶。呼气时松肛，全身放松，足跟落地，运气沿督脉下至丹田，共8次。运气上行时，意念不可太重，若无气感，意至即可，不可再随意增加次数。高血压患者，意守丹田或涌泉，不运气上行。

第3步，八字运肩。全身放松，自然呼吸，以腰为轴，肩部呈八字运转，女先右转，左右各81次，或8的倍数。量自身实际情况而增加。

第4步，圆裆振桩。两脚之间比上势略宽，两腿微用力内收，两膝微微内叩，呈圆裆势，呼吸自然，微闭双目，咬肌放松，少腹为忍大便状，以膝之微屈，引动躯体上下振动，牙齿微微叩击，略略作响，阴部任其振荡开合，每次5～30分钟，随身体情况增加时间。此功每日早晚各练1次。

（二）润唇增颜

嘴唇失之濡养，则可表现为干瘪、皱纹、无光泽等，主要原因包括脾经蕴热，循经上熏时可致嘴唇干燥、焦枯。气血津液亏虚，不能濡养嘴唇，则使唇干枯无润、色白。同时，风寒、热邪及瘀血可能会导致唇色为深红、暗红，甚至青紫、青黑，和寒热之邪及瘀血关系较密切。

唇的保健美容，以局部滋润和美化为主。平时应注意如因疾病引起的唇干裂或色泽不正，临床应辨证治病。常见的养生保健方法包括以下几种。

1. 内服法

（1）唇干方

【来源】《春脚集》。

【组成】生地黄、麦冬、山药各9克，当归、白芍各6克，党参3克。

【功效】补气养血，益阴荣唇。

【制法】煎水取汁。

【用法】取药汁调白蜜服，每日1剂。

（2）治冬月唇干裂出血方

【来源】《备急千金要方》。

【组成】桃仁不计量，猪脂适量。

【功效】用于冬季气候寒冷干燥或内脏疾病所致的口唇干裂出血，是护唇的一种理想药膏。

【制法】捣桃仁如泥，与猪脂和合成膏。

【用法】用药膏敷于唇上。

2. 药膳

八仙糕

【来源】《外科正宗》。

【组成】人参180克，山药180克，茯苓180克，芡实180克，莲子肉180克，糯米1500克，白糖1250克，蜂蜜500克。

【制法】上药各研细末后和匀，再将白糖和蜂蜜隔水炖化，随即将以上细末趁热和匀，摊于笼内，切成条糕状，蒸熟，烘烤至干。

【用法】每日清晨或饥时泡服数条。

3. 按摩治疗

（1）按摩涌泉：每天晚上温水泡脚后，先用双手搓热，一只手扶住脚踝，另一只手对准涌泉来回往复地搓推，一直到足心发红发热为止。

（2）按揉太溪：按揉太溪会有疼痛感，坚持按揉 3 分钟之后会有清凉感产生。如果力道不够可以借助按摩棒。

（3）按揉复溜：分别按摩左右腿的复溜 3 分钟，不仅能解决嘴唇干裂的问题，还能改善手脚发麻的症状。

4. 气功治疗

方法：将口张开，上下排牙齿距离 3 厘米左右，两拇指置于两侧上排牙齿与牙床之间，将上唇轻轻伸展 8 次，再维持伸展动作 5 秒，让上唇放松。将两示指扣在两侧下唇内，拉着下唇伸展 8 次，然后放松 5 秒左右。每周 3 次，操作前洗净双手。

功效：有助于锻炼上下唇，增强弹性，维持唇线的圆滑。

5. 唇部护理知识

多饮水，保持体内充足的水分；长期涂口红的女性，要做好唇部清理，否则长期下去会出现色素沉淀，导致唇色暗淡及干燥、细纹问题；不用低劣唇部化妆品，以免发生慢性唇炎；夜晚睡觉要将口红洗净；夏天还应选择带有防晒功能的护唇膏，冬天防风寒；定期去除唇部角质，要采取温和去角质的方法，一般情况下 2 ~3 周做 1 次即可；经常做唇膜会慢慢发现双唇娇嫩程度同逆生长般，除了专门唇膜产品，也可使用凡士林、维生素 E，还有蜂蜜、橄榄油、牛奶等材料自制唇膜，晚上敷上唇膜，第二天就能看到双唇惊艳改变。

（三）润面泽面

润面泽面是指改善面部肌肤不正常的质地和色泽，如粗糙、晦暗、萎黄等。肌肤的质地和色泽与遗传、年龄、疾病、养护等均有关。颜面晦暗、粗糙的原因主要包括几个方面：气血津液亏虚，则肌肤晦暗不泽，“血华其色”，故气之盛衰决定着肌肤光泽与否，手太阴肺经和足太阴脾经在气的生成和津液的输布代谢方面发挥着重要的作用，故肺脾气虚时，气及津液的生成及敷布均受影响，可致肌肤失养而枯槁不泽，此外，脾虚湿盛还可表现为面色萎黄；同时，血瘀痰饮阻络，使面部气色晦暗；疾病和受六淫外邪之侵袭等都可能会表现面色不华，晦暗无泽。正如《易简方论》言：“有诸内，必形诸外。”

润面泽面以内部调理为主，从根本上改变肤质状况。每天外用面霜以直接给皮肤养分，或遮盖不好的肤色，或给皮肤增添红艳之色，可立即改变局部状态，为不可忽视的方法。内服主要通过滋养脏腑、补益气血、疏通经络等方法来达到润肤增白的美容目的，有一定的偏性，故应因人因证而施。常用的养生保健方法如下。

1. 内服

（1）菊花延龄膏

【来源】《慈禧光绪医方选议》。

【组成】鲜菊花。

【功效】润泽肌肤，容颜不衰。

【制法】取鲜菊花瓣用水熬透，去渣再熬，熬至浓汁，然后兑少量炼蜜收膏。

【用法】每次 10～15 克，白开水冲服。

（2）当归饮子

【来源】《证治准绳》。

【组成】当归 10 克，芍药 10 克，川芎 6 克，生地黄 15 克，白蒺藜 12 克，荆芥 10 克，防风 12 克，何首乌 15 克，黄芪 20 克，甘草 3 克。

【功效】养血祛风，不易起皱。主治血虚风燥之皮肤粗糙起屑、瘙痒。

【制法】水煎服。

【用法】饭前服，每日 2～3 次，每次 100 毫升。

2. 药膳法

（1）天门冬粥

【来源】《饮食辨录》。

【组成】天门冬 15～20 克。

【功效】滋阴益肺，生津润肤。防治皮肤粗糙、易发生皲裂，对干性皮肤者久食有效。

【制法】煎煮，去渣，入粳米 60 克煮粥，沸后加入适量冰糖。

【用法】每晚食用。

（2）珠玉二宝粥

【来源】《医学衷中参西录》。

【组成】山药60克，核桃仁60克。

【功效】清补脾肺，甘润肌肤。

【制法】捣成粗渣，煮至烂熟，再将柿饼霜24克切碎，调入溶化。

【用法】早晚各食1次。

3. 外洗法

双花白面液

【来源】《普济方》。

【组成】鲜桃花360克，鲜杏花360克。

【功效】活血祛瘀，养肤。主要用于油性皮肤。

【制法】浸泡于适量水中，1周后除去花瓣滤汁即成，将汁倒入瓶中储存。

【用法】每晚倒出适量的液体，加温后用消毒纱布蘸汁洗脸。

4. 针灸按摩法

针灸按摩法主要经过辨证施治，消除病因，选用脾俞、肺俞、肾俞、足三里、关元、气海等穴。虚证用补，实证用泻。

（四）美齿香口

洁白的牙齿，除了给人干净、清洁的印象外，也代表着健康。发黄或参差不齐的牙齿不仅影响优雅的形象，长久以往还会带来口臭、蛀牙或牙龈炎等口腔问题。

美齿包括洁齿和固齿。洁齿指通过清污涤垢，保持牙齿洁白莹净，或使黄黑的牙齿得到改善；固齿指通过补肾固精、滋阴养血、清热辟秽使牙齿坚牢稳固，或使枯槁无泽、疏落不生、松动肿痛的牙齿光泽坚固。

中医认为，人的生长和衰老都与肾精息息相关。根据中医五行藏象学说，“肾主骨，齿为骨之余”，所以牙齿的健康程度可以直接反映肾精的强弱程度。通俗地说，一口完好的牙齿预示着人的健康长寿，而牙齿过早松动则提示着衰老。

口气是指口腔发出或呼出之气臭秽，又谓之口臭。口气主要为胃腑积热所致。如宋代《严氏济生方》曰：“口臭者，乃脏腑臊腐之气，蕴积于胸膈之间而生热，冲发于口也。”《圣济总录》曰：“口者脾之候，心脾感热，蕴积于胃，变为腐臊之气，腑聚不散，随气上出，熏发于口，故令臭也。”只靠口气清新剂当然不是长久之计，既然知道问题的关键是胃火盛，那成为呵气如兰的人自然不是问题。

常用的养生保健方法如下。

1. 内服法

（1）含香丸

【来源】《备急千金要方》。

【组成】丁香15克，甘草90克，细辛45克，肉桂45克，川芎30克。

【功效】适用于因口齿病引起的口气臭秽。

【制法】上药共为细末，蜜丸如弹子大。

【用法】每晚临卧服2丸。

（2）升麻黄连丸

【来源】《奇效良方》。

【组成】升麻、秦皮各15克，黄连、黄芩各30克，生姜、檀香、生甘草各6克。

【功效】清热燥湿，益脾和胃。适用于脾胃蕴热所致之口臭。

【制法】上药为细末，水浸蒸饼为丸，如弹子大。

【用法】每服1~2丸，不拘时，细嚼温开水下。

（3）豆蔻散

【来源】《圣济总录》。

【组成】肉豆蔻、红豆蔻、草豆蔻、白豆蔻各15克，细辛3克，丁香15克，肉桂30克，甘草、人参、赤茯苓各15克。

【功效】芳香化浊，健脾和中，行气消积。适用于脾胃失和、中焦寒湿所致的口臭。

【制法】上药捣罗为散。

【用法】温开水调下，每次服3克，每日3次，不拘时。

2. 外用

（1）漱口药方

【来源】《慈禧光绪医方选议》。

【组成】紫荆皮9克，防风6克，薄荷6克，石膏12克，食盐9克，生甘草6克。

【功效】抗炎除臭，正常人均可使用。

【制法】上药水煎。

【用法】漱口用。

（2）治口臭揩齿方

【来源】《圣济总录》。

【组成】沉香、升麻、白芷、藁本、丁香、细辛各 15 克，寒水石 60 克。

【功效】本方适于内热熏蒸或口齿疾病引起的口臭。

【制法】上药捣散。

【用法】每日早蘸药揩齿，温水漱口。

（3）牢牙方

【来源】《寿亲养老新书》。

【组成】荆芥、川芎、细辛、当归各等分。

【功效】常用至老，牙不动摇。

【制法】为细末。

【用法】早晚用以揩牙，揩牙后不可立刻用水漱口，须令药气入牙内良久，方漱口为佳。

3. 推拿按摩法

（1）用拇指按揉面部及下颌部数次，每日早晚各 1 次。

（2）每日早晨清洁手指后，按摩牙龈数十次。

（3）每日早晚按压颊车、手三里、合谷各 1 分钟。

4. 导引

叩齿法（孙思邈养生十三法）：口微微合上，上下排牙齿互叩，无须太用力，但牙齿互叩时须发出声响。轻轻松松慢慢做 36 下。这动作可以通上下腭经络，帮助保持头脑清醒，加强肠胃吸收，防止蛀牙、牙痛和牙骨退化。

（五）明目传神

明眸是指通过明目、益睑，使目睛清澈明亮，目光炯然，视力提高，眼睑肌力增强，达到美化眼目的目的。“神藏于心，外候于目”，健康有神之人应两目灵活，视物清晰，神光充沛。南宋《仁斋直指方论》始将五轮的眼部分属明确：“眼属五脏，首尾赤皆属心，满眼白睛属肺，其上下肉胞属脾，两中间黑瞳一点如漆者，肾实主之”。此说得到后世眼科医家的认同，将五轮学说的主要内容固定下来。任何原因导致的目睛视觉功能异常或形态异常都会影响人体功能和外在形态美。中医美容主要通过疏肝健脾、补益肝肾的方法使眼睛焕发神韵。

常用的养生保健方法如下。

1. 内服法

（1）驻景圆

【来源】《太平惠民和剂局方》。

【组成】车前子、熟地黄各 90 克，菟丝子 150 克。

【功效】久服补肝肾，增目力。

【制法】蜜小丸。

【用法】每服 30 丸，早晚空腹温酒送下。

（2）夜光育神丸

【来源】《寿亲养老新书》。

【组成】熟地黄、远志、牛膝、菟丝子、枳壳、地骨皮、当归各等分。

【功效】补肝肾，益精血。

【制法】诸药皆用酒浸后小火焙干，捣罗为末，炼蜜为丸如梧桐子大。

【用法】每日 1 次，每次 50 丸。

（3）明目延龄丸

【来源】《慈禧光绪医方选议》。

【组成】霜桑叶、菊花各 30 克。

【功效】治目赤肿痛，令眼睛明亮有神。

【制法】炼蜜为丸如绿豆大。

【用法】每次 6 克白开水送下。

2. 外洗法

清目养阴洗眼方

【来源】《慈禧光绪医方选议》。

【组成】甘菊花、霜桑叶、夏枯草、生地黄各 12 克，薄荷 3 克，水牛角 6 克。

【功效】治眼病，并能美目，使眼睛更加清澈明亮。主要适用于肝经热盛的目赤肿痛。

【制法】水煎取汁。

【用法】先熏后洗。

3. 外治法

（1）捏耳穴

每晚临睡前，端坐床上或仰卧，用双手拇、示两指指腹捏按耳垂中心的眼穴，用力适中，以稍有痛感为宜。调整经气，养肝明目。此穴是眼在耳部的投影区，刺激该部可调节眼球，防治眼病。

（2）艾灸法

每晚卧前，端坐，将艾条点燃，在下肢的光明穴、足三里穴及上肢养老穴上悬灸。至局部潮红，每穴 2 ~ 3 分钟。疏肝养血，健身明目。说明：此法老年人用之尤宜。

（3）抹眼睑按摩法

睡前平卧，微闭双眼，用两中指指腹分别横置于两眼上眼睑，无名指分别横置于下眼睑，由内向外轻抹至眼角处 20 次，再由内向外轻揉眼睑 20 次。疏风活血明目，可消除眼肌疲劳，对沙眼、睑腺炎等有防治作用。

（4）眼保健操

点按攒竹、睛明、颧髎、太阳穴，分别由内向外抹上、下眼眶各 32 次，最后静静地闭眼 1 ~ 2 分钟，每晚做操 1 次。活血通经养目，对眼肌疲劳、近视、远视等有防治效果。

（5）旋眼法（孙思邈养生十三法）

合眼，然后用力睁开眼，眼珠打圈，望向左、上、右、下四方；再合眼，然后用力睁开眼，眼珠打圈，望向右、上、左、下四方。重复 3 次。将双手掌互搓数次，令掌心发热，将发热的掌心敷在眼部。可明目、治疗近视和弱视、缓解眼睛疲劳，尤其适用于经常玩手机、视力疲劳的人。

（6）刮痧治疗

取穴承泣、四白、睛明、心俞、肝俞、脾俞、肾俞、光明等，伴有失眠者，加手少阴心经神门、足太阴脾经三阴交；素体虚弱或久病体虚者，加任脉气海、关元。注意：在刮眼周睛明、承泣、四白穴位时，应用刮板角，手法轻柔，以免刮伤眼周皮肤。

（六）养血护发

头发乌黑发亮而柔软是健康的重要表现之一，也是美的重要条件之一。《素问》载“发为血之余”，血的生成运行功能正常，上养头发，则头发功能正常。《灵枢・阴阳二十五人》中指出：“足阳明之上，血气盛则髯美长；

血少气多则髯短……足阳明之下，血气盛则下毛美长至胸；血多气少则下毛美短至脐……足少阳之上，气血盛则通髯美长；血多气少则通髯美短。”《素问·上古天真论》曰：“女子……六七，三阳脉衰于上，面皆焦，发始白……丈夫……肾气衰，发堕齿槁。六八，阳气衰竭于上，面焦，发鬓颁白……”《诸病源候论》进一步指出：“若血气虚，则肾气弱，肾气弱，则骨髓枯竭，故发变白也。”中医主要通过补肾固精、健脾生血、疏肝疏情、祛风活血等方法来乌发、秀发和固发。

1. 内服

中药乌发、生发以补益精血为主，常用的药物有何首乌、地黄、菟丝子、墨旱莲、怀牛膝、柏子仁、地骨皮、黑芝麻、黑豆、杏仁、菊花、桑叶、侧柏叶等。此等药物亦大多具有延缓衰老之功效，因此，内服美发方剂也常有养颜的作用。请在医师指导下使用。

地骨皮丸

【来源】《太平圣惠方》。

【组成】地骨皮、干地黄各150克，菟丝子90克，白蒺藜、桃仁各120克，怀牛膝、覆盆子、黄芪、五味子各90克。

【功效】益气血，乌发润发。适用于血热兼瘀、气血不足证。

【制法】做蜜小丸。

【用法】每日空腹以温酒服40丸，开水送服亦可。

2. 外洗

（1）洗发菊花散

【来源】《御药院方》。

【组成】野菊花60克，蔓荆子、侧柏叶、川芎、桑白皮（去粗皮，生用）、白芷、细辛（去苗）、墨旱莲各30克。

【功效】治脱发。

【制法】每用药60克，浆水三大碗，煎至两大碗。

【用法】去滓沐发。

（2）长发滋荣散

【来源】《御药院方》。

【组成】生姜皮、人参各30克。

【功效】生发，治脱发。

【制法】将生姜皮焙干和人参共过细罗为粉，贮藏，备用。

【用法】将药粉洒于脱发处，另用生姜片擦之，隔日用1次。

3. 导引

梳头发（孙思邈养生十三法）

将双手掌互搓数次，令掌心发热，然后十指向后，由前额开始扫上去，经后脑扫回颈部。早晚各做数次。头部有很多重要的穴位，经常做这个动作可以明目祛风，预防头痛、耳鸣、白发和脱发。

（七）手、颈项、肩、乳房简易按摩方法

手在人们的工作、生活、交往中具有非常重要的功能，尤其是女性，有一双玉手（包括指甲）更显温柔华贵。颈部经常暴露在外，其保养应与面部并重。肩部是女性穿礼服时会露出的部分，注意其保养可以避免美中不足。

1. 手部简易按摩方法

①指尖按摩：从手指根开始画螺旋形按摩，直到指尖。然后推开。②指缝按摩：在指缝里上下按摩。③手背按摩：在手背上画螺旋形按摩。④手腕按摩：在手腕处、肘部画螺旋形按摩可使双手健美柔润，增加女性整体风采。⑤手背按摩：一只手握住另一只手背根处，拇指腹按在手背上，以顺时针方向，呈半圆形揉按。⑥手掌推抹：用拇指指腹从另一只手掌侧的拇指根部开始，向下呈半圆状用力推抹。

2. 颈项部简易按摩方法

颈部：以拇指和示指，由颈根部画螺旋形向上按摩，双手左右交替做这个动作。按摩时头尽量后仰，使颈部皮肤绷紧。

项部：按摩的部位是枕骨下缘至脊椎骨。以双手的指腹交替在此部位画半圆，先由上往下，再由下往上，在手指可以触及的范围之内反复施行。按摩时头稍前俯。

3. 肩部简易按摩方法

①以手掌包住肩头，做环绕摩擦的动作，反复数次。②由耳后开始，沿发根至肩，以指腹画螺旋形按揉。

4. 乳房按摩方法

乳房健美的按摩，首先按大椎，大椎为督脉经穴，手足三阳经与督脉在此交会，乳房又为足阳明胃经所主，阳明为多气多血之经，刺激大椎，可以

起到疏通乳络、调节气血的作用。按压时，用两手拇指分别按压大椎两侧，与此同时，头部可略后仰，一按一松做20次左右，按压时以有酸胀感为好。然后按摩乳房，乳房主要由乳腺、脂肪组织和韧带组成。由于乳腺组织是以乳头为中心，呈放射状排列，所以按摩应注意乳腺组织分布顺序操作。

以手掌由下向上推送乳房10～20次，力量要适宜，手掌向上推送时不能超过乳头水平。以乳头为中心，做环形掌揉20～30圈。当手掌运行到乳房上方再向下时，不可用力过重。将手掌置于乳头部，施以慢速振法1分钟，每分钟30～60次。以手指揪乳头10次。此步骤对于乳头凹陷者尤为重要。从乳头四周向乳头处梳理1分钟。最后重复上述动作。

参考文献

［1］孙红梅．健身气功·八段锦练习对老年人肠道菌群的影响［J］．中国运动医学杂志，2012，31（11）：973－977.

［2］孙佳琛．八段锦锻炼对负性情绪内隐调节的影响［D］．上海：上海体育学院，2018.

［3］邱文梅，潘华山，汶希，等．健身气功八段锦抗衰老效应研究［J］．新中医，2014，46（7）：82－84.

［4］《亳州中医药文化研究》编委会．亳州中医药文化研究［M］．合肥：黄山书社，2018.

［5］江小角，张媛媛．安徽非物质文化遗产［M］．合肥：安徽文艺出版社，2015.

［6］孟立．导引、按跷、按摩、推拿与手法［J］．按摩与导引，2001（3）：2－4.

［7］覃刚．不同养生功法对医学类大学生心血管功能影响的比较研究：以八段锦、五禽戏为例［J］．武汉体育学院学报，2012，46（9）：97－100.

［8］王振伟，汤杰，黄海茵，等．强化“六字诀”肺康复操对稳定期 COPD 疗效影响的多中心临床随机对照研究［J］．上海中医药杂志，2014，48（9）：51－54.

［9］许磊．论《黄帝内经》中的饮食养生之道：饮食有节［J］．扬州大学烹饪学报，2006（3）：26－28.

［10］姜涛，张光霁．“心主神明”发生学思考［J］．中华中医药杂志，2019，34（5）：1855－1858.

［11］薛小虎，徐丽芳．《黄帝内经》四时养生理论研究［J］．世界最新医学信息文摘，2017，17（92）：101.

［12］黄麟琅，章莹，王飞，等．中医湿热体质研究进展［J］．中国中医药现代远程教育，2023，21（1）：190－193.

［13］秦月华，李玲孺，王鑫，等．从“方体相应”角度论血瘀体质的中医治疗及养生调护［J］．中医杂志，2018，59（24）：2103－2106.

［14］赵蔚波，王雅琦，赵海虹，等．中医特禀（过敏）体质相关疾病及防治思路探析［J］．中华中医药杂志，2022，37（8）：4499－4502.

［15］吴立芬，王飞，章文春，等．中医气郁体质研究进展［J］．中医临床研究，2020，12（29）：143－146.

［16］王民集，朱江，杨永清．《中国针灸全书》［J］．全国新书目，2013（10）：71－72.

［17］孙国杰．针灸学［M］．2 版．北京：人民卫生出版社，2011.

［18］张小卿．中医美容养生基础与应用［M］．沈阳：辽宁科学技术出版社，2020.